W9-BEU-786

PECHOS

DRA. KRISTI FUNK

PECHOS

Aprende a conocerlos

Una guía para las mujeres.

Reducir el riesgo de cáncer, tomar decisiones de tratamiento y optimizar los resultados

URANO

Argentina – Chile – Colombia – España

Estados Unidos – México – Perú – Uruguay

Título original: *Breasts: The Owner's Manual — Every Woman's Guide to Reducing Cancer Risk, Making Treatment Choices, and Optimizing Outcomes*
Editor original: W Publishing, an imprint of Thomas Nelson, Nashville, Tennessee, EE UU
Traducción: Núria Martí Pérez

1.ª edición Enero 2019

Los consejos que contienen estas páginas no son sustitutivos de las atenciones de un profesional cualificado ni pueden reemplazar las indicaciones del médico personal. Siempre debes consultar con un médico cualquier asunto relacionado con la salud y, en particular, aquellas afecciones que requieran diagnósticos o atención médica. Ni el editor ni la autora se hacen responsables de cualquier posible consecuencia derivada de seguir los tratamientos, las acciones o la aplicación por parte de las lectoras de la información sugerida en el libro.

Plaza de los Reyes Magos, 8, piso 1.º C y D – 28007 Madrid
www.edicionesurano.com

ISBN: 978-84-16720-51-4
E-ISBN: 978-84-17312-87-9
Depósito legal: B-28.503-2018

Fotocomposición: Ediciones Urano, S.A.U.

Impreso por: Rodesa, S.A. – Polígono Industrial San Miguel – Parcelas E7-E8
31132 Villatuerta (Navarra)

Impreso en España – *Printed in Spain*

A las mujeres y jóvenes
de todas las partes de este mundo maravilloso
que tienen —o han tenido— pechos.

Índice

CUARTA PARTE

La toma de decisiones médicas y el riesgo de cáncer en la vida diaria

Prólogo

Me da reparo decir que la primera vez que entré en la consulta de la doctora Kristi Funk quise dar media vuelta y echar a correr. Pensé: *Esta joven que le hace la competencia a Jessica Simpson por lo guapa que es no puede ser doctora, aunque mi ginecóloga y mi internista me hayan dicho en innumerables ocasiones lo famosa que es por todas partes por su dedicación y su experiencia en cirugía mamaria.* Pero ¡no podía estar más equivocada! Y además, aquella cita fue una de las mejores cosas que me ha traído mi vivencia del cáncer. No solo era en aquel tiempo —y lo sigue siendo— una de las mejores mastólogas que una mujer podía tener, sino que además, desde que pisé su consulta por primera vez, ha estado siendo una inspiración y una amiga para mí.

Era el mes de febrero del 2006 y yo iba a hacerme la mamografía rutinaria anual. Aunque esta me resultaba más molesta que las anteriores, porque acababa de romper con mi novio cinco días atrás y no quería ocuparme de algo que sabía que iba a ser una pérdida de tiempo. Tenía una salud de hierro y una forma física excelente. Me había pasado buena parte de los tres años anteriores pedaleando por las laderas de las montañas, y no tenía antecedentes familiares de cáncer de mama. Me lamí las heridas y me dispuse a sacarme de encima la engorrosa tarea.

Unos días más tarde de la mamografía, la ginecóloga me llamó y me sugirió que me hiciera dos biopsias para aclarar las imágenes ambiguas que habían aparecido en la mamografía, en lugar de esperar los seis meses recomendados para que me examinara los senos de nuevo. Me aconsejó que fuera a ver a Kristi Funk, la doctora que acabaría operándome a los pocos días.

Viví el doloroso proceso de tener que someterme a una biopsia abierta guiada por arpón quirúrgico, y luego regresé a casa para retomar mis actividades diarias. Cuatro días más tarde, fui a ver a la doctora Funk para mi cita postoperatoria. Nunca olvidaré la cara que puso cuando me comunicó que, a pesar de las escasas probabilidades de tener un cáncer invasivo, el mío por desgracia *lo era* y que necesitaría recibir un tratamiento adicional. Fue un duro golpe para alguien que hasta ese momento había tenido todos los aspectos de su vida bajo control, o al menos eso creía yo. Y para la doctora Kristi también pareció serlo.

Ahora que la conozco, sé que cada vez que tiene que comunicarle a una paciente el diagnóstico de un tumor maligno detectado en las pruebas imagenológicas también es muy doloroso para ella.

Al final, tras recibir el tratamiento, me dispuse a reconstruir mi vida tanto a nivel personal como físico. El cáncer te cambia la vida en el mejor de los sentidos y de la forma más dura. Tuve que aprender a ponerme en primer lugar y a superar mi actitud vital de ocuparme de todo el mundo sin dejar nunca que los demás se ocuparan de mí. Tuve que aprender a decir no y a aceptar que no a todo el mundo les caería bien ni me respetarían. Tuve que aprender lo simbólicos que son los pechos de una mujer y aceptar esta realidad.

Aceptar estas verdades eran al parecer las lecciones que el cáncer me había enseñado y, por lo que me han dicho las innumerables mujeres que he conocido cuando me abordaban de pronto en los lugares más inesperados y compartían sus experiencias oncológicas conmigo, todas han sacado alguna lección de la enfermedad. El cáncer también cambió mi forma de actuar; me obligó a aprender a cuidarme y a llevar una vida sana tomando una dieta equilibrada y reduciendo el estrés.

Al cabo de un tiempo, Kristi y Andy, su marido, y yo hicimos realidad su sueño de abrir un centro que ofreciera una «clínica integral» donde las mujeres pudieran recibir pruebas imagenológicas para detectar cánceres de mama, así como diagnósticos y tratamientos con facilidad y comodidad en un mismo lugar. Su sueño acabó convirtiéndose en el Pink Lotus, donde también se proporciona atención médica sin coste alguno a mujeres marginadas por medio de la Fundación Pink Lotus. El Pink Lotus Breast Center, que ofreció a las pacientes las primeras mamografías digitales con realce por contraste que se hicieron en Estados Unidos, combina la medicina occidental con la medicina complementaria y alternativa, la nutrición, la psicología, la fisioterapia, la genética y las técnicas innovadoras, y además les ofrece a las mujeres un punto de vista holístico de la salud y el bienestar al considerar el cuerpo como un todo.

A lo largo de los años he aprendido mucho sobre cómo llevar una vida más sana gracias a la dieta, el ejercicio y la meditación. Cada vez que me entero de que a una conocida o a una persona con la que tengo una cierta conexión le han diagnosticado un cáncer de mama o un cáncer en general, hago una mueca de dolor. La estadística de 1 de cada 8 mujeres parece cumplirse, pero en la actualidad la prevención está mejorando, y hasta que no se descubra un remedio… la detección seguirá siendo de gran ayuda, pero la prevención es la mayor esperanza para todos.

Una década más tarde, sigo agradeciéndole a Kristi que continúe apasionándole aprender más si cabe a ganarle la partida a la insidiosa enfermedad. Tanto si vives con o sin pechos, nos quedan todavía muchas cosas por aprender y también son muchas las que podemos hacer. Afrontarlas todas de golpe puede ser desconcertante, en especial con los consejos contradictorios que circulan a nuestro alrededor. El libro de la doctora Funk es un regalo para las mujeres de cualquier parte del mundo que estén buscando respuestas a los problemas de los senos y de la salud en general. Kristi comparte todo lo que está aprendiendo con la esperanza de que al final ya no tenga más trabajo como cirujana especializada en mamología.

Sheryl Crow

Nota de la autora

En diciembre de 1971 mi madre tenía treinta y seis años y cinco hijos menores de catorce a su cargo (y yo, dos años). Cuando sufrió un accidente cerebrovascular y entró inexplicablemente en un coma que le duró tres semanas estaba en una forma física excelente, era una jugadora profesional de tenis muy competitiva y, además, nadaba a diario.

Los médicos de la UCLA le dijeron a mi padre en muchas ocasiones que no se fuera a casa aquella noche, porque ella seguramente moriría por la mañana. Un sacerdote le administró el sacramento de los últimos ritos y creo que esto les hizo exclamar a los cielos: «¡Oh, ni hablar, no estamos preparados para recibir a esta cabezota de Mary Ann! Démosle cincuenta años y pico más de vida». ¡De modo que despertó del coma! (Si alguna vez me conoces en persona —y espero que así sea—, pregúntame cómo despertó.) Mi madre permaneció en un centro de rehabilitación un año entero antes de regresar a casa, aprendiendo a hablar y caminar, nunca más volvería a mover la parte derecha del cuerpo (hemiparesia). Todos los «amigos» de mis padres desaparecieron y mi padre redujo el espacio de nuestro hogar, pero su amor por ella nunca disminuyó; a decir verdad, aumentó más si cabe. Hasta el día de hoy, en la antesala de los noventa, la defiende con fiereza y la cuida tiernamente. ¡Cómo no iba a querer a una guerrera que le sostuvo la mirada a la muerte y la venció sin pronunciar una sola palabra!

Estos son mis orígenes y aquí está lo que te ofrezco. Poseo la determinación y la tenacidad inquebrantables de mi madre, combinadas con la empatía y la compasión de mi padre. De modo que, cuando me vengas con excusas y una actitud desesperanzada, te haré ver la realidad con un buen zarandeo. Y cuando te presentes a mi consulta asustada y rota, te abrazaré hasta que te recompongas de nuevo.

Aparte de mi relación con Dios, solo me importan dos cosas en la vida: una familia afectuosa y erradicar el cáncer. Has elegido este libro. Ahora formas parte de mi familia, conque ¡lancémonos a la acción!

Introducción

Desde los cuatro años quise ser actriz. (¡Así es! Seguramente has pensado que diría que siempre había querido ser médica, ¿verdad?) Participaba en todas las obras de teatro escolares habidas y por haber. La primera fue *La bella durmiente* en el segundo curso y desde entonces ya no dejé de hacerlo, incluidas las representadas en la universidad cuando interpreté a Edipo en una producción exclusivamente femenina. Aunque Hollywood no fue nunca mi meta. A decir verdad, me imaginaba ayudando a niños enfermos a curarse valiéndome de obras dramáticas e imaginativas para analizar los sentimientos y los miedos que las dolencias desencadenaban.

Pero en mi segundo año de carrera de Psicología en la Universidad de Stanford tuve una epifanía que cambiaría el curso de mi vida y me llevaría a lo que ahora me dedico. Mientras estudiaba para un examen final de neurofisiología, intentando memorizar trabajosamente las funciones de cada uno de los distintos neurotransmisores del cerebro, me vino de golpe a la mente un «pensamiento irruptor» claro y repetitivo que hizo que saltaran las chispas en mis propios neurotransmisores. Provenía de Dios.

Serás una doctora, me dijo. ¡Vaya!

¡Qué interesante! Era *erróneo,* pero interesante. Todos mis modelos femeninos dignos de imitar se habían casado jóvenes, y yo quería formar una familia y trabajar como terapeuta teatral. Una semana más tarde, viajé a África en un trayecto misionero de verano que llevaba meses planeando. Cuando vi con mis propios ojos los problemas de salud a los que se enfrentaban millones de hombres, mujeres y niños, de repente mi propósito en la vida cobró forma, aunque no tenía nada que ver con el teatro o la terapia. Me sentí inspirada de nuevo a cuidar de la gente de la mejor forma posible, para ayudarles a mantener en buen estado el receptáculo que les permitía ir de un lado a otro todo el día: el cuerpo. Las enfermedades les roban la alegría a demasiadas personas, con lo que su esperanza de vida se esfuma y es reemplazada por las enfermedades crónicas y la muerte. Y esto no está bien. Sentada de piernas cruzadas en una cabaña hecha con excrementos de vaca, intentando sostener sobre la cabeza varias patatas para hacer reír a los niños de la tribu, decidí llevar a cabo algo con mi vida para intentar pararle los pies al destructor de la alegría: escuché la voz de Dios y tomé la resolución de ser una doctora.

Me matriculé en la facultad de Medicina, seguí los cursos de cirugía general durante mi residencia médica y luego los completé con una beca de cirugía mamaria en el Centro Médico Cedars-Sinai. Más tarde me contrataron en este centro como directora de la educación de pacientes, donde di una serie de charlas a médicos y enfermos. La mayoría de las mujeres no quieren oír hablar del cáncer a no ser que lo sufran en su propia carne y necesiten tomar decisiones, así que, en lugar de hacerlas llorar con la jerga médica, desafiaba a mis oyentes hablándoles de estudios impactantes que las animaban a llevar un estilo de vida más sano. Seguí dedicándome a la educación en la reducción del riesgo de contraer cáncer de mama y descubrí toda clase de factores que le cambiaban la vida a la gente. Mi trabajo me encantaba y las pacientes respondían de maravilla a mis procedimientos. El libro que estás ahora leyendo se ha inspirado en todo lo que sigo haciendo, y en lo que hice, para ayudar a las mujeres a estar sanas, reducir el riesgo de sufrir un cáncer de mama, interpretar un diagnóstico o encontrar un sistema para que las sobrevivientes a un cáncer se recuperaran.

UN PROBLEMA MULTIFACÉTICO

Tanto si son respingones o caídos, redondos o planos, estos dos órganos salientes de la mitad de la población, que cuelgan en la parte frontal del torso, siguen siendo un misterio para muchas de sus poseedoras. La mayoría de mujeres no saben gran cosa de sus senos, ni tampoco cuál es su función y cómo pueden mantenerlos sanos para que *el resto* del cuerpo esté en buena forma. Todas sabemos que existe el cáncer de mama, la enfermedad que más vidas arrebata entre las mujeres de veinte a cincuenta y nueve años. Sin embargo, nunca se ha mantenido una conversación profunda e informada sobre cómo reducir los factores de riesgo y por qué son útiles ciertas precauciones.

Cualquier conversación sobre la salud mamaria debe girar en torno a dos problemas: las cifras y los conocimientos. Ante todo, el cáncer de mama es una enfermedad que está adquiriendo unas proporciones pandémicas, y la cantidad de mujeres que lo padecen lo demuestra. En Estados Unidos, a 1 de cada 8 mujeres le diagnosticarán un cáncer de mama en un momento de su vida. Cada año se detectan 1,7 millones de casos nuevos de cáncer de mama por todo el mundo, y más de 300.000 se dan en Estados Unidos. Curiosamente, los índices de incidencia se cuadriplican en algunas partes del mundo. En África central y en Asia oriental se dan solo 27 casos por cada 100.000 mujeres, mientras que en Estados Unidos la cifra asciende a 93, y en Bélgica a 112, y esta disparidad global no es atribuible al clima. Si estos datos te ponen los pelos de punta, no eres la única mujer a la que le ocurre.

Basándome en los numerosos años en que he estado ayudando a decenas de miles de pacientes a superar la enfermedad como cirujana de cáncer de mama colegiada, sé *a ciencia cierta* que las mujeres tenemos el poder para reducir de manera viable y espectacular el riesgo de contraerlo. El segundo gran problema del cáncer de mama son las ideas falsas que la gente alberga sobre él. La mayoría de las mujeres creen que los antecedentes familiares y la genética determinan quiénes lo padecerán, pero en la mayoría de los casos no es así. Las mutaciones heredadas, como la del gen BRCA, solo causan del 5 al 10% de los cánceres de mama. A decir verdad, el 87% de mujeres diagnosticadas con cáncer de mama *no tienen un solo familiar de primer grado* que sufra esta enfermedad.[1]

Te daré un minuto para que te recuperes de lo boquiabierta que te habrás quedado.

Durante los últimos treinta años, la comunidad médica no ha corregido las ideas falsas de la mayoría de supervivientes de cáncer que atribuyen su enfermedad al historial familiar, a factores ambientales, al estrés o al destino, factores que en su mayor parte *no* pueden controlar de manera

1. Collaborative Group on Hormonal Factors in Breast Cancer, «Familial Breast Cancer: Collaborative Reanalysis of Individual Data from 52 Epidemiological Studies Including 58.209 Women with Breast Cancer and 101.986 Women Without the Disease», *Lancet* 358, n.º 9291, 2001, pp. 1389-1399.

directa.[2] Sin embargo, las investigaciones demuestran que si, antes de entrar en la menopausia, las mujeres llevan un estilo de vida sano en el que hacen ejercicio, no fuman ni toman alcohol y sustituyen la carne y los lácteos por una dieta a base de verduras y alimentos integrales, el riesgo de contraer cáncer se reduce a la mitad. Y en las mujeres de más edad, baja en picado en un 80%.[3]

Y así es. Tienes la oportunidad de influir con tu estilo de vida en la salud de tus senos y en cómo les afecta tu conducta. La ciencia rigurosa y mi experiencia de primera mano en las trincheras respaldan todo cuanto sé sobre la reducción del riesgo de cáncer de mama y del cuidado de los senos. Las mujeres a las que trato son exactamente como tú. Comparten su preocupación sobre cualquier mamografía, dolor, bulto, picor o flujo vaginal que no presagie nada bueno. Quieren saber si existe algún método nuevo para mantener a raya esta enfermedad. La mayoría de las pacientes que siguen la dieta, el estilo de vida y los consejos médicos que les sugiero salen de mi consulta sintiéndose empoderadas y aliviadas, saben con más claridad «lo que deben hacer». Dependiendo de los cambios que hagan en su vida, también descubren que los bultos fibroquísticos y el dolor desaparecen, que la obesidad o la diabetes se reducen, o que siguen sanas un año tras otro.

No hay que olvidar que un estilo de vida *poco sano* no garantiza que nos acaben diagnosticando un cáncer de mama. Tampoco podemos saber nunca con certeza qué conducta ha sido la que lo ha causado. Además, incluso las mujeres con un estilo de vida de lo más saludable contraen cáncer de mama (aunque con menor frecuencia, como se verá repetidamente a lo largo del libro), por lo que se llevan un buen disgusto. «¡Si mi vida era de lo más sana!», exclaman contrariadas.

Dicho esto, los cambios que estoy a punto de sugerir en este libro no son solo útiles para la salud de tus senos. ¡Ni mucho menos! También reducen el colesterol, mejoran el nivel de triglicéridos, propician una tensión arterial perfecta, disminuyen el riesgo de infartos, ayudan a bajar de peso,

2. J. A. Dumalaon-Canaria et al., «What Causes Breast Cancer? A Systematic Review of Causal Attributions Among Breast Cancer Survivors and How These Compare to Expert-Endorsed Risk Factors», *Cancer Causes & Control* 25, n.º 7, 2014, pp. 771-785.

3. L. M. Sánchez-Zamorano et al., «Healthy Lifestyle on the Risk of Breast Cancer», *Cancer Epidemiology and Prevention Biomarkers* 20, n.º 5, 2011, pp. 912-922.

mitigan la diabetes, previenen el dolor articular, dan más energía, permiten dormir mejor y sentirse más feliz, mejoran la vida sexual, agudizan la mente, reducen el riesgo de demencia senil, favorecen una piel más lisa y un tránsito intestinal regular, ayudan a tener los pulmones más limpios, disminuyen los riesgos de cáncer en cualquier órgano del cuerpo, fomentan un planeta más sano y alargan la vida. Si pones en práctica lo que te enseñaré, reducirás radicalmente, e incluso podrás llegar a prevenir del todo, muchas de las enfermedades que acaban causando dolencias crónicas y trastornos mortales. Experimentarás un subidón de felicidad y de satisfacción. Alcanzarás tus metas fácilmente y nunca mirarás atrás.

MÉTODO PIONERO PARA LA SALUD DE LOS SENOS

Desde que fundé el Pink Lotus Breast Cancer en Los Ángeles en el 2007, junto con Andy Funk, mi marido, nuestra misión ha sido fusionar la tecnología punta de las exploraciones médicas, los diagnósticos y los tratamientos del cáncer de mama, con estrategias preventivas y holísticas, y cuidados compasivos. Procuramos salvar vidas de un modo que disipe el miedo, infunda confianza y dé esperanzas en momentos de pánico. El Pink Lotus pretende transformar los métodos para mantener la salud de los senos en Estados Unidos y ayudar a la mayor cantidad de mujeres posibles sin tener en cuenta sus ingresos o su posición social. Tratamos a miles de pacientes cada año, con una gran variedad de preocupaciones, y hacemos todo cuanto está en nuestras manos para aceptar la mayoría de seguros médicos, incluido el de Medicare. La Fundación Pink Lotus también les ofrece a las mujeres con bajos ingresos y sin seguro médico, o con uno que apenas las cubre, de forma totalmente gratuita, las exploraciones, el diagnóstico, el tratamiento y el apoyo médico que de lo contrario no recibirían.

Destacadas celebridades me han permitido trabajar en determinadas ocasiones a su lado, ofreciéndome la oportunidad excepcional de transmitirle al mundo mi mensaje sobre la salud de los senos y la reducción del riesgo de cáncer de mama, y se lo agradezco enormemente. Tres días después de haberle extirpado a Sheryl el cáncer de mama, entró en mi consulta con un periódico en la mano y exclamó: «¡Quiero hacerlo público! ¿Puedes verificar esta noticia?». Y el artículo de opinión de Angelina Jolie en el *New York Times,* titulado «Mi elección médica», hizo que las pruebas genéticas del BRCA documentadas se incrementaran permanentemente por todo el mundo.[4] Para mí es un honor y un deber seguir con las conversaciones que empezamos.

Aunque la gente me conozca sobre todo como cirujana, mi misión más importante como doctora es hacer que las mujeres *no* necesiten llegar a ponerse bajo mi bisturí. Hago todo lo posible por enseñarles a mantener sus pechos sanos: salgo en televisión, colaboro en nuestro blog del *Pink Lotus Power Up,* doy charlas, publico artículos, realizo investigaciones y patrocino campañas. Quiero empoderarte con hechos y equiparte con estrategias que te ayuden a entender tus senos y a reducir el riesgo de contraer cáncer, para que te abran los ojos en cuanto a las intervenciones y los tratamientos que podrían cambiarte la vida en el caso de que te diagnosticaran la enfermedad.

CÓMO USAR ESTE LIBRO

Para aprender a mantener tus pechos sanos solo tienes que comprometerte a llevar la mejor vida posible. Nunca moriremos de algo que podemos controlar en gran medida. ¿Se puede controlar el cáncer de mama? Hay que reconocer que no es una tarea fácil, un porcentaje de cánceres de mama se dan en mujeres que parecían hacer todo lo posible para estar sanas y

---

4. D. Evans et al., «The Angelina Jolie Effect: How High Celebrity Profile Can Have a Major Impact on Provision of Cancer-Related Services», *Breast Cancer Research* 16, n.º 5, 2014, p. 442; D. Evans et al., «Longer-Term Effects of the Angelina Jolie Effect: Increased Risk-Reducing Mastectomy Rates in BRCA Carriers and Other High-Risk Women», *Breast Cancer Research* 17, n.º 1, 2015, p. 143; R. H. Juthe, A. Zaharchuk y C. Wang, «Celebrity Disclosures and Information Seeking: The Case of Angelina Jolie», *Genetics in Medicine* 17, n.º 7, 2014, pp. 545-553; P. B. Lebo et al., «The Angelina Effect Revisited: Exploring a Media-Related Impact on Public Awareness», *Cancer* 121, n.º 22, 2015, pp. 3959-3964; C. M. Malcolm, M. U. Javed y D. Nguyen, «Has the Angelina Jolie Effect Led to an Increase in Risk-Reducing Mastectomy and Breast Reconstruction in Wales: A Retrospective, Single-Centre Cohort Study», *Journal of Plastic, Reconstructive & Aesthetic Surgery* 69, n.º 2, 2016, pp. 288-289; C. Staudigl et al., «Changes of Socio-demographic Data of Clients Seeking Genetic Counseling for Hereditary Breast and Ovarian Cancer Due to the "Angelina Jolie Effect"», *BMC Cancer* 16, n.º 1, 2016, p. 436; J. Lee et al., «Influence of the Angelina Jolie Announcement and Insurance Reimbursement on Practice Patterns for Hereditary Breast Cancer», *Journal of Breast Cancer* 20, n.º 2, 2017, pp. 203-207.

sentirse bien a lo largo de la vida. Hasta que no demos con ese remedio tan difícil de encontrar o con esa vacuna preventiva, las mutaciones incontrolables y las causas desconocidas desbaratarán ocasionalmente nuestros mejores esfuerzos. No obstante, tienes un gran poder sobre esta enfermedad, de modo que úsalo. Un 50 —o incluso un 80% o un porcentaje mayor— de cánceres de mama se podrían eliminar del planeta si las mujeres comprendieran que las elecciones que hacemos a diario con respecto a la comida, la bebida, el ejercicio, el peso, la exposición a sustancias tóxicas y la manera de pensar son las que crean el ambiente interior de las células de nuestros pechos, lo que las mantiene sanas o las convierte en malignas.[5] Cada día tomamos innumerables decisiones que nos acercan o nos alejan del cáncer. El cáncer más fácil de curar es el que nunca contraemos.

Esto es lo que puedes esperar si lees estas páginas. Te sugiero que te leas el libro entero para comprender al máximo la importante información que contiene, pero si quieres ir directamente a la sección que tenga que ver contigo y con tus intereses, lo entenderé. En este caso, las siguientes indicaciones te permitirán ir de inmediato a los temas que más te interesan.

En la primera mitad del libro me he centrado en aumentar el conocimiento de tus senos y en enseñarte a elegir el estilo de vida que reduce el riesgo de sufrir cáncer de mama. En la primera parte aprenderás a cuidar tus pechos y a no creerte nunca más los mitos que circulan a tu alrededor sobre las causas del cáncer de mama. Me he pasado la mayor parte de las dos últimas décadas investigando la conexión entre el estilo de vida y el cáncer, y muchas de las cosas que has oído que provocan cáncer de mama son falsas. En la segunda parte hablo de otras cosas que puedes hacer, aparte de las mamografías anuales y de esperar que no te salga ningún bulto en los 364 días siguientes. Te ayudaré a reducir el riesgo de sufrir cáncer basándome en cambios en la dieta y en el estilo de vida, sobre todo los que mantienen a raya el estrógeno, porque esta hormona favorece en un 80% los cánceres de mama. Las comidas más saludables se componen de verduras, de alimentos bajos en grasas y ricos en fibra: una buena cantidad de frutas y verduras frescas (preferiblemente ecológicas), cereales integra-

---

5. P. Anand et al., «Cancer Is a Preventable Disease That Requires Major Lifestyle Changes», *Pharmaceutical Research* 25, n.º 9, 2008, pp. 2097-2116; L. M. Sánchez Zamorano et al., «Healthy Lifestyle on the Risk of Breast Cancer», *Cancer Epidemiology and Prevention Biomarkers* 20, n.º 5, 2011, pp. 912-922.

les al cien por cien, como el arroz integral y la avena, y proteínas vegetales como las de las lentejas, las alubias y la soja, acompañadas con una taza de té verde. También hablaré de la elección de tomar suplementos vitamínicos, hacer ejercicio y controlar el peso y las hormonas, ya que estos dos últimos elementos aumentan el riesgo de sufrir cáncer de mama.

En la segunda mitad del libro analizo los factores de riesgo incontrolables del cáncer de mama y describo las decisiones médicas que puedes tomar si tienes un alto riesgo de contraer cáncer, si te acaban de diagnosticar uno, si estás lidiando con la enfermedad o si lo has superado hace poco. En la tercera parte describo detalladamente las operaciones quirúrgicas y los medicamentos que reducen este riesgo. También incluyo un montón de preguntas de pacientes sobre genética y mutaciones del BRCA, y comparto las investigaciones más recientes sobre las mutaciones y lo que significan para ti. La clave de los riesgos incontrolables está en entenderlos y en usarlos para las elecciones que sí podemos controlar. Y si tienes un alto riesgo de contraer cáncer, esto no significa que exista un protocolo ideal para todo el mundo. Algunas pacientes se decantan por la cirugía profiláctica. En cambio, otras se niegan a ponerse bajo el bisturí, pero deciden tomar medicamentos preventivos, o llevar un estilo de vida más sano combinado con un régimen de exploraciones agresivas. Si no sabes qué decisiones médicas tomar, en la cuarta parte del libro te ayudaré a encontrar un camino que te permita sentirte segura y cómoda con tus decisiones. En ella analizo las opciones quirúrgicas, explico las diferencias entre una lumpectomía y una mastectomía, y entre la terapia endocrina, la inmunoterapia, la radioterapia y la quimioterapia, y abordo las preguntas más frecuentes que suelen hacerme en mi centro las pacientes.

Por lo visto, en el mundo de la medicina abundan las siglas, y en este libro he incluido varias para facilitarte la lectura. En el apéndice encontrarás una lista de las siglas ordenadas alfabéticamente que te resultará de lo más práctica.

¡Pongámonos manos a la obra! Estoy segura de que el conocimiento es poder, y que el poder transforma el miedo en confianza y alegría. Y al motivarte a ponerlo en práctica, creas unos cambios que te pueden salvar la vida y hacer que los tuyos —las personas que te quieren— lleven también una vida más feliz.

PRIMERA PARTE

LA SALUD DE LOS SENOS

1

El abecé del cuidado de los senos

Te lo dice una mujer que está todo el día rodeada de pechos y que es famosa por soñar con ellos por la noche: las mujeres nos identificamos de una forma muy emocional con nuestros senos. Requiere un gran sentido del yo, y espero que todas intentemos alcanzarlo, afirmar: «Yo no soy mis pechos», porque estos órganos nos conectan de manera innegable con la feminidad, la sexualidad, la imagen corporal y la condición de mujer. Los propios sentimientos sobre nuestros pechos pueden ser desde orgullo por su forma y tamaño, y de maravilla por producir leche y ayudar a un bebé a prosperar, hasta de desazón y espanto por poder un día desarrollar un cáncer. En lo que respecta a esto último, a pesar de nuestros miedos, existían varias indicaciones de peso sobre cómo mejorar la salud de los senos, reducir el riesgo de sufrir cáncer, optimizar los resultados de un diagnóstico y tomar unas buenas decisiones médicas después del tratamiento, al menos hasta ahora.

Me gustaría empezar hablando de los conocimientos básicos relacionados con la salud de los senos: de las partes y las funciones que desempeñan, de los hechos sorprendentes sobre nuestras queridas «delanteras» y de cómo puedes cuidarlos de maravilla para gozar de una vida longeva y vibrante. Entender los pechos por los que te estás preocupando te ayuda a la larga a reducir el riesgo de contraer un cáncer. Aunque los factores de riesgo no se puedan controlar —algunos, como ser mujer y hacerse mayor, son innegociables—, sí podemos influir en ellos y reducirlos más de lo que imaginábamos si somos conscientes de los factores que están bajo nuestro control y si procuramos mantener nuestros pechos sanos con las elecciones que hacemos en la vida.

LO ESENCIAL SOBRE LOS PECHOS

La anatomía general de los pechos me recuerda una original macedonia de gelatina. Imagínate que uno de tus pechos es como un racimo de uvas que sostienes por el tallo (el pezón). Mientras te lo imaginas, observa los tallos diminutos que conectan las uvas unas con otras, a modo de conductos por los que circula la leche que saldrá por el pezón durante la lactancia (existen al margen de si nos quedamos embarazadas o no). Los lóbulos productores de leche equivalen a los tallos que conectan las uvas. Un pecho tiene de quince a veinte lóbulos (uvas de un racimo), y todos los tallos llevan al pezón, provisto con una serie de ocho a veinte conductos lácteos dispuestos alrededor de su superficie.

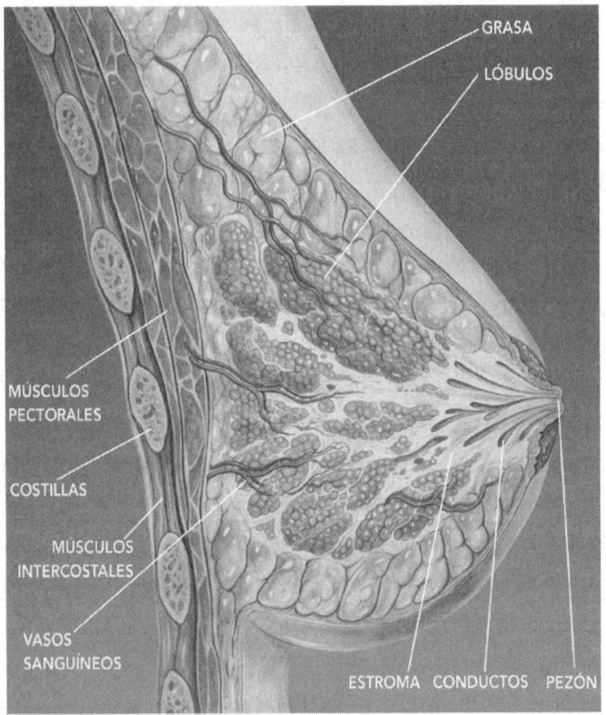

Patrick J. Lynch, ilustrador médico; C. Carl Jaffe, MD, cardiólogo, https//commons.wikimedia.org/wiki/File:Breast_anatomy_normal.jpg.

Visualiza ahora el racimo de uvas con sus tallos, que forman lo que se conoce como *tejido glandular,* en un molde gelatinoso con forma de pecho, situado encima de los músculos de la caja torácica. (Imagínate lo que ocurriría si Tupperware sacara al mercado moldes con forma de pechos. Harían furor en las fiestas de «despedida de los pechos», o de «¡Chao-chao!», como una de mis pacientes las llamaba.) La gelatina representa las estructuras de soporte que rodean la glándula mamaria, compuesta de estroma (una clase de tejido conectivo), tejido adiposo (grasa), ligamentos, vasos linfáticos y vasos sanguíneos. Los lóbulos y los conductos, o uvas y tallos, son los que suelen contraer cáncer (los conductos lácteos son responsables del 75% de los cánceres de mama), pero la gelatina raras veces lo provoca. Por ejemplo, un estudio de la Clínica Mayo sobre cánceres de mama de mujeres de más de cincuenta y nueve años reveló que los cánceres de mama con componente estromático, conocidos sobre todo como sarcoma de la mama, forman solo el 0,0006% de las neoplasias malignas mamarias.[6]

Hay pechos de todos los tamaños, incluso pechos sin volumen, como se aprecia en el Síndrome de Poland, una extraña enfermedad, y también pechos que llegan hasta las rodillas. El tamaño de la copa puede ser desde la AAA hasta la L, el tamaño habitual de la copa de una mujer americana es la D; en Rusia, Suecia, Noruega y Finlandia el tamaño es más grande que la D; en Australia, Francia, Italia, el Reino Unido, Canadá y Sudamérica suele ser la C; y en África y Asia, las mujeres usan la A/B. Pocas mujeres tienen los dos pechos del mismo tamaño. En la mayoría, el izquierdo es un 20% más grande que el derecho (los cambios repentinos de tamaño no son normales; si te ocurre, ve al médico). El tamaño y la forma «respingona» de los pechos suelen venir de una combinación genética de marcadores que nos transmitieron nuestros padres, además de la nutrición y la influencia del estrógeno, la progesterona, la insulina y los factores de crecimiento durante los años tempranos, la pubertad, la lactancia y la menopausia. La gordura, el ejercicio, la edad, la cualidad de la piel y las terapias hormonales también influyen en el tamaño y la forma. Como los pechos contienen una cantidad de grasa genéticamente predeterminada, aumentan cuando nuestro cuerpo gana peso. Y, al contrario de lo que quizá hayas oído, no

---

6. C. Adem et al., «Primary Breast Sarcoma: Clinicopathologic Series from the Mayo Clinic and Review of the Literature», *British Journal of Cancer* 91, n.º 2, 2004, pp. 237-241.

existe una relación directa entre el tamaño de los pechos y el riesgo de sufrir cáncer de mama.

Los pechos ocupan en tu interior más espacio del que te imaginas; tenlo presente cuando te hagas las revisiones mamarias cada mes, tema que trataré a continuación. No son solo las dos protuberancias carnosas alojadas en el sujetador. Técnicamente, cada pecho llega hasta la *clavícula* (en la parte superior), el *esternón* (en la parte central) y la curva que asociamos con la base del pecho (el *pliegue submamario* en la parte inferior) y los lados de la caja torácica (el límite anterior del *músculo dorsal ancho* en la parte lateral). Otra porción del tejido mamario, conocido como *cola axilar*, se extiende como la punta de una lágrima hacia la axila, justo debajo de la zona de la axila cubierta de vello. En ocasiones, este tejido, conocido como *tejido mamario axilar accesorio*, llega hasta la axila. Cuando es un tanto pronunciado, sobresale bajo la piel. Dependiendo de si ocurre en uno o en ambos lados, nos da la impresión de tener tres o cuatro pechos. Incluso hay mujeres que tienen un pezón axilar accesorio unido a ese tejido mamario por medio de la piel. Y sí, significa que, en el caso de ser madres, podrían amamantar a su hijo con sus tres pezones.

Todos los pechos tienen bultos, no solo los cancerosos. Por cierto, ¿a quién se le ocurriría llamarlos «melones»? ¿Es que esa persona había palpado por casualidad alguno? Los melones son uniformes y duros, redondos y lisos, y no ceden cuando los pinchas con el dedo. En cambio, el terreno natural de los senos es como una cordillera con picos y valles cubiertos con un manto de nieve (grasa) y recubiertos de piel. Cuando deslizas el dedo por la piel de los pechos, la capa de nieve es blanda, hasta que la presionas lo bastante como para notar el pico de la montaña, con un valle a cada lado, y ese pico tiene sin duda la consistencia de un bulto. La única forma de saber que es una montaña y no un intruso maligno es ir al médico, o saber que siempre ha estado ahí y forma parte de nuestra anatomía. En todos los pechos hay bultos, los pechos en sí mismos *son* bultos, y los bultos se notan al palparlos con el dedo. Cuanto más denso sea el tejido de tus senos, más bultos notarás. La genética determina la densidad mamaria, así como los niveles de estrógeno del cuerpo.

Y, por último, la superficie del pecho está cubierta de arterias y venas por las que circula la sangre que nutre la piel de los senos. En las mujeres de piel clara a veces estas venas se transparentan con claridad. También se dilatan cuando se dan las condiciones que aumentan la circulación sanguínea. Se vuelven más visibles sobre todo después del ejercicio físico, durante el embarazo, o en ciertos cánceres. Los pezones pueden ser claros u oscuros, lisos o rugosos, respingones, normales o invertidos. Su tamaño también varía, pueden ser desde planos hasta protuberantes como la goma de un lápiz o un terrón de azúcar. La piel coloreada alrededor de la base del pezón se llama *areola*, y su diámetro varía en cada mujer, puede ser desde el tamaño de una moneda de diez centavos hasta la de un platillo, por lo general mide de 4 a 10 centímetros. Algunas personas tienen más de dos pezones, se conocen como pezones supernumerarios y aparecen a lo largo de los dos arcos verticales de la «línea de leche», desde las axilas y los pezones hasta las partes derecha e izquierda de la ingle. Una de cada 8.000 personas los tienen, y son como lunares planos o presentan una ligera protuberancia.[7] Mark Wahlberg (tres) y Harry Styles (cuatro) son algunos de los famosos con más tetillas de lo habitual, conque no hay nada de que avergonzarse.

Si hiciéramos un primer plano de la areola, veríamos muchas más cosas. A todas las mujeres les crece vello en el borde areolar. En la piel tenemos cincuenta millones de folículos pilosos y por eso a veces nos crece vello en esa zona, por más que lo detestemos. Normalmente se debe a cambios hormonales, como el de la pubertad, el embarazo, la menstruación, la menopausia o los anticonceptivos. Puedes depilártelo con pinzas o eliminarlo con electrolisis. Cuando te lo depilas con pinzas a veces el vello crece hacia dentro, por lo que te pueden salir granitos llenos de sebo blanco. Y entonces te preguntas por qué creías que la zona de la areola tendría *mejor* aspecto depilada. Los bultos areolares, conocidos como glándulas de Montgomery, son glándulas sebáceas diminutas que se encargan de lubricar el pezón (según los libros de texto), pero parece una función bastante inútil, y ni siquiera tiene sentido anatómicamente, ya que no se encuentran *en* el pezón. Yo les digo a las mujeres que estos bultitos son normales y benignos, y que no desaparecerán por más que se los aprieten. También nos pueden salir puntos negros en el borde de la areo-

7. R. P. Rapini, J. L. Bolognia y J. L. Jorizzo, *Dermatology*, segundo volumen, 2-Volume, Mosby, Saint Louis, 2007.

la. Si es así, lavaremos simplemente la zona y nos la exfoliaremos de vez en cuando, como haríamos con el rostro por la noche. Si adviertes en el pezón o en la areola una erupción escamosa que te causa picazón, llama al médico.

¡MÁS COSAS CURIOSAS SOBRE LOS PEZONES!

- Algunas personas nacen sin pezones, anomalía que se conoce como *atelia*. En todo el mundo se han diagnosticado alrededor de siete mil casos.
- La estimulación de los pezones y la estimulación genital afectan a la misma parte del cerebro. Una tercera parte de las mujeres pueden llegar al orgasmo simplemente cuando les acarician los pezones.
- Si examinas la areola con una lupa descubrirás que el borde está cubierto de vello, le ocurre a cualquier ser humano adulto.
- Cuando los pezones supernumerarios aparecen fuera de la línea de leche, se llaman *ectópicos* y pueden estar de lo más alejados del pecho, como en la planta del pie.
- ¿Por qué los hombres tienen pezones? ¡Porque todos nacemos como mujeres! Los pezones aparecen en el útero antes que los órganos sexuales. Y luego ya no desaparecen (los varones conservan las tetillas).

SÉ UNA TOCONA POR EL BIEN DE TU SALUD

Para tener unos pechos sanos tienes que palpártelos en casa, pero no te estreses. La cuestión es conocer el terreno de tus senos y familiarizarte con todos sus bultos. De este modo, si te salen otros nuevos o si notas que han cambiado, serás la primera en enterarte. Después de la reducción del riesgo, la detección precoz es la segunda mejor defensa contra el cáncer. Lo ideal sería adquirir la costumbre de autoexplorarse los pechos en la adolescencia cada mes. Las adolescentes nunca contraen cáncer de mama, pero esta rutina les ayuda a conocer sus pechos a fondo. Sea cual sea tu edad, autoexplóratelos una semana después de la menstruación, porque en ese momento tienen menos bultos, no están tan sensibles y dan menos lugar a posibles confusiones. Si ya no menstrúas, autoexplóratelos el primer día de cada mes. Te llevará solo tres minutos y puede que sea la parte más reconfortante del día. Si notas algo extraño, confía en tu intuición y ve al médico. ¿Estás preparada?

1. En primer lugar, observa a conciencia tus pechos. Desnúdate de cintura para arriba, quédate frente al espejo y examina minuciosamente la imagen que te devuelve de tus senos. Observa hasta el menor detalle su forma, su tamaño o los cambios en el contorno, y además las alteraciones en la piel, como un engrosamiento, un enrojecimiento, hoyuelos, retracción o protuberancias. Los pezones tienen que apuntar hacia la misma dirección de siempre, ya sea al frente, a la izquierda, a la derecha, seguir invertidos como de costumbre o mirar al sur en busca de cualquier moneda que haya en el suelo.
2. Observa ahora, mirándote los pechos en el espejo, adoptando dos posturas distintas, si el tejido está lleno de hoyuelos o de protuberancias. En la primera postura, ponte las manos en las caderas y empuja el cuerpo con ellas para flexionar los músculos pectorales. ¿Detectas alguna hendidura o bulto extraño? En la segunda postura, levanta las manos por encima de la cabeza como si te estuvieran arrestando. ¿Lo has entendido?
3. ¡Ha llegado el momento de palparte los pechos! Echada en la cama o plantada en la ducha —elige la postura que te resulte más cómoda—, aplícate un poco de loción o de gel de ducha en los dedos para que se deslicen mejor por la piel de los senos. Elige uno de estos cuatro movimientos para examinarte el tejido de las mamas: pálpate el pecho (1) de arriba a abajo, con movimientos verticales, (2) de izquierda a derecha, en la dirección que estás leyendo las palabras de esta página, (3) de forma concéntrica, trazando círculos como los de una diana, o (4) de manera radial, como los radios de una rueda. Sea cual sea el movimiento que elijas, los resultados serán los mismos; asegúrate solo de usar la misma técnica cada mes mientras tus dedos van memorizando sin darte cuenta el tejido de tus senos.

4. Empieza con el seno izquierdo y levanta el brazo por encima de la cabeza para estirar el tejido lo máximo posible (ya sé que algunos pechos son demasiado caídos para aplanarlos). Pálpatelo con las yemas de los tres dedos centrales de la mano derecha. Intenta detectar un bulto nuevo o un engrosamiento de la piel. Empieza por la axila y pasa luego a la parte superior externa del pecho, trazando pequeños círculos a su alrededor, hasta palpártelo todo entero con los movimientos que has elegido del apartado tres. No despegues los dedos de la piel del pecho mientras te lo palpas. Repite la autoexploración tres veces, ejerciendo primero una pequeña presión, luego una mediana y, al final, una más profunda.
5. Apriétate con suavidad el pezón unos segundos. En algún momento de tu vida, probablemente te saldrá una pequeña cantidad de líquido que siempre está presente en los conductos mamarios. Es normal que te ocurra cuando te los presionas o te los estimulas, pero nunca debería suceder por sí solo, sin que te los toques (manchándote, por ejemplo, la copa del sujetador o el pijama). Si al apretarte el pezón aparece un líquido acuoso o sanguinolento, o si te sale por sí solo, ve al médico. Si aparece un líquido de cualquier otro color al apretarte el pezón, no pasa nada.
6. Repítelo con el pecho derecho. ¡Ya no necesitas volver a hacerlo hasta el próximo mes!
7. Visita easybreastexam.com para ver un vídeo de demostración.

QUÉ SIGNOS BUSCAR DURANTE UNA AUTOEXPLORACIÓN DE MAMAS (AEM)

En el 2017, el Worldwide Breast Cancer publicó la imagen de unos llamativos limones colocados dentro de un cartón de huevos con la siguiente advertencia: «ESTE ES EL ASPECTO Y LA SENSACIÓN DE UN CÁNCER DE MAMA».

¡Qué ingenioso! ¡Me encanta! Como ciertos signos del cáncer de mama se ven pero no se sienten, hay que *detectarlos.* Dicen que una imagen vale más que mil palabras. Y esta imagen de los limones… no nos hace estremecer ni avergonzarnos, y cuesta no asociar estas frutas amarillas esféricas con el sol y la limonada.

Esta es la lista de los signos que aparecen en aquella imagen:

- zona gruesa
- hoyuelo
- pezón con costra, picor, dolor, eccema, agrietado, descamado, con la piel escamosa o sangrante
- enrojecido o caliente
- líquido nuevo procedente del pezón (sobre todo si es de color acuoso o sanguinolento/parduzco)
- llagas en la piel (no se deben a un problema cutáneo)
- bulto
- vena agrandada
- pezón hundido que apunta a una nueva dirección, más plano de lo normal o invertido (hacia dentro)
- cambio en el tamaño o en la forma (sobre todo en un solo lado)
- piel de naranja (poros dilatados, decoloración anaranjada/rojiza)
- bulto duro en el interior del pecho

También vale la pena advertir:

- hinchazón o bultos en la zona de los ganglios linfáticos: axila, alrededor de la clavícula y en el cuello
- dolor o hipersensibilidad en un lugar determinado, constante, que no cambia con la menstruación

Detectar cualquiera de estos signos es una buena razón para hacerte un chequeo médico. Nadie creerá que estás paranoica y la mayoría de las veces descubrimos que los signos se deben a una razón no cancerosa. Si tus pechos te recuerdan uno de esos limones del cartón de huevos, hazte un chequeo. Pero no te preocupes, la detección de un cáncer precoz no es solo asunto tuyo. Por eso vas a hacerte las mamografías y las exploraciones médicas de mamas anuales.

LA SALUD DE LOS SENOS A LO LARGO DE LAS DÉCADAS

Si bien la salud de los senos se puede mejorar a cualquier edad, es aconsejable que mantengas un cierto grado de vigilancia; depende de la etapa de la vida en la que estés. Veamos mis recomendaciones para tener unos pechos sanos a lo largo de las décadas. La edad promedio del cáncer de mama en Estados Unidos es a los sesenta y dos años, y a la mitad de las mujeres se lo diagnostican a esa edad o más tarde, y a la otra mitad antes de los sesenta y dos; de modo que si eres más joven o mayor me gustaría que prestaras atención.

La adolescencia es la mejor etapa para gozar de unos pechos sanos. Como a esa edad las jóvenes tienen tiempo de sobra para adquirir buenos hábitos, no quiero preocuparlas sobre sus senos mientras estos se desarrollan. Si eres una adolescente, aprende a hacerte una autoexploración de mamas (AEM) y realízala cada mes, una semana después de empezar el periodo, porque cuanto antes aprendas a reconocer bultos y hoyuelos, más familiarizada estarás con cualquier cambio que ocurra en el futuro. Mi inolvidable amiga Mary Ann Wasil creó la fundación Get In Touch para ayudar a las jóvenes a desmitificar y entender sus senos al enseñarles que una autoexploración de pecho les puede salvar la vida. Para aprender de manera creativa a difundir el conocimiento y la destreza relacionada con la autoexploración de mamas (AEM), échale un vistazo a su web, getintouchfoundation.org.

Si tienes antecedentes familiares de cáncer de mama antes de los cincuenta, tu madre o tu padre (quienquiera que tenga una consanguinidad con la persona con cáncer) deberían programar un asesoramiento genético y una visita de evaluación de los riesgos, ya que el resultado te indicará los tuyos. Ten en cuenta que se han dado casos de cáncer de mama en adolescentes, aunque las posibilidades son menos de una entre un millón.

Las mujeres a los veinte y los treinta tienen que tomarse la salud de los pechos más en serio de lo que se la tomaban en la adolescencia. Si te encuentras en esa franja de edad, hazte una AEM una vez al mes, una semana después del inicio de la menstruación o el primer día de cada mes si no tienes el periodo. Visita al ginecólogo para que te haga cada tres años un examen manual en la consulta, que se conoce como examen clínico de mamas (ECM), y en el caso de ser indicado debido a los cánceres familiares programa además un asesoramiento genético y una visita de evaluación de riesgos. Como los tumores de las mujeres con cáncer de mama que no han llegado a los cuarenta son más agresivos, es crucial estar muy atenta.

Una década o dos más tarde, a los cuarenta, sigue haciéndote una AEM cada mes, pero empieza a ir al ginecólogo *anualmente* para que te haga un ECM durante el resto de tu vida. También tienes que añadir una mamografía anual, y si tus pechos son densos es conveniente que te hagas, además, una ecografía. Sigue esta rutina a partir de esa edad en adelante, tanto si te encuentras en los cincuenta como en los setenta o los noventa.

Si el ginecólogo considera que tu *riesgo es elevado,* además de estos consejos te sugiero que sigas otros más. Son varios los factores que determinan lo que hace que una mujer tenga un riesgo elevado; el más destacado es el de si en su tejido mamario se ha identificado cualquier marcador de lesión maligna y cuántos de sus familiares han contraído cáncer de mama, en especial antes de los cincuenta. Si es este tu caso, haz nuestro test anónimo gratuito de genética en pinklotus.com/genequiz. Pregúntale al médico si te aconseja hacerte pruebas con más frecuencia empezando diez años antes de la edad en que tu familiar más joven contrajo cáncer, y asegúrate de programar un ECM dos veces al año, mamografías anuales y, si es posible, una ecografía o una IRM de las mamas, o ambas pruebas. Si lo deseas, pídele al médico que te explique los beneficios de los medicamentos y las intervenciones quirúrgicas que reducen el riesgo de cáncer de mama. En la tercera parte hablo más a fondo de este tema.

QUÉ SIGNIFICA REDUCIR TUS FACTORES DE RIESGO

Dado que en este libro hablaré largo y tendido de los factores de riesgo del cáncer de mama, quiero asegurarme de que entiendas al instante de lo que estoy hablando. Es decir, un factor de riesgo es cualquier elemento que aumente las posibilidades de contraer una enfermedad, aunque no la cause definitivamente. Como aún no se conoce todo lo que provoca cáncer de mama, es imposible eliminar cualquier variable posible y afirmar: «¡Lo he prevenido!» con la misma certeza con la que gritarías: «¡Línea!

¡Bingo!» Esta clase de prevención no existe, pero la reducción del riesgo sí, y tú, amiga mía, eres la que estás al volante.

Considéralo de este modo: conducir rápido no significa siempre que vayas a tener un accidente de coche, pero sin duda aumenta las probabilidades. Los accidentes de tráfico están causados por la colisión de un vehículo con algún otro, y conducir rápido es uno de los factores de riesgo para sufrir un choque. Decidir conducir rápido dando marcha atrás y enviando un mensaje de texto con el móvil en una calle oscura mientras llueve es una situación que combina múltiples factores de riesgo para una colisión, pero la verdadera causa seguiría siendo la marca innegable del tronco del árbol estampada en el maletero.

¿Cómo puedes evitar chocar con el cáncer de mama? Conoce tus pechos, entiende lo que son y cuídalos bien. Esto último incluye realizar mejoras estratégicas y sencillas a la vez relacionadas con la dieta y el estilo de vida que describo en este libro. Después de todo, como he indicado en la introducción, las investigaciones han revelado que las mujeres que antes de la menopausia (1) hacen ejercicio, (2) no toman alcohol, (3) no fuman y (4) sustituyen la carne y los lácteos por alimentos integrales y verduras reducen a la mitad sus posibilidades de desarrollar un cáncer de mama. Y las posibilidades de las mujeres posmenopáusicas descienden un 80%. En el mundo médico, esta cifra representa un triunfo increíble si consideramos que las mujeres se someten a quimioterapia solo por tener un 10% más de posibilidades de sobrevivir que las que no lo hacen.

¿Cómo es posible que no conocieras esta poderosa información? Apenas es por tu culpa. Los consejos basados en la evidencia sobre la salud de los senos, en especial cuando se trata de la prevención del cáncer, se ofrecen públicamente a cuentagotas y en retazos: un artículo en una revista por un lado, un breve programa matutino por el otro. Y cuando oímos un consejo de este tipo, suele ser aislado y se pierde en el trasiego de la vida cotidiana. Tal vez descubramos que la canela potencia la salud de los senos, pero ¿quién es el que, con tantos platos dando vueltas por la cinta, se acuerda de aplicarlo en la vida diaria?; y, sin unas buenas instrucciones, ¿quién sabrá cómo consumirla? Como nuestros hábitos diarios están muy arraigados o nos reconfortan, nos cuesta horrores cambiar una rutina. Pero te enseñaré a lograrlo.

También debo señalar, con un dedo con la uña pintada, nuestro imperfecto sistema educativo. A lo largo de mis cuatro años como estudiante universitaria, mis cuatro años en la facultad de Medicina, mis cinco años de formación en cirugía general y la beca que me concedieron de cirugía mamaria, la alimentación solo se mencionaba esporádicamente en forma del ciclo de Krebs en medio de una charla, y para muchos médicos como yo esto ocurrió hace veinte, treinta o cuarenta años. La mayoría de médicos no exploran la ciencia de la alimentación ni el impacto de unas elecciones saludables hasta el extremo de que los conocimientos adquiridos influyan *en su propia conducta,* y mucho menos aún en la de sus pacientes. Sé que es cierto porque, cuando compartía parte del contenido de este libro con mis pacientes con cáncer, me decían en innumerables ocasiones: «¡Vaya, no lo sabía! Les pregunté a mis médicos qué debía hacer y comer ahora que había terminado el tratamiento, y solo me respondieron: "Ya has hecho todo lo que se suponía que debías hacer. Estás bien, no te preocupes. Vive tu vida"». Pues no es así, amiga mía. Todavía te quedan cosas por hacer.

Incluso cuando los médicos reconocen la relación entre la alimentación y las enfermedades, en parte no hablan demasiado de ello por una cuestión de reembolso. Al igual que una compañía de seguros no nos paga la cuota de un gimnasio, un programa para adelgazar o un curso para gestionar el estrés, a los médicos tampoco nos reembolsan por dedicar un tiempo a hablar en detalle de estrategias preventivas. Los médicos a duras penas pueden cumplir con lo que se espera de ellos, como ofrecer las pautas de las exploraciones y los mejores tratamientos para las enfermedades que tratan, de modo que no les queda tiempo para investigar ni para ofrecer otros buenos consejos a los pacientes como: «¿Sabía que tomar tres tazas de té verde al día reduce a la mitad el riesgo de contraer cáncer de mama?». (Por cierto, ¿lo sabías?)

Cuando atas cabos, la cuestión no es cómo es posible que *no* lo supieras, sino cómo ibas a saberlo. Nadie te ha enseñado a asociar la comida y un estilo de vida sano con la salud de los pechos de la misma forma con la que la asocias, por ejemplo, con la buena salud del corazón o del cerebro. Lo cual es muy curioso, porque los senos coexisten con el cuerpo, al igual que esos órganos vitales. La buena noticia es que en la actualidad la ciencia de la alimentación es más importante que nunca, a medida que la perspectiva global de la salud se va volviendo cada vez más deprimente. Ahora, tanto los pacientes como los médicos se interesan más en hasta qué punto la alimentación y un estilo de vida sanos influyen en la reducción del riesgo, la causación y la reversión del proceso de la enfermedad.

Por supuesto, mi principal interés ahora son tus pechos (bueno, y también tu corazón, ya que las cardiopatías son las que más vidas femeninas se llevan por delante; por suerte, mi consejo te ayudará en ambos problemas). El 90% de factores de riesgo que determinan una salud mamaria óptima están bajo tu control, así que no son los médicos, los genes o el destino, sino *tú* la que influyes en tu cuerpo. Estás con tus pechos el día entero, cada día. Si pasaras tanto tiempo con algo o con alguien —un hijo, un cónyuge, una mascota, incluso un coche— te asegurarías de que estuviera en buen estado.

¿Por qué tratar a tus pechos con menos mimo?

ES CIERTO, ES FALSO

En los siguientes capítulos hablaré de cómo mantener los pechos y el cuerpo lo más sanos posible, pero antes quiero aclarar lo que *no* causa cáncer de mama. Los abundantes mitos que circulan desconciertan a mis pacientes y al público, y además carecen de base científica. (A lo largo del libro advertirás que cito una serie de estudios, porque la omnipresencia de esos mitos me molesta en grado sumo.) Si deseas tener unos pechos sanos, olvídate de esas falacias.

2

Desterrando falsos mitos sobre el cáncer de mama

En este libro hablaré largo y tendido de cómo optimizar la salud de los senos y reducir el riesgo de contraer cáncer por medio de la comida, la bebida, el ejercicio físico y la conducta, todo ello respaldado por unas investigaciones fidedignas y apasionantes. Pero, por más información útil que haya, siguen circulando demasiados mitos a nuestro alrededor que nos confunden y distraen de lo que necesitamos saber. No te imaginas la frecuencia con la que las pacientes me vienen a ver paralizadas de miedo por haber leído u oído que algo que hicieron en el pasado —o que están haciendo— les arruinará la salud. Mitos genéticos, mitos hormonales, mitos dietéticos, mitos ambientales... Podría estar jugando a balonvolea el día entero con todas las ideas falsas volando a nuestro alrededor: me llega una, la golpeo, me llega otra...

Lo sé, no debería llevar el móvil en el bolsillo de la blusa...

Mi nutricionista me aconsejó que comiera carne de buey alimentado con pasto. Al parecer, reduce las posibilidades de contraer cáncer, ¿no?

¿Me ha salido este bulto en el pecho por tomar la medicación para la fecundación in vitro*?*

¡Venga, chicas! Desprendeos de la ansiedad y las ideas falsas que habéis interiorizado sin querer. Empezar a aplicar los cambios significativos que nos muestra la ciencia os ayudará a vivir más años y a llevar una vida más vibrante. Ha llegado la hora de echar por tierra los mitos más comunes sobre el cáncer de mama que han estado haciendo que vuestro sobaco no oliera a rosas precisamente y que dejarais el móvil a quince palmos de distancia de vuestro sujetador sin aros.

LA VERDAD SOBRE GENES, GÉNERO Y DESTINO

Como he mencionado, la genética desempeña un papel menos importante del que probablemente te imaginas. Considera este hecho: la hermana gemela idéntica de una mujer con cáncer de mama solo tiene un 20% de probabilidades de desarrollar un día esta enfermedad. Por cierto, es el mismo riesgo que tiene alguien con una hermana con cáncer.[8] Dado que las dos gemelas comparten el mismo ADN, si la genética fuera el único factor en juego en cuanto a la aparición del cáncer, su hermana tendría un riesgo de un cien por cien de contraerlo, pero no es así, porque los genes no son los únicos culpables, aunque la gente crea lo contrario.

Una paciente tras otra me dicen que, como no tienen ningún familiar con cáncer de mama, no corren el riesgo de contraerlo. Sin embargo, el 87% de mujeres diagnosticadas con cáncer de mama no tienen un *solo* familiar de primer grado con esta enfermedad. En realidad, solo de un 5 a un 10% de cánceres de mama demuestran ser hereditarios. Significa que se dan por las mutaciones genéticas anormales heredadas de los padres.

Una parte esencial para evaluar tu nivel de riesgo consiste en el cribado genético y el historial familiar, y animo a cualquier mujer a hacer el test gratuito de nuestra web para ver si necesita someterse a más pruebas (pinklotus.com/genequiz). Pero si solo un 10% de las veces el culpable es el ADN de nuestros padres, los factores que no tienen que ver con la herencia genética son los que causan el 90% restante de cánceres de mama. El objetivo más importante de este libro es enseñarte a hacer proactivamente cada día unas elecciones que reduzcan el riesgo no genético de sufrir cáncer. ¿Por qué esperar pasivamente a que nos diagnostiquen un cáncer de mama cuando podemos participar activamente en impedirlo?

Las pacientes también creen que los antecedentes familiares de cáncer de mama del lado materno tienen mucho más peso que el del paterno. Pero, sin duda, también tenemos un 50% del ADN de nuestro padre. Heredamos los genes de ambas partes, los antecedentes familiares del lado materno y del paterno cuentan por igual. Hasta los médicos se equivocan en este sentido. Cuando evalúes el riesgo familiar, no te fijes solo en el lado

8. A. S. Hamilton y T. M. Mack, «Puberty and Genetic Susceptibility to Breast Cancer in a Case-Control Study in Twins», *New England Journal of Medicine* 348, n.º 23, 2003, pp. 2313-2322.

materno. Ten en cuenta, además, a los familiares de primer, segundo y tercer grado de ambas partes: padres, hermanos, hijos; abuelos, tías y tíos, sobrinas y sobrinos, nietas y nietos; bisabuelas y bisabuelos, tías abuelas y tíos abuelos, primos hermanos, sobrinas nietas y sobrinos nietos, y bisnietos. Al revisar el lado paterno, busca cánceres de mama y de ovarios ocultos en las mujeres de generaciones más lejanas. Sobre todo cuando no haya mujeres en el árbol familiar, no te fijes en el cáncer de mama, sino en los cánceres relacionados con mutaciones que aparecen con más frecuencia en los hombres, como los cánceres precoces de colon, próstata y páncreas.

Hablando de hombres, la mayoría creen que no pueden desarrollar cáncer de mama, pero, como tienen tejido mamario, no son inmunes a él. El 0,8% aproximadamente de cánceres de mama son masculinos, cerca de 2.470 hombres lo contraen anualmente.[9] En Estados Unidos, el riesgo de contraer los hombres a lo largo de la vida un cáncer de mama es de 1,3 por cada 100.000 habitantes.[10] Curiosamente, fase por fase, los hombres sobreviven al cáncer en la misma proporción que las mujeres. Sin embargo, al desconocer la existencia del cáncer de mama masculino, se los suelen diagnosticar en los últimos estadios, lo cual hace que los índices de mortalidad aumenten.

Otro mito falso sobre el cáncer de mama tiene que ver con la edad, es decir, que solo lo contraen las personas mayores. Si bien es menos común en mujeres premenopáusicas que en mujeres posmenopáusicas, el cáncer de mama no discrimina en cuestión de edades. En Estados Unidos, el 19,7% de cánceres de mama y el 11% de muertes debidas a esta enfermedad se dan en mujeres que no llegan a los cincuenta (en concreto, 48.080 diagnósticos de cáncer de mama invasivo, 14.050 diagnósticos de cáncer *in situ* y 4.470 muertes causadas por cáncer de mama se dan en mujeres menores de cincuenta años).[11] De hecho, la edad promedio de cáncer de

---

9. American Cancer Society, *Breast Cancer Facts & Figures* 2017-2018, 2017, consultado el 3 de diciembre del 2017, https://www.cancer.org/content/dam/cancer-org/research/cancer-facts-and-statistics/breast-cancer-facts-and-figures/breast-cancer-facts-and-figures-2017-2018.pdf.

10. American Cancer Society, *Breast Cancer Facts & Figures* 2017-2018, 2017, consultado el 7 de diciembre del 2017, https://www.cancer.org/content/dam/cancer-org/research/cancer-facts-and-statistics/breast-cancer-facts-and-figures/breast-cancer-facts-and-figures-2017-2018.pdf.

11. American Cancer Society, *Breast Cancer Facts & Figures* 2017-2018, 2017, consultado el 3 de diciembre del 2017, https://www.cancer.org/content/dam/cancer-org/research/cancer-facts-and-statistics/breast-cancer-facts-and-figures/breast-cancer-facts-and-figures-2017-2018.pdf.

mama en Estados Unidos es de sesenta y dos años. Significa que el 50% exactamente de cánceres de mama se diagnostican en mujeres menores de sesenta y dos, y el 50% restante a los sesenta y dos o más años. Sea cual sea tu edad, como las células cancerosas se achican ante la imagen de una vida sana, tengamos los años que tengamos, podemos aplicar las estrategias anticancerígenas de este libro durante cualquier década de la vida.

Por último, la afirmación malinterpretada de que todas las mujeres tenemos 1 entre 8 probabilidades de sufrir cáncer de mama es una de las estadísticas más citadas habitualmente. Si bien es correcta, la verdad sea dicha, ¡no vamos por ahí teniendo cada día 1 posibilidad entre 8 de desarrollar un cáncer de mama! Si esto fuera cierto, contraeríamos probablemente un cáncer al mes siguiente. El riesgo de cáncer de mama aumenta con la edad. La posibilidad de que a una mujer le diagnostiquen cáncer de mama a los veinte es de 1 entre 1.567 (no de 1 entre 8). A los treinta, de 1 entre 220; a los cuarenta, de 1 entre 68; a los cincuenta, de 1 entre 43; a los sesenta, de 1 entre 29; a los setenta, de 1 entre 25, y por fin a los ochenta es cuando alcanza el citado 1 entre 8 como riesgo *acumulativo* de toda una vida.[12] ¿Recuerdas las imágenes de ocho «mujeres» emblemáticas alineadas como las que se ven en la puerta de los lavabos públicos? Muestran una advertencia que dice: «UNA DE CADA OCHO MUJERES DESARROLLARÁ CÁNCER DE MAMA A LO LARGO DE SU VIDA». Los referentes no deberían ser triángulos jóvenes. Tendrían que haber incluido en las imágenes varios bastones y sillas de ruedas para reflejar con más precisión el riesgo que va ligado a la edad.

VERDAD: LA DIETA IMPORTA, Y MUCHO

Francamente, una de las falsedades más peligrosas que circulan sin fundamento alguno afirma que la dieta no influye en la salud de los senos, lo cual es de lo más absurdo y erróneo. Lo que nos metemos en el cuerpo influye en los niveles de estrógeno, la inflamación, la formación de vasos sanguíneos, la función celular y la destrucción de los radicales libres, para citar

12. American Cancer Society, *Breast Cancer Facts & Figures* 2017-2018, 2017, consultado el 6 de diciembre del 2017, https://www.cancer.org/content/dam/cancer-org/research/cancer-facts-and-statistics/breast-cancer-facts-and-figures/breast-cancer-facts-and-figures-2017-2018.pdf.

unos pocos procesos relacionados con el cáncer. Es más, la mutación genética esencial de una célula cancerosa se comunica con cientos de otros genes, activándolos o desactivándolos para ajustarse a los instintos de supervivencia del cáncer. La propagación cancerosa no es obra de un solo gen, sino producto de una red de genes. Un estudio humano llevado a cabo con varones con cáncer de próstata demostró que, al usar *solo* las intervenciones de *la dieta y un estilo de vida sano,* la comunicación de la célula cancerosa con cientos de otros genes se desactivó en 453 genes nocivos, y se activó en 48 genes beneficiosos.[13] Pues sí, la alimentación importa, podemos apostar la vida en ello. Los dos capítulos siguientes están dedicados a los alimentos que favorecen la salud de los senos o que la destruyen con fuerza, pero algunas reglas dietéticas falsas surgen de golpe con tanta frecuencia que me gustaría dedicar un momento a eliminarlas.

La primera es: ten cuidado con el café. Muchas mujeres que conozco creen que el café provoca cáncer de mama, pero no hay en absoluto ninguna relación entre tu taza sagrada de café y el cáncer de mama.[14] A decir verdad, las crecientes evidencias sugieren que puede que el café tenga un efecto preventivo.[15] Dicho esto, la cafeína del café no es siempre buena para los senos, ya que puede aumentar el dolor y los quistes mamarios, en especial en mujeres jóvenes que experimentan cambios fibroquísticos en los senos, aunque este problema no es un cáncer. De modo, que si tus pechos no te duelen, no les molestará que te encante el café con leche.

Hablando de café con leche, la idea de que los lácteos causan cáncer de mama está por demostrar. Las evidencias procedentes de más de cuarenta estudios caso-control y de doce estudios de cohorte no respaldan la relación entre el consumo de productos lácteos y el riesgo de contraer cáncer

---

13. D. Ornish et al., «Changes in Prostate Gene Expression in Men Undergoing an Intensive Nutrition and Lifestyle Intervention», *Proceedings of the National Academy of Sciences* 105, n.º 24, 2008, pp. 8369-8374.

14. K. B. Michaels et al. «Coffee, Tea, and Caffeine Consumption and Breast Cancer Incidence in a Cohort of Swedish Women», *Annals of Epidemiology* 12, n.º 1, enero del 2002, pp. 21-26; L. J. Vatten, K. Solvoll y E. B Løken, «Coffee Consumption and the Risk of Breast Cancer: A Prospective Study of 14,593 Norwegian Women», *British Journal of Cancer* 62, 1990, pp. 267-270.

15. J. A. Baker et al., «Consumption of Coffee, but Not Black Tea, Is Associated with Decreased Risk of Premenopausal Breast Cancer», *Journal of Nutrition* 136, n.º 1, enero del 2006, pp. 166-171; J. Li et al., «Coffee Consumption Modifies Risk of Estrogen-Receptor Negative Breast Cancer», *Breast Cancer* Research 13, n.º 3, 2011, p. R49.

de mama.[16] Parece lógico afirmar que la presencia de las hormonas, los factores de crecimiento, la grasa, los antibióticos y los contaminantes químicos que suelen encontrarse en los lácteos lleve a la proliferación de células cancerosas, sobre todo en las de las mamas sensibles hormonalmente, pero las evidencias contradicen este razonamiento. Dicho esto, los productos lácteos *son* una fuente muy rica en grasas saturadas, por lo que debemos ser conscientes de que las grasas influyen en el riesgo de contraer cáncer, un tema que trato en el capítulo cuatro.

En un principio, las evidencias parecen indicar que no existe un vínculo causativo entre el consumo de carne roja, el de carne blanca, el consumo total de carne o el de pescado con el cáncer de mama.[17] ¡Pisa el freno a fondo y detente en seco con un derrape! Chicas, vivir en el interior de los más de cien estudios confusos y contradictorios sobre la relación entre la carne y los senos, y sacar algo en claro, fue lo que me motivó a escribir este libro. La carne es *tan tóxica* para tus pechos que incluso el más *ligero* consumo de *cualquier* tipo de carne anula cualquier diferencia visible entre un «gran» consumidor de carne y otro que «apenas» la consume. Solo se puede llegar a la verdad comparando los que *no* consumen carne con los que la consumen en un *determinado* grado. Si es posible, reduce el consumo de carne al máximo. Consulta el capítulo 4 para entender la razón.

Por último, he oído decir a muchas de mis pacientes expertas en nutrición que los alimentos ácidos alteran el equilibrio del pH del cuerpo hasta el extremo de causar cáncer de mama. Pero la cuestión es que el cuerpo está regulando siempre el pH sanguíneo para que sea de 7,35 a 7,45, comamos lo que comamos, e incluso pequeños cambios en este rango po-

---

16. P. W. Parodi, «Dairy Product Consumption and the Risk of Breast Cancer», *Journal of the American College of Nutrition* 24, n.º 6, diciembre del 2005, pp. 556S-568S; W. Al Sarakbi, M. Salhab y K. Mokbel, «Dairy Products and Breast Cancer Risk: A Review of the Literature», *International Journal of Fertility and Women's Medicine* 50, n.º 6, noviembre-diciembre del 2005, pp. 244-249; P. G. Moorman y P. D. Terry, «Consumption of Dairy Products and the Risk of Breast Cancer: A Review of the Literature», *American Journal of Clinical Nutrition* 80, n.º 1, 2004, pp. 5-14; M. H. Shin et al., «Intake of Dairy Products, Calcium, and Vitamin D and Risk of Breast Cancer», *Journal of the National Cancer Institute* 94, n.º 17, septiembre del 2002, 1301-1311.

17. S. A. Missmer et al., «Meat and Dairy Food Consumption and Breast Cancer: A Pooled Analysis of Cohort Studies», *International Journal of Epidemiology* 31, n.º 1, febrero del 2002, pp. 78-85; M. D. Holmes et al., «Meat, Fish and Egg Intake and Risk of Breast Cancer», *International Journal of Cancer* 104, n.º 2, marzo del 2003, pp. 221-227; D. D. Alexander et al., «A Review and Meta-analysis of Red and Processed Meat Consumption and Breast Cancer», *Nutrition Research Reviews* 23, n.º 2, 2010, pp. 349-365.

drían causar síntomas graves y enfermedades letales. Según el Instituto Americano para la Investigación del Cáncer, este mito se contradice con todo lo que la ciencia enseña sobre la química del cuerpo humano. Apenas hay lugar para la fluctuación, ya que un pH que no sea del 6,8 al 7,8 equivale a una muerte segura. Y no te dejes engañar por los equipos de test que te señalan que midas la acidez de tu cuerpo por medio de la orina. Si mides el pH con la orina y no obtienes un perfecto 7,35 es porque tu cuerpo está corrigiendo constantemente el exceso de ácido o procura mantener un buen equilibrio del pH *sanguíneo* excretando el exceso a través de la orina.

Dicho esto, es cierto que las células cancerosas prosperan en los ambientes ácidos.[18] Sin embargo, es *el propio* cáncer el que crea el ácido del que está impregnado, de modo que consumir alimentos con un pH bajo no le ofrece al cáncer un entorno agradable, pero el cáncer ni siquiera te necesita para ello.[19] Además, los jugos gástricos son puro ácido de un pH de 1,5 a 3,5. El agua alcalina de tu cuerpo desciende por el esófago y se precipita en un baño ácido, y no cambiará el pH de tu cuerpo, ni tampoco neutralizará el pequeño mundo ácido de las células cancerosas. Me atrevería a decir, sin embargo, que los alimentos (frutos secos y verduras) que consumirías para intentar (inútilmente) cambiar el pH del cuerpo para que fuera más alcalino son como un fuerte puñetazo propinado a las células cancerosas gracias a los altos niveles de antioxidantes, el control en el daño del ADN y el apoyo al sistema inmunológico, pero no es la solución ni mucho menos para que el pH del cuerpo sea alcalino.

CREENCIAS FALSAS SOBRE EL ESTILO DE VIDA

En el capítulo 5 nos sumergiremos en los cambios en el estilo de vida que más importan, pero primero me gustaría aclarar ciertas leyendas urbanas para que no creas que las paso por alto.

---

18. V. Estrella et al., «Acidity Generated by the Tumor Microenvironment Drives Local Invasion», *Cancer Research* 73, n.º 5, 2013, pp. 1524-1535; J. B. McGillen et al., «A General Reaction-Diffusion Model of Acidity in Cancer Invasion», *Journal of Mathematical Biology* 68, n.º 5, 2014, pp. 1199-1224; K. O. Alfarouk, A. K. Muddathir y M. E. A. Shayoub, «Tumor Acidity as Evolutionary Spite», *Cancers* 3, n.º 1, 2011, pp. 408-414; M. F. McCarty y J. Whitaker, «Manipulating Tumor Acidification as a Cancer Treatment Strategy», *Alternative Medicine Review* 15, n.º 3, 2010, pp. 264-272.

19. C. R. Cassileth, *Principles and Practice of Gastrointestinal Oncology*, Lippincott Williams & Wilkins, Filadelfia, 2008, p. 137.

Empecemos por los sujetadores. Por suerte, no desencadenan ni fomentan el cáncer de mama, ya que necesitamos su firme *sujeción.* Los sujetadores de aros, los sujetadores ajustados, dormir con sujetador o llevarlo puesto más de doce horas al día no tiene relación alguna con el riesgo de contraer un cáncer de mama. He oído esta clase de afirmaciones, y al principio parecen tan plausibles que crees que tienen sentido. Oigo repetidamente dos escuelas de pensamiento. Una afirma que los sujetadores demasiado ajustados comprimen el sistema linfático de los senos, y que debido a ello las toxinas se acaban acumulando en el tejido mamario, lo cual puede alterar las células. Pero esta afirmación carece de fundamento en la anatomía o la fisiología de los senos. El linfedema mamario (un bloqueo de los fluidos linfáticos en el pecho que se da en contadas ocasiones después de una cirugía de cáncer y de radioterapia) se trata, entre otras estrategias, mediante la *compresión de los senos.*[20] La otra hipótesis que parece tener sentido sugiere que los aros de los sujetadores generan campos electromagnéticos (CEM). Como descubrirás dentro de poco, aunque esta teoría de las antenas fuera cierta, los CEM no causan cáncer de mama.

Un estudio realizado en el 2014 comparaba los hábitos de llevar sujetador de mujeres posmenopáusicas que tenían o no un cáncer de mama invasivo. Los investigadores descubrieron que detalles como el tamaño de la copa, la presencia de aros, la edad a la que empezaron a usar sujetador y la cantidad de horas que lo llevaban puesto al día no tenían ninguna relación con el aumento del riesgo de cáncer de mama.[21] Así que, chicas, os apoyo en cualquier clase de sujetador que decidáis llevar en cuanto a la sujeción.

Ahora les toca el turno a los desodorantes y los antitranspirantes. Podéis oficialmente tomaros con más calma lo de buscar el sustituto natural más novedoso a este producto, ya que no hay ninguna evidencia científica sobre que los desodorantes o los antitranspirantes puedan causar cáncer de mama debido a la acumulación de toxinas o a la exposición al aluminio o a

20. S. R. Harris et al., «Clinical Practice Guidelines for the Care and Treatment of Breast Cancer: 11. Lymphedema», *Canadian Medical Association Journal* 164, n.º 2, 2001, pp. 191-199.

21. L. Chen, K. E. Malone y C. I. Li, «Bra Wearing Not Associated with Breast Cancer Risk: A Population-Based Case-Control Study», *Cancer Epidemiology, Biomarkers & Prevention* 23, n.º 10, 2014, pp. 2181-2185.

parabenos.[22] Los antitranspirantes previenen la acumulación bacteriana y el mal olor al bloquear los poros con astringentes, como los del clorohidrato de aluminio, para que no sudemos. Los desodorantes, en cambio, no impiden la sudoración, pero neutralizan el olor procedente del exceso de bacterias al combinar fragancias que enmascaran el tufillo con propilenglicol, un compuesto orgánico que crea un ambiente donde las bacterias no pueden crecer.

Una teoría vinculada con el cáncer afirma que obturar los poros de las axilas con componentes a base de aluminio que se absorben cerca de los pechos genera una actividad como la del estrógeno.[23] Como veremos más adelante, los estrógenos alimentan y avivan la mayoría de células cancerosas de las mamas. De ahí que la presencia de compuestos que actúan como el estrógeno pueda hacer aumentar la división de células cancerosas. Un segundo estudio sugiere que el propio aluminio afecta directamente de manera negativa a las células del tejido mamario.[24] Pero un estudio sistemático del 2014 sobre literatura médica revisada por expertos, relacionada con estos dos posibles riesgos para la salud del aluminio, concluía que no existe esta clase de relaciones.[25]

¿Tal vez no se deba al aluminio? Una publicación encontró vestigios de un conservante conocido como «parabenos» dentro de una pequeña muestra de veinte tumores de cáncer de mama.[26] Los parabenos, como «elementos endocrinos perjudiciales», demuestran tener ligeras propiedades estrogénicas, pero el estudio en cuestión no relacionaba como causa y efecto los parabenos con el cáncer de mama, ni identificaba de manera concluyente

---

22. D. K. Mirick, S. Davis y D. B. Thomas, «Antiperspirant Use and the Risk of Breast Cancer», *Journal of the National Cancer Institute* 94, 2002, pp. 1578-1580; P. D. Gikas, L. Mansfield y K. Mokbel, «Do Underarm Cosmetics Cause Breast Cancer?» *International Journal of Fertility and Women's Medicine* 49, 2004, pp. 212-214.

23. P. D. Darbre, «Aluminum, Antiperspirants and Breast Cancer», *Journal of Inorganic Biochemistry* 99, n.º 9, 2005, 1912-1919.

24. P. D. Darbre, F. Mannello y C. Exley, «Aluminium and Breast Cancer: Sources of Exposure, Tissue Measurements and Mechanisms of Toxicological Actions on Breast Biology», *Journal of Inorganic Biochemistry* 128, 2013, pp. 257-261.

25. C. C. Willhite et al., «Systematic Review of Potential Health Risks Posed by Pharmaceutical, Occupational and Consumer Exposures to Metallic and Nanoscale Aluminum, Aluminum Oxides, Aluminum Hydroxide and Its Soluble Salts», *Critical Reviews in Toxicology* 44, n.º 4, 2014, pp. 1-80.

26. P. D. Darbre et al., «Concentrations of Parabens in Human Breast Tumours», *Journal of Applied Toxicology* 24, 2004, pp. 5-13.

cómo habían ido a parar allí. Los parabenos se han estado encontrando dentro de tumores en mujeres que no se aplicaban ningún producto en las axilas.[27] Además, la dosis requerida de parabenos para iniciar una mutación en un pecho humano es mucho más alta que la que podemos absorber con la aplicación de un desodorante en barra o en espray. Y también hay que tener en cuenta que la mayoría de marcas ya no usan parabenos, pero si este tema te sigue preocupando, elige productos en los que se especifique que están *libres de parabenos.*

Otro rumor generalizado afirma que, como los antitranspirantes nos impiden eliminar las toxinas excretadas con el sudor, estas se pueden acumular en los ganglios linfáticos y provocar cáncer de pecho. Para sacar conclusiones que eliminen el sudor de nuestros ceños fruncidos (y de nuestras axilas), debemos tener en cuenta los estudios epidemiológicos que comparan dos grupos de personas parecidas, salvo por el factor del desodorante. Por suerte, hay un puñado de ellos. En el 2002, investigadores del Centro Fred Hutchinson para la Investigación del Cáncer, en Seattle, llevaron a cabo un estudio epidemiológico para analizar el tema relacionado con el sudor y otras teorías relativas a la toxicidad de los antitranspirantes. Compararon a 1.600 mujeres con cáncer de mama y sin él y no encontraron una relación entre el cáncer de mama y los antitranspirantes, independientemente de si las participantes se habían depilado o no las axilas.[28] Un estudio iraquí similar, aunque de menor alcance, realizado con 104 mujeres con cáncer de mama y sin él, también reveló que no existía ninguna relación.[29]

El único estudio epidemiológico publicado con un punto de vista opuesto hizo un seguimiento a 437 supervivientes de cáncer procedentes de Chicago y las dividió según sus hábitos axilares.[30] El autor descubrió que las mujeres que habían estado usando más temprano en la vida desodorantes/

27. L. Barr et al., «Measurement of Paraben Concentrations in Human Breast Tissue at Serial Locations Across the Breast from Axilla to Sternum», *Journal of Applied Toxicology* 32, 2012, pp. 219-232.

28. D. K. Mirick, S. Davis y D. B. Thomas, «Antiperspirant Use and the Risk of Breast Cancer», *Journal of the National Cancer Institute* 94, 2002, pp. 1578-1580.

29. S. Fakri, A. Al-Azzawi y N. Al-Tawil, «Antiperspirant Use as a Risk Factor for Breast Cancer in Iraq», *Eastern Mediterranean Health Journal* 12, n.º 3-4, 2006, pp. 478-482.

30. K. G. McGrath, «An Earlier Age of Breast Cancer Diagnosis Related to More Frequent Use of Antiperspirants/Deodorants and Underarm Shaving», *European Journal of Cancer Prevention* 12, 2003, pp. 479-485.

antitranspirantes con mayor frecuencia y que se habían depilado las axilas eran más proclives estadísticamente a desarrollar cáncer de mama a una edad más temprana. Explicó los resultados afirmando que las sustancias de las sales de aluminio presentes en esos productos penetraban en el sistema linfático por medio de los rasguños de la piel causados por la depilación. Sin embargo, este estudio no demostró un vínculo concluyente entre los hábitos de higiene axilares y el cáncer de mama. Además, no existía un estudio más importante, ya que no se había realizado ninguno con un grupo de control de mujeres *sin* cáncer de mama. Los estudios más prestigiosos científicamente siempre tienen un grupo de control. Y una cosa más: las mujeres del estudio que habían estado usando desodorante en la juventud y que se habían depilado las axilas antes que las otras probablemente habían entrado también antes en la pubertad. Evidencias concluyentes revelan que, cuanto antes se tiene el periodo (menarquia), más elevado es el riesgo de desarrollar un cáncer de mama.

Los Institutos Nacionales de la Salud (NIH), la Sociedad Oncológica Americana (ACS), el Instituto Oncológico Nacional (NCI) y la FDA —el organismo estadounidense que establece los niveles de calidad para los alimentos y las medicinas— afirmaron que no había unos vínculos de evidencias concluyentes que demostraran que el uso de antitranspirantes o de desodorantes provocara cáncer de mama. Sin embargo, hay quienes sostienen que se aprecia una menor preponderancia de cáncer de mama en países desarrollados donde las mujeres no usan estos productos. Pero en Europa, donde los antitranspirantes no se usan ampliamente, el índice de cáncer de mama es *más elevado* que el de Estados Unidos;[31] al parecer existen unos factores mucho más influyentes que los de los antitranspirantes que bloquean el sudor y los de los desodorantes que enmascaran el mal olor.

Mientras hablo de sustancias químicas, también me gustaría tocar el tema de los productos alisadores para el pelo, en especial los que se teme que les causen cáncer a las mujeres afroamericanas. Sin duda alguna, en los productos capilares abundan los componentes cancerígenos, pero, por suerte para las mujeres afroamericanas que lucen un pelo liso y sedoso, los

31. «Breast Cancer Statistics», World Cancer Research Fund International, consultado el 10 de junio del 2017, http://www.wcrf.org/int/cancer-facts-figures/data-specific-cancers/breast-cancer-statistics.

alisadores no tienen ninguna relación con el cáncer. Los alisadores o desrizantes, en forma de lociones o cremas, alisan químicamente el pelo rizado al alterar la estructura interna del mismo. Los ingredientes del producto pueden penetrar en el cuerpo por medio de quemaduras, cortes o heridas en el cuero cabelludo. Dado que millones de mujeres afroamericanas usan alisadores para desrizarse el pelo —un estudio reveló que el 94% de mujeres afroamericanas menores de cuarenta y cinco años a las que se les hizo un seguimiento los habían usado en algún momento de su vida—, esta clase de productos ha sido objeto de muchos exámenes minuciosos, en especial al poder o no estar relacionados con el cáncer de mama.[32] En un estudio titulado «La salud de las mujeres de color»,[33] patrocinado por el Instituto Oncológico Nacional (NCI), los investigadores hicieron un seguimiento a más de 48.000 mujeres afroamericanas durante seis años. Se evaluaron una serie de parámetros con respecto a la salud y los hábitos. Las participantes se componían de mujeres que habían usado un alisador de cabello siete o más veces al año durante veinte años o más tiempo. Cuando se analizaron los 574 casos nuevos de cáncer de mama que se dieron durante el estudio, los investigadores no encontraron ninguna relación entre el riesgo de cáncer de mama y la duración, la frecuencia, la edad a la que se empezó a usar, la cantidad de quemaduras sufridas durante su uso o la clase de alisador de pelo usado.

Tal vez no deberíamos centrarnos en los alisadores, sino en el hecho de que los productos para el cuidado personal contienen numerosos peligros ocultos que se pueden ir acumulando en el cuerpo, en especial en las comunidades de mujeres afroamericanas. En concreto, los productos capilares, como champús, acondicionadores, aceites, tintes, alisadores y estimuladores capilares, contienen estrógenos y extractos placentarios que imitan la función estrogénica en nuestro cuerpo hasta tal extremo que el uso de esos productos temprano en la vida se ha estado considerando un factor importante en cuanto a por qué la proporción de niñas de ocho años con una pubertad temprana (pubertad precoz) es cuatro veces mayor en las afroa-

---

32. M. Donovan et al., «Personal Care Products That Contain Estrogens or Xenoestrogens May Increase Breast Cancer Risk», *Medical Hypotheses* 68, 2007, pp. 756-766.

33. L. Rosenberg et al., «Hair Relaxers Not Associated with Breast Cancer Risk: Evidence from the Black Women's Health Study», *Cancer Epidemiology and Prevention Biomarkers* 16, n.º 5, 2007, pp. 1035-1037.

mericanas que en las de raza blanca (48,3% y 14,7%, respectivamente).[34] Lee los componentes de los productos capilares y no uses los que contienen estrógenos, otras hormonas y placenta, en especial en tus hijos pequeños o durante el embarazo.[35]

PÍRSINES Y TATUAJES

Si te inquietan los pírsines en los pezones y los tatuajes que te hiciste durante tu etapa punk como estudiante universitaria, no te preocupes. Los pírsines en los pezones no provocan cáncer de mama. Los estudios revelan que pueden causar infecciones en los senos, o en teoría crear problemas durante la lactancia, pero no provocan cáncer de mama.[36]

Los tatuajes también pueden causar infecciones y reacciones alérgicas, aunque las agujas esterilizadas y la tinta no contaminada minimizan este riesgo. Los tatuajes, a diferencia de los pírsines, con relación al cáncer se encuentran en la categoría de «no se puede asegurar del todo, pero probablemente no lo provocan». Los estudios revelan que los cánceres de piel *no* suelen aparecer en el lugar de un tatuaje con más frecuencia de lo que cabría esperar,[37] por lo que las pacientes con cáncer de mama que se han sometido a una mastectomía pueden sin temor alguno tatuarse un pezón y una areola tridimensional, o planear tatuarse cejas y pestañas falsas sabiendo que perderán las reales con la quimioterapia. Por otro lado, cuando extirpo ganglios linfáticos durante una operación de cáncer en una mujer cuyo torso es una obra de arte, el patólogo suele detectar pigmentos del tatuaje atrapados dentro de uno o dos ganglios porque los pigmentos de la tinta se filtran en los vasos linfáticos de la piel tatuada. No hay ningún informe sobre que los tatuajes aumenten el riesgo de sufrir cáncer de mama

34. M. E. Herman-Giddens et al., «Secondary Sexual Characteristics and Menses in Young Girls Seen in Office Practice: A Study from the Pediatric Research in Office Settings Network», *Pediatrics* 99, n.º 4, 1997, pp. 505-512.

35. M. Donovan et al., «Personal Care Products That Contain Estrogens or Xenoestrogens May Increase Breast Cancer Risk», *Medical Hypotheses* 68, n.º 4, 2007, pp. 756-766.

36. V. R. Jacobs et al., «Mastitis Nonpuerperalis After Nipple Piercing: Time to Act», *International Journal of Fertility and Women's Medecine* 48, n.º 5, 2002, pp. 226-231; J. Martin, «Is Nipple Piercing Compatible with Breastfeeding?», *Journal of Human Lactation* 20, n.º 3, 2004, pp. 319-321.

37. N. Kluger y V. Koljonen, «Tattoos, Inks, and Cancer», *Lancet Oncology* 13, n.º 4, 2012, pp. e161-e168.

o que los ganglios con pigmentos de tinta sean más proclives a contener cáncer de mama metastásico. No obstante, la tinta contiene ciertos ftalatos, hidrocarburos y una serie de otras posibles sustancias cancerígenas y disruptores endocrinos[38] que, como parte de un conjunto más amplio, probablemente influyan en el riesgo de sufrir cáncer de mama (véase el capítulo 5). En cuanto a las pacientes que se han sometido a una mastectomía y les preocupan las advertencias de la FDA de «piénsatelo antes de tatuarte», existen unas reconfortantes prótesis de silicona que imitan los pezones con gran realismo en distintas tonalidades para que se adapten al tono de la piel; simplemente, se adhieren en el lugar. Es una opción: pinklotus.com/adhesivenipple.

REPROCHES SOBRE LAS RADIACIONES

En nuestro mundo cada vez más dependiente de la tecnología, a muchas pacientes les preocupa que las radiaciones aumenten el riesgo de sufrir cáncer de mama, en especial las emitidas por los móviles y las líneas eléctricas. Según los estudios existentes, no parece que sean un problema. ¡Qué alivio!

En el 2018, la cantidad de contratos de móviles (6.800 millones) se acercaba a la cantidad de habitantes en la Tierra (7.500 millones). Como estos aparatos emiten señales de radiofrecuencia (RF) y campos electromagnéticos (CEM), su omnipresencia ha generado una inquietud pública por sus posibles efectos nocivos sobre la salud. La auténtica controversia gira en torno al riesgo de desarrollar un cáncer cerebral con el uso de los móviles, pero los senos también son objeto de atención.

Por lo que se sabe, los móviles no causan cáncer de mama, aunque se guarden en el sujetador. No emiten la clase de energía adecuada (o la suficiente) como para dañar el ADN del interior de las células mamarias. Para poderse comunicar con las antenas de telefonía, los móviles emiten CEM. Los tejidos del cuerpo absorben parte de esta radiación durante su uso regular; normalmente, esos tejidos cercanos serían los del rostro y el cerebro, y no los

38. K. Lehner et al., «Black Tattoo Inks Are a Source of Problematic Substances such as Dibutyl Phthalate», *Contact Dermatitis* 65, 2011, pp. 231-238.

de los senos. Pero en el afán por el uso del manos libres, muchas mujeres se guardan el dispositivo inteligente en el sujetador o en el bolsillo de la blusa. Este es el concepto clave: los CEM de un móvil no son ionizantes y, como tales, las ondas energéticas que emiten son demasiado débiles como para alterar el ADN del interior de las células mamarias y otros enlaces bioquímicos. Aparte del móvil, otras fuentes no ionizantes emisoras de señales de radiofrecuencia son los microondas, el televisor, la radio y los rayos infrarrojos.[39]

A diferencia de los CEM no ionizantes, la radiación emitida por los rayos X, los rayos gamma y los rayos ultravioletas (RU) genera CEM ionizantes. Esta sí que crea la suficiente energía como para mutar el ADN del interior de las células, por lo que pueden producir un cáncer. Algunas de las fuentes comunes ionizantes son la exposición solar (a los rayos UVA) y los rayos X médicos, como el de las exploraciones por TAC y las mamografías. Para que la energía no ionizante de un móvil se convirtiera en ionizante, tendría que ser 480.000 veces más potente de lo que es ahora.[40]

Varios estudios destacados han analizado la relación entre los móviles y el cáncer en cuanto a los tumores cerebrales.[41] Solo uno de esos autores observó un aumento de tumores cerebrales con el uso de móviles, el resto de estudios no pudieron reproducir la vinculación.[42] Ningún estudio ha afirmado que los móviles provoquen cáncer de mama. Si llevas el móvil dentro del sujetador, a mí me preocuparía más que enviaras por accidente unas fotos de tus pechos a tu jefe que la posibilidad de que tu móvil dañe el ADN del interior de las células de tus senos.

Vivir cerca de líneas eléctricas tampoco causa cáncer. Las líneas eléctricas emiten una energía tanto eléctrica como magnética que está demasiado alterada como para dañar el ADN. Además, las paredes, los coches

---

39. M. Shermer, «Can You Hear Me Now? The Truth About Cell Phones and Cancer», *Scientific American* 303, n.º 4, 2010, p. 98.

40. B. Leikind, «Do Cell Phones Cause Cancer?» *Skeptic* 15, n.º 4, 2010, p. 30.

41. E. Cardis et al., «Brain Tumour Risk in Relation to Mobile Telephone Use: Results of the INTERPHONE International Case-Control Study», *International Journal of Epidemiology* 39, 2010, p. 675; C. Johansen et al., «Cellular Telephones and Cancer: A Nationwide Cohort Study in Denmark», *Journal of the National Cancer Institute* 93, 2001, p. 203; V. G. Khurana et al., «Cell Phones and Brain Tumors: A Review Including the Long-Term Epidemiologic Data», *Surgical Neurology* 70, 2009, p. 205; V. S. Benson et al., «Mobile Phone Use and Risk of Brain Neoplasms and Other Cancers: Prospective Study», *International Journal of Epidemiology* 42, n.º 3, 2013, pp. 792-802.

42. V. G. Khurana et al., «Cell Phones and Brain Tumors: A Review Including the Long-Term Epidemiologic Data», *Surgical Neurology* 70, 2009, p. 205.

y otros objetos materiales obstaculizan y debilitan la energía de las líneas eléctricas. Cuando los índices de cáncer de mama femenino en Long Island demostraron ser los más altos del Estado de Nueva York, se llevó a cabo un estudio en el 2003 para intentar explicar las posibles razones ambientales que los causaban.[43] Una teoría era que los altos niveles de cáncer se debían a los CEM. En vez de usar mediciones indirectas de exposición a los CEM (como vivir al lado o lejos de líneas eléctricas), los investigadores midieron exhaustivamente la exposición a campos magnéticos en los hogares de los participantes, y solo se fijaron en las mujeres que llevaban viviendo quince años como mínimo en la misma casa. Compararon esta información entre casi seiscientas mujeres locales con cáncer de mama y sin él. Al final, descubrieron que no había ninguna relación entre la enfermedad y los CEM emitidos por las líneas eléctricas. Un estudio finlandés nacional y un estudio realizado en Seattle también concluyeron que los típicos CEM de las residencias emitidos por líneas eléctricas de alta tensión no elevaban el riesgo, en general, de sufrir cáncer en los adultos.[44]

Al igual que los CEM de los móviles, la energía magnética de las líneas eléctricas emite una clase de radiación no ionizante de baja frecuencia que no es dañina para los senos. Mantener que los débiles CEM emitidos por las líneas eléctricas podían tener efectos biológicos catastróficos nos parece plausible a la mayoría de la gente porque en realidad no somos expertos en física, pero para un físico es una propuesta ridícula.[45] Hay que tener en cuenta que el campo magnético de la Tierra es de 150 a 250 veces más potente que el de las líneas eléctricas. Si el pequeño campo magnético de una línea eléctrica puede causar cáncer de mama, en ese caso vivir en la Tierra unos pocos años nos provocaría un cáncer en todo el cuerpo.

---

43. E. R. Schoenfeld et al., «Electromagnetic Fields and Breast Cancer on Long Island: A Case-Control Study», *American Journal of Epidemiology* 158, n.º 1, 2003, pp. 47-58.

44. P. K. Verkasalo et al., «Magnetic Fields of High Voltage Power Lines and Risk of Cancer in Finnish Adults: Nationwide Cohort Study», *British Medical Journal* 313, 1996, pp. 1047-1051; S. Davis, D. K. Mirick y R. G. Stevens, «Residential Magnetic Fields and the Risk of Breast Cancer», *American Journal of Epidemiology* 155, n.º 5, 2002, pp. 446-454.

45. R. K. Adair, «Constraints on Biological Effects of Weak Extremely-Low-Frequency Electromagnetic Fields», *Physics Review* A43, 1991, pp. 1039-1048.

EL MIEDO A ENFERMAR DEBIDO A LAS HORMONAS

Muchas mujeres me cuentan que les preocupa que ciertos hábitos relacionados con la salud aumenten el riesgo de contraer cáncer de mama. Temen sobre todo que puedan afectarles sus niveles de estrógeno, ya que el estrógeno favorece la mayoría de cánceres de mama. Sin embargo, un puñado de estas preocupaciones no son más que leyendas urbanas.

He oído una y otra vez el popular rumor de que la píldora anticonceptiva (PAC) —la de control de natalidad— causa cáncer de mama. Pero si tienes un riesgo normal de desarrollar un cáncer de mama, un embarazo inesperado sería mucho más preocupante para tu vida que la PAC. Las sólidas evidencias procedentes de cincuenta y cuatro estudios concluyen que las mujeres que toman PAC experimentan el minúsculo aumento de un 24% en el riesgo de que les diagnostiquen un cáncer de mama *mientras* la toman, y más tarde el riesgo se reduce a un 16% desde el primero hasta el cuarto año después de dejar de tomarla, y a un 7% del quinto al noveno. Y al décimo ya no hay riesgo alguno.[46] ¿Por qué lo he descrito como «minúsculo»? Deja que haga esta brillante aclaración: si tienes veinte años, la probabilidad de desarrollar un cáncer de mama a los treinta es de 1 entre 1.567, así que solo es necesario *un* caso *más* de cáncer de mama (2 entre 1.567) para proclamar de pronto que los índices han aumentado un 100 por cien. Y como los estudios afirman que es un 24%, los riesgos serían en realidad de 1,24 entre 1.567 con relación a la PAC. Una cifra minúscula, ¿no?

Dependiendo de cuáles sean tus riesgos personales, el bulto de un cáncer de mama podría atenuarse por el hecho de que la PAC reduce el cáncer colorrectal un 14% y el cáncer endometrial (uterino) un 43%.[47] Y si eres portadora de la mutación genética del BRCA, también te tengo reservada una buena noticia en cuanto a la PAC. Al cabo de seis años de

---

46. Collaborative Group on Hormonal Factors in Breast Cancer, «Breast Cancer and Hormonal Contraceptives: Collaborative Reanalysis of Individual Data on 53.297 Women with Breast Cancer and 100.239 Women Without Breast Cancer from 54 Epidemiological Studies», *Lancet* 347, n.º 9017, 1996, pp. 1713-1727.

47. Jennifer M. Gierisch et al., «Oral Contraceptive Use and Risk of Breast, Cervical, Colorectal, and Endometrial Cancers: A Systematic Review», *Cancer Epidemiology and Prevention Biomarkers* 22, n.º 11, 2013, pp. 1931-1943.

estarla tomando, reduce el riesgo de desarrollar un cáncer ovárico un 50% por el BRCA-1 y un 60% por el BRCA-2, sin que aumente el cáncer de mama.[48] Todas las portadoras del BRCA premenopáusicas que conserven los ovarios y no estén intentando quedarse embarazadas deberían tomar la PAC para reducir el riesgo de contraer un cáncer ovárico.

Las mujeres que han sido objeto de una fecundación *in vitro* (FIV) o que están considerando hacérsela tampoco deberían temer que los medicamentos para la fertilidad les provoquen cáncer de mama. Dada la relación causativa entre las hormonas y el cáncer de mama, los tratamientos de fertilidad están bajo sospecha desde que conllevan una exposición diez veces mayor a la normal a los niveles de estrógeno y progesterona cada vez que les estimulan los ovarios.[49] Sin embargo, no existe una sólida evidencia que relacione los medicamentos para la fertilidad con un aumento del riesgo de contraer cáncer de mama. Una multitud de estudios concluyen que las posibles madres que usan cualquier medicamento estimulador de los ovarios relacionados con la FIV, como el citrato de clomifeno (Clomid), la hormona liberadora de gonadotropinas (antagonistas de la GnRH, Lupron), la gonadotropina coriónica humana (GCh), la hormona estimulante del folículo (HEF), la hormona luteinizante (HL) y la progesterona, no tienen un mayor riesgo de sufrir cáncer de mama.[50] En realidad, estudios publicados desde el 2012 sobre la materia no solo sugieren una falta de interacción, sino incluso un papel protector de la estimulación ovárica, tal como se enfatiza en dos meta-análisis que agrupan los resultados de más de 1.500 millones de mujeres infértiles que se

48. S. A. Narod et al., «Oral Contraceptives and the Risk of Hereditary Ovarian Cancer: Hereditary Ovarian Cancer Clinical Study Group», *New England Journal of Medicine* 339, n.º 7, 1998, pp. 424-428.

49. G. Nikas et al., «Endometrial Pinopodes Indicate a Shift in the Window of Receptivity in IVF Cycles», *Human Reproduction* 14, 1999, pp. 787-792.

50. C. Fei et al., «Fertility Drugs and Young-Onset Breast Cancer: Results from the Two Sister Study», *Journal of the National Cancer Institute* 104, 2012, pp. 1021-1027; L. G. Liat et al., «Are Infertility Treatments a Potential Risk Factor for Cancer Development? Perspective of 30 Years of Follow-Up», *Gynecological Endocrinology* 28, n.º 10, 2012, pp. 809-814; L. M. Stewart et al., «In Vitro Fertilization and Breast Cancer: Is There Cause for Concern?» *Fertility and Sterility* 98, n.º 2, 2012, pp. 334-340; A. N. Yli-Kuha et al., «Cancer Morbidity in a Cohort of 9.175 Finnish Women Treated for Infertility», *Human Reproduction* 27, n.º 4, 2012, pp. 1149-1155; L. A. Brinton et al., «In Vitro Fertilization and Risk of Breast and Gynecologic Cancers: A Retrospective Cohort Study Within the Israeli Maccabi Healthcare Services», *Fertility and Sterility* 99, n.º 5, 2013, pp. 1189-1196.

sometieron a la FIV.[51] Y para aquellas de vosotras que os hayáis sometido a más de siete ciclos de FIV, tengo noticias tranquilizadoras: el estudio más importante y completo realizado hasta la fecha hizo un seguimiento a más de 25.000 mujeres holandesas infértiles durante veintiún años, y ¿adivinas lo que ocurrió? La tenacidad tuvo sus recompensas (espero que también fueran madres): el riesgo de sufrir cáncer de mama se *redujo* notablemente en las mujeres que se habían sometido a siete o más ciclos comparadas con las que solo habían recibido uno o dos.[52] A lo largo de los veintiún años en los que fueron objeto de un seguimiento, el riesgo de desarrollar cáncer de mama entre las mujeres tratadas con la FIV fue el mismo que el de la población holandesa en general. Hay excepciones, claro está, pero son escasas. Por ejemplo, un estudio destacado de Australia descubrió un mayor índice en el riesgo de sufrir cáncer de mama en las mujeres menores de veinticuatro años que habían sido objeto de una FIV, pero es un grupo inusualmente joven para someterse a este tratamiento. A excepción de este caso, el estudio reveló que el riesgo global no había aumentado.[53]

Los abortos y los mortinatos no causan tampoco cáncer de mama, aunque se ha sospechado a menudo que existe una relación debido a los aumentos en los niveles de estrógeno que se dan en el embarazo. Me gustaría que cualquiera de vosotras que haya vivido personalmente cualquier clase de embarazo interrumpido siga leyendo esta parte para saber que ¡*os* espera una buena noticia! Cuando la mayoría de mujeres escuchan la palabra *aborto,* lo suelen interpretar como un aborto *inducido,* un procedimiento médico realizado para poner fin a un embarazo de manera voluntaria. Pero también se da el evento natural de un aborto *espontáneo,* que significa la pérdida del feto antes de los cinco meses (veinte semanas) de gestación. Suelen deberse a problemas genéticos con el feto que son incompatibles con la vida, o a problemas con el ambiente en el que el feto está creciendo. Y también existen los *mortinatos,* que se refieren a la muerte del feto des-

51. T. N. Sergentanis et al., «IVF and Breast Cancer: A Systematic Review and Metaanalysis», *Human Reproduction Update* 20, n.º 1, 2013, pp. 106-123.

52. A. Q. van den Belt-Dusebout et al., «Ovarian Stimulation for In Vitro Fertilization and Long-Term Risk of Breast Cancer», *Journal of the American Medical Association* 316, n.º 3, 2016, pp. 300-312.

53. L. M. Stewart, «In Vitro Fertilization and Breast Cancer: Is There Cause for Concern?» *Fertility and Sterility* 98, n.º 2, 2012, pp. 334-340.

pués de cinco meses de gestación mientras está en el útero. Aunque a menudo se desconozca la causa, las razones identificables más comunes son la nicotina, el alcohol, el consumo de drogas de la madre, un trauma físico, problemas con el cordón umbilical, la enfermedad Rh y el envenenamiento por radiación.

Las investigaciones que analizan si los abortos provocan cáncer de mama deberían tranquilizar a cualquier mujer. La información procedente de cincuenta y cinco estudios realizados en dieciséis países en los que participaron 83.000 mujeres con cáncer de mama demuestra que no existe ninguna relación entre el cáncer de mama y los abortos espontáneos o inducidos.[54] Un equipo de más de cien expertos punteros de prestigio internacional reunidos por medio del Instituto Oncológico Nacional (NCI) en el 2003 llevó a cabo un estudio riguroso sobre la evidencia científica relacionada con los abortos y el riesgo de desarrollar cáncer de mama.[55] Concluyeron que no existe relación alguna entre el cáncer de mama y el aborto, sea espontáneo o inducido. Consideraron el nivel de evidencia científica para esos descubrimientos como «bien establecido», el mayor nivel alcanzable.

Con este importante y delicado tema del aborto hay que estar muy seguros al declarar si existe o no una relación. Debemos confiar en una información que está libre de prejuicios. Nos lo merecemos, y disponemos del mayor nivel de evidencia con el que sacar conclusiones. De ahí que las declaraciones consensuadas tanto del informe del 2003 del NCI como las del informe simultáneo del Comité sobre Práctica Ginecológica del Colegio Americano de Obstetras y Ginecólogos (ACOG) se basen solo en las investigaciones más rigurosas. Dejando a un lado las disputas éticas y políticas, oigamos esta buena noticia con claridad: «la totalidad de las evidencias epidemiológicas mundiales indica que los embarazos interrumpidos,

---

54. V. Beral et al., «Breast Cancer and Abortion: Collaborative Reanalysis of Data from 53 Epidemiological Studies, including 83.000 Women with Breast Cancer from 16 Countries», *Lancet* 363, n.º 9414, 2004, pp. 1007-1016; K. B. Michels et al., «Induced and Spontaneous Abortion and Incidence of Breast Cancer Among Young Women: A Prospective Cohort Study», *Archives of Internal Medicine* 167, n.º 8, 2007, pp. 814-820; G. K. Reeves et al., «Breast Cancer Risk in Relation to Abortion: Results from the EPIC Study», *International Journal of Cancer* 119, n.º 7, 2006, pp. 1741-1745; J. Couzin, «Cancer Risk: Review Rules Out Abortion-Cancer Link», *Science* 299, n.º 5612, 2003, p. 1498.

55. National Cancer Institute, «Abortion, Miscarriage, and Breast Cancer Risk: 2003 Workshop», consultado en enero del 2010, http://www.cancer.gov/types/breast/abortion-miscarriage-risk.

sean abortos espontáneos o inducidos, no tienen efectos adversos en el riesgo posterior de las mujeres de desarrollar cáncer de mama».[56]

¿PROVOCAN CÁNCER LOS CAMBIOS ANATÓMICOS?

Los cambios en la anatomía natural no causan cáncer de mama, aunque a algunas mujeres les preocupe este tema debido a la información errónea sobre que los traumas (accidentales o quirúrgicos) alteran el estado natural de las cosas.

En primer lugar, hablaré de los implantes de mamas. Si llevas prótesis, ¿deberías también lamentarlo? Tanto si son de solución salina o de silicona, si se han colocado por encima o por debajo del músculo pectoral, si son antiguos o recientes, texturizados o lisos, o redondos o respingones, los implantes de pecho no causan cáncer de mama.[57] En realidad, un estudio realizado con 3.139 mujeres que se hicieron un aumento de pecho entre 1953 y 1980 revela que, después de un promedio de 15,5 años, esas mujeres han acabado desarrollando un 31% *menos* de cáncer de mama de lo que cabía esperar.[58] Y no es el único estudio que existe al respecto. Un meta-análisis de diecisiete estudios también reveló la notable reducción de una tercera parte en la incidencia de cáncer entre las mujeres con implantes de mama con fines estéticos.[59] Antes de ir corriendo a protegerte los senos con implantes, lo más probable es que el descenso en el riesgo se deba a que las mujeres con prótesis mamarias suelen tener un índice de masa corporal (IMC) más bajo que el de las que no se han puesto implantes, y además han tenido hijos antes de los treinta, dos factores conocidos que reducen el cáncer de mama.[60] Dicho esto,

---

56. V. Beral et al., «Breast Cancer and Abortion: Collaborative Reanalysis of Data from 53 Epidemiological Studies, Including 83.000 Women with Breast Cancer from 16 Countries», *Lancet* 363, n.º 9414, 2004, pp. 1007-1016.

57. D. M. Deapen et al., «The Relationship Between Breast Cancer and Augmentation Mammaplasty: An Epidemiologic Study», *Plastic and Reconstructive Surgery* 77, n.º 3, 1986, pp. 361-368.

58. D. M. Deapen et al., «Cancer Risk Among Los Angeles Women with Cosmetic Breast Implants», *Plastic and Reconstructive Surgery* 119, n.º 7, 2007, pp. 1987-1992.

59. E. C. Noels et al., «Breast Implants and the Risk of Breast Cancer: A Meta-analysis of Cohort Studies», *Aesthetic Surgery Journal* 35, n.º 1, 2015, pp. 55-62.

60. K. Kjøller et al., «Characteristics of Women with Cosmetic Breast Implants Compared with Women with Other Types of Cosmetic Surgery and Population Based Controls in Denmark», *Annals of Plastic Surgery* 50, n.º 1, 2003, pp. 6-12.

como los implantes de pecho pueden complicar la detección de un cáncer de mama *existente*, les recomiendo a las mujeres que los llevan que se hagan unas exploraciones más rigurosas. En general, a las mujeres con implantes que desarrollan un cáncer de mama se les diagnostica en las mismas fases y tienen unos índices de supervivencia similares a los de las pacientes con cáncer de mama sin implantes.[61]

Es importante señalar, sin embargo, que la Organización Mundial de la Salud ha confirmado una posible relación entre los implantes mamarios y el inusual desarrollo de un linfoma anaplástico de células grandes (LACG), un cáncer del sistema inmunológico. Pero no se trata de los senos, y el LACG no es un cáncer de mama.[62] El LACG asociado con los implantes se da aproximadamente en 1 de cada 5.000 mujeres con implantes texturizados (raras veces sucede con los lisos), y se presenta con la formación de líquido alrededor del implante al cabo, por lo general, de ocho años de ponérselo. Por suerte, el 97,5% de mujeres se curan, simplemente, cuando les retiran los implantes y la cápsula que se ha formado a su alrededor. Si es necesario, las mujeres afectadas pueden tomar brentuximab —un antibiótico específico para este tipo de cáncer— la quimio o la radioterapia apenas se recomiendan para estos casos.

También se sabe que, aunque los implantes no provoquen cáncer, el aumento de pecho y los implantes después de una mastectomía pueden crear complicaciones a largo plazo, como cambios en los pezones o en la sensación del pecho, migración de la prótesis, rotura del implante, tejido cicatricial alrededor del implante (contractura capsular) o un dolor persistente.

Por otro lado, también hay que tener en cuenta que no existe una relación entre la cirugía de *reducción* de pecho (mamoplastia de reducción) y el cáncer de mama. A decir verdad, se aprecia un *descenso* en el riesgo de cáncer de mama. La literatura médica respalda la idea de que la cirugía de reducción de pecho disminuye sistemáticamente el riesgo en un 30 o 40% aproximadamente, con una cantidad incluso más elevada de casos notificados al eliminar dos tallas de copa (más de seiscientos gramos) de tejido por

61. A. Stivala et al., «Breast Cancer Risk in Women Treated with Augmentation Mammoplasty», *Oncology Reports* 28, n.º 1, 2012, pp. 3-7.

62. M. Mc Carthy, «Rare Lymphoma Is Linked to Breast Implants, US Officials Conclude», *British Medical Journal* 356, 2017.

seno.[63] Al extirpar los conductos y lóbulos adicionales que acarrean el potencial de volverse cancerosos, ya no quedan demasiados que puedan causar problemas.[64] Otra teoría imperante, de por qué las reducciones de pecho disminuyen el riesgo de contraer cáncer de mama, sugiere que la eliminación de grasa (es decir, de tejido adiposo) cambia favorablemente el mundo donde viven las células mamarias, conocido como *microambiente*.[65]

Mientras trato el tema, hay que tener en cuenta que el tamaño de los senos tampoco influye directamente en el riesgo de desarrollar un cáncer de mama. Las mujeres de pechos pequeños no tienen un menor riesgo de contraer cáncer que las de pechos grandes. Sin embargo, cuando se analiza la *composición* del tejido mamario, se aprecia una relación entre el tamaño de los senos y el cáncer de mama.[66] No hay que olvidar que cuantos más conductos y lóbulos tengamos en el pecho (a diferencia del tejido adiposo), más células hay que pueden volverse cancerosas. Para demostrarlo, un estudio prospectivo comparó el tamaño de los sujetadores que las participantes dijeron usar con el riesgo de sufrir cáncer de mama entre 88.826 muje-

---

63. K. Lund, M. Ewertz y G. Schou, «Breast Cancer Incidence Subsequent to Surgical Reduction of the Female Breast», *Scandinavian Journal of Plastic and Reconstructive Surgery and Hand Surgery* 21, n.º 2, 1987, pp. 209-212; M. Baasch et al., «Breast Cancer Incidence Subsequent to Surgical Reduction of the Female Breast», *British Journal of Cancer* 73, n.º 9, 1996, p. 961; J. D. Boice et al., «Cancer Following Breast Reduction Surgery in Denmark», *Cancer Causes and Control* 8, n.º 2, 1997, pp. 253-258; J. D. Boice et al., «Breast Cancer Following Breast Reduction Surgery in Sweden», *Plastic and Reconstructive Surgery* 106, n.º 5, 2000, pp. 755-762; M. H. Brown et al., «A Cohort Study of Breast Cancer Risk in Breast Reduction Patients», *Plastic and Reconstructive Surgery* 103, n.º 8, 1999, pp. 1674-1681; J. P. Fryzek et al., «A Nationwide Study of Breast Cancer Incidence Following Breast Reduction Surgery in a Large Cohort of Swedish Women», *Breast Cancer Research and Treatment* 97, n.º 2, 2006, pp. 131-134; L. A. Brinton et al., «Breast Cancer Risk in Relation to Amount of Tissue Removed During Breast Reduction Operations in Sweden», *Cancer* 91, n.º 3, 2001, pp. 478-483; L. A. Brinton et al., «Breast Enlargement and Reduction: Results from a Breast Cancer Case-Control Study», *Plastic and Reconstructive Surgery* 97, n.º 2, 1996, pp. 269-275.

64. R. E. Tarone et al., «Breast Reduction Surgery and Breast Cancer Risk: Does Reduction Mammaplasty Have a Role in Primary Prevention Strategies for Women at High Risk of Breast Cancer?», *Plastic and Reconstructive Surgery* 113, n.º 9, 2004, pp. 2104-2110.

65. A. Brodiet, B. Long y Q. Lu, «Aromatase Expression in the Human Breast», *Breast Cancer Research and Treatment* 49, n.º 1, 1998, pp. S85-S91; K. Lund, M. Ewertz y G. Schou, «Breast Cancer Incidence Subsequent to Surgical Reduction of the Female Breast», *Scandinavian Journal of Plastic Surgery and Hand Surgery* 21, n.º 2, 1987, pp. 209-212.

66. D. Trichopoulos y L. Lipworth, «Is Cancer Causation Simpler Than We Thought, but More Intractable?» *Epidemiology* 6, n.º 4, 1995, pp. 347-349; W. Y. J. Imagawa, R. Guzman y S. Nandi, *Control of Mammary Gland Growth and Differentiation*, 2.ª edición, Raven Press, Nueva York 1994; R. T. Senie et al., «Is Breast Size a Predictor of Breast Cancer Risk or the Laterality of the Tumor?» *Cancer Causes and Control* 4, n.º 3, 1993, pp. 203-208.

res premenopáusicas a las que les hicieron un seguimiento durante ocho años.[67] Se tuvieron siempre en cuenta una serie de factores para aislar el efecto del tamaño del pecho. Después de estratificar el índice de masa corporal (IMC), los investigadores descubrieron que el tamaño de la copa del sujetador tendía a estar relacionada con un mayor riesgo de cáncer de mama solo en un grupo: el de las mujeres más delgadas. Entre las mujeres obesas y con sobrepeso no encontraron ninguna relación entre el tamaño de la copa del sujetador y el cáncer de mama.

Es decir, las mujeres más delgadas con pechos generosos contraen más cáncer de mama precisamente por tener tan poca grasa y, por lo tanto, mucho más tejido glandular. Más tejido glandular equivale, simplemente, a un mayor riesgo de cáncer de mama. En este grupo de 420 mujeres más delgadas con cáncer de mama, el 96% usaban una copa inferior a la D, de modo que el subgrupo de mujeres delgadas con pechos grandes con riesgo de contraer cáncer por el tamaño de sus senos es pequeño. La gran mayoría de mujeres con pechos grandes tienen una mayor masa corporal por la grasa que rodea el tejido glandular (y, como ya he dicho, esta grasa raras veces se vuelve cancerosa). En cambio, los pechos pequeños, por lo general, contienen menos grasa, y en potencia tienen el mismo volumen neto de tejido glandular que muchos pechos más grandes. Por lo tanto, en el análisis final, las mujeres deberían tener la misma incidencia en el riesgo de cáncer de mama, independientemente del volumen de sus senos. La mayoría de estudios que han intentado relacionar el tamaño de los pechos con el riesgo de desarrollar cáncer de mama han concluido que esta relación no existe.[68]

---

67. A. S. Kusano et al., «A Prospective Study of Breast Size and Premenopausal Breast Cancer Incidence», *International Journal of Cancer* 118, n.º 8, 2006, pp. 2031-2034.

68. R. T. Senie et al., «Breast Size a Predictor of Breast Cancer Risk or the Laterality of the Tumor?» *Cancer Causes and Control* 4, n.º 3, 1993, pp. 203-208; R. N. Katariya, A. P. Forrest e I. H. Gravelle, «Breast Volumes in Cancer of the Breast», *British Journal of Cancer* 29, n.º 3, 1974, pp. 270-273; E. Thurfjell et al., «Breast Size and Mammographic Pattern in Relation to Breast Cancer Risk», *European Journal of Cancer Prevention* 5, n.º 1, 1996, pp. 37-41; E. L. Wynder, I. J. Bross y T. Hirayama, «A Study of the Epidemiology of Cancer of the Breast», *Cancer* 13, 1960, pp. 559-601; H. O. Adami y A. Rimsten, «Adipose Tissue and Aetiology of Breast Cancer», *Lancet* 2, n.º 8091, 1978, pp. 677-678; T. Hirohata, A. M. Nomura y L. N. Kolonel, «Breast Size and Cancer», *British Medical Journal* 2, n.º 6087, 1977, p. 641; I. Soini, «Risk Factors of Breast Cancer in Finland», *International Journal of Epidemiology* 6, n.º 4, 1977, pp. 365-373; A. Tavani et al., «Breast Size and Breast Cancer Risk», *European Journal of Cancer Prevention* 5, n.º 5, 1996, pp. 337-342.

¡ACHÍS! ¿PUEDES «PILLAR» *UN CÁNCER DE MAMA?*

Preguntarnos si podemos pillar un cáncer de mama o contagiárselo a alguien —por vía aérea o por la exposición a fluidos corporales como los de la leche materna, la sangre y la saliva, o al compartir utensilios, besarse o practicar el sexo— puede al principio parecer ridículo. Pero en realidad es una pregunta real que las pacientes me hacen. Así que aquí tienes la respuesta real.

Cuando el ADN del interior de una célula mamaria se muta, la célula empieza a crecer, a dividirse y a propagarse de manera incontrolada y desordenada, así es como aparece un cáncer. Es la única forma en la que empieza. La exposición a alguien con células mamarias mutadas no influye en el ADN de las células de otra persona. No obstante, varios estudios han revelado que muchas personas creen que el cáncer de mama es contagioso. Estos hallazgos sugieren la apremiante necesidad de crear programas educativos sobre el cáncer de mama.[69]

Es alentador saber que en 1964, el 20% de residentes entrevistados en Perth, Australia, creían que el cáncer era contagioso. Sin embargo, cuando esa misma entrevista se repitió al cabo de cuarenta años, solo el 3% expresó la misma creencia.[70] Es decir, una educación mejorada sobre temas de salud puede influir en las creencias. Necesitamos intervenciones eficaces basadas en la comunidad dirigidas a la demografía más vulnerable a esas leyendas urbanas, la cual suele ser la de inmigrantes recientes y personas de la posición socioeconómica más baja. Destruir mitos puede cambiar conductas y mejorar, a su vez, los resultados relacionados con el cáncer.

¡ENVÍAME TUS MITOS SOBRE EL CÁNCER!

¿Has oído otro mito y no sabes si es verdad? Estoy deseosa de conocerlo. Entra en pinklotus.com/breastmyths y cuéntamelo. Elijo los mejores que recibo y los publico en nuestro blog *Pink Lotus Power Up* para compartirlos contigo.

---

69. C. T. Pham y S. J. McPhee, «Knowledge, Attitudes, and Practices of Breast and Cervical Cancer Screening Among Vietnamese Women», *Journal of Cancer Education* 7, n.º 4, 1992, pp. 305-310.

70. R. J. Donovan et al., «Changes in Beliefs About Cancer in Western Australia, 1964-2001», *Medical Journal of Australia* 181, 2004, pp. 23-25.

SEGUNDA PARTE

LA REDUCCIÓN DEL RIESGO DE CÁNCER

3

Come esto

«Cariño, ¿puedes ir corriendo al pasillo cinco y coger un tarro de flavonoides? Lo verás al lado de los polifenoles...» Aunque no creo que tu habilidad de localizar estos antioxidantes anticancerígenos tan beneficiosos para la salud sea *tan* obvia, estoy a punto de hacerte la vida más fácil al mostrarte dónde puedes encontrar los mejores nutrientes para mantener los pechos y el cuerpo sanos. Creo que te encantará descubrir que no están presentes en alimentos raros, desagradables o caros. Son deliciosos y asequibles, y los puedes comprar en cualquier supermercado, sea del lugar que sea.

Cuando comemos alimentos, a diferencia de los suplementos, no consumimos nutrientes individuales, como al tragarnos una cucharada de un aminoácido esencial. La comida y los *snacks* que ingerimos contienen combinaciones de ingredientes en una variedad de alimentos. Por lo tanto, es evidente que tenemos un problema al intentar llegar a decir: «Sí, consumir 5 miligramos de *esto* reduce un 50% el riesgo de contraer un cáncer de mama». No obstante, al examinar la literatura relacionada con este tema vemos que hay una serie de productos que están de moda, así que nos pondremos al día, ¿qué te parece?

LOS PODEROSOS FITOQUÍMICOS (ES DECIR, FITONUTRIENTES)

El secreto para consumir alimentos que te protejan del cáncer de mama está en entender que los que te indico tienen el poder de alterar los siguientes factores de tu interior: los niveles de estrógeno, los factores de crecimiento, la formación de nuevos vasos sanguíneos (angiogénesis), la inflamación y la función del sistema inmunológico.

Cada uno de estos factores influye en lo que se conoce como microambiente tumoral: los fluidos y las células que impregnan, sustentan y estimulan los cánceres... *o que los buscan y los destruyen.* En tu mano está elegir una u otra opción. Cuando tu microambiente te grita: «¡A favor del cáncer!», las células cancerosas pueden formarse y multiplicarse fácilmente. Quiero que ingieras con regularidad alimentos que hagan que el microambiente de tus senos sea desagradable para los tumores al gritar: «¡Anticancerígeno!». Los que más alto lo gritan son los microambientes repletos de fitoquímicos, unas moléculas procedentes de las plantas (*fito* significa «planta» en griego) conocidas por sus grandes propiedades anticancerígenas y antiinflamatorias, que combaten de manera directa todos los procesos que las células cancerosas usan para desarrollar un tumor.

Imagínate una célula normal canturreando la mar de contenta, pero de golpe, en cuestión de días, se muta debido a factores como los rayos UVA, el humo de cigarrillos y alimentos cancerígenos. Esta célula mutada se transforma en una *semilla* del cáncer. De tu microambiente, del *terreno* en el que las semillas del cáncer crecerán o no germinarán, depende si esta semilla brotará y se convertirá en un cáncer hecho y derecho capaz de destruir tu vida, o de si no lo hará. En 1974, los Institutos Nacionales de la Salud (NIH) descubrieron un estudio que demostraba que los cánceres de mama implantados en ratas hembra de laboratorio esparcían células tumorales en el torrente sanguíneo a un ritmo vertiginoso. De un centímetro cúbico de cáncer de mama —del tamaño de una gragea M&M o de un terrón de azúcar—, los cánceres esparcían 3,2 millones de células tumorales malignas en el riego sanguíneo cada veinticuatro horas.[71] La imagen corta la respiración, ¿verdad? ¿Cómo es posible entonces que todas las historias de cáncer no acaben mal? La mayoría de estas células son eliminadas de la sangre por un sistema inmunológico en buen estado, y si las células mamarias llegan a una tierra extranjera, como la del hígado, normalmente dejan de dividirse y se mueren, a no ser que encuentren el terreno idóneo para crecer.

71. T. P. Butler y P. M. Gullino, «Quantitation of Cell Shedding into Efferent Blood of Mammary Adenocarcinoma», *Cancer Research* 35, n.º 3, 1975, pp. 512-516.

¿Cómo nos las podemos ingeniar para crear un terreno donde las semillas del cáncer no puedan germinar? En el estudio sobre nutrición humana más completo de toda la historia de la ciencia, «El estudio de China», los autores observaron que la *nutrición* es infinitamente más importante para controlar el crecimiento del cáncer (el terreno) que la dosis del cancerígeno inicial (lo que ha creado la semilla).[72] Es decir, las células sanas pueden llevar una coraza nutricional que las protege de las mutaciones cuando se ven expuestas a factores perniciosos, para que no se conviertan en semillas. Además, aunque algunas células muten en semillas malignas, al mantener un microambiente anticancerígeno, las semillas se acaban marchitando. Pero en un cuerpo con un terreno que favorece el cáncer, esa célula mutada se multiplica y divide una y otra vez, a medida que las semanas se convierten en años, y va *creciendo durante décadas* sin que el cuerpo pueda controlarla, a diferencia de cómo controla las células envejecidas normales. Al final, el pequeño zombi acaba creando su propio suministro de sangre para recibir incluso una mayor ración de los nutrientes necesarios que le permiten progresar en una masa cancerosa. Y, de pronto, la notamos en el pecho y exclamamos: «¡Cómo es posible, ayer no tenía este bulto!».

Permíteme que te presente a algunos de los poderosos compuestos vegetales que bloquean la acción cancerígena y que pueden salvarte la vida, como el sulforafano y el índole-3-carbinol (brócoli, kale), la genisteína (soja), el sulfuro de dialilo (ajo) y el ácido elágico (frutos del bosque, frutos secos). Las plantas precedieron a los humanos en este planeta, y han desarrollado algunas armas increíbles para protegerse de adversarios como los rayos UVA del sol, los microorganismos y los insectos.[73] De modo que les prestaremos una gran atención, tal como los científicos llevan haciendo durante muchos años. Las plantas se comportan como pequeñas farmacias, autodispensándose moléculas que destruyen las bacterias, los virus y los hongos antes de que esos atacantes las destruyan. Deja que te pregunte algo: si te *alimentaras* de plantas, ¿te beneficiarías de sus poderes protecto-

---

72. T. C. Campbell y T. M. Campbell II, *The China Study: The Most Comprehensive Study of Nutrition Ever Conducted and the Startling Implications for Diet, Weight Loss, and Long-Term Health*, BenBella, Dallas, 2004.

73. M. O. Harris et al., «Grasses and Gall Midges: Plant Defense and Insect Adaptation», *Annual Review of Entomology* 48, n.º 1, 2003, pp. 549-577.

res como humano? ¡Por supuesto! La medicina popular no es una supercheria. Los regalos medicinales de la selva amazónica nos ofrecen la materia prima para innumerables medicamentos que venden las compañías farmacéuticas.[74]

De las frutas y las verduras se han aislado una cantidad de sustancias químicas naturales conocidas por bloquear activamente el nacimiento y el crecimiento de las células cancerosas (carcinogénesis). Cuando se forman las semillas del cáncer, estos fitoquímicos activan o desactivan el microambiente del terreno *por todas las partes* del cuerpo —sí, en el pecho, pero también en el hígado, los pulmones, los huesos y el cerebro—, en todos los lugares a donde al cáncer de mama le gusta viajar. Los fitonutrientes se encuentran en la curcumina (cúrcuma), el galato de epigalocatequina (EGCG, en el té verde), el resveratrol (uvas, vino), los ácidos grasos omega-3 (semillas de lino, aguacate), las procianidinas (frutos del bosque), la genisteína (soja), el licopeno (tomates), las antocianidinas (manzanas) y el limoneno (naranjas). Las investigaciones revelan que los fitoquímicos están repletos de grandes poderes anticancerígenos, ya que:[75]

- ofrecen una actividad antioxidante y cazan radicales libres, por lo que impiden que los elementos perjudiciales que consumimos y con los que nos topamos (por ej., cancerígenos) se conviertan en células cancerosas en nuestro cuerpo
- previenen que el ADN se dañe
- reparan el ADN roto
- destruyen las células perniciosas en el cuerpo
- moderan el ritmo de crecimiento de las células cancerosas
- inhiben el nuevo aporte sanguíneo recibido por las células tumorales (propiedades antiangiogénicas)

---

74. A. A. Oliveira et al., «Antimicrobial Activity of Amazonian Medicinal Plants», *Springer Plus* 2, n.º 1, 2013, p. 371.

75. J. Sun et al., «Antioxidant and Antiproliferative Activities of Fruits», *Journal of Agricultural and Food Chemistry* 50, 2002, pp. 7449-7454; Y. F. Chu et al., «Antioxidant and Antiproliferative Activities of Vegetables», *Journal of Agricultural and Food Chemistry* 50, 2002, pp. 6910-6916; L. O. Dragsted, M. Strube y J. C. Larsen, «Cancer-Protective Factors in Fruits and Vegetables: Biochemical and Biological Background», *Pharmacology and Toxicology* 72, 1993, pp. 116-135; A. R. Waladkhani y M. R. Clemens, «Effect of Dietary Phytochemicals on Cancer Development», *International Journal of Molecular Medicine* 1, 1998, pp. 747-753.

- estimulan el sistema inmunológico
- regulan el metabolismo hormonal
- reducen la inflamación
- producen efectos antibacterianos y antivirales

EL ACLAMADO ANTIOXIDANTE

Los fitoquímicos más famosos actúan a modo de antioxidantes, como las vitaminas C y E, el betacaroteno y el licopeno. Pero ¿qué son los antioxidantes y cuál es su función? No te preocupes, no te agobiaré con una lección de bioquímica, pero es necesario entender el campo de batalla conocido como *estrés oxidativo.* Los radicales libres son moléculas de oxígeno viciado que actúan como un perro sin un hueso. Como necesitan un electrón para sentirse estables y felices, se lo roban a la célula de al lado, y la célula de al lado se siente entonces infeliz, conque se lo roba a la vecina, y así sucesivamente. ¿Qué puede detener esta locura oxidativa? Los antioxidantes pueden detener la cascada de formación de radicales libres y los estragos del daño celular. El antioxidante, una molécula bondadosa y revitalizante, le dice a la oxidante: «Eh, chucho, toma mi electrón. Soy de lo más estable incluso sin ese hueso. Tú lo necesitas y yo no».

Los radicales libres son, en realidad, necesarios hasta cierto punto en el sentido de que nos ayudan a respirar (yo diría que son útiles). Combaten las infecciones y pueden de hecho destruir las células cancerosas que propician (irónico, pero también útil). Y desencadenan la respuesta inflamatoria ante una lesión para que el cuerpo se reponga (¡vaya, esto está muy bien!).[76] Pero si los elementos «malos» que revolotean por ahí superan a los «buenos» que los detienen aparece el estrés oxidativo, y cuando este desequilibrio persiste día tras día, año tras año, las células del cuerpo y el ADN se desgastan. Por lo que aparece la enfermedad. Básicamente, la enfermedad que contraeremos dependerá de cuáles sean los órganos que esos radicales libres dañen con más frecuencia. Si son los vasos sanguíneos, hola, cardiopatías. Si son los músculos, nos sentiremos fatigados de mane-

---

76. M. Valko et al., «Free Radicals, Metals, and Antioxidants in Oxidative Stress-Induced Cancer», *Chemico-Biological Interactions* 160, n.º 1, 2006, pp. 1-40.

ra crónica o sufriremos fibromialgia. Si es el cerebro, me he olvidado de lo que ocurre —uy, dame un segundo…, ¡ah, sí!—, aparecen la demencia senil y el alzhéimer. Si son los intestinos, estos se vuelven irritables. Si los radicales libres dañan excesivamente el tejido mamario, pues… pasa lo que pasa. Si eliminas el estrés oxidativo, puede que vivas eternamente.

El papel que desempeñan los antioxidantes moderando el estrés oxidativo solo es una pequeña muestra de las propiedades anticancerígenas de los fitonutrientes, como lo demuestra la actividad antioxidante, el primero de los diez beneficios que he citado. Si realmente quieres derrotar al cáncer, come de acuerdo con ello.

Tengo algo para compartir contigo que transformará tu dieta para siempre. Cada comida genera radicales libres dañinos en un esfuerzo para digerir los alimentos, es decir, el estrés oxidativo se ocupa de lo que se conoce como *estado postprandial*: después de la comida. En realidad, la dieta americana habitual (conocida también como SAD) crea una oxidación perniciosa tan elevada que la mayoría de la gente se acuesta cada noche con menos antioxidantes de los que tenía al despertar. ¿Cómo se puede revertir esta situación? En un estudio se les ofreció a los participantes un desayuno corriente y luego les midieron los niveles de colesterol LBD cada hora.[77] Les fueron controlando el colesterol, y al mediodía los participantes se encontraban en un estado hiperoxidado, listos para engullirse su siguiente comida SAD. ¿Qué pasa cuando ingerimos la misma comida, salvo por un cambio? Le añadieron una taza de fresas. Por el simple hecho de tomar *una taza de fresas repletas de antioxidantes* en el desayuno, ¡los niveles de estrés oxidativo de los participantes se redujeron al mediodía al nivel de antes! Espero que los ojos se te hayan quedado como platos y que casi se te hayan salido de las órbitas. Imagínate qué ocurriría si en lugar de tomar para desayunar panqueques y panceta, o un bistec con huevos fritos, acompañado de esa taza de fresas, tomaras avena irlandesa de corte de acero acompañada de frutos del bosque. ¡Vaya, en tal caso estarías fomentando una salud de hierro en lugar de seguir como siempre! Un buen consejo es ingerir antioxidantes con cada comida (no creas que con tomar una taza de

77. B. Burton-Freeman et al., «Strawberry Modulates LDL Oxidation and Postprandial Lipemia in Response to High-Fat Meal in Overweight Hyperlipidemic Men and Women», *Journal of the American College of Nutrition* 29, n.º 1, 2010, pp. 46-54.

arándanos por la mañana ya te basta para el resto del día). Cada comida crea una batalla oxidativa: combátela consumiendo comidas que contengan verduras repletas de antioxidantes cada vez que te llevas el tenedor a la boca.

La dieta mediterránea se suele citar como una alimentación saludable, y es lógico, porque se compone sobre todo de fitonutrientes, y es rica en frutas, verduras, cereales integrales, aceite de oliva y pescado. Y, además, el vino tinto también es un elemento saludable tomado con moderación. La dieta mediterránea, en teoría, crea un microambiente hostil para los cánceres..., ¿qué pasa cuando la probamos? Recientemente, diecinueve estudios revelaron con unanimidad que la dieta mediterránea era sumamente beneficiosa al reducir el riesgo de mortalidad en las enfermedades más habituales: infartos, derrames cerebrales, deterioro cognitivo y cáncer.[78] ¿Podría la dieta mediterránea ser la razón por la que los índices de cáncer de mama son más bajos en los países mediterráneos (como España, Italia, Grecia) que en Estados Unidos y los países del norte y del centro de Europa (como Escocia, Inglaterra, Dinamarca)?[79] En un estudio multicéntrico español, seguir la dieta mediterránea redujo la aparición de *todos* los subtipos de tumores de mama, pero sobre todo la de los agresivos cánceres de mama triple negativos (CMTN) se redujo un 68%.[80] Un estudio holandés, que hizo un seguimiento a más de 62.000 mujeres durante veinte años, reveló que la aparición de los CMTN bajó un 40% gracias a la dieta mediterránea.[81] Por último, un estudio sobre diez países europeos hizo un seguimiento a la ingente cantidad de 330.000 mujeres durante once años, y descubrió un 20%

---

78. M. A. Martinez-Gonzalez y N. Martin-Calvo, «Mediterranean Diet and Life Expectancy: Beyond Olive Oil, Fruits, and Vegetables», *Current Opinion in Clinical Nutrition and Metabolic Care* 19, n.º 6, 2016, pp. 401-407.

79. A. Trichopoulou et al., «Cancer and Mediterranean Dietary Traditions», *Cancer Epidemiology, Biomarkers and Prevention* 9, n.º 9, 2000, pp. 869-873; W. C. Willett et al., «Mediterranean Diet Pyramid: A Cultural Model for Healthy Eating», *American Journal of Clinical Nutrition* 61, n.º 6, 1995, pp. 1402S-1406S; F. Levi, F. Lucchini y C. La Vecchia, «Worldwide Patterns of Cancer Mortality», *European Journal of Cancer Prevention* 3, 1994, pp. 109-143.

80. A. Castelló et al., «Spanish Mediterranean Diet and Other Dietary Patterns and Breast Cancer Risk: Case-Control EpiGEICAM Study», *British Journal of Cancer* 111, n.º 7, 2014, pp. 1454-1462.

81. P. A. van den Brandt y M. Schulpen, «Mediterranean Diet Adherence and Risk of Postmenopausal Breast Cancer: Results of a Cohort Study and Meta-analysis», *International Journal of Cancer* 140, 2017, pp. 2220-2231.

menos de CMTN debido a la dieta mediterránea.[82] Yo diría que la dieta mediterránea ha pasado la prueba de la longevidad con una matrícula de honor de lo más variopinta (repleta de pigmentos ricos en antioxidantes).

EL PLATO PERFECTO

¿Cómo es un plato cargado de antioxidantes y de otros nutrientes que combaten el cáncer? La comida ideal se basa en gran parte en una dieta rica en verduras y frutas frescas, con grasas saludables, cereales integrales, legumbres y, de vez en cuando, pescado o carne magra (o no, como explicaré más adelante), acompañada de una taza de té verde, y en ocasiones de vino.

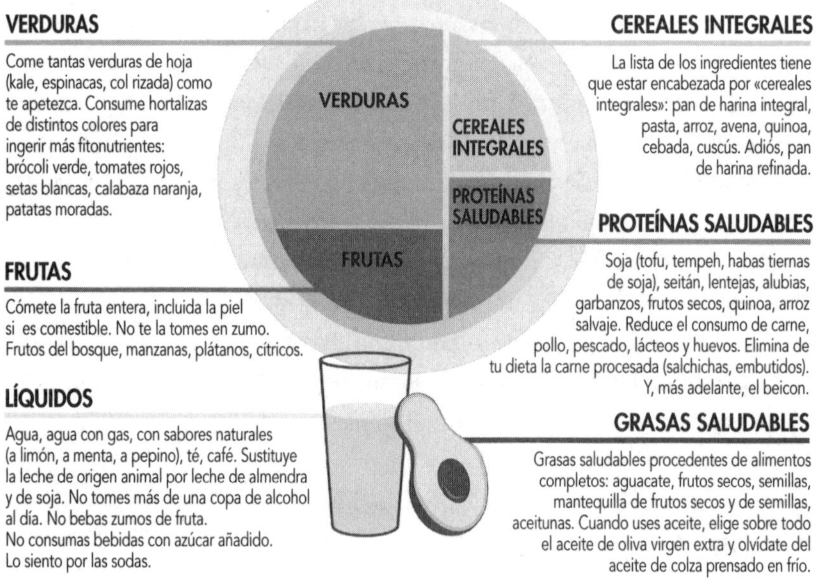

Tu plato de cualquier comida debe contener un 70% de fruta fresca, hortalizas y verduras de hoja (kale, espinacas, col rizada) y un 30% de

82. G. Buckland et al., «Adherence to the Mediterranean Diet and Risk of Breast Cancer in the European Prospective Investigation into Cancer and Nutrition Cohort Study», *International Journal of Cancer* 132, n.º 12, 2013, pp. 2918-2927.

cereales integrales y proteínas (legumbres y soja). No temas consumir verduras feculentas como los moniatos y la calabaza. Elige verduras compuestas de un arcoíris de vivos colores, el *color* refleja los fitonutrientes (la clorofila les da el pigmento verde, los carotenoides el naranja, los flavonoides el azul, el rojo y el crema). Por ejemplo, el extracto del arroz rojo de jazmín reduce la migración y la invasión de células cancerosas humanas en una placa de Petri. Lo mismo sucede cuando las células cancerosas de mama se empapan de extracto de salvado de arroz integral. Pero el extracto de arroz blanco no produjo ningún efecto. Es más, cuando a los ratones de laboratorio con cáncer de mama humano injertado (lo sé, la ciencia es cruel a veces) se los alimentó con extracto de arroz negro, el crecimiento tumoral y la angiogénesis cesaron.[83] Así que llena tu vida de colores. Y además no olvides que los carbohidratos de los cereales integrales germinados, dejados en remojo y fermentados, son más digeribles.

Un menú típico para mí sigue la regla del 70/30. Me tomo una gran ensalada dispuesta sobre la mitad de una base gruesa y deliciosa de cereales integrales, y la otra mitad de legumbres. Luego cubro la base de kale, rúcula y germinados de brócoli y, según lo que me apetezca ese día, le añado de cinco a diez clases distintas de verduras: brócoli crudo (siempre), tomates cherry, corazones de alcachofa, pimientos dulces amarillos, arándanos frescos, aguacate, un montoncito de hummus y semillas de calabaza. Mi aliño se compone de vinagre de manzana, ajo triturado, pimienta negra molida y hierbas. Pero, sinceramente, si el concepto es nuevo para ti y necesitas aliñarte la ensalada con la salsa mil islas o con una cremosa, adelante. Me preocupa tanto que tu plato contenga todos estos antioxidantes, que ya habrás ganado la batalla contra el estrés oxidativo.

83. K. Pintha, S. Yodkeeree y P. Limtrakul, «Proanthocyanidin in Red Rice Inhibits MDA-MB-231 Breast Cancer Cell Invasion via the Expression Control of Invasive Proteins», *Biological and Pharmaceutical Bulletin* 38, n.º 4, 2015, pp. 571-581; E. A. Hudson et al., «Characterization of Potentially Chemopreventive Phenols in Extracts of Brown Rice that Inhibit the Growth of Human Breast and Colon Cancer Cells», *Cancer Epidemiology and Prevention Biomakers* 9, n.º 11, 2000, pp. 1163-1170; C. Hui et al., «Anticancer Activities of an Anthocyanin-Rich Extract from Black Rice Against Breast Cancer Cells In Vitro and In Vivo», *Nutrition and Cancer* 62, n.º 8, 2010, pp. 1128-1136.

MI COMIDA IDEAL, DESCIFRADA

Todos conocemos las frutas y las verduras de nuestra región e incluso tenemos una serie de preferidas, pero cuando empecé a seguir una dieta a base de alimentos integrales y verduras quería sustituir la mantequilla, los huevos y el filete de salmón por una buena comida, y di con varios descubrimientos deliciosos. Así que te los presentaré...

- Grasas saludables: aguacate, frutos secos (nueces, pecanas, pistachos, anacardos, nueces de macadamia, almendras), semillas (de lino molidas, chía, semillas de girasol, sésamo), mantequilla de frutos secos y de semillas (almendras, anacardos, semillas de girasol), aceitunas, tofu, habas tiernas de soja, chocolate negro con un 70% de cacao como mínimo, aceite de oliva virgen extra, aceite de colza ecológico prensado por expulsor.
- Cereales integrales: harina integral y pan y pasta de cereales integrales, arroz integral/salvaje/negro/rojo, avena integral, quinoa, freekeh, farro, palomitas, centeno integral, cebada integral, trigo sarraceno, cuscús integral, bulgur, amaranto, sorgo, tef.
- Legumbres: judías (alubias rojas, garbanzos, alubias lima, habas, mungo, fríjoles negros, soja), guisantes (guisantes verdes, tirabeques, guisantes chinos, guisantes partidos, guisantes negros), determinados frutos secos (cacahuetes, nueces de soja) y lentejas (pardas, verdes, rojas, negras, amarillas).

¿RELATIVO QUÉEE?

Antes de perseguir un arcoíris de alimentos sanos, necesitamos recibir un curso de iniciación en estadística. Quiero que entiendas dos términos importantes: el *riesgo relativo* y el *riesgo absoluto;* te permitirán asimilar las cifras con las que explico cómo la dieta y el estilo de vida influyen en el riesgo de contraer un cáncer.

El riesgo relativo compara la posibilidad de desarrollar una enfermedad en particular cuando estamos expuestos a cierto factor con la posibilidad de que otras personas que *no* están expuestas al mismo factor contraigan también la misma enfermedad. La analogía más fácil es fumar y el cáncer de pulmón. Nadie se sorprenderá al oír que el riesgo relativo de los fumadores es mucho más alto que el de los no fumadores. Ahora hablaré del cáncer de mama y lo compararé con las personas que no consumen la suficiente fibra y las que toman mucha fibra. Hecho: si no comemos al menos 30 gramos de fibra al día, el riesgo de contraer cáncer de mama asciende un 50%. Significa que el aumento de un 50% de cáncer de mama es *relativo* con respecto al de las personas que consumen mucha fibra. Pero lo que realmente queremos saber es cómo ello afecta el riesgo absoluto. El riesgo absoluto nos saca del contexto de la fibra y nos pone en el de todas las mujeres, incluido el factor de la fibra. Las cifras muestran que una de cada 8 mujeres tienen el riesgo de desarrollar un cáncer de mama a lo largo de la vida hasta llegar a los ochenta años, así que ¿cómo altera el «50%» este riesgo en una consumidora de poca fibra? El 50% de 1 es 0,5. De modo que el aumento de un 50% del riesgo relativo hace que el riesgo absoluto pase de ser 1 de cada 8 a 1,5 de cada 8.

Discúlpame si comparto dos interesantes formas más de asimilar esta información estadística. En primer lugar, la otra persona de nuestro ejemplo —la que le encanta la fibra— tiene un 50% *menos* de riesgo de sufrir cáncer, ¿no es así? El 50% de 1 es 0,5, pero en esta ocasión un *descenso* del riesgo relativo hace que el riesgo absoluto, de 1 entre 8, se convierta en 0,5 entre 8. Mientras te presento todo lo que he aprendido y que planeo mostrarte, usaremos estas poderosas sumas y restas relacionadas con el riesgo de contraer cáncer de mama a lo largo de la vida para intentar optimizar tu salud. En segundo lugar, el riesgo varía, sobre todo si participamos en el juego anticáncer y cambiamos de conducta. A veces, es reconfortante fijarnos en el riesgo por un espacio de tiempo más corto que el de toda una vida. Por ejemplo, si tenemos cuarenta y dos años, nuestro riesgo absoluto de desarrollar cáncer de mama *este* año será de 1 entre 680.[84] Si no consumimos un montón de cereales integrales y

84. American Cancer Society, *Breast Cancer Facts & Figures 2017-2018*, 2017, consultado el 2 de diciembre del 2017, https://www.cancer.org/content/dam/cancer-org/research/cancer-facts-and-statistics/breast-cancer-facts-and-figures/breast-cancer-facts-and-figures-2017-2018.pdf.

de fruta rica en fibra, nuestro riesgo se convierte en 1,5 entre 680, es decir, el «aumento de un 50%» apenas ha cambiado nuestro riesgo absoluto a los 42 años.

Cuando leemos sobre el factor de riesgo y las estadísticas nos dicen que tenemos un 300% más de probabilidades de sufrir cáncer de mama por haber *tomado una cierta cantidad de alcohol*, no hay que olvidar relacionarlo con el riesgo absoluto. Un aumento de un 300% significa que una mujer de cuarenta y dos años con 1 entre 680 probabilidades de contraer cáncer de mama que haya *tomado una cierta cantidad de alcohol* tiene ahora 4 entre 680 probabilidades. Dudo de que pongas en práctica estas probabilidades en Las Vegas. ¡Que nadie entre en pánico! Pero recuerda que *al final* todos los arbolitos del riesgo relativo (las elecciones que hacemos a diario sobre la comida o los hábitos) van creando un bosque que determina la salud de tus senos.

CONOCE TUS FITOS

Por difícil que sea señalar un solo nutriente y confirmar sus propiedades anticancerígenas, los científicos han identificado decenas de miles de fitoquímicos y siguen estudiando sus complejas funciones. Por el momento, estos nutrientes parecen ser cerebritos en el juego anticáncer. El exquisito e incognoscible poder que contienen alimentos como el brócoli o los frutos del bosque, y la compleja cascada de acontecimientos que se da desde que entran en tu estómago hasta que penetran en el interior de cada célula de tu cuerpo…, es asombroso. Pero si el protagonista de esta película acaba siendo un Big Mac es más horroroso que asombroso. En el siguiente capítulo hablaré más de ello.

El siguiente reparto de personajes representa los mejores de la lista, los fitonutrientes más fabulosos del mundo, y deben aparecer a diario en la historia de tu vida. Empieza a incluirlos hoy en el carrito de la compra del supermercado.[85]

---

85. American Institute for Cancer Research, *Facts on Preventing Cancer: The Cancer Fighters in Your Food*, folleto, consultado el 26 de diciembre del 2017, Https://www.aicr.org/assets/docs/pdf/brochures.

ESTOS FITONUTRIENTES	SE ENCUENTRAN EN ESTOS ALIMENTOS	Y ESTO ES LO QUE A TI TE IMPORTA
Isotiocianatos, indoles, carotenoides, flavonoides	Todas las crucíferas: brócoli, coliflor, verduras con hojas (kale, espinacas, repollo chino, col rizada, canónigos, rúcula), coles de Bruselas, col, rábanos, colinabo, nabo	• Reducen el cáncer de mama • Reducen la inflamación • Neutralizan las sustancias cancerígenas • Frenan el desarrollo de células cancerosas • Estimulan el suicidio de células cancerosas • Reducen el daño de los radicales libres • Protegen la memoria • Reducen las enfermedades cardíacas
Flavonoides, lignanos, ácidos fenólicos, ácido fítico, inhibidores de la proteasa, saponinas	Cereales 100% integrales: arroz integral, arroz salvaje, avena integral, quinoa, centeno integral, cebada integral, pasta de harina integral, maíz, trigo sarraceno, cuscús integral de trigo, mijo, bulgur, freekeh, amaranto, sorgo, tef	• Reducen el cáncer de mama • Frenan el crecimiento de células cancerosas • Reducen las cardiopatías
Elagitaninos, flavonoides (antocianinas, catequinas, kaempferol, quercetina), pterostilbeno, resveratrol	Moras, arándanos, frambuesas, fresas, uva, vino	• Reducen el cáncer de mama • Bajan la inflamación • Frenan el crecimiento de células cancerosas • Estimulan el suicidio de células cancerosas • Reducen el daño de los radicales libres
Carotenoides: betacaroteno, licopeno	Tomates	• Reducen el cáncer de mama • Frenan el crecimiento de células cancerosas • Estimulan el suicidio de células cancerosas • Reducen el daño de los radicales libres

ESTOS FITONUTRIENTES	SE ENCUENTRAN EN ESTOS ALIMENTOS	Y ESTO ES LO QUE A TI TE IMPORTA
Carotenoides: alfa caroteno, luteína, betacaroteno, zeaxantina, beta-criptoxantina	Todo lo de color naranja: calabaza de invierno (calabaza, calabacines, calabaza bellota, espaguetis de calabaza), zanahorias, boniatos, albaricoque, melón cantalupo, mango	• Reducen el cáncer de mama • Neutralizan las sustancias cancerígenas • Frenan el crecimiento de células cancerosas • Estimulan el suicidio de células cancerosas • Reducen el daño de los radicales libres
Compuestos del ajo (alicina, sulfuro de alilo), flavonoides	Ajos, cebollas, puerros, chalotas, cebolleta, cebollino	• Reducen el cáncer de mama • Neutralizan las sustancias cancerígenas • Frenan el crecimiento de células cancerosas • Reducen las cardiopatías
Isoflavonas (daidzeína, genisteína, gliciteína), ácidos fenólicos, inhibidores de proteínas quinasas, esfingolípidos	Soja: tempeh, miso, natto, soja, habas tiernas de soja, leche de soja, tofu	• Reducen el cáncer de mama • Frenan el crecimiento de células cancerosas • Mitigan los sofocos • Reducen el dolor en el pecho
Lignanos	Semillas de lino molidas	• Reducen el cáncer de mama • Bajan la inflamación • Frenan el crecimiento de células cancerosas
Inositol, flavonoides, lignanos, polifenoles, inhibidores de la proteasa, saponinas, esteroles, triterpenoides	Alubias (fríjoles rojos, judías pintas, fríjoles negros, judías blancas, judías verdes, garbanzos), guisantes (guisantes verdes, tirabeques, guisantes chinos, guisantes partidos, guisantes negros)	• Reducen el cáncer de mama • Bajan la inflamación • Frenan el crecimiento de células cancerosas • Estimulan el suicidio de células cancerosas • Bajan el colesterol

ESTOS FITONUTRIENTES	SE ENCUENTRAN EN ESTOS ALIMENTOS	Y ESTO ES LO QUE A TI TE IMPORTA
Flavonoides (betacarotenos, naringenina, licopeno), carotenoides, limonoides	Cítricos: pomelo, naranja, mandarina, clementina, tangelo, limón, lima	• Reducen el cáncer de mama • Frenan el crecimiento de células cancerosas • Estimulan el suicidio de células cancerosas • Reducen el daño de los radicales libres • Protegen la vista • Reducen las cardiopatías
Flavonas, isoflavonas, polifenoles, L-ergotioneína	Setas: shiitake, gírgolas, portobelo, maitake, cremini, champiñón blanco	• Reducen el cáncer de mama • Bajan la inflamación • Fortalecen la función inmunológica • Frenan el crecimiento de células cancerosas
Elagitaninos, flavonoides, ácidos fenólicos, fitosteroles	Nueces	• Reducen el cáncer de mama • Neutralizan las sustancias cancerígenas • Frenan el crecimiento de células cancerosas • Estimulan el suicidio de células cancerosas • Reducen el daño de los radicales libres
Flavonoides (antocianinas: manzanas rojas, epicatequina, quercetina), triterpenoides	Manzanas	• Reducen el cáncer de mama • Frenan el crecimiento de células cancerosas
Cafeína, flavonoides (galato de epigalocatequina: no en infusiones, solo en el té)	Té: té verde, matcha, hibisco, té negro, té blanco, rooibos, chai, manzanilla	• Reducen el cáncer de mama • Neutralizan las sustancias cancerígenas • Frenan el crecimiento de células cancerosas • Estimulan el suicidio de células cancerosas • Reducen el daño de los radicales libres

ESTOS FITONUTRIENTES	SE ENCUENTRAN EN ESTOS ALIMENTOS	Y ESTO ES LO QUE A TI TE IMPORTA
Cafeína, diterpenos, ácidos fenólicos (ácido clorogénico, ácido quínico)	Café	• Reducen el cáncer de mama • Bajan la inflamación • Neutralizan las sustancias cancerígenas • Frenan el crecimiento de células cancerosas • Estimulan el suicidio de células cancerosas • Reducen las cardiopatías

En el 2009, un equipo de investigadores usaron la información de las encuestas realizadas para descubrir la dieta cotidiana de los estadounidenses (Encuesta Nacional de Salud y Nutrición, NHANES), la información sobre el contenido de los nutrientes procedente del Departamento de Agricultura de Estados Unidos (USDA) y la de otras fuentes de la literatura publicada para estimar «la falta de fitonutrientes», es decir, hasta qué punto los estadounidenses no tomaban de las cinco a las trece raciones diarias de frutas y verduras recomendadas.[86] Clasificaron la lista de los mejores fitonutrientes que acabo de citar en cinco distintos *colores,* según el pigmento natural que contienen los alimentos. Basándome en este informe, aquí tienes los diferentes colores del arcoíris que consumimos (o que no consumimos, depende de cada uno):

- **Verde:** el 69% de las personas tienen carencias en cuanto a este color (kiwi, melón verde, brócoli, kale, espinacas, aguacate, guisantes).
- **Rojo:** el 78% de las personas tienen carencias en cuanto a este color (manzana, pomelo, frambuesas, tomates, remolacha, judías rojas).
- **Blanco:** el 86% de las personas tienen carencias en cuanto a este color (pera, coliflor, garbanzos, ajo, cebolla, setas).
- **Morado/azul:** el 88% de las personas tienen carencias en cuanto a este color (ciruela, uva, arándanos, berenjena, nabo).

86. «5 Colors of Phytonutrients», Naturally Healthy Concepts, consultado el 26 de diciembre del 2017, https://www.naturalhealthyconcepts.com/resources/infographics/phytonutrients; Office of Disease Prevention and Health Promotion, «Shifts Needed to Align with Healthy Eating Patterns», en *Dietary Guidelines for Americans 2015-2020,* 8.ª ed., consultado el 3 de diciembre del 2017, https://health.gov/dietaryguidelines/2015/guidelines/chapter-2/a-closer-look-at-current-intakes-and-recommended-shifts/.

- **Amarillo/naranja:** el 79% de las personas tienen carencias en cuanto a este color (plátano, piña, melocotón, limón, zanahorias, boniatos).

¡Pues sí, señor! 8 de cada 10 estadounidenses no consumen los suficientes fitonutrientes. Lo ideal sería tomar diez raciones de frutas y verduras (equivale a cinco tazas) al día. Mientras hablo del equilibrio exacto de raciones según el color de los alimentos, una meta sencilla sería comer dos raciones de cada color al día. Siempre que te sea posible, elige los alimentos de colores más intensos y llamativos, ya que el color refleja por lo general su contenido en fitonutrientes.

LOS DIEZ SUPERALIMENTOS PARA TUS SENOS

¿Estás lista para los diez superalimentos más poderosos que pueden detener el avance del cáncer de mama?

N.° 1: Crucíferas y verduras de hoja

Brócoli, coliflor, col, coles de Bruselas, nabos, rábanos, canónigos, kale, rúcula, col rizada, repollo chino y acelgas. La elevada exposición a los isocianatos que supone el consumo de crucíferas puede que sea la principal razón de la reducción del cáncer de mama.[87] Para sacarle el mayor provecho al brócoli, cocínalo ligeramente al vapor o tómatelo crudo. Mastícalo a conciencia para descomponer las paredes celulares, lo cual permite que las moléculas se mezclen y creen (sí, antes no estaba presente) sulforafano, la superestrella de todos los isotiocianatos. El sulforafano manifiesta unas propiedades asombrosas en lo que respecta a localizar y destruir células cancerosas de mama.[88] Y los germinados de brócoli contienen cien veces más sulforafano que el brócoli. Es más, las crucíferas también te aportan índole-3-carbinol, un compuesto que expulsa el ex-

---

87. C. B. Ambrosone et al., «Breast Cancer Risk in Premenopausal Women Is Inversely Associated with Consumption of Broccoli, a Source of Isothiocyanates, but Is Not Modified by GST Genotype», *Journal of Nutrition* 134, n.º 5, 2004, pp. 1134-1138.

88. Y. Li et al., «Sulforaphane, a Dietary Component of Broccoli / Broccoli Sprouts, Inhibits Breast Cancer Stem Cells», *Clinical Cancer Research* 16, n.º 9, 2010, pp. 2580-2590.

ceso de estrógeno a través del tracto urinario.[89] Un estudio que hizo un seguimiento a 52.000 mujeres afroamericanas durante doce años analizó el consumo de alimentos y descubrió que las crucíferas reducían el cáncer un 41% en las mujeres premenopáusicas que ingerían más de seis raciones a la semana.[90]

N.° 2: Fibra alimentaria

Imagínate cereales integrales, judías y verduras. El estrógeno alimenta y estimula el 80% de los cánceres de mama. Por desgracia, la mayoría de mujeres no conocen este hecho, ni tampoco que el estrógeno se puede eliminar con una dieta específica. La fibra destruye los sueños del cáncer al unir el estrógeno y las toxinas en el tracto gastrointestinal (¡las eliminas con la caquita!). La sensibilidad a la insulina también mejora con una dieta rica en fibra, y además se libera en el cuerpo una retahíla de vitaminas antioxidantes y de componentes anticancerígenos.[91] Un elevado consumo de verduras incluso inhibe los tumores negativos más agresivos debidos al estrógeno.[92] Procura consumir más de 30 gramos de fibra diarios para reducir a la mitad el riesgo de sufrir cáncer de mama.[93] Incluso 20 gramos te proporciona una reducción de un 15% del riesgo de cáncer.[94]

¿Cuánto son 30 gramos? Pues de tres a cinco raciones diarias de alimentos ricos en fibra, como:

---

89. J. J. Michnovicz, H. Adlercreutz y H. L. Bradlow, «Changes in Levels of Urinary Estrogen Metabolites after Oral Indole-3-Carbinol Treatment in Humans», *Journal of the National Cancer Institute* 89, n.° 10, 1997, pp. 718-723.

90. D. A. Boggs et al., «Fruit and Vegetable Intake in Relation to Risk of Breast Cancer in the Black Women's Health Study», *American Journal of Epidemiology* 172, n.° 11, 2010, pp. 1268-1279.

91. M. Gerber, «Fibre and Breast Cancer», *European Journal of Cancer Prevention* 7, n.° 2, mayo de 1998, pp. S63-S67; L. A. Cohen, «Dietary Fiber and Breast Cancer», *Anticancer Research* 19, n.° 5A, septiembre-octubre de 1999, pp. 3685-3388.

92. S. Gandini et al., «Meta-analysis of Studies on Breast Cancer Risk and Diet: The Role of Fruit and Vegetable Consumption and the Intake of Associated Micronutrients», *European Journal of Cancer* 36, n.° 5, marzo del 2000, pp. 636-646; T. T. Fung et al., «Diet Quality Is Associated with the Risk of Estrogen Receptor-Negative Breast Cancer in Postmenopausal Women», *Journal of Nutrition* 136, n.° 2, febrero del 2006, pp. 466-472.

93. I. Mattisson et al., «Intakes of Plant Foods, Fibre and Fat and Risk of Breast Cancer: A Prospective Study in the Malmo Diet and Cancer Cohort», *British Journal of Cancer* 90, n.° 1, enero del 2004, pp. 122-127.

94. G. R. Howe et al., «Dietary Factors and Risk of Breast Cancer: Combined Analysis of 12 Case-Control Studies», *Journal of the National Cancer Institute* 82, n.° 7, 1990, pp. 561-569.

- una taza de guisantes partidos hervidos, lentejas, judías negras (15 gramos), alubias de Lima (13 gramos), judías al horno (10 gramos), guisantes (9 gramos)
- un aguacate (13,5 gramos)
- media taza de fruta de la pasión (12 gramos)
- una alcachofa mediana (10,3 gramos)
- una taza de frambuesas (8 gramos)
- una taza de espaguetis integrales (6,3 gramos), o de cebada perlada (6 gramos)
- una pera mediana (5,5 gramos)
- tres cuartas partes de una taza de hojuelas de salvado (5,5 gramos)
- una taza de brócoli (5 gramos)

¿Cuántos estadounidenses adultos no consumen a diario la suficiente fibra? El 97%.[95] Tú y yo formaremos parte del 3% restante. ¡Larga vida para las legumbres (y para nosotras)!

N.° 3: Frutos del bosque

En orden decreciente de propiedades antioxidantes que combaten los radicales libres, conoce y da la bienvenida a los arándanos morados, los arándanos rojos, las moras, las frambuesas, las fresas y las cerezas. Compuestos como el ácido elágico, las antocianidinas y las proantocianidinas interfieren en las señales de las células cancerosas, las animan a suicidarse (apoptosis) e inhiben la angiogénesis.[96] Los frutos del bosque congelados liberan con mayor rapidez que los frescos los pesos pesados de los polifenoles, pero, sean congelados o frescos, échatelos en la avena, los *smoothies* y las ensaladas. Nadie te está viendo, adelante, mételos en la boca para gozar de su delicioso sabor. También me encantan las grosellas espinosas indias, que poseen 124 veces más poder antioxidante que el de los arándanos y actúan sinérgicamente en el cuerpo para eliminar el daño oxida-

95. A. Moshfegh, J. Goldman y L. Cleveland, «What We Eat in America, NHANES 2001-2002: Usual Nutrient Intakes from Food Compared to Dietary Reference Intakes», *US Department of Agriculture, Agricultural Research Service* 9, 2005.

96. G. D. Stoner, L. S. Wang y B. C. Casto, «Laboratory and Clinical Studies of Cancer Chemoprevention by Antioxidants in Berries», *Carcinogenesis* 29, n.° 9, 2008, pp. 1665-1674.

tivo de los radicales libres.[97] Puedes consumir el *amla* en polvo, tal como yo hago en mi receta del *Smoothie* Antioxidante que encontrarás al final de este capítulo.

N.°4: Manzanas

¿Una manzana al día del cáncer de mama te libraría? ¡Eso parece! Los flavonoles y las catequinas de la piel de la manzana y las antocianinas de las manzanas *rojas* actúan contra la ruta metabólica que los cánceres intentan tomar, al menos en los modelos animales.[98] Las personas que comen una manzana al día (no me refiero al pastel de manzana, chicas) desarrollan un 24% menos de cáncer de mama que las que comen menos manzanas.[99] Los extractos de la piel detienen las células cancerosas en el laboratorio de una forma diez veces más eficaz que la de la pulpa de las mismas manzanas, de modo que cómetelas enteras o trituradas con una batidora, pero no en zumo.[100]

N.° 5: Tomates

El licopeno, uno de los carotenoides, lo que le da el color rojo vivo a los tomates, se concentra sobre todo en la piel. Es un poderoso antioxidante dotado de propiedades antiinflamatorias y antiangiogénicas, ambas unas razones plausibles en cuanto al descenso del cáncer de mama apreciado entre las mujeres con una dieta rica en tomates.[101] En el caso de los fitoquímicos, lo mejor es consumirlos crudos, en su estado natural. Pero en el caso de los tomates, si los calentamos durante quince minutos, la biodisponibilidad del licopeno aumenta un 300%.[102] Son liposolubles, así que ab-

---

97. M. H. Carlsen et al., «The Total Antioxidant Content of More than 3,100 Foods, Beverages, Spices, Herbs and Supplements Used Worldwide», *Nutrition Journal* 9, n.° 1, 2010, p. 3.

98. C. Gerhauser, «Cancer Chemopreventive Potential *of* Apples, Apple Juice, and Apple Components», *Planta Medica* 74, n.° 13, 2008, pp. 1608-1624.

99. S. Gallus et al., «Does an Apple a Day Keep the Oncologist Away?», *Annals of Oncology* 16, n.° 11, 2005, pp. 1841-1844.

100. K. Wolfe, W. Xianzhong y R. H. Liu, «Antioxidant Activity of Apple Peels», *Journal of Agricultural and Food Chemistry* 51, n.° 3, 2003, pp. 609-614.

101. E. Giovannucci, «Tomatoes, Tomato-Based Products, Lycopene, and Cancer: Review of the Epidemiologic Literature», *Journal of the National Cancer Institute* 91, n.° 4, 1999, pp. 317-331; G. Masala et al., «Fruit and Vegetables Consumption and Breast Cancer Risk: The EPIC Italy study», *Breast Cancer Research and Treatment* 132, n.° 3, 2012, pp. 1127-1136.

102. V. Dewanto et al., «Thermal Processing Enhances the Nutritional Value of Tomatoes by Increasing Total Antioxidant Activity», *Journal of Agricultural and Food Chemistry* 50, n.° 10, 2002, pp. 3010-3014.

sorbe sus propiedades incluso más aún preparándolos salteados o asados con un chorrito de aceite de oliva.

N.° 6: Setas

Las setas técnicamente no son frutas, verduras y ni siquiera plantas, son hongos, pero son deliciosas y nutritivas. ¡Quién se iba a imaginar que costosas setas como la portobello, los rebozuelos y las gírgolas fueran a tener menos flavonas e isoflavonas que los pequeños champiñones blancos![103] Es verdad, los sombreros de los champiñones contienen las mayores propiedades bloqueadoras del estrógeno de todos estos hongos, y además inhiben la aromatasa, una enzima que normalmente convierte a los precursores del estrógeno en su forma activa generadora de cáncer. Una ración diaria de 10 gramos o más —equivale a *medio* sombrero de champiñón— redujo un 64% los índices de cáncer de mama en mujeres chinas, comparadas con otras de la misma edad que «no consumían champiñones». Y cuando tomaban además media taza de té verde, los índices bajaron un 89%.[104] Hongos medicinales como los reishi, cola de pavo, shiitake y maitake se usan ampliamente y con éxito en Asia para tratar diversos cánceres. Los estudios afirman que son los polisacáridos de las setas medicinales los que estimulan las rutas de la respuesta inmunológica y los que exhiben unas habilidades antitumorales de lo más directas a modo de ninjas.[105]

N.° 7: Ajo, cebolla, puerro, chalote, cebollino, cebolleta

Tritúralos, córtalos o mastícalos, pero estos bulbos que estimulan el sistema inmunológico tienen que ser frescos para liberar la acción protectora antiproliferativa y antioxidante del fitoquímico de la alicina.[106]

---

103. B. J. Grube et al., «White Button Mushroom Phytochemicals Inhibit Aromatase Activity and Breast Cancer Cell Proliferation», *Journal of Nutrition* 131, n.° 12, 2001, pp. 3288-3293.

104. M. Zhang, «Dietary Intakes of Mushrooms and Green Tea Combine to Reduce the Risk of Breast Cancer in Chinese Women», *International Journal of Cancer* 124, n.° 6, 2009, pp. 1404-1408.

105. S. P. Wasser, «Medicinal Mushroom Science: History, Current Status, Future Trends, and Unsolved Problems», *International Journal of Medicinal Mushrooms* 12, n.° 1, 2010.

106. S. Oommen et al., «Allicin (from Garlic) Induces Caspase-Mediated Apoptosis in Cancer Cells», *European Journal of Pharmacology* 485, n.° 1, 2004, pp. 97-103; J. Antosiewicz et al., «Role of Reactive Oxygen Intermediates in Cellular Responses to Dietary Cancer Chemopreventive Agents», *Planta Medica* 74, n.° 13, 2008, pp. 1570-1579.

Un estudio francés reveló la sorprendente reducción de un 75% en el cáncer de mama al consumir de once a doce raciones semanales de verduras de la familia de los *alium*, como el ajo y la cebolla.[107] También afirmaron que los vampiros habían desaparecido del lugar sin dejar rastro.

N.° 8: Cúrcuma y especias

¿Podría la curcumina, el ingrediente más activo en la cúrcuma, la picante raíz amarilla, ser la razón por la que los índices de cáncer de mama en la India son cinco veces más bajos que los de los países occidentalizados? La curcumina reduce el estrógeno, induce la apoptosis de las células cancerosas, elimina la inflamación (inhibe la COX-2) y destruye los radicales libres.[108] De hecho, los investigadores expusieron en un laboratorio muestras de sangre humana de los participantes del estudio a los radicales libres durante una semana y, cuando a la semana siguiente se repitió la exposición con otras muestras de sangre procedentes de las mismas personas, descubrieron que habían experimentado la *mitad* del daño oxidativo en el ADN. ¿Qué fue lo que cambió en una semana? Los sujetos del estudio habían estado consumiendo simplemente una pizca diaria de cúrcuma.[109] La piperina, presente en la pimienta negra, aumenta la biodisponibilidad de la curcumina de una cantidad apenas detectable a un 2.000% más.[110] Se ha descubierto que la piperina elimina por sí sola el crecimiento tumoral mamario y la

---

107. B. Challier, J. M. Perarnau y J. F. Viel, «Garlic, Onion and Cereal Fibre as Protective Factors for Breast Cancer: A French Case-Control Study», *European Journal of Epidemiology* 14, n.º 8, 1998, pp. 737-747.

108. B. B. Aggarwal et al., «Curcumin Suppresses the Paclitaxel-Induced Nuclear Factor-κB Pathway in Breast Cancer Cells and Inhibits Lung Metastasis of Human Breast Cancer in Nude Mice», *Clinical Cancer Research* 11, n.º 20, 2005, pp. 7490-7498; T. Choudhuri et al., «Curcumin Induces Apoptosis in Human Breast Cancer Cells Through p53-Dependent BAX Induction», *FEBS Letters* 512, n.ºs 1-3, 2002, pp. 334-340; S. Somasundaram et al., «Dietary Curcumin Inhibits Chemotherapy-Induced Apoptosis in Models of Human Breast Cancer», *Cancer Research* 62, n.º 13, 2002, pp. 3868-3875.

109. S. Percival et al., «Bioavailability of Herbs and Spices in Humans as Determined by Ex Vivo Inflammatory Suppression and DNA Strand Breaks», *Journal of American College of Nutrition* 31, n.º 4, 2012, pp. 288-294.

110. G. Shoba et al., «Influence of Piperine on the Pharmacokinetics of Curcumin in Animals and Human Volunteers», *Planta Medica* 64, n.º 4, 1998, pp. 353-356.

proliferación metastásica en modelos animales.[111] Mezclar ¼ de cucharadita de cúrcuma en polvo o medio centímetro de raíz de cúrcuma fresca con ¼ de cucharadita de pimienta negra y una cucharada de grasas vegetales, como las de las semillas de lino trituradas, ayuda a asimilar mejor la mezcla y evita que se elimine a través del hígado. Además constituye un aderezo magnífico para platos de ensalada, arroz o verduras. Si bien la curcumina es poderosa por sí sola, demuestra no inhibir tanto el cáncer como la cúrcuma cuando las dos combaten cara a cara células cancerosas mamarias en una placa de Petri. Opta por la cúrcuma y sácale el mayor beneficio posible a la comida transformándola de color al amarillo ocre (como le ha ocurrido al recipiente de mi batidora).[112] Pero si tienes cálculos biliares, no la consumas. La cúrcuma estimula las contracciones de la vesícula y podría causarte una dolorosa crisis por cálculos biliares.[113]

Las especias no solo le dan color y sabor a la comida, sino que además ayudan a reducir la inflamación, la formación de radicales libres, la proliferación de células cancerosas, la apoptosis y la angiogénesis, y además estimulan la función inmunológica.[114] Mientras decides añadirle un toque picante a tu vida, te sugiero cocinar con ingredientes anticancerígenos como el clavo (solo las grosellas espinosas le superan en poder antioxidante), el jengibre, el pimentón, el comino, la canela, la salvia, el romero, el orégano, el tomillo o cualquier otra hierba que aparezca en el recuadro de la parte inferior y que creas que pueda aña-

---

111. L. Lai et al., «Piperine Suppresses Tumor Growth and Metastasis In Vitro and In Vivo in a 4T1 Murine Breast Cancer Model», *Acta Pharmacologica Sinica* 33, n.º 4, 2012, pp. 523-530.

112. J. Kim et al., «Turmeric (Curcuma Longa) Inhibits Inflammatory Nuclear Factor (NF)-κB and NF-κB-Regulated Gene Products and Induces Death Receptors Leading to Suppressed Proliferation, Induced Chemosensitization, and Suppressed Osteoclastogenesis», *Molecular Nutrition and Food Research* 56, n.º 3, 2012, pp. 454-465.

113. A. Rasyid et al., «Effect of Different Curcumin Dosages on Human Gall Bladder», *Asia Pacific Journal of Clinical Nutrition* 11, n.º 4, 2002, pp. 314-318.

114. J. Zheng et al., «Spices for Prevention and Treatment of Cancers», *Nutrients* 8, n.º 8, 2016, p. 495; A. Iyer et al., «Potential Health Benefits of Indian Spices in the Symptoms of the Metabolic Syndrome: A Review», *Indian Journal of Biochemistry and Biophysics* 46, n.º 6, 2009, pp. 467-481; C. M Kaefer y J. A. Milner, «The Role of Herbs and Spices in Cancer Prevention», *Journal of Nutrition Biochemistry* 19, n.º 6, 2008, pp. 347-361; K. Krishnaswamy, «Traditional Indian Spices and Their Health Significance», *Asia Pacific Journal of Clinical Nutrition* 17, n.º 1, 2008, pp. 265-268.

dir gusto y sabor a tus comidas.[115] Por cierto, la canela de la China contiene mucha más cumarina, un anticoagulante, que la de Ceilán. Dado que la cumarina también puede ser tóxica para el hígado en dosis de 1 cucharadita diaria, si consumes canela con regularidad, decántate por la de Ceilán.[116]

¡EH, HIERBAS! SAZONAD LOS PLATOS

Un pellizco de esto y un chorrito de aquello pueden transformar en cuestión de segundos una comida sosa y aburrida en un plato «delicioso, riquísimo». Se han estudiado más de 180 fitonutrientes procedentes de especias por sus propiedades beneficiosas para la salud, de modo que las más impresionantes se merecen un hueco en los estantes de tu cocina.[117] Si la sal y la pimienta son tu idea de los ingredientes indispensables en un especiero, procura añadir en tus recetas las siguientes hierbas y especias respetuosas con los senos, y disfruta del delicioso sabor de estar luchando contra el cáncer.

- pimienta de Jamaica
- agracejo
- albahaca
- laurel
- comino
- curri en polvo
- eneldo
- hinojo
- cebollas
- orégano
- nuez moscada
- pimentón

---

115. S. S. Percival et al., «Bioavailability of Herbs and Spices in Humans as Determined by Ex Vivo Inflammatory Suppression and DNA Strand Breaks», *Journal of the American College of Nutrition* 31, n.º 4, 2012, pp. 288-294; I. Paur et al., «Extract of Oregano, Coffee, Thyme, Clove, and Walnuts Inhibits NF-κB in Monocytes and in Transgenic Reporter Mice», *Cancer Prevention Research* 3, n.º 5, 2010, pp. 653-663; N. Wang et al., «Ellagic Acid, a Phenolic Compound, Exerts Anti-angiogenesis Effects via VEGFR-2 Signaling Pathway in Breast Cancer», *Breast Cancer Research and Treatment* 134, n.º 3, 2012, pp. 943-955; K. Aruna y V. M. Sivaramakrishnan, «Plant Products as Protective Agents Against Cancer», *Indian Journal of Experimental Biology* 28, n.º 11, 1990, pp. 1008-1011.

116. Federal Institute for Risk Assessment, «High Daily Intakes of Cinnamon: Daily Health Risks Cannot be Ruled Out», *BfR Health Assessment*, 18 de agosto de 2006, https://www.bfr.bund.de/cm/349/high_daily_intakes_of_cinnamon_health_risk_cannot_be_ruled_out.pdf.

117. C. M. Kaefer y J. A. Milner, «Herbs and Spices in Cancer Prevention and Treatment», en *Herbal Medicine: Biomolecular and Clinical Aspects*, 2.ª ed., ed. I. F. F. Benzie y S. Wachtel-Galor, CRC Press, Boca Raton, Florida, 2011, consultado el 3 de diciembre del 2017, https://www.ncbi.nlm.nih.gov/books/NBK92774; B. B. Aggarwal et al., «Potential of Spice-Derived Phytochemicals for Cancer Prevention», *Planta Medica* 74, n.º 13, 2008, pp. 1560-1569; S. Dragland et al., «Several Culinary and Medicinal Herbs Are Important Sources of Dietary Antioxidants», *Journal of Nutrition* 133, n.º 5, 2003, pp. 1286-1290.

- pimienta negra
- alcaravea
- cardamomo
- guindillas
- chile en polvo
- cebollino
- cilantro
- canela (Ceilán)
- clavo
- semillas de cilantro
- fenogreco
- ajo
- jengibre
- rábano picante
- kokum
- puerro
- limoncillo
- mejorana
- menta
- mostaza en polvo
- perejil
- romero
- salvia
- azafrán
- cebolleta
- chalote
- tomillo
- cúrcuma / raíz de cúrcuma

N.° 9: Algas

Las algas reducen la carga estrogénica en el cuerpo al ayudar a eliminarla a través de la orina y mejorar la flora intestinal.[118] Un estudio coreano reveló que el consumo diario de algas *gim* (son como las hojas de nori con las que se recubren los sushi) redujo el cáncer de mama a más de un 50%.[119] Las nori, wakame, arame, mekabu, kombu, dulse, musgo de Irlanda y espirulina son algunas de las algas más comunes. Procura tomar de *snack* hojas de nori en lugar de patatas fritas, o envuelve las verduras y el arroz coloreado en una hoja de nori. En lugar de añadirle sal a la comida, echa una cucharadita de espirulina en polvo al *smoothie* o al aliño de la ensalada, o un puñado de copos de algas (los encontrarás en Internet en los supermercados asiáticos).

N.° 10: Cacao

Puedes añadir cacao en polvo (no el holandés procesado), repleto de flavonoides y de procianidinas, al *smoothie* de frutos del bosque para satisfacer un antojo de algo dulce.[120] Consumir 40 gramos de chocolate negro con

---

118. J. Teas et al., «Dietary Seaweed Modifies Estrogen and Phytoestrogen Metabolism in Healthy Postmenopausal Women», *Journal of Nutrition* 139, n.° 5, 2009, pp. 939-944.

119. Y. J. Yang et al., «A Case-Control Study on Seaweed Consumption and the Risk of Breast Cancer», *British Journal of Nutrition* British 103, n.° 9, 2010, pp. 1345-1353.

120. F. M. Steinberg et al., «Cocoa and Chocolate Flavonoids: Implications for Cardiovascular Health», *Journal of the American Dietetic Association* 103, n.° 2, 2003, pp. 215-223.

más de un 70% de cacao equivale a un «me gusta» anticancerígeno, ya que te proporciona más antioxidantes que la grasa y el azúcar del cacao.[121]

LA SOJA NO ES COMO NOS LA PINTAN

Es hora de dejar las cosas claras sobre este ingrediente medicinal, porque ha adquirido muy mala fama injustamente. La soja contiene isoflavonas, algunas de las cuales actúan como fitoestrógenos (compuestos vegetales similares al estrógeno), y el estrógeno fomenta la mayoría de cánceres de mama. Así que seguro que alguien te ha advertido: «¡No tomes soja!», y al oírlo has escupido al instante la sopa de miso que te estabas tomando. Como la mayoría de médicos creen que la soja es un territorio inexplorado, pecan de precavidos y aconsejan evitar cualquier clase de fitoestrógeno. Supongo que no conocen las evidencias, permíteme que te las muestre.

En primer lugar, en el cuerpo tenemos dos receptores de estrógenos (RE) totalmente distintos: RE-alfa y RE-beta. Cuando el estrógeno procedente de cualquier fuente estimula estos receptores, las células responden según su función programada. En los pechos, los RE-alfa envían señales a las células cancerosas para que se multipliquen y dividan; en cambio, los RE-beta producen un *efecto antiestrogénico.* Por lo visto, a nuestros estrógenos naturales les encantan los RE-alfa (sí, los que tienen que ver con el cáncer), pero los fitoestrógenos de la soja, como la genisteína, se unen un 1.600% más a los RE-beta que a los RE-alfa.[122] Cuando la soja se acomoda en su trono RE-beta, impide que el estrógeno se siente en su silla alfa. Y si la soja se une a los RE-alfa, tiene de una décima a una centésima parte de su capacidad para transmitirle una señal al auténtico estrógeno, de modo que la soja actúa básicamente como el tamoxifeno, un fármaco administrado a los pacientes con cáncer que ocupa los receptores de los

121. Z. Faridi et al., «Acute Dark Chocolate and Cocoa Ingestion and Endothelial Function: A Randomized Controlled Crossover Trial», *American Journal of Clinical Nutrition* 88, n.º 1, 2008, pp. 58-63.

122. R. S. Muthyala et al., «Equol, a Natural Estrogenic Metabolite from Soy Isoflavones: Convenient Preparation and Resolution of R-and S-equols and Their Differing Binding and Biological Activity through Estrogen Receptors Alpha and Beta», *Bioorganic & Medicinal Chemistry* 12, n.º 6, 2004, pp. 1559-1567.

RE-alfa y los desactiva.[123] Además, la soja detiene la conversión de otros esteroides *en* estrógeno.[124] De acuerdo, si esto fuera cierto, a las personas que consumen estrógeno de origen vegetal les tendrían que bajar los niveles del estrógeno circulante, ¿verdad? Sí, así es. Un grupo de mujeres premenopáusicas de Texas estuvieron tomando tres tazas de 350 ml de leche de soja al día durante un mes. Dependiendo de la fase en la que se encontraran de su ciclo menstrual, los niveles de estrógeno en la sangre se redujeron de un 30 a un 80% en *todas ellas*, y además se mantuvieron por debajo del nivel basal durante dos o tres meses más.[125] ¡Vaya! La soja realmente frena la producción de estrógeno.

Si unas pocas raciones diarias de soja al día hacen que los niveles de estrógeno bajen, ¿deberíamos esperar ver menos cánceres de mama? Sí. Un estudio analizó la dieta de más de 73.000 mujeres chinas y concluyó que consumir soja durante la infancia, la adolescencia y la adultez protege contra el cáncer de mama, sobre todo si se consume en la juventud.[126] El consumo temprano de soja (más de 1,5 veces a la semana, no en exceso) durante la infancia redujo un 58% el cáncer de mama en la adultez en un estudio realizado con mujeres asiáticas de California y Hawái. Así que diles a tus hijas que se *sojalicen*.[127] Incluso entre portadoras coreanas de la mutación genética del BRCA, consideradas en gran parte a merced de las roturas del filamento del ADN, se observó una reducción de hasta un 43% en las grandes consumidoras de soja.[128]

---

123. F. V. So et al., «Inhibition of Proliferation of Estrogen Receptor-Positive MCF-7 Human Breast Cancer Cells by Flavonoids in the Presence and Absence of Excess Estrogen», *Cancer Letters* 112, n.º 2, 1997, pp. 127-133; S. O. Mueller et al., «Phytoestrogens and Their Human Metabolites Show Distinct Agonistic and Antagonistic Properties on Estrogen Receptor α (ERα) and ERβ in Human Cells», Toxicological Sciences 80, n.º 1, 2004, pp. 14-25.

124. J. T. Kellis Jr. y L. E. Vickery, «Inhibition of Human Estrogen Synthetase (Aromatase) by Flavones», *Science* 225, 1984, pp. 1032-1035.

125. L. J. Lu et al., «Effects of Soya Consumption for One Month on Steroid Hormones in Premenopausal Women: Implications for Breast Cancer Risk Reduction», *Cancer Epidemiology and Prevention Biomarkers* 5, n.º 1, 1996, pp. 63-70.

126. S. A. Lee et al., «Adolescent and Adult Soy Food Intake and Breast Cancer Risk: Results from the Shanghai Women's Health Study», *American Journal of Clinical Nutrition* 89, n.º 6, 2009, pp. 1920-1926.

127. L. A. Korde et al., «Childhood Soy Intake and Breast Cancer Risk in Asian American Women», *Cancer Epidemiology and Prevention Biomarkers* 18, n.º 4, 2009, pp. 1050-1059.

128. K. P. Ko et al., «Dietary Intake and Breast Cancer Among Carriers and Noncarriers of BRCA Mutations in the Korean Hereditary Breast Cancer Study», *American Journal of Clinical Nutrition* 98, n.º 6, 2013, pp. 1493-1501.

Por el momento, la soja bloquea los efectos del estrógeno en los RE-alfa, reduce los niveles de estrógeno en la sangre y protege contra el desarrollo del cáncer de mama, pero… ¿y si ya tenemos un cáncer provocado por el estrógeno y estamos tomando un medicamento que bloquea las acciones estrogénicas en el cuerpo, como el tamoxifeno? ¿Interferirán las isoflavonas de la soja con este medicamento? Hasta el 2009, no estábamos seguros. En el «Estudio epidemiológico sobre la vida tras un cáncer», los investigadores hicieron un seguimiento a 1.954 sobrevivientes multiétnicas que tomaban tamoxifeno (para los cánceres estrogénicos) durante seis años. Las que más productos consumían hechos con tofu y leche de soja experimentaron una *reducción* de un 60% en la reaparición del cáncer de mama, comparadas con las que ingerían una dieta pobre en soja.[129] Las isoflavonas no solo controlan de manera favorable el estrógeno, sino que además manifiestan propiedades antiproliferativas, antioxidantes, antiangiogénicas y antiinflamatorias hasta tal punto que la soja incluso mantiene a raya los tumores *negativos* causados por el estrógeno.[130] El estudio más importante sobre la soja llevado a cabo para analizar a pacientes con cáncer hizo un seguimiento a más de 6.200 mujeres multiétnicas de Estados Unidos y Canadá durante 9,4 años.[131] Los investigadores observaron un descenso de un 21% de todas las causas de mortalidad en las mujeres que consumían simplemente de 0,5 a 1,0 raciones de soja *a la semana,* comparadas con las que consumían poca soja, a las que les aumentó un 51% los cánceres negativos estrogénicos, y un 32% en las pacientes con un cáncer con receptores de estrógeno positivos que no seguían una terapia antiestrogénica. En otro estudio en el que participaron más de 5.000 pacientes con cáncer de mama que tomaban una dieta rica en soja, la mortalidad se redujo un 29%, y la reaparición del cáncer un 32%, al margen del estado de los receptores.[132] Incluso una taza

---

129. N. Guha et al., «Soy Isoflavones and Risk of Cancer Recurrence in a Cohort of Breast Cancer Survivors: The Life after Cancer Epidemiology Study», *Breast Cancer Research and Treatment* 118, n.º 2, 2009, pp. 395-405.

130. P. J. Magee e I. R. Rowland, «Phyto-oestrogens, Their Mechanism of Action: Current Evidence for a Role in Breast and Prostate Cancer», *British Journal of Nutrition* 91, n.º 4, 2004, pp. 513-531; L. Varinska et al., «Soy and Breast Cancer: Focus on Angiogenesis», *International Journal of Molecular Sciences* 16, n.º 5, 2015, pp. 11728-11749.

131. F. F. Zhang et al., «Dietary Isoflavone Intake and All-Cause Mortality in Breast Cancer Survivors: The Breast Cancer Family Registry», *Cancer* 123, n.º 11, 2017, pp. 2070-2079.

132. X. O. Shu et al., «Soy Food Intake and Breast Cancer Survival», *Journal of the American Medical Association* 302, n.º 22, 2009, pp. 2437-2443.

diaria de leche de soja proporciona los suficientes fitoestrógenos como para reducir un 25% la reaparición de un cáncer.[133] De modo que el consumo de soja después de sufrir un cáncer de mama es seguro y protector.

La soja no aumenta el cáncer de mama, en realidad reduce los índices de su aparición y su reaparición, así como los de mortalidad, en todos los estudios llevados a cabo sobre el fruto de esta planta desde el 2009.[134] ¿Cuál es la soja más segura para el consumo? Elige productos de soja ecológica que lleven el sello de calidad USDA, de soja 100 por 100 ecológica, o de soja no OGM. Si bien el 94% de la soja procede de organismos genéticamente modificados (OGM), los productos no OGM deberían encontrarse con facilidad. La mayoría de soja OGM se cultiva para alimentar al ganado y no a los seres humanos (a no ser que consumas la carne del ganado).[135] La soja es una «proteína completa», es decir, contiene todos los aminoácidos esenciales necesarios para las funciones biológicas. Procura consumir de dos a tres raciones diarias de productos a base de soja. Los alimentos integrales hechos con soja superan con creces los procesados, y los productos de soja fermentada, como el tempeh, el miso, el tamari (la salsa de soja fermentada) y el natto, son los mejores. El proceso de fermentación natural alcanza dos objetivos: reduce los gases y la distensión abdominal al ser beneficiosos para la flora intestinal y, además, las poderosas isoflavonas de la soja se transforman en su forma más activa, con lo que este superalimento se vuelve incluso más potente aún. Consumir tofu, habas tiernas de soja (edamame), soja tostada y leche de soja son unas opciones dietéticas excelentes. Evita tomar leche de soja de proteínas de soja o de proteínas de soja aislada. Asegúrate de que la lista de ingredientes del cartón de la leche de soja esté encabezada por *soja ecológica.* Los productos a base de soja procesada pierden parte del valor nutricional de los alimentos integrales, pero son una gran opción para sustituir la carne, las salsas, el queso, los huevos, el yogur y la leche.

---

133. S. J. Nechuta et al., «Soy Food Intake After Diagnosis of Breast Cancer and Survival: An In-Depth Analysis of Combined Evidence from Cohort Studies of US and Chinese Women», *American Journal of Clinical Nutrition* 96, n.º 1, 2012, pp. 123-132.

134. F. Chi et al., «Post-Diagnosis Soy Food Intake and Breast Cancer Survival: A Metaanalysis of Cohort Studies», *Asian Pacific Journal of Cancer Prevention* 14, n.º 4, 2013, pp. 2407-2412.

135. Economic Research Service, «Recent Trends in GE Adoption», *United States Department of Agriculture,* última actualización realizada el 12 de julio del 2017, http://www.ers.usda.gov/data-products/adoption-of-genetically-engineered-crops-in-the-us/recent-trends-in-ge-adoption.aspx.

LO ESENCIAL SOBRE VITAMINAS, MINERALES Y SUPLEMENTOS

Si tus células pudieran escribir un editorial titulado: «Un día en la vida de un cuerpo», hablarían efusivamente de lo importantes que son para ellas los cerca de treinta diferentes vitaminas y minerales esenciales que no pueden producir por sí mismas. Las células usan esta materia prima para llevar a cabo cientos de funciones vitales. Tus células te dirían que consumir alimentos integrales, en lugar de suplementos o píldoras que contienen una sola vitamina, les aporta como mínimo 25.000 fitoquímicos de una complejidad que apenas entendemos. Estos componentes bioactivos de los alimentos pueden actuar individualmente, como un suplemento, pero no hay que olvidar todas las formas adicionales y sinérgicas con las que esta inmensa comunidad de sustancias químicas se une para prevenir el desarrollo de enfermedades. Por ejemplo, la vitamina C es un antioxidante, pero cuando nos comemos una naranja nos estamos equipando con otras armas, como la del limoneno, que se acumula en el interior de las células mamarias, donde ejerce una actividad *similar a la de la quimioterapia.*[136] ¡La vitamina C masticable que nos hemos tomado no tiene idea de los efectos quimioterapéuticos con sabor a limoneno de la naranja! Salvo raras excepciones —como en el caso de los apartados de la vitamina B_{12}, el folato y la vitamina D que aparecen más abajo—, una dieta equilibrada es lo más sano, seguro y eficaz para ingerir la cantidad adecuada de vitaminas y minerales que necesitamos. Estos son los más importantes, los pesos pesados:

Vitamina A: la fenretinida (200 miligramos diarios), un análogo de la vitamina A, promete la reducción de un 35% de los cánceres de mama recurrentes o nuevos en las mujeres premenopáusicas.[137] Se encuentra en las zanahorias, los moniatos, el kale, las espinacas, el brócoli y la calabaza.

---

136. J. A. Miller et al., «Human Breast Tissue Disposition and Bioactivity of Limonene in Women with Early-Stage Breast Cancer», *Cancer Prevention Research* 6, n.º 6, 2013, pp. 577-584.

137. U. Veronesi et al., «Randomized Trial of Fenretinide to Prevent Second Breast Malignancy in Women with Early Breast Cancer», *Journal of the National Cancer Institute* 91, n.º 21, noviembre de 1999, pp. 1847-1856.

Betacaroteno: un meta-análisis de once estudios reveló que el betacaroteno es beneficioso en un 18% para contrarrestar el cáncer de mama.[138] Se transforma en vitamina A en el cuerpo, o sea que, además de los alimentos ricos en vitamina A que he enumerado antes, incluye en tu dieta albaricoques, melón cantalupo y pimientos rojos.

Vitamina B_6: la vitamina B_6 es la que reduce un 30% el cáncer de mama.[139] Come aguacates, judías pintas, melaza, semillas de girasol, semillas de sésamo y pistachos. Si comes carne, en el atún, el pollo y la pechuga de pavo encontrarás vitamina B_6.

Vitamina B_{12}: la vitamina B_{12} beneficia un 64% los senos de las mujeres premenopáusicas.[140] Está presente en el marisco, el pescado, la carne, el pollo, el hígado, los lácteos, los huevos y los cereales enriquecidos con esta vitamina. A los veganos y los adultos menores de sesenta y cinco años que no consuman la suficiente cantidad de fuentes de vitamina B_{12} les aconsejo tomar un suplemento de 2.500 microgramos de *ciano*cobalamina (no *metil*cobalamina) a la semana,[141] y a las personas mayores de sesenta y cinco, 1.000 microgramos de *ciano*cobalamina al día.[142]

Ácido fólico (Folato): el folato actúa junto con la vitamina B_6 y la B_{12} para generar glutatión, el antioxidante intracelular más poderoso de todos, el cual detoxifica el organismo y elimina las sustancias cancerígenas.[143] Los guisantes, las alubias, los frutos secos, las espinacas, la col rizada, los espárragos y la harina enriquecida son ricos en ácido fólico.

---

138. S. Gandini et al., «Meta-analysis of Studies on Breast Cancer Risk and Diet: The Role of Fruit and Vegetable Consumption and the Intake of Associated Micronutrients», *European Journal of Cancer* 36, n.º 5, marzo del 2000, pp. 636-646.

139. S. M. Zhang et al., «Plasma Folate, Vitamin B_6, Vitamin B_{12}, Homocysteine, and Risk of Breast Cancer», *Journal of the National Cancer Institute* 95, n.º 5, marzo del 2003, pp. 373-380.

140. S. Gandini, «Meta-analysis of Studies on Breast Cancer Risk and Diet: The Role of Fruit and Vegetable Consumption and the Intake of Associated Micronutrients», *European Journal of Cancer* 36, n.º 5, marzo del 2000, pp. 636-646.

141. M. S. Donaldson, «Metabolic Vitamin B_{12} Status on a Mostly Raw Vegan Diet with Follow-Up Using Tablets, Nutritional Yeast, or Probiotic Supplements», *Annals of Nutrition and Metabolism* 44, n.ºs 5-6, 2000, pp. 229-234.

142. S. J. P. M. Eussen et al., «Oral Cyanocobalamin Supplementation in Older People with Vitamin B_{12} Deficiency: A Dose-Finding Trial», *Archives of Internal Medicine* 165, n.º 10, 2005, pp. 1167-1172.

143. A. J. L. Cooper, «Biochemistry of Sulfur-Containing Amino Acids», *Annual Review of Biochemistry* 52, 1983, pp. 187-222; J. D. Hayes y L. I. McLellan, «Glutathione and Glutathione-Dependent Enzymes Represent a Co-ordinately Regulated Defence Against Oxidative Stress», *Free Radical Research* 31, 1999, pp. 273-300.

El «Estudio sobre la salud de las enfermeras» reveló que unos altos niveles de folato en la sangre reducían un 27% el cáncer de mama.[144] Entre las participantes del estudio que tomaban de promedio una copa o más de alcohol al día, a las que más folato consumían procedente de alimentos o suplementos les disminuyó el riesgo de sufrir cáncer de mama un 89%, comparadas con las que tomaban alcohol y consumían poco folato. Por lo visto, el alcohol inhibe la conversión del folato en metilfolato, el cual ayuda a reparar el ADN. Las personas que toman alcohol con moderación (una o más copas al día) deberían plantearse tomar 800 microgramos diarios de metilfolato (no ácido fólico), o reducir el consumo de alcohol.

Vitamina C: cuando piensas en la vitamina C, te debe venir a la mente zumo de naranja; sin embargo, los cítricos —naranjas, mandarinas, pomelos, limones y limas— reducen el cáncer de mama solo un 10%.[145] Cuando le añades otras fuentes de vitamina C (y, por lo tanto, los fitonutrientes se multiplican), como las de las zanahorias, los moniatos, las verduras de hoja verde y el brócoli, la protección aumenta un 31%.[146]

Vitamina D: la vitamina de la luz del sol se merece el protagonismo que ha adquirido. En la dosis adecuada, tiene efectos protectores: más de 800 UI (Unidades Internacionales) diarias reduce un 34% el cáncer de mama en las mujeres posmenopáusicas.[147] Aumenta los efectos protectores un 50% tomando 2.000 UI diarias combinadas aproximadamente con 3.000 UI de vitamina D sintetizada en tu piel después de exponerte al sol doce minutos al día sin aplicarte protector solar.[148] En las mujeres diagnosticadas con cáncer que toman unas dosis adecuadas de vitamina D, se les reducen a la

---

144. S. M. Zhang et al., «Plasma Folate, Vitamin B_6, Vitamin B_{12}, Homocysteine, and Risk of Breast Cancer», *Journal of the National Cancer Institute* 95, n.º 5, 2003, pp. 373-380.

145. J. K. Song y J. M. Bae, «Citrus Fruit Intake and Breast Cancer Risk: A Quantitative Systematic Review», *Journal of Breast Cancer* 16, n.º 1, 2013, pp. 72-76.

146. G. R. Howe et al., «Dietary Factors and Risk of Breast Cancer: Combined Analysis of 12 Case-Control Studies», *Journal of the National Cancer Institute* 82, n.º 7, 1990, pp. 561-569.

147. K. Robien, G. J. Cutler y D. Lazovich, «Vitamin D Intake and Breast Cancer Risk in Postmenopausal Women: The Iowa Women's Health Study», *Cancer Causes and Control* 18, n.º 7, septiembre del 2007, pp. 775-782.

148. C. F. Garland et al., «Vitamin D and Prevention of Breast Cancer: Pooled Analysis», *Journal of Steroid Biochemistry and Molecular* 103, n.ºs 3-5, marzo del 2007, pp. 708-711.

mitad los índices de mortalidad por cáncer de mama.[149] La leche enriquecida, la leche de soja, el tofu y los cereales enriquecidos con vitamina D, las setas expuestas a los rayos UVA (déjalas al sol durante dos días), las sardinas, el salmón, y tú + los rayos del sol, la mejor de todas, son unas fuentes excelentes de esta vitamina.

Si vives en cualquier parte del mundo a 40 grados de latitud norte (Nueva York, Barcelona, Roma, Toronto, Budapest, Zúrich, Viena, Múnich, París) o a 40 grados de latitud sur (Queenstown, Sidney, Ciudad del Cabo, Buenos Aires), si tienes más de sesenta años o si tu color de piel es más bien oscuro y estás expuesta al sol menos de treinta minutos diarios, necesitas tomar suplementos de vitamina D. En los meses de invierno, cuando no hace sol, toma 4.000 UI diarias.[150] La última investigación sugiere que cuando el nivel de vitamina D en la sangre es de 40 a 80 nanogramos por mililitro, lo cual requiere tomar unas 5.000 UI diarias o más, el riesgo de desarrollar cáncer se reduce al máximo. De modo que, en la próxima visita al médico, pídele que te haga un análisis para ver el nivel de vitamina D en la sangre, así podrás optimizar tu estrategia de tomar suplementos de esta vitamina en el caso de necesitarlos.[151]

Calcio: el calcio dietético, 1.250 miligramos diarios, reduce el cáncer de mama de un 20 a un 50%, y hasta un 74% en las mujeres premenopáusicas,[152] probablemente al disminuir la proliferación celular inducida por la grasa, neutralizar los ácidos grasos y fijar los ácidos biliares mutagénicos.[153] El kale, el brócoli, las verduras de hojas verde oscuro, el yogur, el queso, la leche, la soja, los cereales enriquecidos y las semillas son ricos en calcio.

---

149. S. B. Mohr et al., «Meta-analysis of Vitamin D Sufficiency for Improving Survival of Patients with Breast Cancer», *Anticancer Research* 34, n.º 3, 2014, pp. 1163-1166.

150. C. F. Garland et al., «Vitamin D and Prevention of Breast Cancer: Pooled Analysis», *Journal of Steroid Biochemistry and Molecular Biology* 103, n.os 3-5, marzo del 2007, pp. 708-711.

151. C. F. Garland et al., «Vitamin D Supplement Doses and Serum 25-Hydroxyvitamin D in the Range Associated with Cancer Prevention», *Anticancer Research* 31, n.º 2, 2011, pp. 607-611.

152. E. Kesse-Guyot et al., «Dairy Products, Calcium, and the Risk of Breast Cancer: Results of the French SU.VI.MAX Prospective Study», *Annals of Nutrition and Metabolism* 51, n.º 2, 2007, pp. 139-145; M. L. McCullough et al., «Dairy, Calcium, and Vitamin D Intake and Postmenopausal Breast Cancer Risk in the Cancer Prevention Study II Nutrition Cohort», *Cancer Epidemiology, Biomarkers and Prevention* 14, n.º 12, diciembre del 2005, pp. 2898-2904.

153. P. W. Parodi, «Dairy Product Consumption and the Risk of Breast Cancer», *Journal of the American College of Nutrition* 24, 2005, pp. 556S-568S; Y. Cui y T. E. Rohan, «Vitamin D, Calcium, and Breast Cancer Risk: A Review», *Cancer Epidemiology, Biomarkers and Prevention* 15, n.º 8, 2006, pp. 1427-1437.

Ácido *alfa* linolénico, omega-3 de cadena larga (AAL): si no consumes pescado, no generarás el suficiente AAL de cadena larga derivado de tu consumo de AAL de cadena corta (véase el siguiente apartado sobre las grasas). Asegúrate de recibir el aporte necesario de este ácido graso esencial para una buena salud del cerebro, y toma 250 miligramos diarios de un suplemento de AAL de cadena larga, procedente de aceite de pescado rico en omega-3, o, si eres vegetariana, de la levadura o las algas.[154]

HABLANDO DE GRASAS...

En el pasado las *grasas* no se veían con buenos ojos, ¿lo recuerdas? Se creía que si no consumíamos grasas, *no* engordaríamos. Pero, por lo visto, si no comiéramos grasas nos meteríamos en un buen problema. La grasa almacena la energía, nos da vigor y regula la temperatura corporal. La grasa protege los nervios, el tejido cerebral y los globos oculares, al igual que un plástico de burbujas protegiendo tazas de té. También transporta vitaminas, crea esteroides, fomenta el crecimiento y la función celular y evita que nuestra piel parezca la de un perro shar pei.[155] Pero ¿conoces la diferencia entre la grasa beneficiosa y la grasa nociva? Hablaré de la beneficiosa.

¿Cuáles son las grasas más saludables? Las insaturadas. Contienen ácidos grasos poliinsaturados, conocidos como AGPI, o «¡AGPI, una célula cancerosa menos!», como a mí me gusta llamarlos. Las grasas AGPI se licúan a temperatura ambiente. Son *esenciales,* es decir, el cuerpo no las puede crear, y solo se encuentran en los alimentos. Las necesitamos si planeamos estar activos, como mover los músculos o dejar de sangrar cuando nos hacemos un corte. Las semillas de lino, las nueces, el aceite de colza, el aceite de soja no hidrogenado y el aceite de pescado, como el del salmón, el arenque, las sardinas y la caballa, son

---

154. B. C. Davis y P. M. Kris-Etherton, «Achieving Optimal Essential Fatty Acid Status in Vegetarians: Current Knowledge and Practical Implications», *The American Journal of Clinical Nutrition* 78, n.º 3, 2003, pp. 640S-646S.

155. E. D. Rosen y B. M. Spiegelman, «What We Talk About When We Talk About Fat», *Cell* 156, n.º 1, 2014, pp. 20-44.

ricos en AGPI omega-3, conocido también como ácido *alfa*-linolénico (AAL).

Los ácidos grasos monoinsaturados o AGMI, como en «¡AGMI, agua mineral!», son beneficiosos. (Espero que mis buenas técnicas mnemotécnicas te ayuden a recordar las siglas de las que pronto hablaré.) Aceites como el de oliva, colza, sésamo, nueces, cacahuete, almendras, semillas de lino, borraja, cártamo o el de girasol alto oleico son ricos en AGMI. El aguacate, las aceitunas, las almendras, los anacardos, las nueces pacanas, las nueces de macadamia y la mantequilla de frutos secos también tienen un alto contenido en AGMI. Por cierto, los aceites pueden pertenecer a las tres categorías a la vez al contener mezclas de diferentes AGPI y AGMI, *y* grasas saturadas.

Elige las grasas insaturadas más puras. En cuanto a las procedentes de la carne, el pollo, el aceite (evita el aceite de cártamo, girasol, soja hidrogenado, maíz, coco y palma, en el capítulo 4 hablo más a fondo del tema), la mantequilla y el queso, consume las mínimas posibles o elimínalas por completo de tu dieta. Una serie de estudios confirman los beneficios de los AGMI y los AGPI omega-3.[156] En el estudio más importante realizado para analizar la relación de las grasas con el cáncer, un equipo de investigadores europeos hizo un seguimiento a 337.327 mujeres de diez países durante once años.[157] Descubrieron que las mujeres que más grasas saturadas consumían tenían un 30% más de probabilidades de desarrollar un cáncer de mama.

¿Recuerdas cuando tu mamá te decía que comieras verduras? Las madres siempre llevan razón. Las nuevas evidencias confirman que consumir más grasas vegetales (AGPI, AGMI) y nueces desde los diez hasta los quince años reduce notablemente el cáncer de mama posmenopáusico al cabo de muchos años.[158] El «Segundo estudio sobre la salud de las enferme-

---

156. M. Khodarahmi y L. Azadbakht, «The Association Between Different Kinds of Fat Intake and Breast Cancer Risk in Women», *International Journal of Preventive Medicine* 5, n.º 1, 2014, pp. 6-15.

157. S. Sieri et al., «Dietary Fat Intake and Development of Specific Breast Cancer Subtypes», *Journal of the National Cancer Institute* 106, n.º 5, 2014, p. dju068.

158. Y. Liu et al., «Adolescent Dietary Fiber, Vegetable Fat, Vegetable Protein, and Nut Intakes and Breast Cancer Risk», *Breast Cancer Research and Treatment* 145, n.º 2, 2014, pp. 461-470; G. A. Colditz, K. Bohlke y C. S. Berkey, «Breast Cancer Risk Accumulation Starts Early: Prevention Must Also», *Breast Cancer Research and Treatment* 145, n.º 3, 2014, pp. 567-579.

ras» reveló que consumir una dieta rica en grasas vegetales durante los años del instituto reducía un 42% el cáncer de mama más tarde en la vida.[159]

Para conocer más a fondo el poder de las grasas saludables, no nos podemos olvidar de las semillas de lino (un AGMI). Nos ofrecen la fuente más concentrada de grasas omega-3 *del planeta*, y contienen una cantidad cien veces mayor de lignanos —unos fitonutrientes—, comparada con la de la mayoría de otros alimentos.[160] Los lignanos manifiestan todo tipo de propiedades que combaten el cáncer de mama al reducir los niveles de estrógeno y detener el crecimiento de las células cancerosas.[161] En un estudio, la biopsia de pecho realizada a cuarenta y cinco mujeres reveló células precancerosas. Por lo que tenían un alto riesgo de desarrollar un cáncer de mama. Esas mujeres se dedicaron a comer una cucharadita diaria de semillas de lino trituradas durante un año, y cuando les volvieron a hacer una biopsia de pecho se descubrió que los marcadores de células precancerosas se habían reducido un 32% y habían recuperado el nivel normal, y que el biomarcador de una división celular conocida como Ki-67 había disminuido en un 80% de las mujeres.[162] Échale hoy una cucharada de semillas de lino trituradas a tu ensalada del almuerzo (las semillas enteras se van directas por el otro extremo), o agrégalas a la batidora mientras te preparas un delicioso *smoothie* como yo hago. Si después de leer este capítulo hay una sola cosa que decides cambiar, espero que sea la de tomar una o dos cucharadas de semillas de lino al día. De verdad.

---

159. A. L. Frazier et al., «Adolescent Diet and Risk of Breast Cancer», *Cancer Causes and Control* 15, n.º 1, febrero del 2004, pp. 73-82.

160. A. I. Smeds et al., «Quantification of a Broad Spectrum of Lignans in Cereals, Oilseeds, and Nuts», *Journal of Agricultural and Food Chemistry* 55, n.º 4, 2007, pp. 1337-1346.

161. L. B. Kardono et al., «Cytotoxic Constituents of the Bark of Plumeria Rubra Collected in Indonesia», *Journal of Natural Products* 53, 1990, pp. 1447-1455; T. Hirano et al., «Antiproliferative Activity of Mammalian Lignan Derivates Against the Human Breast Carcinoma Cell Line, ZR-75-1», *Cancer Investigation* 8, 1990, pp. 592-602; M. Serraino y L. U. Thompson, «The Effect of Flaxseed Supplementation on Early Risk Markers for Mammary Carcinogenesis», *Cancer Letters* 60, 1991, pp. 135-142; L. U. Thompson et al., «Antitumorigenic Effect of a Mammalian Lignan Precursor from Flaxseed», *Nutrition and Cancer* 26, n.º 2, 1996, pp. 159-165; C. Wang et al., «Lignans and Flavonoids Inhibit Aromatase Enzyme in Human Preadipocytes», *Journal of Steroid Biochemistry and Molecular Biology* 50, n.ºs 3-4, 1994, pp. 205-212; H. Adlercreutz et al., «Dietary Phytoestrogens and Cancer: In Vitro and In Vivo Studies», *Journal of Steroid Biochemistry and Molecular Biology* 41, n.ºs 3-8, 1992, pp. 331-337.

162. C. J. Fabian et al., «Reduction in Ki-67 in Benign Breast Tissue of High-Risk Premenopausal Women with the SERM Acolbifene», *Journal of Clinical Oncology* 30, n.º 15, 2012, p. 520.

No todo el aceite es malo: el aceite de oliva virgen extra

Al igual que el vino, la calidad de las aceitunas depende de la región de la que procedan, y el procesamiento de las mismas produce aceites de distintas calidades. El aceite de oliva virgen extra (AOVE) es el mejor de todos por la única razón de contener, en un aceite, los niveles más altos de antioxidantes anticancerígenos: fenoles, polifenoles y lignanos. También se lleva la palma en cuanto a su alto contenido en escualeno, una molécula que inhibe los oncogenes RAS.[163] El oleocantal, un fitonutriente, también nada en abundancia en este aceite dorado, y sus efectos químicos se parecen de manera asombrosa a los del ibuprofeno, un medicamento que reduce la inflamación en el cuerpo.[164] Además de eliminar la inflamación, el aceite de oliva virgen extra también regula la liberación de insulina y reduce los niveles de azúcar en sangre, algo que molesta de verdad a las células cancerosas (recuerda lo del microambiente).[165]

La mayoría de estudios dedicados a investigar si el aceite de oliva virgen extra tiene efectos protectores contra el cáncer de mama han concluido alto y claro que SÍ los tiene.[166] En el único ensayo prospectivo aleatorio (la mejor clase) sobre la dieta mediterránea, se dividió aleatoriamente a 4.152 mujeres (sin un historial médico personal de cáncer) de sesenta a ochenta años en tres grupos: el de una dieta mediterránea complementada con aceite de oliva virgen extra, el de una dieta mediterránea acompañada de una mezcla de frutos secos y el de una dieta de control (en la que se les recomendaba reducir el consumo de grasas).[167] Tras hacerles un segui-

---

163. H. L. Newmark, «Squalene, Olive Oil, and Cancer Risk: Review and Hypothesis», *Annals of the New York Academy of Sciences* 889, n.º 1, 1999, pp. 193-203.

164. G. K. Beauchamp et al., «Phytochemistry: Ibuprofen-like Activity in Extra-Virgin Olive Oil», *Nature* 437, n.º 7055, 2005, pp. 45-46.

165. L. Bozzetto et al., «Extra-Virgin Olive Oil Reduces Glycemic Response to a High-Glycemic Index Meal in Patients with Type 1 Diabetes: A Randomized Controlled Trial», *Diabetes Care* 39, n.º 4, 2016, pp. 518-524.

166. A. Trichopoulou et al., «Consumption of Olive Oil and Specific Food Groups in Relation to Breast Cancer Risk in Greece», *Journal of the National Cancer Institute* 87, n.º 2, 1995, pp. 110-116; J. M. Martin-Moreno et al., «Dietary Fat, Olive Oil Intake and Breast Cancer Risk», *International Journal of Cancer* 58, n.º 6, 1994, pp. 774-780; L. Lipworth et al., «Olive Oil and Human Cancer: An Assessment of the Evidence», *Preventive Medicine* 26, n.º 2, 1997, pp. 181-190.

167. E. Toledo et al., «Mediterranean Diet and Invasive Breast Cancer Risk Among Women at High Cardiovascular Risk in the PREDIMED Trial: A Randomized Clinical Trial», *Journal of the American Medical Association Internal Medicine* 14, septiembre del 2015.

miento durante 4,8 años, aparecieron treinta y cinco casos de cáncer de mama (ocho en el grupo del aceite de oliva virgen extra, diez en el de los frutos secos, diecisiete en el del grupo de control). El grupo de la dieta mediterránea complementada con aceite de oliva virgen extra tuvo un 68% menos de probabilidades de contraer cáncer de mama, comparado con el grupo de control. Debo mencionar una salvedad a modo de marea negra: el aceite de oliva virgen extra, como nutriente concentrado y aislado, despojado de sus vitaminas, minerales, fibras y otros fitoquímicos, se convierte simplemente en grasa, sin el poder ni la función de antaño como aceituna oval. Procura consumir sobre todo alimentos enteros, son los mejores para los senos.

No cocines los alimentos con aceite de oliva virgen extra, destruirías todas sus propiedades maravillosas. Usa para este fin aceite de colza ecológico, caldo, vinagre o agua, para evitar que la comida se te pegue mientras la cocinas. Mantén siempre el aceite de oliva lejos de la luz para que sus nutrientes no se degraden, y reemplaza las botellas abiertas de aceite de oliva cada tres meses. Úsalo para preparar aliños de ensaladas, salsas, pesto o *smoothies* —vierte un chorrito sobre los platos cocinados—, y empléalo como sustituto de la mantequilla o la margarina. Y hazme caso, no todas las grasas engordan. A decir verdad, el aceite de oliva virgen extra te ayuda a perder peso.[168]

¿LISTA PARA ELIMINARLO TODO?

Empezaré esta parte con un pequeño test. ¿Cuál es la bebida habitual que más les gusta a las personas centenarias, es decir, a las de más de cien años? ¿Agua, zumo de pomelo, té o vino tinto?

Si has supuesto que es el té, eres una lumbrera.[169] En cuanto a la salud de los senos, entre tus bebidas elegidas debe encontrarse el té, el café y el agua, que siempre triunfa como la clara ganadora.

---

168. C. Razquin et al., «A 3 Years Follow-Up of a Mediterranean Diet Rich in Virgin Olive Oil Is Associated with High Plasma Antioxidant Capacity and Reduced Body Weight Gain», *European Journal of Clinical Nutrition* 63, n.º 12, 2009, pp. 1387-1393.

169. M. Ni, *Secrets of Longevity,* Chronicle Books, San Francisco, 2006.

El té no es una broma

Para mí, el té es oro líquido. Elimina el daño celular de los radicales libres y envía polifenoles por el torrente sanguíneo para detener la producción, la invasión y la metástasis tumoral.[170] El elevado contenido antioxidante del galato de epigalocatequina (EGCG) combate el cáncer y a menudo lo vence. Todas las clases de tés te ofrecen una serie de beneficios para la salud: el verde, negro, blanco, oolong y pu'er. Disfruta de tu preferido, pero ten en cuenta que las *infusiones* no proceden de la *Camellia sinensis,* la poderosa planta del té. De ahí que las infusiones carezcan de catequinas —unos flavonoides— presentes en el EGCG del té, aunque siguen siendo excelentes por sus compuestos fenólicos y su actividad antioxidante que combaten el cáncer.[171] Cuando se trata de los senos, el té verde supera al resto. Tres tazas de té verde al día reducen el cáncer de mama un 50%.[172]

A los investigadores les chifla el té verde. Más de 500 mujeres asiático-americanas del estado de Los Ángeles con cáncer de mama fueron comparadas con 594 mujeres sin cáncer. Las que bebían menos de 85,7 mililitros (la tercera parte de una taza) de té verde al día tenían un 29% menos de probabilidades de desarrollar un cáncer de mama, y las que tomaban más de 85,7 mililitros (la tercera parte de una taza) tenían un 47% menos de probabilidades de desarrollar un cáncer de mama, comparadas con las mujeres que no tomaban té verde.[173] Un meta-análisis que combinaba siete estudios de incidencia de cáncer entre las consumidoras de té verde y las no consumidoras refleja estos hallazgos.[174] En cuanto a la recurrencia del cáncer, ¿puede el té verde reducir las probabilidades de que el cáncer reaparezca?

---

170. M. R. Sartippour et al., «Green Tea and Its Catechins Inhibit Breast Cancer Xenografts», *Nutrition and Cancer* 40, n.º 2, 2001, pp. 149-156; S. F. Eddy, S. E. Kane y G. E. Sonenshein, «Trastuzumab-Resistant HER2-Driven Breast Cancer Cells Are Sensitive to Epigallocatechin-3 Gallate», *Cancer Research* 67, n.º 19, 2007, pp. 9018-9023.

171. A. Büyükbalci, «Determination of In Vitro Antidiabetic Effects, Antioxidant Activities, and Phenol Contents of Some Herbal Teas», *Plant Foods for Human Nutrition* 63, n.º 1, marzo del 2008, pp. 27-33.

172. M. Inoue et al., «Regular Consumption of Green Tea and the Risk of Breast Cancer Recurrence: Follow-Up Study from the Hospital-Based Epidemiologic Research Program at Aichi Cancer Center (HERPACC), Japan», *Cancer Letters* 167, n.º 2, junio del 2001, pp. 175-182.

173. A. H. Wu et al., «Green Tea and Risk of Breast Cancer in Asian Americans», *International Journal of Cancer* 106, n.º 4, septiembre del 2003, pp. 574-579.

174. A. A. Ogunleye, F. Xue y K. B. Michels, «Green Tea Consumption and Breast Cancer Risk or Recurrence: A Meta-analysis», *Breast Cancer Research and Treatment* 119, n.º 2, 2010, pp. 477-484.

Un sorprendente estudio reveló que las mujeres japonesas con un cáncer de mama en la etapa I que tomaban más de tres tazas de té verde al día tenían un 57% menos de probabilidades de que el cáncer volviera a aparecer, y las pacientes de cáncer en la etapa II tenían un 31% menos de probabilidades de que les reapareciera que las mujeres de ambos grupos que tomaban menos té verde.[175] Entre las mujeres premenopáusicas con cáncer de mama, tomar más té verde se relacionó con menos ganglios positivos y con más posibilidades de sobrevivir.[176] Este efecto es especialmente cierto en los subtipos de cánceres agresivos que se expresan con receptores HER2.[177]

Dado que el proceso de elaboración del té negro y del oolong destruye catequinas como las del EGCG, tómate de un trago las variedades de té verde cuando desees combatir un cáncer de mama.[178] Si no eres una gran entusiasta del té verde, quiero que te beneficies de todas sus recompensas, así que tápate la nariz y tómate de un trago tres tazas, o agrégalas al *smoothie* (yo echo matcha —té verde en polvo— en el mío, consumo el de hojas enteras). Tres tazas de té verde equivalen al contenido en cafeína de una taza de café. Aunque el té verde descafeinado solo tiene una tercera parte de los antioxidantes del cafeinado, tomar *un poco* de té es mejor que no tomar, aunque lo prefieras descafeinado. En lo que se refiere a la concentración alta o baja de polifenoles, el té verde caliente recién hecho supera con creces a los instantáneos, al té con hielo y a los tés verdes listos para tomar.[179] Los aficionados al té te dirán que las bolsitas de té contienen literalmente el fondo del barril del té, la cualidad más baja de té conocida como *residuos* o *polvo*. No es más que una cuestión de frescor, sabor y coste, pero en la actualidad también

---

175. M. Inoue et al., «Regular Consumption of Green Tea and the Risk of Breast Cancer Recurrence: Follow-Up Study from the Hospital-Based Epidemiologic Research Program at Aichi Cancer Center (HERPACC), Japan», *Cancer Letters* 167, n.º 2, junio del 2001, pp. 175-182.

176. K. Nakachi et al., «Influence of Drinking Green Tea on Breast Cancer Malignancy Among Japanese Patients», *Japanese Journal of Cancer* 89, n.º 3, 1998, pp. 254-261.

177. S. Pianetti et al., «Green Tea Polyphenol Epigallocatechin-3 Gallate Inhibits Her-2/ neu Signaling, Proliferation, and Transformed Phenotype of Breast Cancer Cells», *Cancer Research* 62, n.º 3, 2002, pp. 652-655.

178. J. Jankun et al., «Why Drinking Green Tea Could Prevent Cancer», *Nature* 387, n.º 6633, 1997, p. 561.

179. C. Cabrera, R. Giménez y M. C. López, «Determination of Tea Components with Antioxidant Activity», *Journal of Agricultural and Food Chemistry* 51, n.º 15, 2003, pp. 4427-4435.

se pueden encontrar bolsitas de té verde de hojas enteras. Para comprobar de qué va todo este alboroto sobre el té de hojas enteras, echa una cucharadita de hojas de té verde en una taza, vierte 120 mililitros de agua caliente, cubre la taza y déjalas reposar tres minutos. Vierte luego el té en tu taza usando un colador. Tanto si dejas las hojas en remojo y luego las tiras como si las escurres inclinando la taza, recibirás este precioso EGCG, sea como sea cómo te lo prepares. Añádele siempre un chorrito de limón recién exprimido, porque el cítrico quintuplica la absorción de los antioxidantes del té verde.[180] PD: el té verde es bueno para la aterosclerosis (arterias taponadas) y quema la grasa.

Exclusiva sobre el café

El café es otra bebida poderosa pero ocupa el segundo lugar, la información que circula sobre él no es tan impresionante como la de mi té matcha. Al café se le adjudicó falsamente un papel en el desarrollo del cáncer de mama en los años setenta y ochenta, ya que la cafeína podía causar enfermedades mamarias benignas, como quistes, dolor y cambios fibroquísticos. Sin embargo, desde entonces los estudios llevados a cabo con animales han revelado que la cafeína tanto estimula como elimina los tumores mamarios, depende de la especie de roedor y de la etapa del cáncer en la que se le administre.[181] ¿Es segura para los humanos? Los resultados de los estudios varían en cuanto a si las mujeres experimentan una reducción tumoral al consumirla; la mayoría no muestran efecto alguno.[182] Pero los estudios revelan convincentemente los efectos protectores de la cafeína, que reducen el cáncer por lo general un 40% cuando el consumo del café es alto.[183]

---

180. R. J. Green et al., «Common Tea Formulations Modulate In Vitro Digestive Recovery of Green Tea Catechins», *Molecular Nutrition and Food Research* 51, n.º 9, 2007, pp. 1152-1162.

181. World Cancer Research Fund, «Food, Nutrition, and the Prevention of Cancer: A Global Perspective», American Institute for Cancer Research, Washington, DC, 1997.

182. K. B. Michels et al., «Coffee, Tea, and Caffeine Consumption and Breast Cancer Incidence in a Cohort of Swedish Women», *Annals of Epidemiology* 12, n.º 1, enero del 2002, pp. 21-26; A. Tavani et al., «Coffee Consumption and the Risk of Breast Cancer», *European Journal of Cancer Prevention* 7, n.º 1, febrero del 1998, pp. 77-82.

183. J. A. Baker et al., «Consumption of Coffee, but Not Black Tea, Is Associated with Decreased Risk of Premenopausal Breast Cancer», *Journal of Nutrition* 136, n.º 1, enero del 2006, pp. 166-171; J. Li et al., «Coffee Consumption Modifies Risk of Estrogen Receptor Negative Breast Cancer», *Breast Cancer Research* 13, n.º 3, 2011, p. R49.

El descafeinado no tiene el poder de reducir el cáncer, aunque no está claro si es la cafeína la que nos protege o si es el proceso de descafeinización lo que elimina otro factor esencial.[184] Se sabe que el café es rico en componentes fenólicos anticancerígenos y que, además, contiene cantidades importante de varios lignanos que se convierten en sustancias con propiedades antiestrogénicas.[185] Por consiguiente, flotan menos estrógenos alrededor intentando estimular los receptores de las células mamarias. Sin embargo, los efectos protectores se extienden a todas las subclases de tumores, tanto los derivados de los estrógenos como los inducidos por otras causas, de modo que aún no se conoce con claridad cuál es el principal mecanismo de defensa del café.[186]

Para disfrutar de los beneficios del café, hay que tomar cinco tazas diarias para experimentar la reducción de un 59% de los tumores negativos estrogénicos, y el descenso de un 37% en los cánceres posmenopáusicos.[187] En cuanto a las portadoras de la mutación genética del BRCA, un estudio identificó la reducción de un 69% del cáncer en las participantes que tomaban seis tazas de café al día.[188] Los resultados procedentes de 14.593 mujeres noruegas sugirieron que tomar cinco tazas de café al día reduce un 50% el riesgo de sufrir cáncer de mama en las mujeres delgadas, mientras que el café *dobló* el riesgo de cáncer en las mujeres relativamente obesas.[189] Los autores del estudio sugirieron que las metilxantinas del café podían interferir en las interacciones protectoras que supuestamente se dan entre

---

184. N. Bhoo-Pathy et al., «Coffee and Tea Consumption and Risk of Pre- and Postmenopausal Breast Cancer in the European Prospective Investigation into Cancer and Nutrition (EPIC) Cohort Study», *Breast Cancer Research* 17, n.º 1, 2015, p. 15.

185. I. E. Milder et al., «Lignan Contents of Dutch Plant Foods: A Database Including Lariciresinol, Pinoresinol, Secoisolariciresinol, and Matairesinol», *British Journal of Nutrition* 93, n.º 3, 2005, pp. 393-402.

186. Ann. H. Rosendahl et al., «Caffeine and Caffeic Acid Inhibit Growth and Modify Estrogen Receptor and Insulin-like Growth Factor I Receptor Levels in Human Breast Cancer», *Clinical Cancer Research* 21, n.º 8, abril del 2015, pp. 1877-1887.

187. E. C. Lowcock et al., «High Coffee Intake, but Not Caffeine, Is Associated with Reduced Estrogen Receptor Negative and Postmenopausal Breast Cancer Risk with No Effect Modification by CYP1A2 Genotype», *Nutrition and Cancer* 65, n.º 3, 2013, pp. 398-409.

188. A. Nkondjock et al., «Coffee Consumption and Breast Cancer Risk among BRCA1 and BRCA2 Mutation Carriers», *International Journal of Cancer* 118, n.º 1, 2006, pp. 103-107.

189. L. J. Vatten, K. Solvoll, and E. B. Løken, «Coffee Consumption and the Risk of Breast Cancer: A Prospective Study of 14,593 Norwegian Women», *British Journal of Cancer* 62, n.º 2, agosto de 1990, pp. 267-270.

la obesidad premenopáusica y los ovarios, por lo que aumenta el riesgo de desarrollar cáncer de mama. Otro estudio llevado a cabo con más de 35.000 mujeres chinas de Singapur reveló que el consumo de café dobló con creces el desarrollo del cáncer de mama avanzado, pero *solo* entre las mujeres con más peso y un índice de masa corporal (IMC) mayor de 23 (véase el capítulo 5 para entender el IMC).[190] Y si te preocupa la deshidratación, tomar de tres a seis tazas de té de Java al día contribuye al consumo de agua diario.[191] Hablando de agua...

Más claro que el agua

El cuerpo humano se compone de un 60% de agua, de ahí que consumir la cantidad adecuada permita que la sangre circule libremente por los vasos sanguíneos y que llegue a todos los órganos y células. El agua también elimina las toxinas y los desechos celulares en el sistema linfático, y a través de las aberturas excretoras por medio de las heces y la orina. El agua, por sí sola y en sí misma, no contiene componentes anticancerígenos, pero todos sabemos que es vital para la vida; unos pocos días sin agua suponen nuestro fin.

¿Cuál es la cantidad suficiente de agua que debemos tomar? Según las instituciones de Europa y Estados Unidos y la Organización Mundial de la Salud, las mujeres necesitamos tomar cinco vasos de 350 mililitros al día, además de los cuatro más diarios que ingerimos con los alimentos que consumimos.[192] Toma siete vasos de agua si vives en un clima caluroso, estás embarazada o dando el pecho, o si realizas un ejercicio vigoroso. Reduce el consumo de agua si el médico te lo aconseja, tal vez debido a una enfermedad cardíaca o renal. El Beverage Guidance Panel de Estados Unidos decidió en el 2006 aconsejar a los consumidores sobre las mejores y las peores bebidas que podían tomar. Todos los líquidos son hidratantes, salvo el vino y el licor, que se nos suben a la cabeza y nos dejan secos. El

---

190. L. Zhu et al., «Coffee Consumption Increases Risk of Advanced Breast Cancer Among Singapore Chinese Women», *CSU Theses and Dissertations*, Universidad Estatal de Colorado, Fort Collins, Colorado, 2013, p. 135.

191. S. C. Killer, A. K. Blannin y A. E. Jeukendrup, «No Evidence of Dehydration with Moderate Daily Coffee Intake: A Counterbalanced Cross-Over Study in a Free-Living Population», *PloS One* 9, n.º 1, 2014, p. e84154.

192. B. Benelam y L. Wyness, «Hydration and Health: A Review», *Nutrition Bulletin* 35, n.º 1, 2010, pp. 3-25.

agua es el más hidratante de todos, seguido del té y el café; la Coca-Cola se encuentra[193] en la cola de la lista. (Las sodas azucaradas se llevan la palma en ser las «peores».)

¿Qué clase de agua es la mejor? El agua del grifo, porque no contiene restos de BFA del plástico que imita los efectos cancerígenos del estrógeno, ni tampoco produce el impacto ambiental negativo de las botellas (los estadounidenses desechan sesenta millones de botellas de plástico *al día*). El agua del grifo, comparada con la embotellada, es también la que contiene según los análisis, menos sustancias químicas, mohos y contaminación microbial.[194] ¿Quieres saber qué es lo que sale del grifo de la cocina? Los suministradores de agua potable publican los resultados de la calidad del agua (las compañías de agua mineral embotellada no lo hacen). Si no te gusta lo que contiene el agua del grifo, invierte en un filtro de agua de excelente calidad, será la solución más práctica y económica a largo plazo si te preocupa estar bebiendo agua contaminada o si vives en un lugar sin agua potable. Los filtros de osmosis inversa te permiten gozar del sabor del agua mineral que a tanta gente le gusta. Lo cual me hace recordar que, según el Consejo para la Defensa de los Recursos Naturales (NRDC), el 25% del agua embotellada no es más que agua del grifo (por ej., Aquafina, Dasani, Nestlé Pure Life). Solemos pagar una buena cantidad de dinero —61.400 millones de dólares al año a nivel mundial— por algo que nos podría salir gratis. Es sorprendente el montón de dinero que las empresas ganan con el suministro municipal de agua. Valiéndose de unos pocos trucos para purificarla y de la presentación sexi con la que la envasan, nos la presentan como la bebida más refrescante de la ciudad.

Plantéate el agua que tomas. Añádele por diversión burbujas, o compra agua con gas o con sabores. Haz que sea más sabrosa echándole rodajas de pepino, limón y menta. O un puñado de frutos del bosque. Para que el agua te sepa mejor basta con adquirir una bolsita de semillas, no necesitas tener buena mano para las plantas ni esforzarte demasiado. Justin, mi hijo de ocho años, decidió cultivar menta en un pedacito de tierra, ¡y al final ha

---

193. B. M. Popkin et al., «A New Proposed Guidance System for Beverage Consumption in the United States», *American Journal of Clinical Nutrition* 83, n.º 3, 2006, pp. 529-542.

194. M. A. Saleh et al., «Chemical, Microbial, and Physical Evaluation of Commercial Bottled Waters in Greater Houston Area of Texas», *Journal of Environmental Science and Health Part A* 43, n.º 4, 2008, pp. 335-347.

transformado el jardín trasero de nuestra casa en una mina de menta! Si él lo ha conseguido, tú también puedes hacerlo. (Te sugiero que siembres la menta en un tiesto pequeño para que no acabe creciendo por todas partes.)

SÚMATE A LA AFICIÓN POR LOS *SMOOTHIES*

Últimamente aparecen tiendas nuevas de zumos de fruta en cada esquina y, aunque algunas pacientes me pongan por las nubes los poderes detoxicantes y anticancerígenos de los zumos de fruta, yo no soy tan aficionada a ellos. El mayor problema es que en los zumos se pierden la fibra de la pulpa y la piel que se conservan cuando te preparas un batido o te comes la fruta entera. Muchas personas creen erróneamente que la fibra no es más que un agente insoluble que se elimina con las heces. ¡Pues no es así, amigas mías! La fibra no solo nos ayuda a ir al lavabo con regularidad. No hay que olvidar que tiene efectos protectores contra el cáncer de mama; los fitoquímicos se unen inextricablemente a la piel y la pulpa de la fruta que se desecha en los zumos. Las bacterias beneficiosas de la flora intestinal liberan esos polifenoles unidos y los envían por el cuerpo para reducir el estrés oxidativo.[195] Por eso los *zumos* de fruta hacen que los niveles de azúcar se disparen y exacerban la resistencia a la insulina existente y la diabetes. En cambio, si te tomas la misma fruta entera, estos niveles bajan.[196] Cada vez que te tomas un zumo de fruta, te pierdes la oportunidad de beberte o comerte la fruta entera. Solo necesitamos consumir de 1.600 a 2.000 calorías al día, así que sácales el mayor partido. Los *smoothies,* a diferencia de los zumos, combinan *todo* el delicioso contenido de las frutas y verduras, maximizan tu consumo de los secretos que encierran las plantas para la salud. Casi podrás oír a las células cancerosas gritar: «¡Oh, no, no más cúrcuma y arándanos!».

En mi casa, mis tres pequeños entran a la cocina por la mañana arrastrando los pies, medio dormidos, y se dejan caer en la silla, ante la mesa,

---

195. S. Arranz, J. M. Silván y F. Saura-Calixto, «Nonextractable Polyphenols, Usually Ignored, Are the Major Part of Dietary Polyphenols: A Study on the Spanish Diet», *Molecular Nutrition and Food Research* 54, n.º 11, noviembre del 2010, pp. 1646-1658.

196. I. Muraki et al., «Fruit Consumption and Risk of Type 2 Diabetes: Results from Three Prospective Longitudinal Cohort Studies», *British Medical Journal* 347, 2013, p. f5001.

acostumbrados a escuchar el ruido estridente de la batidora cortando, triturando y licuando la fruta y las verduras. Les sirvo a cada uno una ración de mi *Smoothie* Antioxidante (la receta aparece más adelante), llevo desde el 2012 cambiando los ingredientes para mejorarlo al máximo. Estoy segura de que ese único vaso contiene los componentes más anticancerígenos de la generosa Tierra. Mis chicos se lo toman de un trago porque les encanta, y yo me dirijo al trabajo sabiendo que han ingerido su fabulosa dosis matutina de fitonutrientes.

Para que sea una bomba nutritiva, necesitarás una batidora de muy buena calidad, con una potencia de 500 watios como mínimo, con un recipiente de una capacidad de 1.800 mililitros para triturar sin problemas los antioxidantes congelados y mezclar todos los sabores. Bate los ingredientes a la velocidad más alta, hasta que se mezclen bien (sobre todo si usas semillas de lino, asegúrate de que se trituren y se mezclen con el resto del *smoothie*, o muélelas con un molinillo de café antes de incorporarlas al recipiente de la batidora). Vierte a continuación el *smoothie* en una taza grande y ve tomándotelo con una pajita a lo largo de veinte minutos. Las pajitas te ayudan a evitar los problemas dentales derivados del azúcar y de la acidez de la fruta, que interactúan con las bacterias de la boca y estropean el esmalte dental.[197] Plantéate usar pajitas reutilizables de cristal, de acero inoxidable o de silicona para evitar exponerte al BFA del plástico y reducir tu impacto ambiental. En cuanto te hayas tomado el *smoothie*, enjuágate los dientes con agua y no te los cepilles durante una hora, no es bueno para el esmalte. Ve tomándote lo que te haya sobrado a lo largo de la mañana para ir consumiendo fitoquímicos. Si lo deseas, puedes añadirle al *smoothie* vainilla, hojas frescas de menta, hojas frescas de albahaca, zumo de lima, zumo de limón, raíz fresca de jengibre, pimentón o 1 a 2 gotas de aceite de clavo. (Advertencia: el aceite de clavo es muy potente. Prueba primero echando solo unas gotas en una pequeña ración de tu *smoothie* para ver si te sienta bien. La primera vez que lo probé, me quedaron los labios entumecidos durante una hora, pero fue por haberle echado ¡20 gotas!)

---

197. H. Ali y J. F. Tahmassebi, «The Effects of Smoothies on Enamel Erosion: An In Situ Study», *International Journal of Paediatric Dentistry* 24, n.º 3, mayo del 2014, pp. 184-191.

SMOOTHIE ANTIOXIDANTE DE LA DOCTORA FUNK

1 ½ taza de leche de soja o leche de almendra
1 cucharadita de *amla* (grosellas espinosas indias en polvo)
¼ de cucharadita de cúrcuma o medio centímetro de raíz de cúrcuma
¼ de cucharadita de pimienta negra
1 cucharada de semillas de lino
¼ de taza de gel de aloe vera procedente de la pulpa (en gel, no en zumo ni en agua de aloe vera, y solo de la pulpa)
60 mililitros de té verde, o 1 cucharadita de té matcha en polvo, o corta una bolsita de té verde y echa el contenido en la batidora
1 dátil deshidratado
1 cucharadita de canela de Ceilán molida
1 Pink Lotus Green Pod o dos tazas llenas de verduras de hoja verde oscuro, como espinacas, kale, col rizada (si quieres que tenga sabor a frutos del bosque, usa el Pink Lotus Green Pod, y si prefieres que sepa a verduras, decántate por las hojas)
2 tazas de frutos del bosque (indico los gramos de fibra que contienen): frambuesas (8), moras (8), moras de Boysen (7), arándanos (4) y/o fresas (3). Para que el *smoothie* esté más frío, puedes usar frutos del bosque congelados. También puedes echar 1 taza de frutos del bosque combinada con otras frutas, como manzanas o naranjas. Rompe la rutina probando nuevos sabores, como los de mango, pera y melocotón.
1 plátano pequeño (yo congelo el mío)

TODOS LOS ALIMENTOS DIARIOS

Me encantan las listas. Nada, absolutamente nada, puede reemplazar el satisfactorio «visto bueno» trazado en negrita al lado de la tarea que acabo de realizar. Incluso me gusta doblar mi logro tachándola además de la lista. Más abajo encontrarás una lista que resume todos los poderosos alimentos de los que he hablado. Te indico las raciones para que te resulte más fácil adquirirlos en el supermercado. Puedes descargarte la lista en pinklotus.com/eattobeat. Procura consumir las raciones diarias indicadas en cada categoría de alimento. La meta es más fácil de lo que parece después de echarle una ojeada a esta, en apariencia, larga lista. Por ejemplo, ¡solo mi *Smoothie* Antioxidante *ya* contiene diez de los veinte alimentos y especias diarios que tacharás!

LOS 14 PREFERIDOS DE LA DOCTORA FUNK
CONSÚMELOS PARA DERROTAR HOY AL CÁNCER DE MAMA

RACIONES	ALIMENTOS	RACIÓN	EJEMPLOS
☐	Crucíferas	½ taza picadas ¼ de taza de germinados 1 cucharada de rábano picante	Brócoli, germinados de brócoli, coliflor, col, coles de Bruselas, nabo, rábano, rábano picante
☐☐	Verduras de hoja	1 taza, crudas	Kale, mezcla de hojas de ensalada, espinacas, rúcula, lechuga romana, canónigos, repollo chino, acelgas, berza, hojas de nabo, hojas de mostaza
☐☐	Otras verduras	½ taza, cocidas o crudas ¼ de taza de setas deshidratadas ½ taza de caldo vegetal	Remolacha, alcachofas, zanahorias, pimiento rojo, maíz, calabacín, patatas moradas, moniatos, calabaza, tomates, algas, setas, ajo, cebollas, puerros, chalote, cebollino
☐	Frutos del bosque	1 taza frescos/ congelados ½ taza en zumo ¼ de taza de deshidratados	Arándanos, moras, frambuesas, arándanos rojos, fresas, cerezas, acai, goji, bayas de Boysen, kumquat, grosellas espinosas

RACIONES	ALIMENTOS	RACIÓN	EJEMPLOS
☐☐☐	Frutas	1 pieza tamaño mediano ¾ de taza picadas ½ taza en zumo ¼ de taza deshidratadas	Manzana, naranja, pera, melocotón, nectarina, ciruela, papaya, mandarina, sandía, kiwi, fruta de la pasión, kumquat, melón cantalupo, melón verde, plátano, uvas, guava, pomelo, lichi, mango, albaricoque, limón, granada, piña, dátiles, higos, aceitunas
☐☐☐	Cereales integrales	1 rebanada de pan 1 taza de cereales de desayuno ½ taza de cereales, arroz, pasta	Arroz integral, arroz salvaje, avena, quinoa, centeno integral, cebada integral, pasta integral, palomitas, trigo sarraceno, cuscús integral, mijo, bulgur, freekeh, amaranto, sorgo, tef
☐☐	Judías secas / legumbres	½ taza, cocinadas ¼ de taza de hummus / salsa 1 taza de guisantes o de germinados de lentejas	Alubias (judías pintas, garbanzos, alubias de Lima, habas, fríjoles negros); guisantes (guisantes verdes, tirabeques, guisantes chinos, guisantes partidos, guisantes negros); lentejas
☐☐	Soja	½ taza de tofu ½ taza de leche de soja	Tofu, tempeh, miso, natto, habas tiernas de soja, soja tostada, leche de soja
☐	Frutos secos / semillas	¼ de taza crudos 2 cucharadas de frutos secos o de mantequilla de semillas	Nueces, anacardos, almendras, pistachos, cacahuetes, nueces de Macadamia, nueces picanas, avellanas, semillas de calabaza, semillas de chía, semillas de girasol, semillas de sésamo, semillas de cáñamo
☐	Semillas de lino	1 cucharada	Doradas o marrones

RACIONES	ALIMENTOS	RACIÓN	EJEMPLOS
☐	Cúrcuma	¼ de cucharadita ½ centímetro	Cúrcuma o raíz de cúrcuma
☐	Especias	Al gusto	Canela de Ceilán, clavo, comino, curri, eneldo, fenogrejo, hojas de laurel, chile en polvo, cilantro, jengibre, azafrán, romero, salvia, tomillo, pimentón, orégano, albahaca, pimienta de Jamaica, pimienta negra, perejil, semillas de cilantro, menta
☐☐☐ ☐☐☐ ☐☐☐	Agua Té verde Otras clases de té, café	350 mililitros 120 mililitros 120 mililitros	Agua, café, té: verde, matcha, hibisco, negro, blanco, rooibos, chai, camomila
☐	Suplementos: B_{12}, vitamina D, metilfolato, omega-3	La dosis indicada	Tú sabes los que debes tomar

4

No comas esto

Si después de leer el capítulo anterior has supuesto que yo siempre he sido una máquina robusta, con el peso adecuado, que exterminaba el cáncer en el acto, tengo una noticia para ti: crecí siendo una niña rellenita en el sur de California. Cuando mi familia iba a visitar a mis primos en Laguna Beach y pasábamos con el coche por delante del dirigible de Goodyear, mis hermanos gritaban: «¡Eh, Kristi, mira! Esa eres tú, ¡lista para despegar!».

Y gritaban al unísono: *brrrrrrr*, imitando el ruido del despegue.

Cuando era pequeña, la mayoría de padres, e incluso la comunidad médica, tenían una idea muy distinta de la de ahora de lo que se consideraba nutritivo. Una comida sana durante los días escolares se componía de dos rebanadas de pan «blanco» Home Pride, o de Wonder Bread, con lonchas de embutidos —mis preferidos eran las salchichas de Bolonia, el salami, el pavo o el embutido de paté de hígado—. También me daban una pieza de fruta y una chuchería, como un Twinkie, un Ho Ho o un Ding Dong. Cuando íbamos a un McDonald's, el Happy Meal era demasiado pequeño para mí. A los ocho años, recuerdo haberme comido un Big Mac, una ración grande de patatas fritas y un batido de *fresa* (creía que era más sano que el que en realidad quería: un batido de chocolate). En el KFC también hacía lo mismo, pedía una ensalada de repollo empapada en una salsa repleta de azúcar, creyendo que el puré de patatas y la salsa de carne engordaban demasiado. Hay que decir, a favor de mi madre, que cuando cocinaba preparaba unas cenas deliciosas con un montón de verduras cultivadas en el patio trasero de nuestra casa. A mi padre le encantaba la jardinería y al final convirtió la mayor parte de nuestro pequeño jardín en un huerto, lo transformó en un auténtico mundo de verduras de hojas verdes. Unas pocas cenas saludables a la semana, un montón de fruta y hacer deporte sin parar me salvó de la obesidad, aunque por poco no lo consigo.

Si no hubiera sido por Kim, mi hermana mayor, durante los años siguientes no habría entendido la importancia de una dieta sana. Cuando mi hermana tenía veintidós años, yo no era más que una niña de diez y la imitaba en todo. Decidió hacerse vegetariana, y yo también. Me habló del kéfir y de la leche con acidófilus. Me llevaba a locales como la tienda de productos naturales Mrs. Gooch's, al oeste de Los Ángeles (adquirida por Whole Foods en 1993), y a almorzar en Topanga en el Inn of the Seventh Ray, conocido por sus platos con ingredientes ecológicos de temporada. Incluso frecuentábamos un restaurante de los Hare Krishna en Westwood, donde podías comer tanto arroz integral, tofu y verduras como te apeteciera por cinco dólares. Cuando yo tenía dieciséis años, Kim volvió a comer carne, pero, para demostrarle mi independencia, seguí siendo vegetariana. Al final, añadí de nuevo a mi dieta pescado, carne magra de pollo y pavo, y fue entonces cuando dejé la dieta vegetariana que había llevado durante más de treinta años (y también la fobia a los hidratos de carbono que me empujaba a renunciar a comer pasta, arroz, patatas y pan), hasta que conocí todas las sólidas evidencias de las que hablo en este capítulo.

En el capítulo anterior has aprendido a equiparte con el arsenal de armas de los fitoquímicos para combatir a los rivales del cáncer, como la inflamación, la formación de vasos sanguíneos y los radicales libres. Aceptar la sabiduría del capítulo 3 no solo te protege de enfermedades, sino que además las *revierte,* como en el caso del cáncer, la diabetes, las cardiopatías y otras dolencias. En julio de 1990, el doctor Dean Ornish publicó unas fotografías que constituían la prueba fehaciente (por ej., un angiograma antes y después de la obstrucción) de unas arterias del corazón que se habían reabierto en respuesta a una dieta a base de verduras y cereales integrales y otros cambios saludables en el estilo de vida (como hacer ejercicio y reducir el estrés) en pacientes con cardiopatías graves.[198] Me refiero a *revertir enfermedades crónicas,* las mayores destructoras de seres humanos del planeta, al comer brócoli y lentejas (sin tomar medicamentos, sin inter-

---

198. D. Ornish et al., «Can Lifestyle Changes Reverse Coronary Heart Disease?: The Lifestyle Heart Trial», *Lancet* 336, n.º 8708, 1990, pp. 129-133.

venciones quirúrgicas). Al cabo solo de *dos semanas* de comer saludablemente, diabéticos de tipo 2 que llevaban veinte años y pico inyectándose más de veinte unidades de insulina diarias de pronto no necesitaron ninguna medicación.[199] ¿Por qué no todos los diabéticos tipo 2 saben que su futuro no tiene que pender de un hilo por la amenaza de la ceguera, el fallo renal y la amputación? El doctor Ornish también documentó que los mismos principios relacionados con la dieta y un estilo de vida saludable *revertían* el cáncer de próstata.[200] Ahora puedes ver que el estrés oxidativo ha jugado un papel en todos esos procesos de enfermedades y que, al adoptar una dieta repleta de *antioxidantes*, la progresión del cáncer de mama se aminora, se detiene o se revierte de forma asombrosa. Pero ¿de dónde nos vienen todos los *oxidantes*? Ha llegado la hora de investigar aquello que no debemos comer y si debemos plantearnos reducir el consumo de alimentos populares como la carne, los lácteos, los huevos, el alcohol y ciertos endulzantes. Y también debemos considerar si algunos alimentos, pese a ser ecológicos, pueden causar cáncer. ¿Podemos comer carne roja si procede de animales alimentados con pasto? ¿Son ciertas clases de queso mejores que otras? ¿Son los huevos tan saludables como nos los pintan? Te daré una pista: la dieta de mi infancia no habría superado la prueba, ni tampoco la de mi adultez.

¿COMES CARNE?

En Estados Unidos se consume un 58% de carne roja (vacuno, cerdo, ternera, ovino añejo, cordero, oveja, cabra, carne de caza), un 32% de carne de aves de corral (pollo y pavo) y un 10% de pescado.[201] Todos estos músculos van acompañados de unas advertencias dirigidas a las personas carnívoras, en las que se especifica que muchos componentes presentes en la carne (estrógeno sintético y natural, hierro hemo, compuestos *N*-nitrosos, grasas

---

199. J. W. Anderson y K. Ward, «High-Carbohydrate, High-Fiber Diets for Insulin-Treated Men with Diabetes Mellitus», *American Journal of Clinical Nutrition* 32, n.º 11, 1979, pp. 2312-2321.

200. D. Ornish et al., «Intensive Lifestyle Changes May Affect the Progression of Prostate Cancer», *Journal of Urology* 174, n.º 3, 2005, pp. 1065-1070.

201. C. R. Daniel et al., «Trends in Meat Consumption in the USA», *Public Health Nutrition* 14, n.º 4, 2011, pp. 575-583.

saturadas) pueden fomentar el desarrollo de un cáncer al aumentar el factor de crecimiento insulínico tipo 1 (IGF-1), que produce aminas heterocíclicas cancerígenas y estimula la inflamación y el estrés oxidativo.[202] Más de cien estudios procedentes de numerosos países analizan el consumo elevado de carne roja, el de carne blanca, el consumo total de carne o el de pescado, frente al consumo bajo, y suelen descubrir el alarmante aumento de un 0 a un 6% del cáncer de mama en el grupo de los grandes consumidores de carne.[203] Si la carne es tan mala para los senos, ¿por qué los estudios no lo dicen alto y claro? Posiblemente por dos razones. La primera es por falta de estudios de nutrición bien diseñados realizados a lo largo de décadas, el marco de tiempo requerido para detectar una auténtica división en la salud provocada por el consumo de carne. Y la segunda se debe a que los estudios anteriores comparan el consumo de un tipo de carne con otro, y pasan por alto la posibilidad de que *cualquier cantidad de carne consumida* pueda ser mala para la salud hasta tal punto que comparar una carne con otra probablemente nunca revele un descenso en los índices de cáncer. Es como comparar a fumadores de dos cajetillas diarias con los que solo fuman una, y concluir: «¡Vaya, fíjate en esto! Fumar no aumenta el cáncer de pulmón». Del mismo modo, tal vez se han estado comparando las dietas erróneas. ¿Qué ocurriría si nos fijáramos en los estudios que comparan consumir carne *en cierto grado* con *no* consumirla en absoluto? Muy pocos estudios han analizado a los vegetarianos y estudiado el riesgo de sufrir cáncer de mama en este grupo, pero los que lo han hecho nos sorprenden

---

202. Y. T. Szeto, T. C. Kwok, e I. F. Benzie, «Effects of a Long-Term Vegetarian Diet on Biomarkers of Antioxidant Status and Cardiovascular Disease Risk», *Nutrition* 20, n.º 10, octubre del 2004, pp. 863-866; V. Wijendran y K. C. Hayes, «Dietary n-6 and n-3 Fatty Acid Balance and Cardiovascular Health», *Annual Review Nutrition* 24, pp. 597-615; J. M. Genkinger y A. Koushik, «Meat Consumption and Cancer Risk», *PLoS Medicine* 4, n.º 12, 2007, p. e345; A. Tappel, «Heme of Consumed Red Meat Can Act as a Catalyst of Oxidative Damage and Could Initiate Colon, Breast and Prostate Cancers, Heart Disease, and Other Diseases», *Medical Hypotheses* 68, n.º 3, 2007, pp. 562-564.

203. M. Inoue-Choi et al., «Red and Processed Meat, Nitrite, and Heme Iron Intakes and Postmenopausal Breast Cancer Risk in the NIH-AARP Diet and Health Study», *International Journal of Cancer* 138, n.º 7, 2016, pp. 1609-1618; V. Pala et al., «Meat, Eggs, Dairy Products, and Risk of Breast Cancer in the European Prospective Investigation into Cancer and Nutrition (EPIC) Cohort», *American Journal of Clinical Nutrition* 90, n.º 3, 2009, pp. 602-612; S. C. Larsson, L. Bergkvist y A. Wolk, «Long-Term Meat Intake and Risk of Breast Cancer by Oestrogen and Progesterone Receptor Status in a Cohort of Swedish Women», *European Journal of Cancer* 45, n.º 17, 2009, pp. 3042-3046; J. M. Genkinger et al., «Consumption of Dairy and Meat in Relation to Breast Cancer Risk in the Black Women's Health Study», *Cancer Causes and Control* 24, n.º 4, 2013, pp. 675-684.

por los resultados. El «Estudio de cohorte sobre mujeres» llevado a cabo en el Reino Unido hizo un seguimiento a 35.372 mujeres durante ocho años y detectó a lo largo de ese tiempo 1.850 cánceres de mama.[204] Comparadas con las que *no consumían carne*, una *dieta rica* en los siguientes tipos de carne causó los correspondientes incrementos en el riesgo de cáncer: total de carne, un 34%; carne roja, un 41%; carne procesada, un 39%; carne de ave de corral, un 22%. El «Segundo estudio adventista sobre la salud» realizó un seguimiento a 69.120 participantes durante 4,1 años y los catalogó como consumidores de carne, veganos (no consumen carne, lácteos ni huevos), lactovegetarianos (consumen leche), pescadovegetarianos (consumen pescado) y semivegetarianos (consumen a veces carne).[205] El subgrupo de los veganos fue el único que reveló la importante reducción estadística de un 44% en cánceres de mama y ginecológicos con relación a los consumidores de carne. Basándome en esta ojeada en el mundo vegetariano/vegano, es plausible que no comer carne se traduzca en evitar contraer cáncer. No necesitamos ningún otro estudio no concluyente más que nos hable de consumir catorce tiras de beicon frente a consumir solo tres. Si queremos respuestas con chicha que sean concluyentes, ha llegado la hora de comparar a los consumidores de carne con los consumidores de verduras que no comen carne ni lácteos. No me preocupa solo la carne, sino también *lo que contiene*, sobre todo en lo que se refiere a los aditivos.

Teclea: zeranol

Mientras escribo esta parte, nada ha cambiado desde que se publicó la siguiente inquietud en la prestigiosa revista científica *International Journal of Health Services* en *1990* (el año no es una errata): «Debido a la ausencia de una regulación federal eficaz, la industria cárnica usa la carne de cientos de animales alimentados con aditivos —como antibióticos, tranquilizantes, pesticidas, medicamentos veterinarios, aromas artificiales, desechos industriales y hormonas para fomentar el crecimiento—, lo cual demuestra muy poca preocupación, por no decir ninguna, por los efectos cancerígenos

204. E. F. Taylor et al., «Meat Consumption and Risk of Breast Cancer in the UK Women's Cohort Study», *British Journal of Cancer* 96, n.º 7, 2007, p. 1139.

205. Y. Tantamango-Bartley et al., «Vegetarian Diets and the Incidence of Cancer in a LowRisk Population», *Cancer Epidemiology and Prevention Biomarkers*, 2012, p. cebp-1060.

y otros efectos tóxicos que puedan provocar».[206] ¿Cómo pueden los científicos estudiar lo que comemos si no sabemos lo que estamos comiendo?

Esta falta de transparencia debería hacer saltar las alarmas en cuanto a la salud de los senos y del cuerpo en general. Dado que el uso de zeranol requiere la aprobación de la FDA, sabemos que esta sustancia química (Ralgro es la marca que la comercializa), un estrógeno sintético administrado en Estados Unidos y en Canadá al ganado para acelerar el crecimiento y el perímetro de la cincha, está presente en la carne roja convencional que consumimos en mi país (la carne ecológica opcional de animales alimentados con pasto no contiene zeranol). Como una ternera necesita haberse convertido en una vaquilla o novillo de trescientos quilos cuando le toque ir al matadero a los dieciocho meses, resulta práctico darle zeranol para que crezca más deprisa. ¿A quién le iba a importar? ¡Tanto da si ingerimos un poco de zeranol cuando nos tomamos una hamburguesa o un vaso de leche! En 1981 (sí, hace tanto tiempo), la Comunidad Económica Europea (la CEE en el pasado, la Unión Europea actual) prohibió el zeranol y otros fármacos usados para fomentar el crecimiento en las granjas de ganado vacuno, después de que a un grupo de niños y niñas italianos de tres a diez años les empezaran a crecer los senos. Todas las señales indicaban que se debía a la presencia de zeranol en la carne de vacuno.[207] Los efectos estrogénicos del zeranol eran al parecer lo bastante fuertes como para acelerar la llegada de la pubertad en esos niños, un trastorno conocido como *pubertad precoz*. En 1989 la CEE citó el potencial del zeranol para causar cáncer en los humanos y prohibió la importación de productos vacunos de Estados Unidos o de Canadá —*y, aun así, en Norteamérica se sigue todavía usando esta sustancia para fomentar el crecimiento hasta el día de hoy.*

Pues sí…, hasta el día de hoy.

En cuanto al riesgo de desarrollar cáncer de mama, el zeranol es la hormona de crecimiento más potente que se encuentra en los alimentos destinados al consumo humano, es 100.000 veces más fuerte que la influencia estrogénica del bisfenol A (BFA) de los plásticos, de la que habla-

206. S. S. Epstein, «The Chemical Jungle: Today's Beef Industry», *International Journal of Health Services* 20, n.º 2, 1990, pp. 277-280.

207. G. M. Fara et al., «Epidemic of Breast Enlargement in an Italian School», *Lancet* 314, n.º 8137, 1979, pp. 295-297.

ré un poco más adelante.[208] ¿Cien mil veces? Cualquier consumidor de carne de vacuno que se preocupe por el BFA de las botellas de agua mineral debe conocer este hecho estadístico. En realidad, el zeranol transforma en el laboratorio las células mamarias benignas humanas en un cáncer en veintiún días, y además activa la proliferación de las células cancerosas existentes.[209] Se nos mete en el cuerpo, como lo evidencia el 78,5% de las 163 niñas de nueve a diez años de edad de Nueva Jersey que dieron positivo en los análisis al detectarles la presencia de zeranol en la orina.[210] El zeranol se ha relacionado con la pubertad precoz en Europa, como ya he mencionado, y en Puerto Rico.[211] ¿Podría también ser la razón por la que en el «Segundo estudio sobre la salud de las enfermeras», durante el seguimiento realizado a más de 39.000 mujeres premenopáusicas a lo largo de siete años, se descubrió que el cáncer de mama premenopáusico causado por el estrógeno había aumentado un 34% en las mujeres que más carne roja habían consumido en los años que iban al instituto?[212] Entre las 88.804 mujeres a las que se hizo un seguimiento durante veinte años, el consumo de grasas de origen animal (no me refiero al consumo total de grasas) entre los veintiséis y los cuarenta y cinco años también aumentó por sí solo un 18% los cánceres de mama premenopáusico.[213]

Es más, el zeranol potencia la actividad de la leptina, una hormona liberada por las células adiposas que promueve el cáncer de mama. Como te debes haber imaginado, las mujeres obesas tienen unos niveles más al-

---

208. Henrik Leffers et al., «Oestrogenic Potencies of Zeranol, Oestradiol, Diethylstilboestrol, Bisphenol-A and Genistein: Implications for Exposure Assessment of Potential Endocrine Disrupters», *Human Reproduction* 16, n.º 5, 2001, pp. 1037-1045.

209. W. Ye et al., «In Vitro Transformation of MCF-10A Cells by Sera Harvested from Heifers Two Months Post-Zeranol Implantation», *International Journal of Oncology* 38, n.º 4, 2011b, pp. 985-992; R. Khosrokhavar et al., «Effects of Zearalenone and α-Zearalenol in Comparison with Raloxifene on T47D Cells», *Toxicology Mechanisms and Methods* 19, n.º 3, 2009, pp. 246-250.

210. E. V. Bandera et al., «Urinary Mycoestrogens, Body Size and Breast Development in New Jersey Girls», *Science of the Total Environment* 409, n.º 24, 2011, pp. 5221-5227.

211. F. Massart y G. Saggese, «Oestrogenic Mycotoxin Exposures and Precocious Pubertal Development», *International Journal of Andrology* 33, n.º 2, 2010, pp. 369-376.

212. E. Linos et al., «Red Meat Consumption During Adolescence Among Premenopausal Women and Risk of Breast Cancer», *Cancer Epidemiology and Prevention Biomarkers* 17, n.º 8, 2008, pp. 2146-2151.

213. M. S. Farvid et al., «Premenopausal Dietary Fat in Relation to Pre- and Postmenopausal Breast Cancer», *Breast Cancer Research and Treatment* 145, n.º 1, 2014, p. 255.

tos de leptina.[214] Por eso existe la inquietud de que en los consumidores obesos de carne de vacuno aumente el riesgo de cáncer a través de esta amistad del zeranol con la leptina.[215] En el «Estudio de la investigación prospectiva europea sobre cáncer y nutrición» (EPIC), el mayor estudio realizado sobre nutrición humana, se llevó a cabo un seguimiento a casi 400.000 europeos procedentes de diez países.[216] El EPIC reveló que los que comían carne roja, carne de ave de corral y carne procesada habían ganado en solo cinco años 2 kilos más de peso que los que consumían poca carne. Cuanta más carne de vacuno comas más engordarás, más leptina liberarás y más zeranol tendrás en el cuerpo para transformar células normales en anormales.

Teclea: factor de crecimiento insulínico tipo 1 (IGF-1)

La carne de todo tipo, el pollo y el pescado (sí, incluido el pollo y el *pescado*; los pacientes me suelen preguntar: «¿No hay ningún problema con comer pescado, verdad?») tienen otra forma secreta de fomentar el cáncer creado por el hombre, pero no se trata de un comprimido sintético. *Nuestro* cuerpo lo produce cada día. El factor de crecimiento insulínico tipo 1 (IGF-1) tiene una sola misión en la vida: ¡decirle a todo el mundo que crezca, crezca, crezca! Este importante promotor del crecimiento posibilita el milagro de un niño convirtiéndose en adulto. Pero solo crecemos hasta cierto punto, y nuestras manos solo aumentan de tamaño hasta una determinada edad. ¿Qué es lo que el IGF-1 hace el resto de nuestra vida? Cada día mueren cincuenta mil millones de células de nuestro cuerpo, y luego se renuevan. Los músculos, tras hacer ejercicio, necesitan reponerse. Y las neuronas requieren protección.[217] Sin embargo, en cuanto estas tareas se han completado, si hay un exceso de IGF-1 chi-

214. J. Niu et al., «The Association Between Leptin Level and Breast Cancer: A Metaanalysis». *PloS One* 8, n.º 6, 2013, p. e67349.

215. P. Xu et al., «Zeranol Enhances Leptin-Induced Proliferation in Primary Cultured Human Breast Cancer Epithelial Cells», *Molecular Medicine Reports* 3, n.º 5, 2010, pp. 795-800.

216. A. C. Vergnaud et al., «Meat Consumption and Prospective Weight Change in Participants of the EPIC-PANACEA Study», *American Journal of Clinical Nutrition* 92, n.º 2, 2010, pp. 398-407.

217. C. P. Velloso, «Regulation of Muscle Mass by Growth Hormone and IGF-1», *British Journal of Pharmacology* 154, 2008, pp. 557-568, doi:10.1038/bjp.2008.153; M. Llorens Martin, I. Torres-Aleman y J. L. Trejo, «Mechanisms Mediating Brain Plasticity: IGF1 and Adult Hippocampal Neurogenesis», *Neuroscientist* 15, 2009, pp. 134-148, doi:10.1177/1073858408331371.

llándoles a las células que crezcan, crecen lo que les viene en gana y se transforman en un cáncer, en una metástasis en el pulmón y el hígado, en el cerebro y los huesos.[218] ¡Vaya! Es mejor que alguien le pare los pies al IGF-1.

Por lo visto, tú eres la que puede hacerlo. Tu cerebro le dice a tu hígado que produzca IGF-1, sobre todo como respuesta cuando ingieres proteínas de origen animal (carne, lácteos, huevos). Un estudio hizo un seguimiento a 6.381 adultos a partir de los cincuenta a lo largo de dieciocho años. Entre las personas de cincuenta a sesenta y cinco, los niveles más altos de proteínas se relacionaron con un 430% más de probabilidades de morir de cáncer, y se dio un aumento de un 7.300% de la diabetes comparadas con las del grupo que consumían pocas proteínas.[219] El IGF-1 apareció como un importante moderador de la relación entre el consumo proteico y la mortalidad, allí donde iban a parar las proteínas subían los niveles de IGF-1. (Como en la canción infantil «María tenía un corderito».) Pero, curiosamente, el consumo de proteínas vegetales no producía ningún incremento en el riesgo, solo ocurría con las de origen animal.

Si no respondiéramos a los efectos del IGF-1, tendríamos el síndrome de Laron y seríamos muy bajos de estatura, con lo cual, es lógico, nadie nos estaría gritando que creciéramos.[220] Pero, adivina qué otra enfermedad no tendríamos. Que suene un redoble de tambores, por favor..., pues ¡cáncer! *Ninguna persona con una deficiencia de IGF-1 ha desarrollado nunca cáncer de mama.*[221] (A decir verdad, solo una con el síndrome de Laron contrajo cáncer en una ocasión.) Sí, es asombroso. *Nadie con una deficiencia de IGF-1 ha contraído nunca una diabetes tipo 2.* Increíble. Sin duda, el IGF-1 contribuye en gran medida a provocar cáncer y diabetes. Se ha demostrado que el IGF-1 crea un microambiente favorable al cáncer de mama y aumenta la

---

218. S. Y. Yang et al., «Growth Factors and Their Receptors in Cancer Metastases», *Frontiers in Bioscience (Landmark Edition)*, 16, 2011, pp. 531-538.

219. M. E. Levine et al., «Low Protein Intake Is Associated with a Major Reduction in IGF-1, Cancer, and Overall Mortality in the 65 and Younger but not Older Population», *Cell Metabolism* 19, n.º 3, 2014, pp. 407-417.

220. M. Leslie, «Growth Defect Blocks Cancer and Diabetes», *Science* 331, n.º 6019, 2011, p. 837.

221. J. Guevara-Aguirre et al., «Growth Hormone Receptor Deficiency Is Associated with a Major Reduction in Pro-aging Signaling, Cancer, and Diabetes in Humans», *Science Translational Medicine* 16, n.º 3, febrero del 2011, p. 70ra13.

cualidad invasora del mismo.[222] Las mujeres con altos niveles de IGF-1 en la sangre tienen un 38% más de cánceres derivados del estrógeno que las de niveles bajos de IGF-1.[223]

Te diré cómo puedes bajar los niveles de IGF-1 y transformarlos en las proteínas fijadoras de IGF-1 que actúan como ladrones de cadáveres, retirando el IGF-1 de la circulación. Como diría Ethan, mi hijo: «¡Es facilísimo!». Solo haz lo mismo que un grupo de mujeres obesas hicieron al seguir el plan dietético Pritikin: consume una dieta a base de verduras ricas en fibra (30-40 gramos por mil calorías diarias) y pobre en grasas (10-15% de calorías diarias), y acude a diario a clases de ejercicio durante dos semanas.[224] El día 1, los investigadores echaron una muestra de sangre de esas mujeres a células cancerosas de mama en una placa de Petri, y una pequeña cantidad de células murieron (por lo visto, todo el mundo tiene unas pocas defensas contra el cáncer en las venas). El día 12, vertieron otra muestra de sangre de las mismas mujeres a células y, ¡tachán! *La mayoría de células cancerosas* murieron. Los investigadores también midieron los niveles hormonales en la sangre de esas mujeres. A las dos semanas de adoptar una dieta saludable, los niveles de IGF-1 y de insulina se redujeron, los de las proteínas fijadoras aumentaron y los de las células cancerosas desaparecieron. Si bien el ejercicio de por sí también mejora los niveles de IGF-1, una dieta a base de verduras dobla este efecto.[225] La relación entre el IGF-1 y el cáncer es real y reversible. Siempre que oigo a alguna de mis pacientes decir «es demasiado tarde» para dar marcha atrás y corregir los daños causados por una dieta poco sana, les cuento la historia del experimento Pritikin de una dieta a base de verduras y cereales integrales. Así que tú también, querida lectora, puedes transformar por completo tu sangre en una máquina exterminadora del cáncer.

---

222. P. F. Christopoulos, P. Msaouel y M. Koutsilieris, «The Role of the Insulin-Like Growth Factor-1 System in Breast Cancer», *Molecular Cancer* 14, n.º 1, 2015, p. 43; S. Sarkissyan et al., «IGF-1 Regulates Cyr61 Induced Breast Cancer Cell Proliferation and Invasion», *PloS One* 9, n.º 7, 2014, p. e103534.

223. Hormones, the Endogenous, and Breast Cancer Collaborative Group, «Insulin-Like Growth Factor 1 (IGF1), IGF Binding Protein 3 (IGFBP3), and Breast Cancer Risk: Pooled Individual Data Analysis of 17 Prospective Studies», *Lancet Oncology* 11, n.º 6, 2010, pp. 530-542.

224. R. J. Barnard et al., «Effects of a Low-Fat, High-Fiber Diet and Exercise Program on Breast Cancer Risk Factors In Vivo and Tumor Cell Growth and Apoptosis In Vitro», *Nutrition and Cancer* 55, n.º 1, 2006, pp. 28-34.

225. R. J. Barnard et al., «A Low-Fat Diet and/or Strenuous Exercise Alters the IGF Axis In Vivo and Reduces Prostate Tumor Cell Growth In Vitro», *Prostate* 56, n.º 3, 2003, 201-206.

NO TODAS LAS PROTEÍNAS ACTÚAN DEL MISMO MODO

Las proteínas de origen *animal* hacen que los niveles de IGF-1 se disparen; en cambio, las proteínas *vegetales* reducen en picado los niveles de IGF-1, y además incrementan de manera espectacular los niveles de proteínas fijadoras de IGF-1.[226] Dependiendo de tu nivel de actividad, deberías procurar consumir 50 gramos de proteínas diarias; ten en cuenta que también hay proteínas vegetales. ¿Recuerdas la regla dietética del 70/30 del capítulo 3? Los macronutrientes de las proteínas pertenecen a la categoría de los «mejores actores secundarios», en forma de una taza de lentejas o de un pequeño trozo de pescado salvaje. O puedes consumirlas cada día en forma de un *snack* de frutos secos o de habas tiernas de soja sazonadas con un pellizco de pimentón y de sal marina.

LOS LUNES TOCA PLATOS VEGETARIANOS

Las siguientes diez opciones te permiten ingerir proteínas vegetales a diario:

- ⅓ de taza de seitán = 21 gramos de proteínas (evítalo si eres celíaca o si tienes intolerancia al gluten)
- ½ taza de soja en forma de tempeh / tofu / habas tiernas de soja = 20 gramos de proteínas
- 1 taza de lentejas cocidas = 18 gramos de proteínas
- 1 taza de alubias (fríjoles, judías pintas, judías negras, judías blancas, judías verdes, garbanzos) = 15 gramos de proteínas
- ¼ de taza de frutos secos o de mantequilla de frutos secos (almendras, nueces, anacardos, pistachos, nueces del Brasil), ¼ de taza de semillas (semillas de girasol, sésamo, lino, calabaza, chía, cáñamo) = de 7 a 10 gramos de proteínas
- 1 taza de guisantes = 8 gramos de proteínas
- ½ taza de quinoa cocinada = de 7 a 9 gramos de proteínas

226. N. E. Allen et al., «The Associations of Diet with Serum Insulin-Like Growth Factor 1 and Its Main Binding Proteins in 292 Women Meat-Eaters, Vegetarians, and Vegans», *Cancer Epidemiology and Prevention Biomarkers* 11, n.º 11, 2002, pp. 1441-1448.

- ½ taza de arroz salvaje cocinado = 6,5 gramos de proteínas
- ¼ de taza de avena integral de corte con acero deshidratada = 5 gramos de proteínas
- ½ taza de espinacas, coles de Bruselas o brócoli cocinados, maíz ecológico, aguacate = 2 gramos de proteínas

---

Teclea: mutágenos en la carne

Si estás pensando: «Doctora, me chiflan las hamburguesas con queso y no pienso dejar de comer carne», lo entiendo. No hace falta que renuncies a la carne, a mucha gente le pasa lo mismo. El consumo de carne sigue creciendo en el mundo desarrollado. En Estados Unidos una persona ingiere de promedio 128 gramos de carne al día, tres veces más de la que se consume en el resto del mundo. Pero antes de pedir una apetitosa hamburguesa en un restaurante, o de comerte la crujiente piel del pollo asado, ten en cuenta que aunque consumas carne de vacuno ecológica o de animales alimentados con pasto, la forma de *prepararla* hace que se vuelva incluso más cancerígena aún.

Ciertos mutágenos —en concreto, los hidrocarburos aromáticos policíclicos (HAP) y las aminas heterocíclicas (AHC)— son componentes cancerígenos que se forman en la superficie de la carne ahumada, asada, frita y cocinada a la parrilla, muy hecha o deliciosamente asada.[227] Las AHC se forman en cuestión de minutos con las altas temperaturas, pero, aunque ases el pollo a una temperatura inferior, a los quince minutos ya se habrán formado AHC en la superficie por la reacción química entre el calor y la creatinina de los tejidos musculares[228] (en cambio, las hamburguesas vegetales fritas o asadas no producen una cantidad medible de AHC).[229] Es mejor, por lo tanto, evitar la carne muy hecha cocinada a la parrilla, ya que se ha relacionado con el cáncer de mama: un 54% más de

---

227. S. E. Steck et al., «Cooked Meat and Risk of Breast Cancer: Lifetime Versus Recent Dietary Intake», *Epidemiology* 18, n.º 3, mayo del 2007, pp. 373-382.

228. R. Zaidi, S. Kumar y P. R. Rawat, «Rapid Detection and Quantification of Dietary Mutagens in Food Using Mass Spectrometry and Ultra Performance Liquid Chromatography», *Food Chemistry* 135, n.º 4, 2012, pp. 2897-2903.

229. H. P. Thiebaud et al., «Airborne Mutagens Produced by Frying Beef, Pork and a Soy-based Food», *Food and Chemical Toxicology* 33, n.º 10, 1995, pp. 821-828.

riesgo en los consumidores de hamburguesas, un 64% más en los consumidores de beicon y un 121% más en los amantes de comerse un bistec.[230] Las mujeres que consumen estas tres clases de carne muy hecha tienen un *362%* más de riesgo que las que la toman solo medio hecha o hecha apenas. Hay que tener en cuenta que no estoy comparando a los consumidores de la carne muy hecha con los vegetarianos. Para los primeros, la carne demasiado hecha no es buena para la salud. Una de las culpables de provocar cáncer es la fenometil imidazopiridina (PhIP), una AHC presente en las carnes cocinadas a altas temperaturas, cuyo poder equivale al del puro estrógeno en cuanto a causar tanto la aparición como la proliferación de los cánceres de mama.[231] Al analizar la leche materna de las mujeres no fumadoras para descubrir si contiene Phlp, aparece solo en las consumidoras de carne y no en las vegetarianas.[232] A las veinticuatro horas de dejar de comer carne, desaparece el Phlp en las muestras de orina.[233] Tenemos la suerte de haber recibido un cuerpo muy indulgente.

¿Hay alguna forma de compensar este riesgo? Cuando comas carne, acompáñala con una guarnición saludable. Al combinarla con tres tazas de verduras diarias, como brócoli y coles de Bruselas, las AHC en la orina se reducen un 23%, a pesar de ingerir el mismo nivel de sustancias cancerígenas.[234] Se ha demostrado que el té verde, el té negro y el té blanco detienen las mutaciones del ADN generadas por la PhIP.[235] Evita la carne cocinada a la parrilla, y limita el consumo de carne asada y al horno. Es mejor coci-

---

230. W. Zheng et al., «Well-Done Meat Intake and the Risk of Breast Cancer», *Journal of the National Cancer Institute* 90, n.º 22, noviembre de 1998, pp. 1724-1729.

231. S. N. Lauber, S. Ali y N. J. Gooderham, «The Cooked Food Derived Carcinogen 2-amino-1-methyl-6-phenylimidazo [4, 5-b] Pyridine Is a Potent Oestrogen: A Mechanistic Basis for Its Tissue-Specific Carcinogenicity», *Carcinogenesis* 25, n.º 12, 2004, pp. 2509-2517.

232. L. S. DeBruin, P. A. Martos y P. D. Josephy, «Detection of PhIP (2-amino1-methyl-6-phenylimidazo [4, 5-b] Pyridine) in the Milk of Healthy Women», *Chemical Research in Toxicology* 14, n.º 11, 2001, pp. 1523-1528.

233. R. D. Holland et al., «Formation of a Mutagenic Heterocyclic Aromatic Amine from Creatinine in Urine of Meat Eaters and Vegetarians», *Chemical Research in Toxicology* 18, n.º 3, 2005, pp. 579-590.

234. S. Murray et al., «Effect of Cruciferous Vegetable Consumption on Heterocyclic Aromatic Amine Metabolism in Man», *Carcinogenesis* 22, n.º 9, 2001, pp. 1413-1420.

235. H. A. J. Schut y R. Yao, «Tea as a Potential Chemopreventive Agent in PhIP Carcinogenesis: Effects of Green Tea and Black Tea on PhIP-DNA Adduct Formation in Female F-344 Rats», *Nutrition and Cancer* 36, n.º 1, 2000, pp. 52-58.

narla por medio del calor húmedo a bajas temperaturas, como la cocción lenta de la carne en una marmita, al vapor, escalfada, cocida a fuego lento, estofada o al vacío (un método de cocción francés en el que los alimentos se cocinan durante largo tiempo a temperaturas relativamente bajas). Las ollas a presión también aceleran un saludable calor húmedo. Si fríes o salteas la carne, minimiza la producción de AHC macerándola antes en adobos ricos en antioxidantes, y cocínala luego con grasas saludables, como las del aceite de colza ecológico. ¿Deseas preguntarme si la puedes freír mucho? ¿Es que quieres rebozarla con una masa y sumergirla luego en alguna clase de grasa saturada hirviendo hasta que se vuelva una bola dorada y crujiente de cáncer? No creo que quieras oír la respuesta.

Teclea: nitratos

Entre todos los consumidores de carne en Estados Unidos, el 22% de personas comen carne procesada, la causa de la aparición de varios mutágenos conocidos, como los componentes *N*-nitrosos. La carne procesada significa que ha sido alterada por el proceso de curado, salado o fermentación, o por los conservantes agregados. En un estudio del Reino Unido realizado con 35.372 mujeres, las que consumían una mayor cantidad de carne procesada manifestaron un 64% más de cáncer de mama que las que *no* eran partidarias de los perritos calientes ni de los bocadillos con embutidos de los bares.[236] No olvides que la teoría de comparar a las personas que ingieren una dieta *rica* en carne con las que consumen una dieta *pobre* en ella se tendría que replantear comparando a las que consumen carne con las que no la consumen. Al observar los estudios que comparan a las personas que consumen mucha carne procesada con las que consumen poca, aparece un aumento del riesgo de cáncer, pero es de un 8 a un 10%,[237] en lugar de un 64%..., de modo que incluso una loncha ocasional de salami o chorizo tienen mucho peso en tu vida. Podemos llamar la carne «procesada» con nombres atractivos como salchichas, perritos calientes, jamón dulce, jamón serrano, salami, salchichón, fiambres, carne en conserva, cecina de

236. E. F. Taylor et al., «Meat Consumption and Risk of Breast Cancer in the UK Women's Cohort Study», *British Journal of Cancer* 96, n.º 7, 2007, p. 1139.

237. D. D. Alexander et al., «A Review and Meta-analysis of Red and Processed Meat Consumption and Breast Cancer», *Nutrition Research Reviews* 23, n.º 2, 2010, pp. 349-365.

vaca y beicon, pero la Agencia Internacional para la Investigación del Cáncer (IARC) los llama «potencialmente mortíferos».

En el 2015, veintidós científicos de diez países se reunieron en la IARC de Lyon, en Francia, para responder a la pregunta: «¿Son la carne roja y la carne procesada malas para la salud?».[238] El grupo de científicos analizó más de ochocientos estudios epidemiológicos sobre la relación entre el cáncer y el consumo de carne roja y carne procesada en países de varios continentes, con diversas etnias y dietas. ¿Su conclusión? La IARC advirtió del gran peligro que entraña para la salud el consumo de carne procesada, la etiquetó tajantemente de «cancerígena para los humanos» (como el tabaquismo y el amianto) y clasificó la carne roja como «probablemente cancerígena para los humanos». La verdad es que, después de leer la resolución de la IARC, me invadió el remordimiento al darme cuenta de que había estado mandando a mis queridos hijos al colegio con desayunos «saludables» a base de lonchas de pavo que equivalían a haberles metido uno o dos cigarrillos en sus fiambreras. Sin duda alguna, cuando el «Estudio sobre dieta y salud de los NIH-AARP» llevó a cabo un seguimiento a la impresionante cantidad de 193.742 mujeres posmenopáusicas a lo largo de 9,4 años, los científicos descubrieron un 25% más de cánceres de mama en las consumidoras de carne roja y de carne procesada.[239]

En respuesta a las resoluciones de la IARC, la Fundación Internacional para la Investigación Mundial del Cáncer advirtió a los consumidores evitar cualquier clase de carne procesada,[240] pero la Sociedad Oncológica Americana solo aconsejó limitar su consumo. Y aunque me haya centrado en la salud de tus senos, vale la pena mencionar que las evidencias humanas que relacionan el consumo de carne con los cánceres de colon, recto, esófago, pulmones e hígado son de lo más convincentes, al igual que la información relacionada con la carne y la mortalidad debida al cáncer y a las

238. V. Bouvard et al., «Carcinogenicity of Consumption of Red and Processed Meat», *Lancet Oncology* 16, n.º 16, 2015, p. 1599.

239. M. Inoue-Choi et al., «Red and Processed Meat, Nitrite, and Heme Iron Intakes and Postmenopausal Breast Cancer Risk in the NIH-AARP Diet and Health Study», *International Journal of Cancer* 138, n.º 7, 2016, pp. 1609-1618.

240. «Animal Foods», World Cancer Research Fund International, consultado el 14 de octubre del 2017, http://www.wcrf.org/int/research-we-fund/cancer-prevention-recommendations/animal-foods.

enfermedades cardiovasculares.[241] Así que, a la hora de elegir de manera inteligente la comida que compraremos en el supermercado, no solo hay que tener en cuenta el cáncer de mama.[242]

Además de las grasas y el sodio, la carne de vacuno sin procesar contiene nitratos. Son inofensivos para la salud, pero tienen la propiedad de transformarse —cambiar—, y entonces es cuando se vuelven peligrosos. Los nitratos se convierten en nitritos, que son saludables si proceden de alimentos vegetales, ya que se convierten en óxido nítrico (mejora la circulación sanguínea). Pero si proceden de la carne se vuelven perniciosos en compañía de las *aminas* o las *amidas* al transformarse en *nitrosaminas* o *nitrosamidas* cancerígenas. Me gustaría que entendieras esta jerga, porque la advertencia en el envase de la carne procesada que se jacta de que «No contiene nitratos» podría tener la salvedad de: «A no ser que estén presentes en el perejil en polvo». Este nitrato natural del perejil se convierte en una sustancia cancerígena cuando se combina con la «carne que contiene aminas», equivale a añadirle directamente nitrosamina sin la trampa vegetariana del perejil. Lo mejor que puedes hacer es no consumir carne procesada. En este caso es cuando el mantra de «con moderación» me chirría en los oídos. ¿Por qué consumir «con moderación» carne que provoca cáncer cuando se ha demostrado que tanto el consumo bajo como alto de carne procesada son peligrosos para la salud? ¿Acaso yo puedo extirparles a mis pacientes una parte *moderada* del pecho en lugar de la glándula mamaria entera?

LA CRISIS CÁRNICA A ESCALA MUNDIAL

A nivel mundial se está evidenciando un rápido aumento en el consumo de carne de todo tipo a medida que países como Brasil, China, Latinoamérica y Asia adoptan la dieta de naciones industrializadas como Estados Uni-

241. R. Sinha et al., «Meat Intake and Mortality: A Prospective Study of over Half a Million People», *Archives of Internal Medicine* 169, n.º 6, 2009, pp. 562-571; S. Rohrmann et al., «Meat Consumption and Mortality: Results from the European Prospective Investigation into Cancer and Nutrition», *BMC Medicine* 11, n.º 1, 2013, p. 63.

242. A. J. Cross et al., «A Prospective Study of Red and Processed Meat Intake in Relation to Cancer Risk», *PloS Medicine* 4, n.º 12, diciembre del 2007, p. e325.

dos, Francia y España. Según la Organización de Alimentos y Agricultura de las Naciones Unidas (FAO), el consumo anual de carne por persona entre 1964 y 2015 ha experimentado el siguiente aumento: en el este de Asia se ha casi sextuplicado de 8,7 kilos a 50 kilos; en los países desarrollados se ha triplicado de 10,2 kilos a 31,6 kilos; en Latinoamérica se ha doblado con creces de 31,7 kilos a 65,3 kilos; y en los países industrializados, por lo visto, aún ha crecido más, aumentando un 36%, de 61,5 kilos a 95,7 kilos. Para satisfacer nuestro apetito carnívoro hay en el planeta 19.000 millones de pollos, 1.500 millones de vacas, 1.000 millones de cerdos y 1.900 millones de ovejas y cabras junto a nosotros (o escondidos en alguna parte de nosotros), es decir, triplican la población humana.[243]

La agricultura a escala mundial, dominada por la producción de aves de corral y los cereales cultivados para alimentarlas, contribuye al cambio climático, amenaza la sostenibilidad del planeta e, irónicamente, empeora el hambre en el mundo. La agricultura animal genera el 30% de la emisión de gases de efecto invernadero[244] (más que todos los medios de transporte juntos; las vacas liberan 68.000 millones de kilos diarios de metano tóxico procedente de las ventosidades),[245] ingieren del 80 al 90% del consumo del agua de Estados Unidos[246] (208 billones de litros al año);[247] medio kilo de carne de vacuno requiere 18.900 litros de agua;[248] 3,785 litros de leche requieren 3.785 litros de agua;[249] el ganado vacuno ocupa el 45% del suelo de

243. T. P. Robinson et al., «Mapping the Global Distribution of Livestock», *PloS One* 9, n.º 5, 2014, p. e96084, consultado el 3 de diciembre del 2017, https://doi.org/10.1371/journal.pone.0096084.

244. USDA, *USDA Climate Change Science Plan* 4, 2010, http://www.usda.gov/oce/climate_change/science_plan2010/USDA_CCSPlan_120810.pdf.

245. P. Ross, «Cow Farts Have "Larger Greenhouse Gas Impact" Than Previously Thought; Methane Pushes Climate Change», *International Business Times*, 26 de noviembre del 2013, http://www.ibtimes.com/cow-farts-have-larger-greenhouse-gas-impact-previously-thought-methane-pushes-climate-change-1487502.

246. USDA Economic Research Service, «How Important Is Irrigation to US Agriculture?», 12 de octubre del 2016, https://www.ers.usda.gov/topics/farm-practices-management/irrigation-water-use/background/.

247. EPA, «Draft Plan to Study the Potential Impacts of Hydraulic Fracturing on Drinking Water Resources», febrero del 2011, http://www2.epa.gov/sites/production/files/documents/HFStudyPlanDraft_SAB_020711.pdf.

248. D. Pimentel et al., «Water Resources: Agricultural and Environmental Issues», *BioScience* 54, 2004, pp. 909, 911.

249. M. M. Mekonnen y A. Y. Hoekstra, «A Global Assessment of the Water Footprint of Farm Animal Products», *Ecosystems* 15, 2012, pp. 401-415.

la Tierra,[250] ha causado el 90% de la destrucción de la selva amazónica brasileña,[251] aumenta el hambre mundial[252] (el 82% de los niños que pasan hambre viven en lugares donde las aves de corral se alimentan con cereales, y los occidentales son los que las consumen), y esta situación allana el camino para las zonas muertas oceánicas,[253] la destrucción del hábitat[254] y la extinción de las especies.[255] Si los humanos planeamos aumentar nuestro consumo de carne, según la FAO, en el 2050 las emisiones procedentes de la agricultura habrán aumentado un 80%,[256] de modo que deberemos encontrar pronto la forma de irnos a vivir a Marte, donde espero que haya allí también espacio para cultivar hortalizas.

Mantente al día sobre la evolución de la crisis cárnica a escala global que está teniendo lugar en la actualidad. Aprende cómo afecta a tu salud y la de tus seres queridos. Encuentra la manera de ayudarte a ti y de ayudar a los demás en pinklotus.com/meatcrisis.

Me has prestado toda tu atención, ¿y ahora qué?

Aunque estés interesada en ello, dejar de comer carne o, simplemente, reducir su consumo no es fácil para muchas personas. Controla tu impacto ambiental consumiendo pescado salvaje, pollo ecológico, carne de buey

---

250. P. Thornton, M. Herrero y P. Ericksen, «Livestock and Climate Change», *Livestock Exchange* 3, noviembre del 2011.

251. S. Margulis, *Causes of Deforestation of the Brazilian Amazon,* The World Bank, 2004, http://www-wds.worldbank.org/servlet/WDSContentServer/WDSP/IB/2004/02/02/000090341_20040202130625/Rendered/PDF/277150PAPER0wbwp0no1022.pdf.

252. R. Oppenlander, «The World Hunger-Food Choice Connection: A Summary», *Comfortably Unaware* (blog), 22 de abril del 2012, http://comfortablyunaware.com/blog/the-world-hunger-food-choice-connection-a-summary/; United Nations Children's Fund, *Improving Child Nutrition: The Achievable Imperative for Global Progress*, UNICEF, Nueva York, 2013.

253. «General Situation of World Fish Stocks», *Food and Agricultural Organization of the United Nations,* consultado el 26 de diciembre del 2007, http://www.fao.org/newsroom/common/ecg/1000505/en/stocks.pdf.

254. Annenberg Learner, «Unit 9: Biodiversity Decline, Section 7: Habitat Loss—Causes and Consequences», curso multimedia Habitable Planet, consultado el 26 de diciembre del 2007, https://www.learner.org/courses/envsci/unit/text.php?unit=9&secNum=7.

255. R. Maughan, «Wedge Wolf Pack Will Be Killed Because of Its Increasing Beef Consumption», *Wildlife News*, 28 de septiembre del 2012, http://www.thewildlifenews.com/2012/09/22/wedge-wolf-pack-will-be-killed-because-of-increasing-beef-consumption/.

256. D. Tilman y M. Clark, «Global Diets Link Environmental Sustainability and Human Health», *Nature* 515, n.º 7528, noviembre del 2014, pp. 518-522.

alimentado con pasto (en lugar del alimentado con cereales) y pescado en conserva capturado de forma sostenible (cuando no te sea posible adquirir pescado fresco) como salmón salvaje, atún pescado con caña, sardinas y caballa. Sin embargo, te sugiero que reduzcas las raciones de carne a tres o menos a la semana, y que *dejes* de consumir cualquier clase de carne procesada (no tengo ningún patrocinador que me recompense por ello).

QUERIDOS LÁCTEOS...

Los productos lácteos proceden de la leche de las glándulas mamarias de los mamíferos. Como, por ejemplo, la leche, los quesos (cheddar, queso suizo, mozzarella, queso de Monterrey, queso de cabra), el queso cottage, la nata, el queso cremoso, la crema agria, los helados, los helados italianos, la mantequilla y el yogur. Como ya he señalado en el capítulo 2, la gente cree que la presencia de hormonas, factores de crecimiento (IGF-1), grasas y contaminantes químicos (residuos de pesticidas, antibióticos, aflatoxinas, melaminas) en los lácteos son los que causan la proliferación de células de cáncer de mama sensibles hormonalmente.[257] Sin embargo, las investigaciones realizadas revelan que el consumo de lácteos aumenta, reduce o no afecta para nada el riesgo de cáncer de mama, de modo que los metaanálisis que han analizado montones de estudios concluyen que es saludable consumir productos lácteos.[258] La relación saludable entre los productos lácteos y los tejidos mamarios parece deberse a los efectos protectores del calcio, la vitamina D, el butirato, la lactoferrina y el ácido linoleico conjugado.[259]

---

257. H. Davoodi, S. Esmaeili y A. M. Mortazavian, «Effects of Milk and Milk Products Consumption on Cancer: A Review», *Comprehensive Reviews in Food Science and Food Safety* 12, n.º 3, 2013, pp. 249-264.

258. P. W. Parodi, «Dairy Product Consumption and the Risk of Breast Cancer», *Journal of the American College of Nutrition* 24, n.º 6, diciembre del 2005, pp. 556S-568S; W. Al Sarakbi, M. Salhab y K. Mokbel, «Dairy Products and Breast Cancer Risk: A Review of the Literature», *International Journal of Fertility and Women's Medicine* 50, n.º 6, noviembre-diciembre del 2005, pp. 244-249; P. G. Moorman y P. D. Terry, «Consumption of Dairy Products and the Risk of Breast Cancer: A Review of the Literature», *American Journal of Clinical Nutrition* 80, n.º 1, julio del 2004, pp. 5-14; M. H. Shin et al., «Intake of Dairy Products, Calcium, and Vitamin D and Risk of Breast Cancer», *Journal of the National Cancer Institute* 94, n.º 17, septiembre del 2002, pp. 1301-1311.

259. H. Davoodi, S. Esmaeili y A. M. Mortazavian, «Effects of Milk and Milk Products Consumption on Cancer: A Review», *Comprehensive Reviews in Food Science and Food Safety* 12, n.º 3, 2013, pp. 249-264.

Elimina la grasa

¡Espera!, deja ese Häagen-Dazs en el lugar donde lo has cogido. Cuando los estudios *revelan* una relación causal, ¿es que hay algo que debamos advertir? Si bien los lácteos bajos en grasas no parecen ser un problema para los senos (y en algunos estudios se relacionan con *menos* cánceres de mama),[260] la grasa saturada de los productos lácteos enteros indudablemente nos sorprende (piensa en la leche entera frente a la desnatada). En el «Estudio epidemiológico sobre la vida tras un cáncer» (LACE), la mortalidad en general de las pacientes con cáncer de mama que tomaban una o más raciones diarias de lácteos enteros (no desnatados) aumentó un 49% comparada con las que consumían menos de media ración al día.[261] ¿De verdad los lácteos son tan mortíferos? Las vacas lecheras modernas, a diferencia de las de hace cien años que se alimentaban con pasto, son organismos genéticamente modificados (OGM) que están produciendo leche constantemente durante el embarazo —y en realidad a lo largo de toda la vida, ya que al poco tiempo de parir un ternero las vuelven a inseminar para que estén siempre preñadas—, un estado que eleva notablemente los niveles de estrógenos en la leche.[262] Estos estrógenos se encuentran sobre todo en la grasa, de modo que ingerimos considerablemente más estrógenos estimuladores de cáncer de los productos lácteos enteros (incluidos los ecológicos),[263] lo cual posiblemente explica el marcado aumento de la mortalidad en el estudio LACE.

Antes de tomar tu ración diaria de calcio de un delicioso pedazo de queso cheddar, me gustaría hablar un poco más de las grasas enemigas. Esta clase de grasas contribuyen directamente a las enfermedades más mortales del planeta: las cardiopatías, el cáncer, los accidentes cerebrovasculares, la obesidad, el alzhéimer y la diabetes. He hablado de las grasas amigas en el

---

260. M. H. Shin et al., «Intake of Dairy Products, Calcium, and Vitamin D and Risk of Breast Cancer», *Journal of the National Cancer Institute* 94, n.º 17, 2002, pp. 1301-1310.

261. C. H. Kroenke et al., «High- and Low-Fat Dairy Intake, Recurrence, and Mortality After Breast Cancer Diagnosis», *Journal of the National Cancer Institute* 105, n.º 9, 2013, pp. 616-623.

262. D. Ganmaa y A. Sato, «The Possible Role of Female Sex Hormones in Milk from Pregnant Cows in the Development of Breast, Ovarian and Corpus Uteri Cancers», *Medical Hypotheses* 65, n.º 6, 2005, pp. 1028-1037.

263. D. A. Pape-Zambito, R. F. Roberts y R. S. Kensinger, «Estrone and 17β-estradiol Concentrations in Pasteurized-Homogenized Milk and Commercial Dairy Products», *Journal of Dairy Science* 93, n.º 6, 2010, pp. 2533-2540.

capítulo 3. Pero las grasas enemigas son otro cantar. Unas de ellas son las grasas *trans*: *elimínalas* en el acto de tu dieta. Se encuentran en alimentos como los pasteles, los dónuts, la margarina, la manteca vegetal, el pollo frito, las palomitas de microondas y las patatas fritas. Equivalen a meterte manteca vegetal Crisco en las arterias y observar cómo el riego sanguíneo se para en seco. Cuando en Dinamarca se prohibieron las grasas trans, las muertes por enfermedades cardiovasculares cayeron en picado un 50%.[264] Estas grasas elaboradas por el hombre aparecen inocentemente de manera ingeniosa en las etiquetas nutricionales de los alimentos procesados como «aceites parcialmente hidrogenados» o «ricos en estearatos». No te dejes engañar por la frase de márquetin «NO CONTIENE GRASAS TRANS» en una caja o envase, lee los ingredientes de la información nutricional de la parte de atrás para asegurarte de no descubrir ningún rastro de grasas trans encubiertas. Estas grasas influyen en el cáncer de mama. En un estudio realizado en Grecia, donde abunda la dieta mediterránea, consumir margarina solo una vez a la semana incrementó el cáncer de mama un 5%.[265] Las pacientes con cáncer de mama que consumen mantequilla, margarina o manteca de cerdo a diario tienen un 67% más de riesgo de que el cáncer reaparezca, y un 212% más de *fallecer* por pertenecer al tercio más alto de consumidores de grasas, con relación al tercio más bajo.[266] Las grasas trans tal vez conserven los alimentos, pero sin duda no nos *alargan* la vida, sino al contrario.

Quizá no nos baste con evitar la comida basura. La única *otra* fuente de grasas trans se encuentra de manera natural en la *carne* y los *lácteos*. Sí, lo has oído bien. Al prohibirse en el 2018 las grasas trans en los alimentos procesados, la carne de origen animal y los lácteos son ahora las fuentes de la mayoría de grasas trans diarias consumidas por los estadounidenses.[267]

---

264. S. Stender y J. Dyerberg, «Influence of Trans Fatty Acids on Health», *Annals of Nutrition and Metabolism* 48, n.º 2, 2004, pp. 61-66.

265. A. Trichopoulou et al., «Consumption of Olive Oil and Specific Food Groups in Relation to Breast Cancer Risk in Greece», *Journal of the National Cancer Institute* 87, n.º 2, 1995, pp. 110-116.

266. J. R. Hebert, T. G. Hurley e Y. Ma, «The Effect of Dietary Exposures on Recurrence and Mortality in Early Stage Breast Cancer», *Breast Cancer Research and Treatment* 51, n.º 1, septiembre de 1998, pp. 17-28; A. J. McEligot et al., «Dietary Fat, Fiber, Vegetable, and Micronutrients Are Associated with Overall Survival in Postmenopausal Women Diagnosed with Breast Cancer» *Nutrition and Cancer* 55, n.º 2, 2006, pp. 132-140.

267. D. Doell et al., «Updated Estimate of Trans Fat Intake by the US Population», *Food Additives and Contaminants: Part A* 29, n.º 6, 2012, pp. 861-874.

Las grasas trans de origen animal procedentes de la carne y los lácteos, así como la de los animales que no pertenecen al ganado vacuno, aumentan las LBD —el colesterol malo—, y reducen las LAD —el colesterol bueno—, al igual que las grasas procesadas.[268] Por cada 2% procedente de calorías de grasas trans, las enfermedades cardíacas se incrementan un 23%.[269]

Además de las grasas trans, las saturadas también son malas para los senos. Un centro de investigación de Seattle llevó a cabo un seguimiento a 4.400 pacientes con cáncer de mama que no habían sufrido la reaparición de la enfermedad, y descubrieron que el 3% habían muerto durante los siete años siguientes.[270] El consumo más elevado de grasas trans causó un 78% más de muertes, mientras que en el grupo de las mayores consumidoras de *grasas saturadas* se dio un 41% más de muertes que en el de las que menos las consumían. Las grasas saturadas se solidifican a temperatura ambiente (mantequilla) y son de origen animal: queso, leche, mantequilla, nata, carne y huevos. Cuando las pacientes eligen una dieta más saludable, ¿cuál es el alimento que más dicen echar en falta? Te daré una pista: está repleto de hormonas y cargado de calorías, colesterol, sal y grasas saturadas.

El queso. ¿Qué has dicho? Uy, has gritado: «¡Nooooo!». Estoy de acuerdo contigo. Pero, después de reconocer las contundentes evidencias sobre los peligros para la salud de las grasas saturadas, dejé de comer queso manchego. ¿Quieres saber por qué el queso y la pizza (es decir, la de «queso») ocupan respectivamente el primero y el segundo lugar en cuanto a la fuente del consumo de grasas de los estadounidenses? Aparte de la verdad que nos hace chascar la lengua sobre que el queso es salado, graso y de lo más delicioso, también es tan adictivo como una droga callejera. Para elaborar medio kilo de queso se necesitan cinco litros de leche. Ese bocadito de queso cheddar aumenta un 73% las grasas, un 25% las proteínas y un 2% los hidratos de carbono. La caseína, una proteína de los lácteos, se descompone en nuestro estómago en caso*morfina*, un opiáceo adictivo que

---

268. I. Laake et al., «A Prospective Study of Intake of Trans-Fatty Acids from Ruminant Fat, Partially Hydrogenated Vegetable Oils, and Marine Oils and Mortality from CVD», *British Journal of Nutrition* 108, n.º 4, 2012, pp. 743-754.

269. D. Mozaffarian et al., «Trans Fatty Acids and Cardiovascular Disease», *New England Journal of Medicine* 354, n.º 15, 2006, pp. 1601-1613.

270. J. M. Beasley et al., «Post-diagnosis Dietary Factors and Survival after Invasive Breast Cancer», *Breast Cancer Research and Treatment* 128, n.º 1, 2011, pp. 229-236.

estimula los mismos receptores del cerebro que la *morfina* y que es afín a esta en una décima parte, de ahí que volvamos una y otra vez a buscar una porción más de pizza.

Después de llevar a cabo un seguimiento a 188.736 mujeres posmenopáusicas durante 4,4 años, las que obtenían el 40% de sus calorías diarias de las grasas tenían un riesgo de un 32% más elevado de desarrollar un cáncer cerebral invasivo que las que recibían el 20% de sus calorías diarias de las grasas.[271] Evitar, por lo tanto, los alimentos repletos de grasas saturadas reduce la creación, la reaparición y los efectos mortales del cáncer de mama. No es nunca demasiado pronto para empezar a consumir grasas saludables. Comer más grasas vegetales procedentes de aguacates, aceitunas y mantequilla de semillas y de frutos secos durante la juventud (de los diez a los quince años) reduce el cáncer de mama posmenopáusico cuarenta años más tarde.[272]

SOBRE LAS GRASAS

El Instituto Oncológico Nacional (NCI) hizo una encuesta a los estadounidenses y clasificó sus fuentes preferidas de grasas saturadas. La siguiente lista son los diez alimentos más citados, enumerados en orden decreciente, según su contenido en calorías procedentes de grasas saturadas.[273] Si cualquiera de estos alimentos forma parte de tu dieta, tus senos te están pidiendo amablemente que reduzcas el consumo de grasas. Ha llegado la hora de reemplazar la pizza de pepperoni que pides que te traigan a casa por una tostada de cereales integrales con rodajas de aguacate.

- queso
- pizza (es decir, de «queso»)

---

271. A. C. Thiebaut et al., «Dietary Fat and Postmenopausal Invasive Breast Cancer in the National Institutes of Health-AARP Diet and Health Study Cohort», *Journal of the National Cancer Institute* 99, n.º 6, marzo del 2007, pp. 451-462.

272. Y. Liu et al., «Adolescent Dietary Fiber, Vegetable Fat, Vegetable Protein, and Nut Intakes and Breast Cancer Risk», *Breast Cancer Research and Treatment* 145, n.º 2, 2014, pp. 461-470.

273. Division of Cancer Control and Population Sciences, «Top Food Sources of Saturated Fat Among US Population», *National Cancer Institute*, actualizado por última vez el 20 de abril del 2016, https://epi.grants.cancer.gov/diet/foodsources/sat_fat/sf.html.

- postres hechos con cereales (pasteles, galletas, bollería y dónuts)
- helados
- pollo (una pechuga sin piel = un 19% de calorías; con piel, un 36% de grasas)
- salchichas / perritos calientes / beicon / costillas (¡oinc, oinc!)
- hamburguesas
- comida mexicana
- carne de vacuno
- leche desnatada*

* Gracias, trucos del etiquetaje de la leche: un envase que contenga un 2% de materias grasas sigue teniendo un 30% de grasas debido a las calorías. Como referencia, la leche entera contiene un 3,25 de grasas.

En el capítulo 3 he hablado de los ácidos grasos poliinsaturados saludables, como el omega-3 del aceite de pescado procedente del salmón, los arenques, las sardinas y la caballa; y de las semillas de lino, las nueces y los aceites saludables, como el de soja no hidrogenado, nueces, sésamo, colza, almendras, lino y borraja. Pero también hay los ácidos grasos poliinsaturados poco sanos —los aceites vegetales ricos en ácidos grasos poliinsaturados omega-6—, como el de cártamo, girasol, soja hidrogenada (frente al saludable aceite de soja *no* hidrogenada), maíz, coco, palma, onagra, grosella, cáñamo y uva. No hay que olvidar que, aunque sean ácidos grasos poliinsaturados esenciales, en una dieta occidental los consumimos en una proporción de 16:1 con respecto a los ácidos grasos poliinsaturados omega-3, cuando lo ideal es una proporción de 1:1. De modo que reduce el consumo de esta clase de aceites ricos en omega-6.[274] El desequilibrio va en detrimento de los beneficios del omega-3 y crea una cascada de inflamación en el cuerpo que alimenta una multitud de enfermedades crónicas, sobre todo enfermedades cardíacas y cánceres. Los AGPI poco sanos incluso aparecen en el omnipresente aceite de coco, que contiene un 90% de grasas saturadas, y estas superan con cre-

274. A. P. Simopoulos, «Evolutionary Aspects of Diet, the Omega-6/Omega-3 Ratio and Genetic Variation: Nutritional Implications for Chronic Diseases», *Biomedicine and Pharmacotherapy* 60, n.º 9, 2006, pp. 502-507.

ces a las de la mantequilla (un 64% de grasas saturadas), las de la carne de vacuno (40%) y hasta las de la manteca de cerdo (también contiene un 40%).

En resumen, para hacértelo más fácil, despréndete de cualquier botella de aceite que tengas en casa, salvo las de aceite de oliva virgen extra y las de colza ecológico prensado con expelidor. Reserva las grasas saturadas y trans solo para ocasiones especiales. Freír cualquier alimento con mantequilla, manteca de cerdo y aceite, como el de semillas de algodón, maíz, cártamo y girasol, es malo para tus senos, tu corazón y prácticamente para cualquier órgano vital de tu cuerpo.

Como deseas reducir tu consumo de lácteos, sobre todo el de las versiones más ricas en grasas, ¿de dónde puedes obtener el calcio? Encontrarás un montón de calcio de fácil absorción en las verduras de hojas verde oscuro, como el repollo chino, el kale, las hojas de mostaza, la col rizada y las hojas de nabo. Y también en el brócoli, las judías secas, los higos, las almendras, los cereales integrales enriquecidos con calcio, la leche de soja y otra clase de leches vegetales. Y, además, estos alimentos contienen todos los otros fitoquímicos que combaten el cáncer y de los que carecen los productos lácteos, como fibra, hierro, folatos y antioxidantes.

Es la vía láctea

Aparte de las grasas y el estrógeno, ¿hay en la leche alguna otra sustancia poco sana que debamos conocer? ¿Recuerdas el zeranol que le daban al ganado vacuno? Las vacas lecheras pueden recibir otra hormona artificial que aumenta la producción de leche de un 10 a un 15%. Se conoce como hormona recombinante para el crecimiento bovino o rBGH. No se ha realizado ningún estudio de seguridad para evaluar los efectos de la rBGH, pero debido a la inquietud relacionada con la salud de los animales y los humanos y a los elevados niveles de IGF-1 en la sangre,[275] en otros países se ha prohibido el uso de esta hormona, como en la Unión Europea, Japón, Australia, Nueva Zelanda y Canadá. En un estudio realizado con huma-

275. M. Hansen et al., «Potential Public Health Impacts of the Use of Recombinant Bovine Somatotropin in Dairy Production», *Consumers Union*, septiembre de 1997, http://consumersunion.org/news/potential-public-health-impacts-of-the-use-of-recombinant-bovine-somatotropin-in-dairy-production-part-1/.

nos, cuando los sujetos sanos consumieron leche de vaca,[276] la concentración plasmática de IGF-1 aumentó un 10%. Pero como he mencionado antes, por lo visto los factores protectores contrarrestan los efectos perniciosos. Al haber aumentado la demanda de leche sin rBGH en Estados Unidos, el uso de esta hormona en las vacas se ha reducido un 17%.[277] Aparte del IGF-1 que fomenta el crecimiento de células cancerosas, los productos lácteos también pueden contener contaminantes cancerígenos, como pesticidas (organoclorados).[278]

Y además hay un virus conocido como virus de la leucemia bovina (VLB) que infecta las glándulas mamarias de las vacas y va a parar a la leche que consumimos. ¿De cuántas vacas infectadas con el virus estamos hablando? Exactamente, del cien por cien de vacas estabuladas en granjas con más de quinientas cabezas.[279] El VLB supone un problema para la salud, los análisis de sangre revelan que un 74% de humanos tienen antígenos para el VLB circulando por el torrente sanguíneo, lo cual demuestra una respuesta inmune humana a la infección mamaria de las vacas.[280] Es más, cuando los investigadores de la Universidad de California-Berkeley en el 2015 buscaron el VLB en los tejidos de las biopsias mamarias de 239 pacientes con cáncer y sin la enfermedad, descubrieron que en las pacientes con cáncer se *doblaban* las probabilidades de tener el VLB en los senos (un 59% frente a un 29%), por lo que se llegó a la conclusión estadística de que el 37% como máximo de cánceres de mama podían venir de la exposición al VLB.[281]

¿Qué significa haber encontrado el VLB en senos sin tumores? Dado que los estudios sobre biología celular revelan que las células cancerosas

---

276. R. P. Heaney et al., «Dietary Changes Favorably Affect Bone Remodeling in Older Adults», *Journal of the American Dietetic Association* 99, n.º 10, 1999, pp. 1228-1233.

277. USDA Animal and Plant Health Inspection Service, «Dairy 2007, Part IV: Reference of Dairy Cattle Health and Management Practices in the United States», *NAHMS Dairy* 2007, 2007.

278. P. G. Moorman y P. D. Terry, «Consumption of Dairy Products and the Risk of Breast Cancer: A Review of the Literature», *American Journal of Clinical Nutrition* 80, n.º 1, 2004, pp. 5-14.

279. Centers for Epidemiology and Animal Health, «Bovine Leukosis Virus (BLV) on U.S. Dairy Operations», *APHIS Info Sheet*, octubre del 2008.

280. G. C. Buehring, S. M. Philpott y K. Y. Choi, «Humans Have Antibodies Reactive with Bovine Leukemia Virus», *AIDS Research and Human Retroviruses* 19, n.º 12, 2003, pp. 1105-1113.

281. G. C. Buehring et al., «Exposure to Bovine Leukemia Virus Is Associated with Breast Cancer: A Case-Control Study», *PLoS One* 10, n.º 9, 2015, p. e0134304.

tardan de años a décadas en crear un cáncer detectable, quizá esas muestras de VLB procedían de mujeres que *acabarían* desarrollando un cáncer de mama con el paso del tiempo. El estudio respalda esta teoría. Encontraron el VLB en un 38% de los tejidos donde se escondían células mamarias precancerosas —una cantidad que se halla justamente entre el número de mamas cancerosas y el de mamas sanas que he citado antes—. La mayor cantidad de VLB estaba relacionada con el cáncer, la cantidad siguiente con el precáncer y la más baja, con tejidos sanos. Usando unas técnicas similares en el 2017, un equipo australiano estudió a noventa y seis mujeres y descubrió de nuevo el doble de VLB en las muestras cancerosas: un 80% en las cancerosas frente a un 41% en las sanas. Lo que también es interesante es que a cuarenta y ocho de las participantes les habían hecho una biopsia del tejido mamario de tres a diez años atrás por razones benignas. En el 74% de aquellas mujeres que ahora habían desarrollado un cáncer, las biopsias realizadas durante ese espacio de tiempo contenían VLB. Estos datos respaldan (aunque no demuestran) la teoría de una relación causal entre la infección del VLB y el posterior desarrollo de un cáncer.

¿Qué podemos hacer con el VLB si realmente provoca cáncer de mama? Podemos someternos fácilmente a una exploración para ver si tenemos la infección del VLB. Además, la vacuna contra el VLB también previene miles de cánceres de mama cada año, y sobre todo podemos evitar contagiarnos con el virus si dejamos de consumir leche de vaca. Para las mujeres con un cáncer inducido por el VLB, las terapias antivirales específicas para este problema pueden prevenir la reaparición de la enfermedad (como antivirales contra el VIH). ¿Se debería erradicar la infección del ganado vacuno por si acaso crea cáncer? Más de otros veinte países ya lo han hecho, pero, dado el esfuerzo y el dinero que requeriría por parte de la industria lechera americana eliminar la transmisión del VLB, lo más probable es que en las granjas solo lo llevaran a cabo si se les obligara a hacerlo. El VLB es un retrovirus, como el VIH, se propaga por medio del contacto de la sangre con sangre, de la sangre de una vaca que penetra en la de otra vaca. ¡Qué desastre! Ocurre porque los ganaderos no desinfectan los instrumentos con restos de sangre contaminada a lo largo del día, e introducen la sangre de una vaca en la de otra vaca. Además, cuando fecundan a las vacas metiendo el brazo entero por el recto del animal para inseminarlas, se produce un sangrado, y luego lo vuelven a meter en el recto de otra vaca. ¡Qué horror! Es decir, lo que ocurre en las granjas no se queda en las granjas.[282]

LOS HUEVOS NO SON TAN MARAVILLOSOS COMO DICEN

En el pasado les daban arsénico a los pollos, hasta que, tras llevar setenta y dos años haciéndolo, se obligó a la industria estadounidense de aves de corral a dejar de usar este aditivo en el 2016.[283] El arsénico destruye los parásitos internos y externos de los pollos (tenias, piojos, ácaros y otros) y le da a la carne una bonita tonalidad rosada. Un estudio realizado en el 2012 para evaluar la exposición a las toxinas de 207 preescolares de dos a cuatro años de edad reveló que el cien por cien de los niños superaban en más de cien la proporción de arsénico con relación al riesgo de cáncer, y la fuente principal de arsénico era el consumo de pollo.[284] Aunque en la actualidad ya no se les administre arsénico a las aves de corral, haber estado vertiendo más de un millón de kilos anuales durante setenta y dos años en el medioambiente ha hecho que la tierra tenga un exceso de arsénico. Incluso las verduras y el arroz están contaminados con arsénico.[285]

¿Qué más le dan los granjeros a la mamá de los huevos que consumes? Como ya he mencionado antes, no es fácil saberlo, no revelan los ingredientes con los que alimentan a los pollos, pero existen legalmente los cereales enriquecidos con pesticidas y antibióticos. No obstante, en los análisis de laboratorio aparecieron antibióticos *ilegales*, como las fluoroquinolonas, en las plumas de los pollos. Por si no lo sabías, los granjeros las trituran para dárselas como alimento en forma de harina de plumas a los propios po-

282. P. C. Bartlett et al., «Options for the Control of Bovine Leukemia Virus in Dairy Cattle», *Journal of the American Veterinary Medical Association* 244, n.º 8, 2014, pp. 914-922.

283. K. E. Nachman et al., «Roxarsone, Inorganic Arsenic, and Other Arsenic Species in Chicken: A US-Based Market Basket Sample», *Environmental Health Perspectives* 121, n.º 7, 2013, p. 818.

284. R. Vogt et al., «Cancer and Non-cancer Health Effects from Food Contaminant Exposures for Children and Adults in California: A Risk Assessment», *Environmental Health* 11, n.º 1, 2012, p. 83.

285. B. P. Jackson et al., «Arsenic, Organic Foods, and Brown Rice Syrup», *Environmental Health Perspectives* 120, n.º 5, 2012, p. 623.

llos.[286] ¿Qué más había en esas plumas? Acetaminofén (como el del Tylenol), Prozac, medicamentos antimicóticos, antihistamínicos, una hormona sexual y cafeína. Si los pollos tuvieran una jaqueca o se sintieran deprimidos o amodorrados lo entendería, pero al menos los granjeros nos podrían decir que les dan todas esas cosas. Se ha tenido que interrogar a las plumas en un laboratorio para descubrirlo, porque en el caso del pollo y los huevos no se exige ningún etiquetaje.

¿Provocan los huevos cáncer de mama? Por todas partes hay estudios individuales al respecto. Algunos revelan que no comportan riesgo alguno; en cambio, otros afirman que entrañan un riesgo elevado, y en algunos incluso les adjudican efectos protectores. Cuando esto ocurre, a veces lo más indicado es reunir todos esos estudios para obtener el suficiente «poder estadístico» con las grandes cifras. El único meta-análisis que ha analizado en concreto la relación del consumo de huevos con el riesgo de contraer cáncer de *mama* examinó trece estudios y concluyó que consumir de dos a cinco huevos a la semana estaba relacionado con un pequeño aumento, aunque confirmado, de un 4% en el riesgo de cáncer, y hasta de un 9% entre la población europea, japonesa y posmenopáusica.[287] Otro meta-análisis dietético que llevó a cabo un seguimiento a 351.041 mujeres durante quince años no descubrió relación alguna entre el cáncer y la carne o los lácteos, pero encontró una relación positiva: por cada dos huevos de tamaño grande (100 gramos) consumidos a diario, los índices de cáncer aumentaron un 22%.[288]

Los científicos han descubierto una serie de rutas cancerígenas posibles que explicarían el efecto del consumo de huevos. La colina es un compuesto que actúa como una vitamina, aunque no existe una dosis diaria recomendada (DDR) por darse deficiencias en la misma, de ahí que no sea necesario buscar proactivamente fuentes de colina. Pero este compuesto usado con exceso puede ser perjudicial. ¿Por qué? Las bacterias intestinales se dan un banquete con el alto contenido de colina de los huevos, el cual produce

---

286. K. E. Nachman et al., «Arsenic Species in Poultry Feather Meal», *Science of the Total Environment* 417, 2012, pp. 183-188.

287. R. Si et al., «Egg Consumption and Breast Cancer Risk: A Meta-analysis» *Breast Cancer* 21, n.º 3, 2014, pp. 251-261.

288. S. A. Missmer et al., «Meat and Dairy Food Consumption and Breast Cancer: A Pooled Analysis of Cohort Studies», *International Journal of Epidemiology* 31, n.º 1, febrero del 2002, pp. 78-85.

un metabolito tóxico conocido como TMAO (N-óxido de trimetilamina).[289] Investigadores de Harvard han relacionado el TMAO procedente del consumo de tan solo 2,5 huevos semanales con el aumento de un 81% del *letal* cáncer de próstata. O sea que es posible que la misma cascada inflamatoria causada por el TMAO aumente también los índices de cáncer de mama.[290] Las aminas heterocíclicas (AHC) —los componentes cancerígenos de los que ya he hablado que se forman al cocinar la carne— también se crean en los huevos fritos, junto con el PhIP y el IQ [4,5-*b*], otros poderosos cancerígenos.[291] Los huevos son la principal fuente para los humanos de colesterol: dos huevos de tamaño grande contienen 425 miligramos (un Big Mac tiene 79 miligramos). ¿Adivinas qué es lo que las células cancerosas piden para desayunar? ¡Huevos! Las células del cáncer de mama se atiborran de las LBD (colesterol malo) para estimular su crecimiento. De hecho, cuantos más receptores de LBD se encuentren en el tejido de un cáncer de mama, más corto será el tiempo de supervivencia de la mujer que lo padece.[292]

En resumen, desde el punto de vista del riesgo de cáncer, parece más seguro ingerir como máximo dos huevos a la semana. Sin embargo, no bajes nunca la guardia con respecto a las enfermedades cardíacas, las que más vidas se llevan a nivel mundial. El colesterol cobra un papel importante en el aumento de la crisis de salud cardiovascular que se está dando en todo el mundo. La Sociedad Americana del Corazón (AHA) aconseja consumir menos de 300 miligramos diarios, pero no hace falta ingerir colesterol, el cuerpo sintetiza todo el que necesita sin nuestra ayuda.[293] Man-

---

289. Z. Wang et al., «Gut Flora Metabolism of Phosphatidylcholine Promotes Cardiovascular Disease», *Nature* 472, n.º 7341, 2011, pp. 57-63.

290. E. L. Richman et al., «Egg, Red Meat, and Poultry Intake and Risk of Lethal Prostate Cancer in the Prostate-Specific Antigen-Era: Incidence and Survival», *Cancer Prevention Research* 4, n.º 12, diciembre del 2011, pp. 2110-2121.

291. R. D. Holland et al., «Formation of a Mutagenic Heterocyclic Aromatic Amine from Creatinine in Urine of Meat Eaters and Vegetarians», *Chemical Research in Toxicology* 18, n.º 3, 2005, pp. 579-590.

292. M. J. Rudling et al., «Content of Low Density Lipoprotein Receptors in Breast Cancer Tissue Related to Survival of Patients», *British Medical Journal* (Clinical Research Edition) 292, n.º 6520, 1986, pp. 580-582.

293. A. H. Lichtenstein et al., «Diet and Lifestyle Recommendations Revision 2006: A Scientific Statement from the American Heart Association Nutrition Committee», *Circulation* 114, n.º 1, 2006, pp. 82-96.

tener el nivel del colesterol por debajo de 160 hace que el riesgo de sufrir cáncer de mama se reduzca un 17%.[294] El consumo de huevos es como si le propinaran a tu pecho un puñetazo doble: en el corazón *y* en los senos.

DETESTO SER UNA AGUAFIESTAS, PERO...

De todos los riesgos controlables relacionados con el cáncer de mama, el del alcohol es el más importante en las diversas poblaciones y culturas. ¿Por qué? El alcohol aumenta los niveles de estrógeno (conocido también como el fuel del cáncer), reduce la función inmunológica, genera metabolitos tóxicos, como el del acetaldeído, y desactiva el ácido fólico, una vitamina que repara el ADN cuando se daña. Todas estas acciones son como las de unos soldados luchando la batalla del estrés oxidativo para eliminar la acción de los radicales libres y el daño celular. Puedo oír tus pensativas protestas. «Un momento. ¿Acaso el alcohol no previene los infartos?» Sí, así es, y tenemos siete veces más de probabilidades de morir de un ataque al corazón que de cáncer de mama. Una copa diaria reduce notablemente la mortalidad de las enfermedades cardíacas en buena parte al incrementar el colesterol bueno (LAD).[295] Si te gusta el alcohol, disfrútalo. Pero si eres abstemia, no te plantees consumirlo solo porque reduce las enfermedades cardíacas.

Una copa, ¿a qué cantidad equivale? El Instituto Nacional sobre el Abuso de Alcohol y el Alcoholismo, un departamento del NIH de Estados Unidos, define una copa como catorce gramos de alcohol, es decir, una lata de cerveza de 350 mililitros, una copa de vino de 150 mililitros o una copita de 45 mililitros de una bebida alcohólica fuerte (ginebra, vodka, whisky de cualquier otro tipo que contenga un 80% de alcohol).[296] Así que elige tu veneno y sigue leyendo. (Puede que después de hacerlo

294. C. M. Kitahara et al., «Total Cholesterol and Cancer Risk in a Large Prospective Study in Korea», *Journal of Clinical Oncology* 29, n.º 12, 2011, pp. 1592-1598.

295. E. B. Rimm et al., «Review of Moderate Alcohol Consumption and Reduced Risk of Coronary Heart Disease: Is the Effect Due to Beer, Wine, or Spirits?» *British Medical Journal* 312, n.º 7033, 1996, pp. 731-736.

296. NIAAA Publications, «Tips for Cutting Down on Drinking», National Institute on Alcohol Abuse and Alcoholism, septiembre del 2008, http://pubs.niaaa.nih.gov/publications/Tips/tips.htm.

necesites tomarte un trago.) En cuanto a las personas abstemias, los estudios revelan que una copa diaria aumenta el riesgo de cáncer de mama un 10%; dos copas diarias, un 30%; tres copas diarias, un 40%, y le podemos ir añadiendo un 10% con cada copa adicional.[297] Para equilibrar los efectos cardioprotectores del alcohol con los efectos cancerígenos que produce en el tejido mamario, tómate aproximadamente siete copas a la semana (los hombres pueden tomarse catorce). ¿Te parece una buena justificación para ir el fin de semana a visitar los viñedos de tu región?

Veamos ahora con más detalle lo que el alcohol le hace al folato, conocido también como ácido fólico. El metilfolato es el ácido fólico en su forma activa. Esta enzima permite que el ADN mantenga su estructura original a medida que se replica, para que no surjan mutaciones ni se propaguen. El metilfolato le aporta al ADN un grupo metilo adicional, a medida que se sintetizan hebras nuevas. Es fácil imaginar cómo una *deficiencia* de folato puede incrementar la incidencia de cáncer de mama cuando no hay el suficiente metilfolato cerca para hacer de canguro al ADN dividiéndose. ¿Qué podría causar una deficiencia en folato? (Por cierto, es la deficiencia vitamínica más común en el mundo.) Además de una dieta pobre, podría deberse al consumo de alcohol, el cual reduce la absorción del folato en los intestinos, aumenta su excreción en los riñones e interfiere en la conversión necesaria del ácido fólico en metilfolato, su forma activa.[298] El metilentetrahidrofolato reductasa (MTHFR), la enzima que convierte el ácido fólico es su forma útil, contiene «polimorfismos» (variaciones) en una cantidad de un 30 a un 50% de personas (puedes hacerte un test de saliva para averiguarlo). A la mayoría de la gente, el MTHFR le funciona bien pese a su

---

297. R. C. Ellison et al., «Exploring the Relation of Alcohol Consumption to Risk of Breast Cancer», *American Journal of Epidemiology* 154, n.º 8, octubre del 2001, pp. 740-747; S. M. Zhang et al., «Alcohol Consumption and Breast Cancer Risk in the Women's Health Study», *American Journal of Epidemiology* 165, n.º 6, marzo del 2007, pp. 667-676; N. Hamajima et al., «Alcohol, Tobacco and Breast Cancer: Collaborative Reanalysis of Individual Data from 53 Epidemiological Studies, including 58,515 Women with Breast Cancer and 95,067 Women Without the Disease», *British Journal of Cancer* 87, n.º 11, noviembre del 2002, pp. 1234-1245.

298. D. G. Weir, P. G. McGing y J. M. Scott, «Folate Metabolism, the Enterohepatic Circulation and Alcohol», *Biochemical Pharmacology* 34, n.º 1, 1985, pp. 1-7; I. P. Pogribny et al., «Breaks in Genomic DNA and Within the p53 Gene Are Associated with Hypomethylation in Livers of Folate/Methyl-Deficient Rats», *Cancer Research* 55, n.º 9, mayo de 1995, pp. 1894-1901.

reducida eficiencia.[299] Sin embargo, si el MTHFR corre el suficiente peligro (genéticamente o debido al alcohol), significa probablemente que los niveles de metilfolato son bajos. En realidad, las mujeres con ciertos polimorfismos del MTHFR muestran un aumento de un 37 a un 66% del riesgo de cáncer de mama, pero una dieta rica en folato debería mitigar este riesgo.[300]

¿Una dieta pobre en folato lleva a una mayor incidencia de cáncer de mama? El «Estudio sobre la salud de las enfermeras» analizó los niveles de folato de las participantes, y en todas las mujeres que ingirieron al menos 300 microgramos al día de folato el cáncer de mama se redujo un 27% frente a las que no tomaron folato.[301] Entre las que tomaron al menos una bebida alcohólica al día, 600 microgramos de folato diarios redujo un 89% el cáncer de mama frente a las que no lo tomaron. En el «Estudio sobre la salud de las mujeres de Iowa» se llevó a cabo un seguimiento a más de 34.000 mujeres durante trece años. Un aumento de cáncer de mama se vinculó con una dieta pobre en folato durante los años del instituto. Y lo más curioso es que eran sobre todo cánceres con receptores de estrógenos negativos, por lo que la deficiencia en folato parece ser más importante que el aumento de estrógeno en lo que se refiere al alcohol.[302]

Dos consejos: el primero es que necesitamos *consumir* folato (las células humanas no pueden elaborarlo por sí mismas) y, como el calor lo destruye, los alimentos ricos en folato, que contienen un cierto nivel de metilfolato, se han de comer crudos: brócoli y verduras con hojas, como las espinacas, el kale y los espárragos. Lo cual lleva al segundo consejo. Para las consumidoras moderadas de alcohol (al menos una copa diaria de promedio), el folato

---

299. E. Ergul et al., «Polymorphisms in the MTHFR Gene Are Associated with Breast Cancer», *Tumor Biology* 24, n.º 6, 2003, pp. 286-290.

300. J. Chen et al., «One-Carbon Metabolism, MTHFR Polymorphisms, and Risk of Breast Cancer», *Cancer Research* 65, n.º 4, 2005, pp. 1606-1614; I. G. Campbell et al., «Methylenetetrahydrofolate Reductase Polymorphism and Susceptibility to Breast Cancer», *Breast Cancer Research* 4, n.º 6, 2002, p. R14.

301. S. M. Zhang et al., «Plasma Folate, Vitamin B_6, Vitamin B_{12}, Homocysteine, and Risk of Breast Cancer», *Journal of the National Cancer Institute* 95, n.º 5, 2003, pp. 373-380; S. Zhang et al., «A Prospective Study of Folate Intake and the Risk of Breast Cancer», *Journal of the American Medical Association* 281, n.º 17, mayo de 1999, pp. 1632-1637.

302. T. A. Sellers et al., «Interaction of Dietary Folate Intake, Alcohol, and Risk of Hormone Receptor-Defined Breast Cancer in a Prospective Study of Postmenopausal Women», *Cancer Epidemiology, Biomarkers and Prevention* 11, n.º 10, octubre del 2002, pp. 1104-1110.

sería una de esas excepciones que he mencionado en cuanto a tomar suplementos. Ve directa a la tienda a buscar metilfolato (no es ácido fólico), la forma activa que tu ADN necesita, y toma 800 microgramos diarios. Para conocer más detalles sobre el tema, entra en pinklotus.com/alcohol. Toma metilfolato una vez al día (más veces *no* es mejor) a cualquier hora. No es necesario que te lo tomes con tu delicioso zumo. O, si no, también puedes tomar menos de una copa al día.

En el «Estudio sobre la salud de las enfermeras» se describe además el seguimiento llevado a cabo durante catorce años a más de 83.000 participantes, y reveló que el riesgo de cáncer de mama de las mujeres que tomaban como mínimo una bebida alcohólica al día, si consumían cinco o más raciones diarias de frutas y verduras, se reducía un 47% comparadas con las que tomaban alcohol y consumían solo dos o menos raciones diarias de fruta y verduras.[303] ¿De dónde viene la magia? Del betacaroteno. O sea que... (insertad la voz de Bugs Bunny): «¿Qué hay de nuevo, viejo?». Come zanahorias, boniatos, kale, espinacas, brócoli, calabaza, albaricoques, melón cantalupo y pimientos rojos, esta es la solución. Por lo visto, los suplementos de betacaroteno también funcionan, pero en menor grado que el de los alimentos. De modo que consume estas verduras.

Si bien cualquier clase de alcohol reduce las enfermedades cardiovasculares, décadas de investigaciones culpan, y con razón, al mismo alcohol de provocar cánceres de boca, esófago, hígado, colon y mama.[304] No obstante, en la literatura médica reciente ha aparecido una sola excepción a esta regla: las mujeres que consumen de 120 a 240 mililitros diarios de *vino tinto* como su única elección de alcohol (una botella tiene 750 mililitros) experimentan una *reducción* de los cánceres similar a la de las personas abstemias.[305] ¡Sí, lo has oído bien! ¿Que cómo es posible? Ocurre porque las otras clases de alcohol aumentan los niveles de estrógenos; en cambio, el vino tinto actúa como un inhi-

---

303. S. Zhang et al., «Dietary Carotenoids and Vitamins A, C, and E and Risk of Breast Cancer», *Journal of the National Cancer Institute* 91, n.º 6, 1999, pp. 547-556.

304. D. E. Nelson et al., «Alcohol-Attributable Cancer Deaths and Years of Potential Life Lost in the United States», *American Journal of Public Health* 103, n.º 4, abril del 2013, pp. 641-648.

305. M. Grønbæk et al., «Type of Alcohol Consumed and Mortality from All Causes, Coronary Heart Disease, and Cancer», *Annals of Internal Medicine* 133, n.º 6, 2000, pp. 411-429.

bidor de la aromatasa (IA), un medicamento administrado a las pacientes con cáncer de mama estrogénico para detener la conversión de los esteroides del cuerpo en estrógeno. La uva, el mosto, el extracto de pepitas de uva y el vino tinto son ricos en IA,[306] pero el vino blanco carece de este tipo de inhibidores. Lo más inaudito es que las células cancerosas usan la aromatasa para crear su *propio* estrógeno. Unas bestiecillas siniestras. El héroe encapuchado del compuesto IA del vino tinto desactiva la enzima de la aromatasa e impide que las células cancerosas se alimenten. ¡Les frustra el plan!

Otra propiedad que se le adjudica al vino tinto es la del resveratrol. Esta sustancia procedente de las uvas negras impide que se den los tres requisitos para la formación de un cáncer: aparición, desarrollo y proliferación.[307] De ahí que una gran cantidad de ensayos clínicos realizados con humanos estén investigando el uso del resveratrol como posible agente oncológico. La molécula del resveratrol y las acciones de la IA del vino tinto ayudan a explicar por qué el consumo moderado de este tipo de vino (a diferencia de cualquier otra elección de bebidas alcohólicas) no parece elevar el riesgo de cáncer de mama. También puedes recibir todos esos beneficios del alcohol comiendo uva negra, la que tiene semillas.[308] El secreto está en la piel.

Dicho esto, la Agencia Internacional para la Investigación del Cáncer (IARC), un departamento oficial de la Organización Mundial de la Salud que decide qué es lo que provoca cáncer, ha concluido que *todas* las bebidas alcohólicas son «cancerígenas para los humanos».[309] Si quieres emprender cualquier acción posible para reducir el riesgo de desarrollar un cáncer de mama, la cantidad más segura de alcohol es ninguna. Pero, si decides tomarlo, limita su consumo de 120 a 240 mililitros diarios, decántate si es posible por el vino tinto, toma suplementos de metilfolato y sigue una dieta rica en verduras (betacaroteno).

---

306. C. Shufelt et al., «Red Versus White Wine as a Nutritional Aromatase Inhibitor in Premenopausal Women: A Pilot Study», *Journal of Women's Health* 21, n.º 3, 2012, pp. 281-284.

307. M. Jang et al., «Cancer Chemopreventive Activity of Resveratrol, a Natural Product Derived from Grapes», *Science* 275, n.º 5297, 1997 pp. 218-220.

308. S. Chen et al., «Suppression of Breast Cancer Cell Growth with Grape Juice», *Pharmaceutical Biology* 36, n.º 1, 1998, pp. 53-61.

309. R. Baan et al., «Carcinogenicity of Alcoholic Beverages», *Lancet Oncology* 8, n.º 4, 2007, p. 292.

COMPRUÉBALO POR TI MISMA

En el 2007 la Fundación para la Investigación del Cáncer Mundial (WCRF) y el Instituto Americano para la Investigación del Cáncer (AICR) publicaron sus recomendaciones más importantes destinadas a prevenir los cánceres más comunes en el mundo entero.[310] ¿Te imaginas cuáles fueron las tres que al aplicarlas en la vida cotidiana redujeron el riesgo de cáncer de mama invasivo premenopáusico un 62%? Mantener un peso saludable, limitar el consumo de alcohol y una dieta rica en verduras. ¿Te suena haberlo oído en otras ocasiones? Llevar a la práctica estas tres recomendaciones prevendría unos diez millones de diagnósticos de cáncer de mama invasivo en la próxima década. ¡Diez millones!

¿DEMASIADO DULCE COMO PARA SER VERDAD?

Los edulcorantes artificiales, o los sustitutos sintéticos del azúcar, nos ayudan supuestamente a reducir el consumo de azúcar refinado y de sirope de maíz rico en fructosa al endulzar los alimentos sin añadirles ninguna caloría, como las sodas, los helados, los cereales de desayuno, la bollería y los chicles. La FDA ha aprobado cinco sustitutos del azúcar en Estados Unidos: el aspartamo (Equal, NutraSweet, Sugar Twin), la sucralosa (Splenda), la sacarina (Sweet'N Low, Necta Sweet), el neotame (Newtame) y el acesulfame potásico (Sunett, Sweet One). En Estados Unidos se ha prohibido el ciclamato, pero se sigue consumiendo ampliamente en más de cien países.

En cuanto al tema que nos ocupa, no se conoce ninguna relación entre los edulcorantes artificiales y el cáncer de mama. Pese a los informes que afirman lo contrario, no existe ninguna evidencia convincente que indique que los edulcorantes artificiales causen ninguna clase de cáncer. Probablemente recuerdes haber oído que los endulzantes artificiales provocan cáncer de vejiga en las ratas de laboratorio. Por lo visto, esos roedores ya te-

310. T. A. Hastert et al., «Adherence to WCRF/AICR Cancer Prevention Recommendations and Risk of Postmenopausal Breast Cancer», *Cancer Epidemiology and Prevention Biomarkers* 22, n.º 9, septiembre del 2013, pp. 1498-1508.

nían un parásito que causaba cáncer de vejiga (y ahora, una adicción al azúcar). Al fin y al cabo, los humanos no somos ratas. Los estudios con primates tampoco han revelado ninguna malignidad, al igual que una serie de estudios realizados con humanos.[311] Es un alivio, porque el 40% de estadounidenses adultos consumen edulcorantes artificiales no calóricos a diario; de hecho, los consumen sin saberlo en cualquier alimento, ya que desde la bollería industrial hasta los medicamentos para la tos están endulzados con estas sustancias. Aunque, para ser exhaustivos, un estudio realizado con humanos reveló un aumento del cáncer de vejiga si se consumían 1.680 miligramos diarios de endulzantes artificiales (aproximadamente diez latas de soda).[312]

La esperanza inicial detrás de los endulzantes no calóricos era que, al consumir menos calorías, uno perdería peso, por lo que el nivel de azúcar en la sangre sería más saludable y probablemente se podrían evitar la diabetes, los ataques al corazón y la obesidad. ¡Siento ser una aguafiestas! Nunca más te volverás a tomar con fruición una Pepsi Light. Los científicos afirmaron que había unas relaciones negativas entre los edulcorantes artificiales y la salud, como un *aumento excesivo de peso,* obesidad, síndrome metabólico, diabetes tipo 2, hipertensión, enfermedades cardiovasculares, cefaleas, migrañas y una perjudicial reducción de la flora intestinal.[313] Estos efectos secundarios vienen de la tendencia a sobrecompensar las calorías ingeridas al creer que nos queda aún espacio para más y pedir por ejemplo, otra ración de patatas fritas por

---

311. S. Takayama et al., «Long-Term Feeding of Sodium Saccharin to Nonhuman Primates: Implications for Urinary Tract Cancer», *Journal of the National Cancer Institute* 90, n.º 1, 1998, pp. 19-25; O. M. Jensen y C. Kamby, «Intra-uterine Exposure to Saccharine and Risk of Bladder Cancer in Man», *International Journal of Cancer* 29, n.º 5, 1982, pp. 507-509; H. A. Risch et al., «Dietary Factors and the Incidence of Cancer of the Urinary Bladder», *American Journal of Epidemiology* 127, n.º 6, 1988, pp. 1179-1191.

312. S. R. Sturgeon et al., «Associations Between Bladder Cancer Risk Factors and Tumor Stage and Grade at Diagnosis», *Epidemiology* 5, n.º 2, marzo de 1994, pp. 218-225.

313. M. B. Azad et al., «Nonnutritive Sweeteners and Cardiometabolic Health: A Systematic Review and Meta-analysis of Randomized Controlled Trials and Prospective Cohort Studies», *Canadian Medical Association Journal* 189, n.º 28, julio del 2017, pp. e929-e939; S. E. Swithers, «Artificial Sweeteners Produce the Counterintuitive Effect of Inducing Metabolic Derangements», *Trends in Endocrinology and Metabolism* 24, n.º 9, 2013, pp. 431-441; J. A. Nettleton et al., «Diet Soda Intake and Risk of Incident Metabolic Syndrome and Type 2 Diabetes in the Multi-Ethnic Study of Atherosclerosis (MESA)», *Diabetes Care* 32, n.º 4, 2009, pp. 688-694; S. S. Schiffman y K. I. Rother, «Sucralose, a Synthetic Organochlorine Sweetener: Overview of Biological Issues», *Journal of Toxicology and Environmental Health, Part B* 16, n.º 7, 2013, pp. 399-451.

haber tomado una Pepsi Light.[314] Además, ese sabor dulce nos abre el apetito, pero, al no recibir las calorías que lo sacien, no hace más que avivarlo.[315] ¡Uy!

¿Existe algún edulcorante no calórico, o bajo en calorías, seguro para la salud? Sí, la estevia. Si bien se creía que era inocua al proceder de una planta sudamericana, se transforma en compuestos mutagénicos en los intestinos y el torrente sanguíneo los absorbe. Pero puedes limitar la estevia para que resulte segura a dos bebidas diarias endulzadas con esta sustancia (la Organización Mundial de la Salud establece el límite de 4 miligramos de estevia por cada kilo de peso corporal).[316] Probablemente, el sustituto del azúcar más seguro para la salud sea consumir erititrol con moderación (te debe sonar el nombre por endulzar el chicle sin azúcar). Está hecho comercialmente de levadura y tiene propiedades antioxidantes.[317]

Aunque los edulcorantes artificiales no provocan cáncer directamente, causan problemas de salud vinculados con el cáncer de mama, como obesidad y resistencia a la insulina, y al final acaban reduciendo otras elecciones más saludables. Por ejemplo, en lugar de picotear dátiles dulces repletos de nutrientes, ricos en fibra y pobres en carga glucémica, elegimos un *muffin* endulzado con Splenda. El uso frecuente de edulcorantes artificiales estimula las mismas rutas de los centros del placer del cerebro relacionados con las adicciones que las de la heroína inyectada en vena (sí, lo has oído bien).[318] Los endulzantes artificiales reducen el interés por consumir alimentos que no sean sumamente dulces, como la fruta, y hacen que la perspectiva de tomar verduras nos parezca de lo más desagradable.[319] Procura sustituir cada día varios sobrecitos de un endulzante artificial por una cucharada de un edulcorante

---

314. R. Mattes, «Effects of Aspartame and Sucrose on Hunger and Energy Intake in Humans», *Physiology and Behavior* 47, n.º 6, 1990, pp. 1037-1044.

315. Q. Yang, «Gain Weight by "Going Diet?" Artificial Sweeteners and the Neurobiology of Sugar Cravings: Neuroscience 2010», *Yale Journal of Biology and Medicine* 83, n.º 2, 2010, p. 101.

316. Joint FAO/WHO Expert Committee on Food Additives, «Evaluation of Certain Food Additives», *World Health Organization Technical Report Series* 952, 2009, pp. 1-208.

317. G. J. M. den Hartog et al., «Erythritol Is a Sweet Antioxidant», *Nutrition* 26, n.º 4, 2010, pp. 449-458.

318. N. M. Avena, P. Rada y B. G. Hoebel, «Evidence for Sugar Addiction: Behavioral and Neurochemical Effects of Intermittent, Excessive Sugar Intake», *Neuroscience and Biobehavioral Reviews* 32, n.º 1, 2008, pp. 20-29.

319. D. G. Liem y C. de Graaf, «Sweet and Sour Preferences in Young Children and Adults: Role of Repeated Exposure», *Physiology and Behavior* 83, n.º 3, diciembre del 2004, pp. 421-429.

natural repleto de antioxidantes, vitaminas y minerales, como sirope de arce, melaza de caña de azúcar, azúcar o pasta de dátiles, vinagre balsámico en reducción, sirope de arroz integral o mermelada natural de fruta.

¿TENGO QUE COMPRAR PRODUCTOS ECOLÓGICOS?

Empecemos por el final: consumir tanta fruta y verduras como te quepan en el plato y en el estómago disipa cualquier inquietud que puedas tener en cuanto a si debes comprar o no productos ecológicos. Una fresa que no sea ecológica reduce el riesgo de cáncer de mama más que una pizza ecológica. ¿Qué significa *ecológico,* de todos modos? Los alimentos ecológicos se cultivan sin aditivos sintéticos, como los pesticidas, los fertilizantes químicos y las tinturas, y no se procesan empleando disolventes industriales o irradiación, ni tampoco están genéticamente modificados (OGM). A los animales de granjas ecológicas no les administran antibióticos ni hormonas, y consumen alimentos cien por cien ecológicos que no son OGM. El sello del «Certificado ecológico» que aparece en los alimentos significa que el 95% de los ingredientes siguen este criterio, el 5% restante son aditivos de la lista aprobada. El sello de «Cien por cien ecológico» significa que todos los ingredientes son orgánicos, en cambio el de «Hecho con ingredientes ecológicos» significa que el 70% del alimento es ecológico. Las afirmaciones de «Natural» o «Totalmente natural» no significan que un alimento sea ecológico y en realidad no quieren decir nada, porque no hay ninguna ley que regule su uso en los envases.

¿Qué significa alimentado con OGM? Las semillas pueden estar genéticamente modificadas para que se mantengan vivas cuando rocían los cultivos con grandes cantidades de pesticidas y de herbicidas a base de glifosato. La pregunta del millón es: «¿Qué ocurre si ingerimos restos de estas sustancias químicas tóxicas presentes en los alimentos?». Un estudio reveló que, a los niveles en que ingerimos soja OGM, el glifosato activa los receptores de estrógeno, lo cual fomenta el crecimiento de células cancerosas de mama en una placa de Petri.[320] Pero no vivimos en placas de Petri, y nin-

---

320. S. Thongprakaisang et al., «Glyphosate Induces Human Breast Cancer Cells Growth via Estrogen Receptors», *Food and Chemical Toxicology* 59, 2013, pp. 129-136.

gún estudio realizado con humanos ha demostrado nunca que consumir alimentos OGM sea malo (o saludable) para la salud.

¿Los alimentos ecológicos son buenos para la salud y aportan un mayor valor nutritivo? Pues no realmente. En un amplio estudio en el que se llevó a cabo un seguimiento a más de 623.000 mujeres del Reino Unido durante más de nueve años, no se descubrió ninguna reducción de cáncer de mama en el grupo de las consumidoras de productos ecológicos (el único descenso tuvo que ver con el linfoma de no-Hodgkin).[321] Los científicos de la Universidad de Stanford compararon las evidencias de décadas de estudios relacionados con los efectos para la salud de alimentos ecológicos frente a los convencionales. Afirmaron haber encontrado unos niveles mucho más bajos de pesticidas en la orina de los niños que consumían productos ecológicos, pero los biomarcadores y los niveles de nutrientes en la sangre, la orina, la leche materna y el semen de los adultos no reveló ninguna diferencia importante.[322] No encontraron más vitamina C y fenoles anticancerígenos en los productos ecológicos, y, como ya sabes, esos fenoles son grandes luchadores. Sin embargo, la leche y el pollo ecológicos contenían más grasas omega-3 saludables. Pero al final los investigadores concluyeron que la literatura publicada sobre este tema no demostraba que los alimentos ecológicos fueran mucho más nutritivos que los convencionales.

¿Deberíamos elegir productos ecológicos para evitar los pesticidas y la exposición a las bacterias por el bien de la salud? Probablemente. El estudio de Stanford descubrió que los alimentos ecológicos contenían un 30% menos de residuos de pesticidas (estaban por debajo de la zona peligrosa a todos los niveles), y en cuanto a la contaminación bacterial de los *productos* no se evidenció diferencia alguna. Pero, en lo que respecta a la carne habitual de pollo y de cerdo que no era ecológica, descubrieron un 33% más de riesgo de que contuviera bacterias resistentes a los antibióticos (conocidas como *superbacterias,* una creciente amenaza letal en los hospitales estadounidenses). Cuando el Departamento de Agricultura de Estados Unidos (USDA) analizó 10.187 productos convencionales pro-

321. K. E. Bradbury et al., «Organic Food Consumption and the Incidence of Cancer in a Large Prospective Study of Women in the United Kingdom», *British Journal of Cancer* 110, n.º 9, 2014, p. 2321.

322. C. Smith-Spangler et al., «Are Organic Foods Safer or Healthier than Conventional Alternatives? A Systematic Review», *Annals of Internal Medicine* 157, n.º 5, 2012, pp. 348-366.

cedentes de cultivos, descubrieron que el 85% estaban contaminados con una variedad de 496 residuos de distintos pesticidas. En cambio, los productos ecológicos tenían siempre de un 30 a un 50% menos de residuos, y no contenían ni por asomo un popurrí de sustancias como los convencionales.[323] ¿Te has quedado de piedra al enterarte de que en los productos «ecológicos» hay rastros de «pesticidas»? En el cultivo ecológico también se usan pesticidas, pero provienen de las fuentes naturales de la lista aprobada por el USDA.[324]

Los residuos suelen permanecer después de lavar los alimentos y, en algunos casos, de sacarles la piel. Pero no olvides que comer tantas frutas y verduras como te quepan en el plato disipa cualquier inquietud sobre los riesgos de los residuos de los pesticidas. Los productos sofisticados que hay en el mercado para eliminar los residuos de pesticidas mejor que el agua no son tan eficaces como los pintan, no tires el dinero adquiriéndolos.[325] Para eliminar los pesticidas con la misma eficacia que los productos especiales que venden en bonitos atomizadores, mezcla una parte de sal fina con nueve partes de agua, enjuaga y friega las frutas y las verduras con la mezcla y luego lávalas con agua para eliminar la sal.[326] En cambio, las sustancias químicas que contienen los productos de origen animal no se pueden lavar, se acumulan en la grasa, y con la cocción pueden empeorar en lugar de mejorar.[327] No te queda más remedio que consumirlos (o no). Consejo: si hierves los huevos, eliminarás más pesticidas que si los haces revueltos.[328]

Además de evitar los contaminantes, cuando comes productos ecológicos también apoyas la agricultura local, una labor medioambiental más

---

323. B. P. Baker et al., «Pesticide Residues in Conventional, Integrated Pest Management (IPM)-grown and Organic Foods: Insights from Three US Data Sets», *Food Additives and Contaminants* 19, n.º 5, 2002, pp. 427-446.

324. Agricultural Marketing Service, «The National List», United States Department of Agriculture, actualizado el 21 de diciembre del 2017, https://www.ams.usda.gov/rules-regulations/organic/national-list.

325. W. J. Krol et al., «Reduction of Pesticide Residues on Produce by Rinsing», *Journal of Agricultural and Food Chemistry* 48, n.º 10, 2000, pp. 4666-4670.

326. Z. Y. Zhang, X. J. Liu y X. Y. Hong, «Effects of Home Preparation on Pesticide Residues in Cabbage», *Food Control* 18, n.º 12, 2007, pp. 1484-1487.

327. G. Perelló et al., «Concentrations of Polybrominated Diphenyl Ethers, Hexachlorobenzene and Polycyclic Aromatic Hydrocarbons in Various Foodstuffs Before and After Cooking», *Food and Chemical Toxicology* 47, n.º 4, 2009, pp. 709-715.

328. U. Bajwa y K. S. Sandhu, «Effect of Handling and Processing on Pesticide Residues in Food: A Review», *Journal of Food Science and Technology* 51, n.º 2, 2014, pp. 201-220.

saludable para los granjeros que están expuestos a menos cultivos tóxicos, y una sostenibilidad medioambiental con una mejor biodiversidad debida a la agricultura respetuosa con la tierra y a las prácticas relacionadas con las aves de corral en las que no se usa aditivos perniciosos. De promedio, los productos ecológicos salen más caros —sobre todo la leche, los huevos y la carne—, pero estos productos precisamente son los que más debemos procurar que nos reduzcan el riesgo de contraer cáncer de mama. Además de las sustancias químicas que acabo de citar que se almacenan en la grasa de los animales, todos los aditivos hormonales aprobados que imitan a los estrógenos y que les administran a los animales pueden interferir en las rutas naturales de la función celular en el cuerpo humano. En 1981, la comunidad política que ahora es la Unión Europea se preocupó por los aditivos hormonales perjudiciales que imitaban los estrógenos de nuestro cuerpo y prohibió seis que la FDA había *aprobado*: estradiol, progesterona, testosterona, acetato de trembolona, zeranol y acetato de melengestrol (MGA). Como ya he señalado, la literatura científica referente al consumo de carne y al riesgo de sufrir cáncer sigue siendo contradictoria, pero al menos ten en cuenta que esos aditivos engordan rápidamente a una ternera con menos alimentos. ¿Acaso no harán lo mismo contigo si los ingieres?

Aunque los alimentos ecológicos y los convencionales tengan un valor nutricional similar, parece sensato evitar aditivos poco sanos como los pesticidas fuertes, los fertilizantes químicos, las hormonas de crecimiento y los antibióticos. Te sugiero comer alimentos ecológicos siempre que te lo puedas permitir económicamente, sobre todo si tienes hijos, estás embarazada y sufres problemas con el sistema inmunológico. Procura que los productos que adquieres de origen animal (carne, leche, queso, huevos) y los más contaminados de la lista que la USDA actualiza cada año sean ecológicos. Visita las publicaciones en Internet del Environmental Working Group (EWG.org) sobre las frutas y las verduras para descubrir la última «docena peor», los productos que más tienden a estar contaminados con pesticidas y con residuos de pesticidas. Los más habituales son las fresas, las espinacas, las nectarinas, las manzanas, los melocotones, el apio, la uva, las peras, las cerezas, los tomates, los pimientos rojos y las patatas. Por otro lado, ahórrate dinero adquiriendo los «quince mejores» en una tienda que no sea ecológica, los que menos tienden a contener residuos de pesticidas: maíz, aguacate, piña, col, cebollas, guisantes congelados, papaya, espárragos, mango, berenjenas, melón verde, kiwis, melón cantalupo, coliflor y pomelo. Una manera fácil de recordar la diferencia es que la piel de la mayoría de los «mejores» *no* es comestible en cambio, la de los peores se puede comer.

Una última palabra (bueno, dos) sobre los alimentos ecológicos: la comida basura. Puedes encontrar fácilmente galletas, galletas saladas, *chips,* helados, ganchitos con sabor a queso, dónuts, soda, patatas fritas, pizzas, gominolas y chupachups ecológicos, para citar unos pocos y deliciosos alimentos engañosos de bajo valor nutritivo. Recientemente, cuando fui a buscar a Justin, mi hijo, a casa de mis padres, vi que estaba comiendo una barrita doble ecológica de granola de multicereales con pepitas de chocolate. Cuando le pregunté a mi madre por qué se la había dado, me miró inocentemente, llena de asombro, y exclamó: «Es buena para él, es *ecológica*». El primer ingrediente de la lista era jugo de caña con un contenido de 16 gramos de azúcar en una barrita de 35 gramos. Etiquetas sugerentes como «ecológico» y «multicereales» pueden engañar a cualquiera. Se conocen como «efecto halo saludable», son alimentos considerados saludables que se consumen en cantidades elevadas, a los que se les adjudica un mayor valor nutricional y menos calorías de las que tienen.[329] ¡Es una trampa!

CURSO ACELERADO SOBRE LAS ETIQUETAS DE LOS ALIMENTOS

¿Estás lista para seguir un curso acelerado sobre cómo leer las etiquetas de los alimentos para que no solo tus pechos, sino toda tú, gocéis de una salud envidiable? ¿Para convertirte en una experta en nutrición, que dejes los alimentos poco sanos en los estantes del supermercado y solo te lleves a casa los mejores productos para tu hogar y tu cuerpo? Si eres una principiante, ten en cuenta que los alimentos *sin etiquetar* son siempre los que están premiados con más estrellas doradas: manzanas, kale fresco, frutos del bosque congelados, frutos secos, arroz salvaje y otros productos similares. Pero también puedes consumir productos envasados ligeramente procesados al mismo tiempo que armas a tus células con un fuel anticancerígeno. Así es como puedes hacerlo:

---

329. P. Chandon y B. Wansink, «The Biasing Health Halos of Fast-Food Restaurant Health Claims: Lower Calorie Estimates and Higher Side-Dish Consumption Intentions», *Journal of Consumer Research* 34, n.º 3, 2007, pp. 301-314.

1. Ignora las afirmaciones de la parte delantera de los envases. Frases como: «Fuente excelente de calcio», «Saludable», «Bajo en grasa» y «Sin azúcar añadido» no suelen estar reguladas por la FDA. Las ponen solo para llamar tu atención, los mercadotécnicos saben que estás interesada en elegir una comida saludable. Lee, en su lugar, la lista de ingredientes de detrás. Lo ideal es que se parezcan a los de una receta de las que preparas en tu propia cocina.
2. Como los ingredientes siempre se enumeran en orden de mayor a menor peso, es mejor que los tres primeros sean buenos para ti e incluyan lo que esperabas encontrar: por ej., en un pan integral, el *primer* ingrediente de la lista debería ser «harina integral». Cuanto más corta sea la lista, mejor.
3. El azúcar se esconde detrás de muchos nombres engañosos y no debería ser uno de los tres primeros ingredientes de la lista (me estoy refiriendo a ti, kétchup). El azúcar no provoca cáncer directamente, pero el hígado transforma el exceso de azúcar en grasa, lo cual nos hace ganar peso, y el sobrepeso o la obesidad aumentan el riesgo de cáncer de mama. A propósito, el azúcar alimenta el cáncer *de la misma forma* que la glucosa en la sangre (azúcar) alimenta todas las células. No creas que por comer más o menos azúcar puedes acelerar o frenar un cáncer, como si fuera el juego de luz verde y luz roja. Cuando los ingredientes contienen más de dos fuentes de azúcar, considera el llamado alimento como un postre. Cualquier clase de azúcar o de edulcorante, el sirope de maíz rico en fructosa, la miel, las melazas y cualquier azúcar que acabe en «osa» (dextrosa, fructosa, glucosa, lactosa, maltosa, sucrosa), y las palabras *caña, néctar, sirope* y *zumo,* no son más que creadoras de grasa. Normalmente carecen de nutrientes esenciales. Tanto los alimentos que son buenos para ti como los que no lo son demasiado pueden contener sustitutos del azúcar bajos en calorías, o sin calorías, procedentes de polialcoholes como el manitol, el sorbitol y el xilitol.
4. Evita las palabras que parezca que acaben de salir de una lección de química, como hidroxianisol butilado y sulfato de amonio. Se refieren a unos aditivos alimentarios que mantienen los alimentos frescos durante más tiempo, pero no son buenos para mantenerte fresca a ti.
5. En cuanto a los alimentos ricos en fibra, el primer ingrediente de la lista debe ser un cereal, y tiene que ir acompañado de la palabra «integral»,

como en harina integral y avena integral. Vuelve a dejar en los estantes del supermercado alimentos engañosos con etiquetas en las que aparezca enriquecido con «multicereales», «molida a la piedra», «salvado» o incluso «harina pura de trigo». La palabra *enriquecido* que acompaña a un cereal significa que se le ha extraído el germen, el salvado, los nutrientes y la fibra, por lo que no es más que un engaño refinado lleno de los carbohidratos del azúcar sin ningún valor nutricional que penetra con rapidez en el torrente sanguíneo, hace subir en picado los niveles de insulina y se convierte en grasa. ¿Has oído alguna vez el refrán «Cuanto más blanco es el pan, más deprisa se endurece?» Por desgracia, es verdad, y también se aplica al arroz blanco (por ej., el pegajoso, el de los sushi, el basmati, el de jazmín y el arroz arbóreo).

6. No consumas en exceso proteína de soja aislada, soja texturizada, proteínas vegetales hidrolizadas o texturizadas, harina de soja o aceite de soja OGM hasta que haya más información científica sobre sus efectos sobre la salud de los humanos. Los derivados de la soja están por todas partes, se los añade a todos los alimentos, desde las barras de caramelo hasta la carne de vacuno como emulsionantes, diluyentes y sucedáneos de la carne, y como harina y aceite baratos. Según las Academias Nacionales de Ciencias, Ingeniería y Medicina, no se ha demostrado que estos productos derivados de la soja OGM sean malos para los humanos.[330] Aunque no es necesario volver a dejar siempre estos productos en los estantes del supermercado, no te decantes por los productos OGM que contengan estos aditivos para evitar ingerir el glisofato, el hexano (un disolvente químico usado para extraer el aceite de soja de la soja) y los residuos de pesticidas en cantidades elevadas (el USDA comunicó haber encontrado en la soja catorce distintos).[331] A propósito, los derivados de la soja no tienen las propiedades beneficiosas para los senos de los alimentos a base de soja no OGM de los que hablo en el capítulo 3.

330. «Distinction Between Genetic Engineering and Conventional Plant Breeding Becoming Less Clear, Says New Report on GE Crops», The National Academies of Sciences, Engineering, and Medicine, 17 de mayo del 2016, http://www8.nationalacademies.org/onpinews/newsitem.aspx?RecordID=23395.

331. United States Department of Agriculture, «Pesticide Data Program Annual Summary, Calendar Year 2011», https://www.ams.usda.gov/sites/default/files/media/2011%20PDP%20Annual%20 Summary.pdf; E. Reverchon et al., «Hexane Elimination from Soybean Oil by Continuous Packed Tower Processing with Supercritical CO_2», *Journal of the American Oil Chemists' Society* 77, n.º 1, 2000, pp. 9-14.

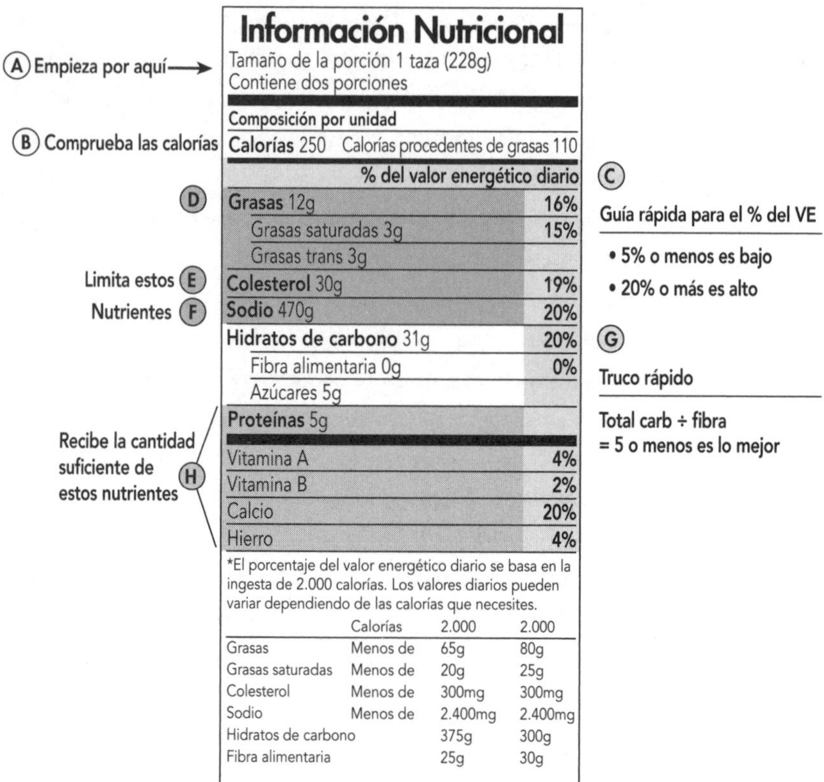

Información Nutricional

Tamaño de la porción 1 taza (228g)
Contiene dos porciones

Composición por unidad

Calorías 250 Calorías procedentes de grasas 110

	% del valor energético diario
Grasas 12g	**16%**
Grasas saturadas 3g	**15%**
Grasas trans 3g	
Colesterol 30g	**19%**
Sodio 470g	**20%**
Hidratos de carbono 31g	**20%**
Fibra alimentaria 0g	**0%**
Azúcares 5g	
Proteínas 5g	
Vitamina A	**4%**
Vitamina B	**2%**
Calcio	**20%**
Hierro	**4%**

*El porcentaje del valor energético diario se basa en la ingesta de 2.000 calorías. Los valores diarios pueden variar dependiendo de las calorías que necesites.

	Calorías	2.000	2.000
Grasas	Menos de	65g	80g
Grasas saturadas	Menos de	20g	25g
Colesterol	Menos de	300mg	300mg
Sodio	Menos de	2.400mg	2.400mg
Hidratos de carbono		375g	300g
Fibra alimentaria		25g	30g

7. Si los ingredientes te parecen saludables, echa un buen vistazo a las cantidades de la «Información nutricional» del envase. Las siguientes letras tienen que ver con la etiqueta de la parte superior.
   A. Tamaño de la porción por envase: toda esta información es la de una porción y no la de todo el envase. Ten en cuenta la porción, cuántas porciones contiene el envase (y cuántas planeas consumir).
   B. Las «calorías» enumeradas también son por porción. Multiplica esta cantidad por las porciones que decidas tomar. Dime que no me pasa solo a mí. Encontré en el supermercado unas palomitas de lo más deliciosas que solo contenían 35 calorías por porción, y me engullí la bolsa entera mientras miraba un programa por la tele. Pero, al darle la vuelta a la bolsa, descubrí que me había tragado quince porciones y ¡525 calorías! En cuanto a las «Calorías procedentes de grasas», consume el 20%, o una cantidad menor, de las calorías diarias de grasas saludables, y solo un 5% de grasas satura-

das. En lo que respecta a mi consumo diario, las grasas son el único porcentaje alimentario en el que me fijo. Divide las calorías de las grasas entre las calorías de la porción, y asegúrate de que sean un 0,20% o una cantidad menor (por encima: 110 + 250 = 44% de calorías procedentes de grasas). O consume 2 gramos de grasas por cada 100 calorías. O, si te das un gusto con un alimento, no consumas más grasas el resto del día.

C. La columna del «porcentaje del valor energético» te indica el porcentaje total recomendado diario en una porción, suponiendo que son 2.000 calorías diarias. Consejo: consulta estos porcentajes y fíjate en los de los extremos, menos de un 5% y más de un 20%, para asegurarte de no llevarte ninguna sorpresa, como consumir el 80% de grasas diarias en una sola galleta. Y sigue leyendo.

D. Minimiza el consumo de grasas saturadas y evita totalmente las grasas trans. ¿Has visto cómo las grasas saturadas, junto con las trans, equivalen a menos de la cantidad total de grasas, es decir, a 6 gramos de los 12 totales? Las etiquetas no necesitan explicarte la descomposición de las grasas poliinsaturadas y la de las grasas monoinsaturadas, pero los AGPI y los AGMI son los que les añaden los 6 gramos que faltan. Consejo: si el envase te deslumbra con el reclamo de «Bajo en grasa», consulta enseguida los azúcares que contiene. Gramo a gramo, las grasas contienen nueve calorías, pero el azúcar, solo cuatro. De modo que puedo transformar 100 calorías saludables (como las de la mantequilla de cacahuete) en una bomba de azúcar de 100 calorías (mantequilla de cacahuete baja en grasa) al decir: dame una caloría procedente de grasas que yo te daré de vuelta más de dos de azúcar. A veces, la versión entera es más saludable que la de baja en grasa.

E. Como las células del cuerpo pueden crear el colesterol que necesitan para funcionar, no consumas LBD extra para ofrecérselas a las células cancerosas. Si la cantidad de colesterol de la etiqueta no es «0», significa que contiene algún producto de origen animal, las plantas no contienen colesterol.

F. Según la Asociación Americana del Corazón, el estadounidense medio consume 3.400 miligramos de sodio diarios, pero lo ideal es consumir 1.500 miligramos o una cantidad menor (¾ de cucharadita). Consejo: el contenido de sodio no debe superar el de las calorías por porción. Si lo hace y aun así ingieres el producto, tómate un par de vasos de agua. La frase «bajo en sodio» tampoco significa «una menor cantidad». La salsa de soja Kikkoman, «con un 37% menos de sodio», contiene 575 miligramos de sodio por cucharada, básicamente un 37% menos que el de un salegar.

G. La mayoría de las calorías de los alimentos deberían proceder de hidratos de carbono complejos y de fibra, ya que son los que te ofrecen todos los fitonutrientes anticancerígenos: cereales integrales, fruta, verduras y alubias. Para encontrar galletas saladas y pan nutritivos, divide el total de carbohidratos que aparecen en la etiqueta entre los gramos de fibra; el resultado debería ser menor de cinco. En el 2021, las etiquetas especificarán si el producto lleva azúcar refinado. Los azúcares sin refinar, como la fructosa procedente de las manzanas y la remolacha, están llenos de fibra, y esta ralentiza la absorción del azúcar, evita las subidas de insulina, equilibra los niveles de energía, impide que ganemos peso y reduce los niveles de estrógeno. Si lo que comes contiene azúcar, procura consumir una cantidad de fibra adecuada para equilibrar los gramos de azúcar. Reconocerás los azúcares añadidos buscando en la lista de ingredientes aditivos como el sirope de maíz rico en fructosa. Según la Asociación Americana del Corazón, las mujeres deberían limitar el consumo de azúcar a 25 gramos (6 cucharaditas) diarios, pero tomamos de promedio 76,7 gramos (19 cucharaditas). Una lata de Coca-Cola contiene 39 gramos de azúcar. Mary Poppins debería decantarse por el agua a la hora de tomarse su medicamento para la presión arterial.

H. Las fuentes excelentes de proteínas vegetales, como las lentejas, la soja y las judías secas, combinan con los hidratos de carbono y las grasas saludables de una forma tan exquisita que no es necesario contar las calorías que consumes o fijarte en el resto de la etiqueta, puedes comértelas sin ningún problema.

¿CÓMO VAN SUMANDO TUS ALIMENTOS PREFERIDOS?

Ahora que eres, como quien dice, una experta en lo que debes comer o no para que tus senos estén sanos, ¿no te pica la curiosidad sobre hasta qué punto se diferencian las propiedades anticancerígenas de los distintos alimentos? En mi estudio dietético preferido, los investigadores anotaron el contenido en antioxidantes de 3.139 clases de alimentos, bebidas, especias, vegetales y suplementos consumidos en el mundo entero, desde la Coca-Cola hasta los cocos.[332]

Encaramadas al primer lugar de la lista se encuentran las grosellas espinosas indias (mi *Smoothie* Antioxidante las lleva como *amla* en polvo), mofándose de los arándanos, que ocupan un lugar 124 veces inferior. Los vegetales, de promedio, tienen *64 veces* más poder antioxidante que la carne, el pescado, los huevos y los lácteos. Dejemos que lo asimiles. Significa, gramo a gramo, que para ingerir el contenido antioxidante de una taza de arándanos (100 gramos, 57 calorías, 0,3 gramos de grasa) tendrías que comerte 27,5 porciones de pizza de queso (2.750 gramos, 7.590 calorías, 323 gramos de grasa).[333] El cáncer solo necesita una de los más de cincuenta billones de células de nuestro cuerpo para cometer un error garrafal mientras se dividen, y entonces se abre una oportunidad. Esperemos que, simplemente, la aproveches para meter por ella un puñado de antioxidantes cazadores de radicales libres. Si lo único que defiende a tus células es una alita de pollo acompañada de arroz blanco, la célula cancerosa volará mucho más deprisa que el halcón que envíes para que la atrape.

Mientras decides qué es lo que cenarás hoy, recuerda que las evidencias científicas señalan sobre todo el poder irrefutable y salvador de una dieta a base de verduras y cereales integrales. Cualquier propiedad saludable de la carne, los lácteos y los huevos está contrarrestada por los contaminantes, los aditivos, el colesterol y la grasa que desatan una cascada de estrés oxidativo y de angiogénesis. No es necesario que renuncies a tu comida favorita, pero equilíbrala con otras elecciones saludables para cambiar lo que te ofrece tu plato en un sano Batallón Antioxidante durante buena parte de las comidas

---

332. M. H. Carlsen et al., «The Total Antioxidant Content of More than 3100 Foods, Beverages, Spices, Herbs and Supplements Used Worldwide», *Nutrition Journal* 9, n.º 1, 2010, p. 3.

333. Superfoodly.com, «ORAC Values: Antioxidant Values of Foods and Beverages», https://www.superfoodly.com/orac-values.

de tu vida. Ingieres veintiuna comidas a la semana, y en la vida moderna solemos comer fuera de cuatro a cinco veces a la semana. Aprovecha estas oportunidades para buscar restaurantes vegetarianos o platos nuevos en tus locales preferidos que te ofrezcan unas opciones más sanas. En tu casa, prueba mi *Smoothie* Antioxidante para desayunar varias veces a la semana. Reemplaza los productos de origen animal por tus platos favoritos vegetales que te llenen de energía. Por ejemplo, en lugar de seguir tomando los burritos que pedíamos en el local donde vamos a comer toda la familia, ahora para eliminar la carne y los lácteos de nuestra dieta, pedimos fríjoles negros, alubias refritas, cilantro, kale, guacamole, ensaladas pico de gallo, aceitunas, queso vegetal, nata agria (a base de anacardos) y carne vegetal picada con sabor a pavo (a base de soja). *Delicioso.* Para inspirar tu curiosidad culinaria, te ofrezco estas fuentes de confianza para que encuentres cientos de recetas gratuitas, libros de cocina, menús saludables, clases de cocina virtuales, planificadores dietéticos, aplicaciones en el móvil, artículos y recursos instructivos. Espero que descubras tu versión más saludable basándote en las evidencias de una dieta nutritiva:

- NutritionFacts.org (Dr. Michael Greger); y sus libros: *Comer para no morir: descubre los alimentos científicamente probados que previenen y curan enfermedades* y *The How Not to Die Cookbook*
- Forks Over Knives: forksoverknives.com
- Comité de Médicos por una Medicina Responsable: perm.org
- Center for Nutrition Studies (Dr. T. Colin Campbell): NutritionStudies.org

Haz que tus seres queridos también coman saludablemente y mejora la salud de toda tu familia.

¡VEN A LA MESA!

¿Has cambiado tu dieta por una a base de verduras y cereales integrales? ¿Qué es lo que más te ha ayudado a dar este paso? ¿Has encontrado alguna receta fabulosa? ¿Alguna marca estupenda? Quiero conocerlas. ¡Entra en pinklotus.com/myexperience y comparte tus consejos y trucos!

5

Aparte de comer sano, qué más debes hacer

Es alucinante. Se estima que en el 2012 se diagnosticaron en todo el mundo 1,67 millones de casos nuevos de cánceres de mama, pero he visto los cálculos matemáticos y ¿sabes cuántos habrá en el 2050?

Es mejor que te sientes antes de oírlo.

La incidencia internacional de cáncer de mama femenino prevista ascenderá a la impactante cantidad de 3,2 millones de casos *por año* en el 2050.[334] *El índice se habrá doblado en menos de cuarenta años.*

Chicas, tenemos que llegar a controlar esta situación. Estratégicamente hablando, mejorar la dieta que ingerimos ya es un gran paso, pero podemos hacer más cosas para revertir esta letal evolución.

Mientras lees este capítulo, no estoy insistiendo en que si no eliminas todos los factores de riesgo de tu vida tus senos acabarán mal. Todos los riesgos conocidos de cáncer de mama no son más que causas que *contribuyen* a la aparición de la enfermedad, significan que si te expones a ellas tu riesgo *aumenta,* pero, de por sí y en sí mismas, no tienen el poder de provocar cáncer de mama. Esto se aplica a todo, desde la nutrición y la obesidad hasta el alcohol y el aire que respiramos. Piensa en la gota que colma el vaso: parece que todo va a pedir de boca hasta que, de golpe, la situación cambia. Cada gota que puedas evitar impedirá que la situación se te acabe yendo de las manos. Si dejas

---

334. G. N. Hortobagyi et al., «The Global Breast Cancer Burden: Variations in Epidemiology and Survival», *Clinical Breast Cancer* 6, n.º 5, 2005, pp. 391-401.

de echar gotas al vaso con tus buenas elecciones, tu cuerpo y tus pechos te lo agradecerán.

EL PROBLEMA DE UNA CATÁSTROFE MUNDIAL

En todo el mundo, el cáncer de mama ya está siendo uno de los casos de cáncer más habitual por el que mueren anualmente las mujeres de las zonas menos desarrolladas (324.000 muertes, 14,3% del total), y es la segunda causa de muerte por cáncer, después del cáncer de pulmón, en las mujeres de las regiones más desarrolladas (198.000 muertes, un 15,4%).[335] Al comparar la incidencia del cáncer de mama procedente de los dieciocho registros y grupos étnicos/raciales relacionados con esta enfermedad en Asia del este, Europa y Estados Unidos entre 1973 y 1997, aparecen varias tendencias reveladoras.[336]

En primer lugar, durante esas décadas se presenció una explosión de cáncer de mama por todo el mundo en la que las cifras y las cantidades no cesaban de aumentar, hasta tal punto que la situación no parecía ir a cambiar. En segundo lugar, es obvio que los índices de cáncer en Europa y Estados Unidos superan con creces los de Asia. Pero ¿y los asiáticos que viven en América? ¿Son sus índices igual de bajos que los de su tierra natal o reflejan los de su nuevo país? Las japonesas inmigrantes que residen en Los Ángeles y en Hawái revelan un gran aumento de cáncer de mama después de 1982, y las residentes chinas en Hawái muestran el mismo enorme incremento después de 1992, *los índices son un 100% más elevados comparados con los de las japonesas y las chinas que viven en su tierra natal.* ¿Qué les ocurrió al abandonar su país? Y mientras estoy hablando de su tierra natal también hay que tener en cuenta que en los habitantes de las áreas urbanas de China (Hong Kong), Singapur y Japón se ha dado un aumento de un 50 a un

335. J. Ferlay et al., «Cancer Incidence and Mortality Worldwide: Sources, Methods and Major Patterns in GLOBOCAN 2012», *International Journal of Cancer* 136, n.º 5, marzo del 2015, pp. E359-E386.

336. K. Katanoda y D. Qiu, «Comparison of Time Trends in Female Breast Cancer Incidence (1973-1997) in East Asia, Europe, and USA, from *Cancer Incidence in Five Continents*, Vols IV-VIII», *Japanese Journal of Clinical Oncology* 37, n.º 8, agosto del 2007, pp. 638-639, https://doi.org/10.1093/jjco/hym122.

100% del cáncer. ¿Qué les ha sucedido a los que se han quedado en su país?

Dado que solo de un 5 a un 10% de cánceres de mama se deben a mutaciones hereditarias y que las mutaciones nocivas del ADN no afectan de pronto a todas las habitantes del planeta de golpe, doblando los índices de cáncer en veinticinco años, otro factor muy importante es que el cáncer de mama aumente a un ritmo tan vertiginoso. Además, el corto espacio de tiempo en el que se han incrementado los índices mundiales de cáncer hace que una explicación puramente genética no sea factible. ¿Quién es entonces el culpable? ¿Qué es lo que empeora a cada año que pasa en Estados Unidos? ¿Qué ocurrió en Asia en los años setenta y ochenta en los que se fue incubando el problema de diez a treinta años antes de que lo advirtiéramos? ¿Qué fue lo que aceleró de manera espectacular los índices de mortalidad por cáncer de mama en Japón en un 55% entre 1990 y el 2000?[337]

Te lo diré: el estilo de vida americano. Desde nuestros hábitos hasta la dieta, el peso, el sedentarismo, la maternidad tardía, las hormonas y nuestra forma de vivir.[338] Los asiáticos empezaron también a adoptar nuestra cultura, y esa es la razón por la que les atrapó el cáncer. Por desgracia, nuestro contagioso estilo de vida ha contaminado al mundo entero.[339] Irónicamente, el antídoto es volver a la alimentación y al estilo de vida saludables que llevaba la gente *antes* de emular la conducta de la acomodada sociedad americana.

A principios de los años setenta, el crecimiento de la economía y la mayor prosperidad de Japón, Singapur y la China urbana motivaron a la gente a adoptar un estilo de vida occidentalizado. Los datos incluso revelan que el riesgo de sufrir cáncer de mama de los inmigrantes que se mudaron a Estados Unidos, procedentes de países con un bajo riesgo, fue aumentando en proporción (1) al tiempo que llevaban viviendo en Estados Unidos, (2) a la cantidad de generaciones precedentes nacidas en este país y (3) al grado en

337. «WHO Mortality Database», Organización Mundial de la Salud, consultado el 27 de diciembre del 2017, http://www.who.int/healthinfo/mortality_data/en/.

338. R. G. Ziegler et al., «Relative Weight, Weight Change, Height, and Breast Cancer Risk in Asian-American Women», *Journal of the National Cancer Institute* 88, n.º 10, 1996, pp. 650-660.

339. L. A. Torre et al., «Global Cancer Statistics, 2012», *CA: A Cancer Journal for Clinicians* 65, 2015, pp. 87-108.

el que adoptaron el estilo de vida americano.[340] Es lógico, por lo tanto, que las tendencias internacionales de la década siguiente, de 1998 al 2008, fueran aún peores, en la que los índices de cáncer de mama aumentaron en las ocho poblaciones asiático-americanas evaluadas (indios, paquistanís, chinos, filipinos, japoneses, kampucheanos, coreanos, laosianos y vietnamitas), con un incremento en la incidencia de un 20% en los filipinos a un 370% en los coreanos.[341]

El problema parece ser el mismo en Oriente que en Occidente: las mujeres de Estados Unidos y del resto del mundo, en lugar de ocuparse de las tareas domésticas, cuidar a los hijos y preparar comidas caseras, ahora forman parte de la población activa de forma masiva, llevan una vida estresante y sedentaria, postergan la maternidad hasta los últimos años fértiles (si es que deciden ser madres), comen los restos de la pizza del almuerzo mientras envían ese *e-mail* lo antes posible y luego regresan a toda prisa a casa para llegar a tiempo por la noche para mirar su programa favorito en la tele antes de acostarse, mientras se toman la comida para llevar que han comprado en el camino de vuelta y se sirven una copa de vino. La vida que llevamos no es sana. Yo he pasado un tiempo formando parte de ese club, ¿y tú?

Quizá no debería sorprendernos que el mismo desequilibrio poco saludable que eleva el riesgo de sufrir cáncer de mama en un momento de nuestra vida septuplique también el riesgo de que nuestro corazón se pare de golpe para siempre. El riesgo de padecer una cardiopatía es veintiuna veces mayor, y el de morir por esta enfermedad, siete veces superior que el de sufrir un cáncer de mama. No es necesario ser un experto en estadística para quedar impactado por la cantidad descomunal de mujeres estadounidenses a las que les diagnostican un cáncer o que pierden la vida por esta dolencia.[342]

---

340. R. G. Ziegler et al., «Migration Patterns and Breast Cancer Risk in Asian-American Women», *Journal of the National Cancer Institute* 85, n.º 22, 1993, pp. 1819-1927.

341. S. L. Gomez et al., «Cancer Incidence Trends Among Asian American Populations in the United States, 1990-2008», *Journal of the National Cancer Institute* 105, n.º 15, 2013, pp. 1096-1110.

342. Centers for Disease Control and Prevention, Division for Heart Disease and Stroke Prevention, «Women and Heart Disease Fact Sheet», consultado el 4 de noviembre del 2017, https://www.cdc.gov/dhdsp/data_statistics/fact_sheets/fs_women_heart.htm; American Cancer Society, *Breast Cancer Facts & Figures 2017-2018* (Atlanta: American Cancer Society, Inc., 2017), consultado el 4 de noviembre de 2017, https://www.cancer.org/content/dam/cancer-org/research/cancer-facts-and-statistics/breast-cancer-facts-and-figures/breast-cancer-facts-and-figures-2017-2018.pdf.

ENFERMEDAD	CASOS NUEVOS	MUERTES
Enfermedades cardíacas	6.600.000	289.758
Cáncer de mama invasivo	252.710	40.610

Necesitamos redescubrir el equilibrio, encontrar una manera de vivir que alimente a diario nuestro lado físico, emocional, relacional, intelectual y espiritual para que nuestra alma —y nuestras células— rejuvenezcan. «¿Es tan mala la situación como parece?», tal vez te preguntes. ¡Oh, querida, lo es! Pero, como te propongo en los capítulos sobre la alimentación, puedes controlarla, de modo que muéstrame tus bíceps y manifiesta tu poder.

PIERDE LOS MICHELINES

Voy a ser clara como el agua: si estás demasiado rellenita, tus kilos de más te pueden matar. Cuando una paciente de cáncer obesa me mira y me pregunta: «¿Cómo me puede haber pasado a mí?», nunca le echo la culpa ni la avergüenzo, pero *sería una desalmada* si no aprovechara esta oportunidad tan crítica para ayudarla a adoptar unos cambios saludables que pueden salvarle la vida. Lo cierto es que no sé con absoluta certeza si su gordura ha hecho una diferencia, pero con o sin otros factores de riesgo identificables, lo más probable es que el sobrepeso haya influido en su enfermedad. El sobrepeso o la obesidad son los factores más evitables que pueden causar cáncer de mama en todo el mundo, con un 25% de casos debidos a la combinación letal de la obesidad y un estilo de vida sedentario.[343] En Estados Unidos, hasta un 50% de *muertes* por cáncer de mama posmenopáusico son atribuibles a la obesidad.[344] ¿Eres una de los 2.100 millones de personas en el mundo (casi el 30% del planeta) o una del 68,8%

---

343. IARC Working Group on the Evaluation of Cancer-Preventive Agents, «Weight Control and Physical Activity», *IARC Handbook of Cancer Prevention*, vol. 6, IARC, Lyon, Francia, 2002.

344. J. M. Petrelli et al., «Body Mass Index, Height, and Postmenopausal Breast Cancer Mortality in a Prospective Cohort of US Women», *Cancer Causes and Control* 13, n.º 4, mayo del 2002, pp. 325-332.

de adultos americanos que tienen sobrepeso u obesidad?[345] Para averiguarlo, calcula el índice de tu masa corporal (IMC).

CALCULA EL ÍNDICE DE TU MASA CORPORAL (IMC)

IMC = Peso en kilos / altura en metros^2

Calcula tu IMC en pinklotus.com/bmi.

¿Cómo averiguarlo? Por debajo del peso adecuado = <18,5; Peso normal = 18,5-24,9; Sobrepeso = 25-29,9; Obesa = 30-39,9; Obesidad mórbida = >40

Cualquier otro artículo sobre los senos parece destacar un estudio más que demuestra que las mujeres con sobrepeso y las obesas sufren (1) más cáncer de mama posmenopáusico, (2) una mayor reaparición del cáncer de mama, y (3) más muertes relacionadas con el cáncer de mama que las que no están obesas. Sin lugar a dudas. Sin controversia. Curiosamente, el sobrepeso en la juventud tiene un efecto protector contra el cáncer de mama antes de los cincuenta, salvo para las mujeres con antecedentes familiares de la enfermedad.[346] Sin embargo, las mujeres con sobrepeso y las obesas adultas tienen de un 50 a un 250% más de riesgo de sufrir un cáncer de mama posmenopáusico que las de peso normal.[347] Si de niña estabas rellenita, es muy poco probable que a los dieciocho perdieras peso, pero si fue así, recibes lo mejor de los mundos del sobrepeso y del peso normal. En cuanto el cáncer de mama aparece, las mujeres con un IMC de 30 o mayor tienen un 57% más de riesgo de que les reaparezca el cáncer de mama.[348] La Sociedad Oncológica Americana estudió a 495.477 mujeres durante dieciséis años y estratificó los grupos según el IMC. Compararon la mor-

---

345. A. Afshin et al., «Health Effects of Overweight and Obesity in 195 Countries over 25 Years», *New England Journal of Medicine* 377, 2017, pp. 13-27.

346. E. Weiderpass et al., «A Prospective Study of Body Size in Different Periods of Life and Risk of Premenopausal Breast Cancer», *Cancer Epidemiology and Prevention Biomarkers* 13, n.º 7, 2004, pp. 1121-1127.

347. A. McTiernan, «Behavioral Risk Factors in Breast Cancer: Can Risk Be Modified?» *Oncologist* 8, n.º 4, 2003, pp. 326-334.

348. S. Loi et al., «Obesity and Outcomes in Premenopausal and Postmenopausal Breast Cancer», *Cancer Epidemiology, Biomarkers and Prevention* 14, n.º 7, julio del 2005, pp. 1686-1691.

talidad por cáncer de mama entre los grupos del IMC y descubrieron el siguiente aumento en las *muertes* relacionado con el aumento de peso:

IMC = de 18,5 a 24,9, riesgo basal
IMC = de 25 a 29,9, un 34%
IMC = de 30 a 34,9, un 63%
IMC = de 35 a 39,9, un 70%
IMC de 40 o superior = un 112% en el aumento de *muertes* por cáncer de mama[349]

Se podrían evitar literalmente unas 14.500 muertes por cáncer de mama posmenopáusico al año si las mujeres estadounidenses mantuvieran un IMC por debajo de 25 a lo largo de su vida adulta.[350] ¿Acaso no sería esto increíble?

La obesidad y el riesgo de sufrir cáncer de mama van de la mano gracias, en parte, a los receptores de estrógeno, que son como pequeñas antenas en algunas células mamarias normales y en un 80% de las células cancerosas.[351] Siempre que el receptor se une al estrógeno, envía señales al interior de la célula que hacen que el cáncer se multiplique y divida. De modo que es lógico que un exceso de estrógeno sea un factor de riesgo para el cáncer de mama con receptores de estrógeno positivos.

Unos niveles de estrógeno elevados *después* de la menopausia aumentan el riesgo de sufrir cáncer de mama. ¿Cómo es posible, si los ovarios han dejado de estar activos? Se debe a que, antes de la llegada de la menopausia, la mayoría de estrógeno procede de los ovarios, pero después de esta etapa proviene del tejido adiposo, es decir, de la grasa. Siempre que la grasa está presente, contiene una enzima conocida como *aromatasa,* y la usa para convertir otros esteroides del cuerpo en estrógeno. Las glándulas suprarrenales producen esos esteroides, y los ovarios posmenopáusicos siguen segregando testosterona, y la *grasa* lo transforma en estrógeno activo.

---

349. E. E. Calle et al., «Overweight, Obesity, and Mortality from Cancer in a Prospectively Studied Cohort of U.S. Adults», *New England Journal of Medicine* 348, 2003, pp. 1625-1638.

350. J. M. Petrelli et al., «Body Mass Index, Height, and Postmenopausal Breast Cancer Mortality in a Prospective Cohort of US Women», *Cancer Causes and Control* 13, n.º 4, mayo del 2002, pp. 325-332.

351. S. A. Khan et al., «Estrogen Receptor Expression of Benign Breast Epithelium and Its Association with Breast Cancer», *Cancer Research* 54, n.º 4, 1994, pp. 993-997.

Después de la menopausia las mujeres seguimos creando estrógeno (aunque, por lo visto, no el suficiente como para no tener sofocos).

Toda esa grasa productora de estrógeno explica por qué los análisis de sangre confirman que los niveles de estradiol (el principal estrógeno que fomenta el cáncer) de las mujeres obesas son un 130% más elevados que los de las delgadas.[352] A propósito, tanto las mujeres premenopáusicas obesas como las delgadas tienen unos niveles similares de estradiol, o sea que el factor de la grasa juega un papel importante después de la menopausia.[353] La grasa del interior de los senos también contiene aromatasa, al igual que los siniestros tumores. En realidad, los niveles de estrógeno en la sangre del interior de los senos se doblan cuando hay la suficiente grasa mamaria.[354] Además, las células adiposas (adipocitos) liberan una serie de mediadores inflamatorios que fomentan el crecimiento de los tumores, conocidos con letras sofisticadas como TNFα, IL-6, VEGF, HGF, IGF-1 y leptina. Estos mediadores aumentan la aromatasa, estimulan la angiogénesis, causan hiperinsulinemia y crean inflamación, todos los requisitos para que aparezca la carcinogénesis, de la que he hablado en el capítulo 3.[355] Las mujeres creamos estrógeno a lo largo de toda la vida, y las obesas tienen más estrógeno, más aromatasa, más angiogénesis y más hiperinsulinemia que el resto, pero *¿tienen también más cáncer?*

Para responder a esta pregunta, recurrimos a las mujeres posmenopáusicas con cáncer que nunca se han sometido a una terapia de reemplazo hormonal (TRH), ya que esta es una fuente externa de estrógeno no atribuible a la relación que mantienen las glándulas suprarrenales y la grasa. Al estudiar a esas mujeres, se descubre que, en relación con lo que pesaban a los dieciocho, el peso ganado se corresponde de manera lineal con

---

352. A. R. Carmichael, «Obesity as a Risk Factor for Development and Poor Prognosis of Breast Cancer», *BJOG: An International Journal of Obstetrics and Gynaecology* 113, n.º 10, octubre del 2006, pp. 1160-1166.

353. R. M. Cento et al., «Leptin Levels in Menopause: Effect of Estrogen Replacement Therapy», *Hormone Research in Paediatrics* 52, n.º 6, 1999, pp. 269-273.

354. A. A. J. Van Landeghem et al., «Endogenous Concentration and Subcellular Distribution of Androgens in Normal and Malignant Human Breast Tissue», *Cancer Research* 45, n.º 6, 1985, pp. 2907-2912.

355. A. Kendall, E. J. Folkerd y M. Dowsett, «Influences on Circulating Oestrogens in Postmenopausal Women: Relationship with Breast Cancer», *Journal of Steroid Biochemistry and Molecular Biology* 103, n.º 2, 2007, pp. 99-109; H. Kuhl, «Breast Cancer Risk in the WHI Study: The Problem of Obesity», *Maturitas* 51, n.º 1, mayo del 2005, pp. 83-97.

el aumento en el riesgo (cuantos más kilos pesamos, más elevadas son las posibilidades de contraer un cáncer). Como ya he mencionado, la gordura en la infancia parece ser protectora, pero la mayoría ya hemos dejado esa etapa atrás hace mucho, y ahora el riesgo es real. ¿Cuánto pesabas cuando ibas al instituto? ¿Te acuerdas? Ahora, resta esa cantidad a tu peso actual. ¿Tienes el resultado? Muy bien.

Si has perdido peso, ¡vaya! Me alegro por ti y por tus vaqueros ceñidos. Si has ganado menos de 3,5 kilos, el riesgo de contraer cáncer de mama no ha aumentado (¡fabuloso!); si has engordado de 3,5 a 6 kilos, el riesgo ha subido un 25%; si has engordado de 6,3 a 13, se ha incrementado un 60%; y si has ganado más de 9,5 kilos, el riesgo casi se ha doblado a un 90%.[356] ¡Uy! Tus posibilidades de desarrollar un cáncer de mama posmenopáusico suben al mismo ritmo que la báscula. Como es de esperar según esta explicación, los cánceres de las mujeres obesas suelen ser con receptores de estrógeno positivos.[357]

Pero tengo buenas noticias. Si tienes sobrepeso y pierdes grasa, el riesgo de sufrir cáncer desaparecerá, y no es necesario que pasen años para ver los efectos. De verdad, es así de sencillo. Perder peso al reducir el consumo de calorías o por medio de un *bypass* gástrico produce un descenso en el estrógeno circulante.[358] Y, como era de esperar, este estado lleva a menos cáncer. Un estudio reciente reveló la increíble bajada de un 85% en el cáncer de mama después de una cirugía de reducción de estómago.[359] Otro estudio llevó a cabo un seguimiento a 33.660 mujeres durante más de quince años, y 1.987 de ellas contrajeron cáncer. Los índices más altos se dieron en las que habían estado ganando peso continuamente a lo largo de la vida; en cambio, el riesgo de sufrir un cáncer de mama en las que no habían engordado, o en las que habían perdido peso, se redujo un 64% en las mujeres premenopáusicas que habían perdido peso, un 52% en las pos-

---

356. L. M. Morimoto et al., «Obesity, Body Size, and Risk of Postmenopausal Breast Cancer: The Women's Health Initiative (United States)», *Cancer Causes and Control* 13, n.º 8, octubre del 2002, pp. 741-751.

357. D. P. Rose, D. Komninou y G. D. Stephenson, «Obesity, Adipocytokines, and Insulin Resistance in Breast Cancer», *Obesity Reviews* 5, n.º 3, 2004, pp. 153-165.

358. A. Tchernof et al., «Weight Loss Reduces C-Reactive Protein Levels in Obese Postmenopausal Women», *Circulation* 105, n.º 5, 2002, pp. 564-569.

359. N. V. Christou et al., «Bariatric Surgery Reduces Cancer Risk in Morbidly Obese Patients», *Surgery for Obesity and Related Diseases* 4, n.º 6, 2008, pp. 691-695.

menopáusicas que habían adelgazado y un 34% en las que habían mantenido el mismo peso.[360] Adelgazar trae sus recompensas, y cuanto antes lo hagamos, mejor.

No lo digo para meterte miedo, sino para motivarte: si ya te han diagnosticado un cáncer, cuando ganas más del 5% de tu peso inicial durante o después del tratamiento —al margen de tu IMC basal—, el riesgo de sufrir cáncer aumenta y los índices de supervivencia se reducen 5 veces, es decir, un 400%.[361] *Lo mejor por lo tanto es no ganar peso*, ¿de acuerdo? A muchas mujeres les cuesta horrores no engordar o mantener el peso inicial, pero no hay que olvidar que no es más que una cuestión de matemáticas sin trampa ni cartón, el truco está en quemar más calorías de las que consumimos.

CONSEJOS SILFIDIANOS PARA UNOS PECHOS SALUDABLES

En mi calidad de antigua niña rellenita que aún quiere perder sus últimos dos kilos, los consejos para adelgazar son mi debilidad. Mi regla número uno para mantener un IMC saludable es saber qué cantidad de comida debes ingerir. Para hacerte una idea aproximada, usa la mano para saber la ración de comida o de *snacks* que tomarás.

Palma de la mano: proteínas procedentes del seitán, el tofu, las judías secas, las lentejas y los garbanzos.

Puño cerrado: arroz, pasta o cereales integrales, fruta o verduras.

Dos puñados: sopa o ensalada.

Un puñado: frutos secos y *snack* de frutos secos.

Pulgar: mantequilla de cacahuete o queso.

¿Otros de mis trucos preferidos?

1. Bebe un vaso de agua veinte minutos antes de las comidas, consumirás menos calorías.

---

360. M. Harvie et al., «Association of Gain and Loss of Weight Before and After Menopause with Risk of Postmenopausal Breast Cancer in the Iowa Women's Health Study», *Cancer Epidemiology, Biomarkers and Prevention* 14, n.º 3, marzo del 2005, pp. 656-661.

361. P. T. Bradshaw et al., «Postdiagnosis Change in Bodyweight and Survival after Breast Cancer Diagnosis», *Epidemiology* 23, 2012, pp. 320-327.

2. Cuando te entre el gusanillo, pregúntate: «¿Tengo hambre?». Comemos por muchas distintas razones, nos cuesta *no* encontrar una buena razón para hacerlo. Pero procura comer solo cuanto tengas hambre.
3. No tengas alimentos en casa que no debas llevarte a la boca, como patatas fritas.
4. Ten a mano *snacks* saludables: zanahorias, hummus, un puñado de frutos secos, una pieza de fruta.
5. Toma tres tazas de 120 mililitros de té verde al día para acelerar el metabolismo.
6. Come en platos pequeños, mastica la comida sólida treinta veces antes de ingerirla, dedica como mínimo veinte minutos a comer y deja de comer cuando sientas que tienes tres cuartas partes del estómago lleno.
7. Lee la información nutricional de los alimentos y reduce el consumo de azúcar refinado y de sirope de maíz rico en fructosa.
8. No hagas dietas. Crea una manera saludable de comer que puedas mantener toda la vida. Véanse los capítulos 3 y 4.

MUEVE EL ESQUELETO

Si tu idea de hacer ejercicio es abrir un tarro de mantequilla de cacahuete con un quiebro de muñeca, todavía puedes mejorar. Un estudio comparó 17.171 mujeres posmenopáusicas que andaban a paso ligero de 1,25 a 2,5 horas a la semana con las que no lo hacían. En las caminadoras, el riesgo de sufrir cáncer de mama se redujo un 18%.[362] Son los beneficios para la salud de andar *once minutos diarios*. ¿Qué ocurriría si caminaras con brío, anduvieras llevando unas pesas lastre de dos kilos o sudaras la camiseta durante treinta minutos? En las mujeres que hacen ejercicio de tres a cuatro horas a la semana de forma moderada o vigorosa (sudando y jadeando hasta el punto de ser imposible mantener una conversación), se les reduce el riesgo de sufrir cáncer de mama de un 30 a un 40%, compa-

---

362. A. McTiernan et al., «Recreational Physical Activity and the Risk of Breast Cancer in Postmenopausal Women: The Women's Health Initiative Cohort Study», *Journal of the American Medical Association* 290, n.º 10, septiembre del 2010, pp. 1331-1336.

radas con las sedentarias.[363] ¿Y si andan más de cuatro horas? El riesgo baja un 58%.[364]

Hacer ejercicio ayuda a evitar el cáncer de mama, pero, si ya lo has contraído, ¿podría el ejercicio ser la solución? Al parecer, así es. Un estudio reveló que las mujeres, *incluso las obesas,* que además de andar treinta minutos seis días a la semana consumían cinco o más raciones de verduras al día tenían un 44% más de probabilidades de sobrevivir, comparadas con las que solo adoptaban una de estas opciones saludables o no ponían en práctica ninguna.[365] Y a las mujeres que hacían más ejercicio después de haberles diagnosticado un cáncer, comparadas con las perezosas que no hacían ninguna clase de ejercicio antes ni después del diagnóstico, el riesgo de morir de cáncer se les redujo un 45%. En cambio, en las que hacían menos actividad física tras el diagnóstico, el riesgo de morir de cáncer aumentó un 300%.[366] ¡Vaya! Si tienes cáncer de pecho, ha llegado el momento de sentirte empoderada por estos hechos y hacer varios alegres saltos de tijera.

¿Cómo reduce, exactamente, la actividad física el riesgo de sufrir cáncer de mama, el más habitual, o de que reaparezca? Sobre todo, al hacer que los niveles de estrógeno caigan en picado. Incluso se ha descubierto que a las mujeres obesas según el IMC, que son más activas físicamente, tienen menos cánceres derivados del estrógeno.[367] El ejercicio físico, además de reducir el peso corporal y los niveles circulantes de hormonas del sexo, disminuyen la resistencia a la insulina, y todos los otros parámetros conocidos con letras sofisticadas que aparecen en la sección de la obesidad, como el TNFα, el IGF-1 y la leptina, que afectan negativamente el siste-

---

363. A. McTiernan, «Behavioral Risk Factors in Breast Cancer: Can Risk Be Modified?», *Oncologist* 8, n.º 4, 2003, pp. 326-334.

364. L. Bernstein et al., «Physical Exercise and Reduced Risk of Breast Cancer in Young Women», *Journal of the National Cancer Institute* 86, n.º 18, 1994, pp. 1403-1408.

365. J. P. Pierce et al., «Greater Survival after Breast Cancer in Physically Active Women with High Vegetable-Fruit Intake Regardless of Obesity», *Journal of Clinical Oncology* 25, n.º 17, 2007, pp. 2345-2351.

366. M. L. Irwin et al., «Influence of Pre- and Postdiagnosis Physical Activity on Mortality in Breast Cancer Survivors: The Health, Eating, Activity, and Lifestyle Study», *Journal of Clinical Oncology* 26, n.º 24, 2008, pp. 3958-3964.

367. A. McTiernan et al., «Relation of BMI and Physical Activity to Sex Hormones in Postmenopausal Women», *Obesity* 14, n.º 9, 2006, pp. 1662-1677.

ma inmunológico y alimentan el microambiente de las células cancerosas.[368] Otras ventajas del ejercicio físico en las mujeres con o sin cáncer de mama son una reducción de las enfermedades cardíacas, una menor tensión arterial, menos diabetes tipo 2, un mejor estado de ánimo, un sueño más reparador, unos huesos más sanos con menos osteoporosis, una menor sensación de fatiga, una mayor resistencia, y menos estrés y linfedema (hinchazón en los brazos tras una cirugía de ganglios linfáticos).[369] La única desventaja es que al cabo de poco necesitarás una ropa de menor talla.

¿Qué cantidad de actividad crea la reducción del cáncer deseada? Las últimas directrices de los Institutos Nacionales de la Salud (NIH) establecen que lo más saludable es hacer una actividad aeróbica de una intensidad moderada durante 300 minutos (5 horas) (como andar vigorosamente). O hacer durante 150 minutos (2 horas y media, es decir, 22 minutos diarios) una actividad vigorosa a la semana en la que sudemos a mares.[370] Cuanto más activa estés, más ventajas obtendrás. Haz unas actividades que sean desde moderadas hasta vigorosas dos o más días a la semana. Tienen que activar los grandes grupos musculares (piernas, caderas, espalda, pecho, abdomen, hombros y brazos). Como, por ejemplo, el entrenamiento de fuerza, las bandas elásticas de resistencia, las sentadillas y las flexiones y el yoga. Por desgracia, menos del 13% de pacientes con cáncer de mama dedican *la mitad* del tiempo indicado a alcanzar estos objetivos.[371]

Este es el secreto corriente y moliente para hacer ejercicio: establece un plan y cúmplelo, sola, con una amiga o con un entrenador. No hagas que el ejercicio sea una opción. Márcatelo en el calendario y haz que suceda. Si a los cinco minutos te pones a jadear, estupendo. Date una ducha y termina la sesión. No te desanimes y repítela al día siguiente. Andar o correr con

---

368. J. F. Meneses-Echávez et al., «The Effect of Exercise Training on Mediators of Inflammation in Breast Cancer Survivors: A Systematic Review with Meta-analysis», *Cancer Epidemiology, Biomarkers and Prevention* 25, n.º 7, 2016, pp. 1009-1017.

369. C. M. Dieli-Conwright y B. Z. Orozco, «Exercise after Breast Cancer Treatment: Current Perspectives», *Breast Cancer: Targets and Therapy* 7, 2015, p. 353.

370. «Physical Activity and Your Heart: Recommendations for Physical Activity», National Heart, Lung, and Blood Institute, consultado el 31 de julio del 2017, https://www.nhlbi.nih.gov/health/health-topics/topics/phys/recommend.

371. J. M. Beasley et al., «Meeting the Physical Activity Guidelines and Survival after Breast Cancer: Findings from the After Breast Cancer Pooling Project», *Breast Cancer Research and Treatment* 131, n.º 2, enero del 2012, pp. 637-643.

moderación una distancia corta siempre es mejor que no hacer ejercicio. Cumple con tu meta y sorpréndete viendo que hace dos semanas no podías recorrer ni la mitad de la distancia que has hecho hoy. Procura cumplir el plan de ejercicio que te has marcado lo mejor posible.

Yo tuve a mis trillizos a los cuarenta, o sea que el tiempo no jugaba a mi favor. Tres meses antes, Andy y yo acabábamos de traer al mundo a nuestro primer bebé, el Pink Lotus Breast Center, en el peor momento de una crisis económica internacional. Después de dar a luz a mis hijos, retomé enseguida el trabajo y no tuve tiempo para ir a clases de gimnasia ni de *spinning*. Hacía ejercicio en casa con deuvedés, en concreto con el programa de ejercicio P90X del *Beachbody* de Tony Horton. De vez en cuando usaba a mis pequeños para ejercitarme, por aquel entonces eran unas mancuernas de lo más prácticas de 4,5, 5,5 y 7 kilos, y los levantaba en el aire como si fueran pesas (es broma, pero me gustaba ejercitar los bíceps con ellos agarrados de mis brazos para hacerles reír). Como ya he señalado, chicas, el secreto para hacer ejercicio es, *simplemente, hacerlo* (¿verdad, Nike?).

¿LAS MAMÁS MAYORES CONTRAEN MÁS CÁNCER?

Hablando de los cuarenta, la edad a la que una mujer tiene su primer hijo influye en el riesgo de sufrir cáncer de mama. Aunque tú y yo lo podamos controlar hasta cierto punto, nadie recomendaría que nos quedáramos embarazadas durante los años de la adolescencia para reducir el riesgo de desarrollar un cáncer. Sin embargo, las mujeres que dan a luz por primera vez antes de los veinte tienen un 50% menos de riesgo de sufrir cáncer de mama que las que nunca han tenido hijos.[372] Y las que esperamos hasta pasados los treinta y cinco para tener nuestro primer embarazo recibimos un bebé y un aumento de un 40% en el riesgo de sufrir cáncer de mama, comparadas con las mujeres que no tienen hijos. Pues sí, así es. La buena noticia es que este elevado riesgo solo dura de diez a quince años, y luego desciende por debajo del de las mujeres que nunca han tenido hijos. Por lo visto, el embarazo produce efectos opuestos en el riesgo de sufrir un cáncer de mama: a corto

372. B. MacMahon et al., «Age at First Birth and Breast Cancer Risk», *Bulletin of the World Health Organization* 43, n.º 2, 1970, pp. 209-221.

plazo los efectos negativos del embarazo derivados de la subida de los niveles hormonales aumentan las células cancerosas existentes (estaban presentes antes del embarazo, pero no se habían detectado), y en cambio a largo plazo se dan unos efectos protectores que les permite a algunas células mamarias resistir al estímulo cancerígeno.[373] Este efecto protector del embarazo no aparece hasta diez años más tarde del último parto, y mientras tanto las mujeres que son madres tardías sufren un ligero aumento en el riesgo de padecer un cáncer comparadas con las que nunca se han quedado embarazadas.[374]

Retomando mi breve lección de estadística sobre el riesgo relativo y el absoluto del capítulo 3, tener tu primer hijo a los treinta y ocho hace que a los cincuenta tu riesgo absoluto cambie de un 1,9 a un 2,7%. La mayoría de madres coincidirían en que vale la pena correr este riesgo. Las mujeres que dan a luz por primera vez a los dieciocho o antes tienen una tercera parte del riesgo de sufrir cáncer de mama comparadas con las que esperan a los treinta y cinco o a una edad mayor para ser madres.[375] ¿Te estás preguntando por qué tu decisión calculada de posponer la maternidad para perseguir una carrera significativa o encontrar a la pareja adecuada tiene este resultado tan injusto? La razón más plausible en cuanto al factor de la edad, el embarazo y el riesgo de sufrir cáncer de mama es el siguiente: el primer embarazo genera unos cambios permanentes en las células que recubren los conductos y los lóbulos mamarios, que son precisamente las que forman la inmensa mayoría de cánceres de mama. Estas células se «acoplan» a su ADN en ese momento y pasan el resto del tiempo en fases de crecimiento y división. Cuando las células se acoplan al ADN a una edad temprana tienden a estar sanas, pero las mutaciones del ADN aparecen con la edad, de ahí que en el primer embarazo pasados los treinta haya muchas más probabilidades de que sea una célula mutada la que se acople al ADN.[376] Esta célula se dedica a multiplicarse y dividirse durante años repetidamente, hasta que al final se manifiesta como un bulto canceroso.

---

373. B. MacMahon, «Reproduction and Cancer of the Breast», *Cancer* 71, n.º 10, 1993, pp. 3185-3188.

374. P. Bruzzi et al., «Short Term Increase in Risk of Breast Cancer After Full Term Pregnancy», *British Medical Journal* 297, n.º 6656, octubre de 1988, pp. 1096-1098.

375. B. MacMahon et al., «Age at First Birth and Breast Cancer Risk», *Bulletin of the World Health Organization* 43, n.º 2, 1970, pp. 209-221.

376. B. MacMahon et al., «Age at First Birth and Breast Cancer Risk», *Bulletin of the World Health Organization* 43, n.º 2, 1970, pp. 209-221.

Si bien los estudios difieren en el tema de la lactancia y la reducción del cáncer, la mayoría demuestran que tiene efectos protectores y, siempre y cuando una mujer pueda dar el pecho o esté interesada en ello, es bueno para la salud y no tiene ningún efecto negativo para la madre ni para el bebé. Un meta-análisis realizado en el 2015 de veintisiete estudios concluyó que, en las mujeres que dan el pecho, el riesgo de sufrir cáncer de mama se reduce a lo largo de toda la vida aproximadamente un 39%.[377] Algunos estudios incluso revelan mayores beneficios aún a lo largo de toda la vida en el caso de las mujeres que hayan estado dando el pecho durante un total de veinticuatro o más meses acumulativos, si la primera lactancia se dio a una edad temprana.[378] Tres estudios analizaron el estado de los receptores tumorales y concluyeron que, si una mujer había dado el pecho alguna vez, los índices de los agresivos cánceres de mama triple negativos (CMTN) se reducían un 22%, aunque esto no influía en los tumores con receptores de estrógeno positivos.[379] Este informe va de la mano con otro que reveló una reducción de un 32% en las mujeres portadoras de la mutación del BRCA-1 (riesgo elevado de sufrir un CMTN) que habían estado dando el pecho durante un año, y de un 49% en las que lo habían estado dando durante dos años. En cambio, en las portadoras de la mutación del BRCA-2 (riesgo bajo de sufrir un CMTN) solo se redujo un 17%.[380] Otros estudios procedentes del sur de Europa, Italia y Estados Unidos presentan una información opuesta, y concluyen que la lactancia no tiene efectos protectores contra el cáncer.[381]

---

377. Y. Zhou et al., «Association Between Breastfeeding and Breast Cancer Risk: Evidence from a Meta-analysis», *Breastfeeding Medicine* 10, n.º 3, 2015, pp. 175-182.

378. P. A. Newcomb, «Lactation and Breast Cancer Risk», *Journal of Mammary Gland Biology and Neoplasia* 2, n.º 3, 1997, pp. 311-318; S. Y. Lee et al., «Effect of Lifetime Lactation on Breast Cancer Risk: A Korean Women's Cohort Study», *International Journal of Cancer* 105, n.º 3, junio del 2003, pp. 390-393; J. L. Freudenheim et al., «Lactation History and Breast Cancer Risk», *American Journal of Epidemiology* 146, n.º 11, diciembre de 1997, pp. 932-938.

379. F. Islami, et al., «Breastfeeding and Breast Cancer Risk by Receptor Status – a Systematic Review and Meta-analysis», *Annals of Oncology* 26, n.º 12, 2015, pp. 2398-2407.

380. J. Kotsopoulos et al., «Breastfeeding and the Risk of Breast Cancer in BRCA1 and BRCA2 Mutation Carriers», *Breast Cancer Research* 14, n.º 2, 2012, p. R42.

381. G. Brignone et al., «A Case-Control Study on Breast Cancer Risk Factors in a Southern European Population», *International Journal of Epidemiology* 16, n.º 3, septiembre de 1987, pp. 356-361; E. Negri et al., «Lactation and the Risk of Breast Cancer in an Italian Population», *International Journal of Cancer* 67, n.º 2, julio de 1996, pp. 161-164; S. J. London et al., «Lactation and Risk of Breast Cancer in a Cohort of US Women», *American Journal of Epidemiology* 132, n.º 1, julio de 1990, pp. 17-26.

AFRONTA LA MENOPAUSIA CON SENSATEZ

Los síntomas de la menopausia se dan en tres distintos sistemas del cuerpo: el vasomotor (sofocos y sudoración nocturna), el central (insomnio, cambios de humor, espesor mental, falta de libido, pérdida de memoria) y el urogenital (infecciones frecuentes del tracto urinario, deseo imperioso de orinar, sequedad vaginal que causa dolor en el coito). Cada uno de estos síntomas puede afectar negativamente la calidad de vida de una mujer a muchos niveles. Espero que no te hayas enfrentado a toda esta locura a la vez, pero, sean cuales sean tus síntomas, tal vez te hayas planteado recurrir a la terapia de reemplazo hormonal (TRH) para aliviar esos desagradables cambios. La TRH mejora algunos de los síntomas de la menopausia, o todos, y protege contra la osteoporosis (pérdida ósea acelerada). Pero, como ocurre con cualquier medicina, conlleva sus riesgos. Si el estrógeno se administra solo puede aumentar el cáncer endometrial, de ahí que se proteja el útero (en el caso de conservarlo) combinando el estrógeno con la progesterona. ¿Tiene algún otro efecto secundario? ¡Pues sí! La TRH puede causar cáncer de mama.

¿Cómo se ha convertido aquí el estrógeno en el malo de la película? Como ya he señalado, las células cancerosas mamarias suelen tener receptores que se fijan con el estrógeno y la progesterona, y cuando las hormonas se acoplan a su pequeño receptor se inicia el crecimiento y la división celular, lo cual culmina en una célula cancerosa que acaba convirtiéndose en un bulto detectable. Como ya sabes, de vez en cuando he mencionado experimentos de laboratorio con placas de Petri llenas de células cancerosas mamarias humanas. ¿Sabes cómo los científicos las crean? Empapan las células mamarias normales de *estrógeno* (en concreto, de 17-beta-estradiol) para que se transformen en células cancerosas.[382] Las hormonas inician el cáncer de mama y fomentan su crecimiento, y a estos receptores no les importa si las hormonas proceden de nuestros ovarios o de orina de caballo (la TRH Prempro está hecha de esta sustancia). Los metabolitos del estrógeno también crean subproductos que pueden dañar directamente el ADN y provocar mutaciones. La TRH desencadena, por lo tanto, la batalla del

382. J. Russo et al., «17-Beta-estradiol Induces Transformation and Tumorigenesis in Human Breast Epithelial Cells», *FASEB Journal* 20, n.º 10, 2006, pp. 1622-1634.

estrés oxidativo, que es, como ya he explicado, la batalla más importante que se da en un cáncer.[383] Por estas razones, creo que es importante evitar siempre la TRH en el caso de haber sufrido un cáncer de mama, aunque es un tema controvertido.

¿Es segura la TRH en el caso de no tener un cáncer de mama ni tampoco un riesgo elevado de contraerlo? Los estudios revelan que la TRH aumenta la densidad mamaria en un 75% de los casos (sobre todo debido al componente de la progesterona), y, como los senos más densos producen más cánceres (véase el siguiente capítulo) constituye un aspecto en contra de la TRH.[384] Además, se realizaron dos estudios importantes al respecto. En el de «Iniciativa para la salud de la mujer» (WHI) se eligió aleatoriamente a 16.000 mujeres posmenopáusicas para que recibieran Prempro (estrógeno combinado con progesterona) o un placebo.[385] Al cabo de 5,2 años, lo interrumpieron por razones éticas al darse un 26% más de cánceres de mama en las mujeres que recibieron la TRH (junto con infartos, accidentes cerebrovasculares, trombos y demencia senil, y también aparecieron en menor cantidad cánceres colorrectales y fracturas de cadera). En respuesta, la enorme cantidad de 33 millones de mujeres dejaron bruscamente la TRH y se subieron al ring para enfrentarse a la Segunda Ronda de la Menopausia: las Mujeres contra los Sofocos / la Sudoración Nocturna / el Insomnio / los Cambios de Humor. ¿Sabes quién perdió el combate por noqueo al año siguiente? El cáncer de mama. Los índices cayeron en picado un 6,7% de una forma nunca vista, en el 2003. En el mismo año, investigadores del Reino Unido publicaron que habían observado en más de 1,1 millón de mujeres que la TRH aumenta la posibilidad de desarrollar cáncer de mama un 66%.[386] Los resultados fueron que la TRH fomenta el cáncer de mama, y que dejar la TRH lo reduce.

---

383. B. T. Zhu y A. H. Conney, «Functional Role of Estrogen Metabolism in Target Cells: Review and Perspectives», *Carcinogenesis* 19, n.º 1, 1998, pp. 1-27.

384. A. McTiernan et al., «Estrogen-Plus-Progestin Use and Mammographic Density in Postmenopausal Women: Women's Health Initiative Randomized Trial», *Journal of the National Cancer Institute* 97, n.º 18, septiembre del 2005, pp. 1366-1376.

385. J. E. Rossouw et al., «Risks and Benefits of Estrogen Plus Progestin in Healthy Postmenopausal Women: Principal Results from the Women's Health Initiative Randomized Controlled Trial», *Journal of the American Medical Association* 288, n.º 3, julio del 2002, pp. 321-333.

386. Million Women Study Collaborators, «Breast Cancer and Hormone-Replacement Therapy in the Million Women Study», *Lancet* 362, n.º 9382, 2003, pp. 419-427.

Estas conclusiones están relacionadas con el estrógeno *combinado* con la progesterona. ¿Y si una mujer a la que le han extirpado el útero solo necesita estrógeno? Los estudios confirman lo siguiente en cuanto al uso exclusivo de estrógeno: el estrógeno produce un 23% menos de cáncer de mama después de haberlo estado usando durante diez años,[387] pero *aumenta* un 57% el riesgo de cáncer si se usa durante los cinco años de la etapa menopáusica,[388] *o* si se toma durante más de un total de diez años.[389] Por consiguiente, lo más seguro parece ser esperar a que transcurran los cinco años de la menopausia antes de recurrir a la TRM a base solo de estrógeno (aunque, si una mujer conserva el útero, lo más probable es que no le ayude en el momento que lo necesite), y dejar la terapia al cabo de una década.

No te estoy pidiendo que apechugues con lo de estar empapada por los sudores nocturnos, pero siempre aconsejo informarse un poco antes. Sopesar los riesgos personales frente a los beneficios de la TRH. Pídele a tu médico que evalúe tu perfil para estimar tu riesgo de sufrir cáncer de mama, cáncer uterino, cáncer colorrectal, cardiopatías, demencia, derrames cerebrales, trombos y fracturas óseas. Y explícale por qué deseas recurrir a la TRH. ¿Es por haber oído que si la recibes a los cincuenta se reduce la posibilidad de sufrir infartos y derrames cerebrales, y que tu padre murió de un ataque al corazón a los cuarenta y ocho?[390] En este caso, deberías comer más ensaladas, saltar a la cinta de correr y mantenerte alejada de la TRH hasta que más estudios demuestren que tiene efectos cardioprotectores. ¿Es porque tu madre sufrió una horrible fractura de cadera a los ochenta y tú nunca has querido pasarlo tan mal como ella? Te podemos ofrecer bisfosfatos, calcio, vitamina D y una rutina de entrenamiento de fuerza. A propósito, si apenas estás notando los síntomas de la menopausia no es necesario que hagas nada, es una etapa de la vida de lo más normal, como cualquier otra.

---

387. G. Heiss et al., «Health Risks and Benefits 3 Years after Stopping Randomized Treatment with Estrogen and Progestin», *Journal of the American Medical Association* 299, n.º 9, 2008, pp. 1036-1045.

388. V. Beralet et al., «Breast Cancer Risk in Relation to the Interval between Menopause and Starting Hormone Therapy», *Journal of the National Cancer Institute* 103, n.º 4, 2011, pp. 296-305.

389. W. Y. Chen et al., «Unopposed Estrogen Therapy and the Risk of Invasive Breast Cancer», *Archives of Internal Medicine* 166, n.º 9, 2006, pp. 1027-1032.

390. J. E. Manson et al., «Estrogen Therapy and Coronary-Artery Calcification», *New England Journal of Medicine* 356, junio del 2007, pp. 2591-2602.

Por otro lado, si tienes un riesgo bajo en cuanto a unos malos resultados y un gran riesgo de pasártelo fatal en la menopausia, en tal caso dispones de algunas buenas opciones. ¿De qué quieres librarte en concreto? La sequedad vaginal se puede tratar con estrógeno vaginal de uso tópico, un sistema que te ofrece de un 80 a un 100% de alivio y que apenas se absorbe en el riego sanguíneo. También existen una variedad de tratamientos láser que estimulan el colágeno y la hidratación «ahí abajo», como MonaLisa Touch y ThermiVa. Ten en cuenta, para tu tranquilidad, que el 90% de las mujeres deja de tener sofocos a los cuatro o cinco años de haber entrado en la menopausia, y que los síntomas se pueden aliviar con una dieta rica en fibra, frutas y verduras y al hacer más ejercicio. Considera siempre, antes que nada, las opciones no hormonales que no aumentan el riesgo de sufrir cáncer.[391] Menopause Miracle es un suplemento herbal sin estrógeno que ha mejorado de manera espectacular los síntomas de la menopausia en tres estudios doble ciego, randomizados, controlados por placebo, revisados por expertos y realizados con humanos.[392] Asegúrate de recurrir a un profesional de la salud adecuado para que te administre las dosis correctas y controle tu progreso.

ALTERNATIVAS A LA TRH PARA LOS SOFOCOS

- Medicina complementaria: acupuntura, plantas medicinales chinas.
- Remedios a base de plantas: cimicifuga (*Actaea racemosa*, en extracto); dong quai (*Angelica sinensis*, una raíz medicinal), aceite de prímula (*Oenothera biennis*, semillas de flores silvestres, ricas en aceites grasos esenciales omega-6); ginseng (una raíz medicinal); melatonina (hormona cerebral que regula el ciclo de sueño/vigilia), Menopause Miracle (una mezcla patentada de raíces chinas y coreanas de *Cynanchum wilfordii*, *Phlomis umbrosa* y *Angelica gigas*), vitamina E (un antioxidante).

---

391. T. M. Brasky et al., «Specialty Supplements and Breast Cancer Risk in the Vitamins and Lifestyle (VITAL) Cohort», *Cancer Epidemiology, and Biomarkers and Prevention* 19, n.º 7, 2010, pp. 1696-1708; C. L. Loprinzi et al., «Venlafaxine in Management of Hot Flashes in Survivors of Breast Cancer: A Randomised Controlled Trial», *Lancet* 356, n.º 9247, 2000, pp. 2059-2063.

392. A. Chang et al., «The Effect of Herbal Extract (EstroG-100) on Pre-, Peri- and Post-menopausal Women: A Randomized Double-Blind, Placebo-Controlled Study», *Phytotherapy Research* 26, n.º 4, 2012, pp. 510-516.

- Recetas médicas que cambian los impulsos nerviosos y el flujo sanguíneo: Bellergal (ergotamina), Catapres (clonidina), Neurontin (gabapentina).
- Recetas médicas que bloquean sustancias químicas cerebrales como la serotonina y la norepinefrina, conocidas como fármacos antidepresivos y antiansiedad: Effexor (venlafaxina), Paxil (paroxetina), Prozac (fluoxetina).
- *Biofeedback* del movimiento corporal (una técnica que enseña a controlar la tensión muscular, la temperatura, el ritmo cardíaco y la actividad cerebral), ejercicios de respiración consciente, actividad física, estiramientos, taichí (reduce el estrés por medio de movimientos suaves y fluidos), yoga.
- Los fitoestrógenos/isoflavonas actúan principalmente en los receptores beta estrogénicos (los receptores alfa son los que están vinculados con el cáncer de mama): extracto de trébol rojo (*Trifolium pratense,* una planta medicinal), soja (consumida en alimentos enteros, tempeh, tofu de germinados, habas tiernas de soja).

También puedes plantearte recurrir a la TRH bioidéntica (TRHB), una variedad que coincide químicamente con los esteroides naturales del cuerpo, como la progesterona, el estradiol, la estrona, el estriol, la pregnenolona, la testosterona y la dehidroepiandrosterona (DHEA). Las compañías farmacéuticas las elaboran usando sustancias de origen animal o vegetal, y la FDA las regula para asegurarse de que se administren en las dosis y la pureza adecuadas, aunque las fórmulas magistrales compuestas de mezclas hormonales personalizadas para las necesidades del cliente no están aprobadas por la FDA. Parecen raras, pero funcionan. ¿Son seguras? Espero que sí, ya que los médicos estadounidenses recetan aproximadamente de 26 a 33 millones de TRHB al año basadas en fórmulas magistrales no reguladas.[393]

Los productos con los que se elaboran suelen proceder de mis fuentes preferidas de alimentos, como la soja y los moniatos, que parecen de lo más beneficiosos y agradables, aunque los laboratorios cambian y transforman el estado natural de estos fitoestrógenos. ¿Cómo podemos saber si siguen conservando sus efectos protectores como antes o si quizá se han vuelto perjudiciales para la salud? Todavía se tienen que llevar a cabo ensayos

---

393. J. V. Pinkerton y G. D. Constantine, «Compounded Non-FDA-Approved Menopausal Hormone Therapy Prescriptions Have Increased: Results of a Pharmacy Survey», *Menopause* 23, n.º 4, 2016, p. 359.

clínicos de gran calidad con una cantidad enorme de participantes para comprobar si la TRHB es eficaz y segura. Sin esos estudios, no se sabe si este tipo de terapia reduce o elimina los problemas que surgieron en el grupo de «Iniciativa para la salud de la mujer» con el uso de la marca de medicamentos Prempro, como cáncer de mama, infartos y hemorragias cerebrales. La TRHB, tanto si se trata de la regulada por la FDA como de una fórmula magistral no regulada, se encuentra en el mercado en varias dosis, combinaciones, preparaciones y vías de administración que pueden influir de distinta manera en el riesgo de cada paciente.[394] Dado que coincide molecularmente con las hormonas del cuerpo, lo más probable es que los efectos de la TRHB sean menores que los de las versiones sintéticas, pero cuando se trata del cáncer de mama y de otros problemas críticos de salud no basta con suponerlo. Si decides recurrir a la TRH o la TRHB, te aconsejo tomar las dosis más bajas para controlar los síntomas de la menopausia, y hacerlo durante el menor tiempo necesario para superar esa época difícil de tu vida.

DEJA DE FUMAR

¿Sabías que el cáncer de pulmón es el que más mujeres mata? En el 2017, a 105.510 mujeres les diagnosticaron cáncer de pulmón y 71.280 murieron de esta dolencia por no haberlas podido curar.[395] Como el tabaco causa un 87% de cánceres de pulmón, si los fumadores dejaran de fumar, tanto ellos como los fumadores pasivos dejarían de morir. El tabaco daña prácticamente todos los órganos del cuerpo. Aparte del cáncer de pulmón, también provoca cáncer en la boca, las fosas nasales, la laringe, la faringe, el esófago, el estómago, el hígado, el páncreas, los riñones, la vejiga y el cuello uterino, así como leucemia mieloide.[396] Provoca infertilidad y, ¡madre

---

394. A. Fournieret et al., «Use of Different Postmenopausal Hormone Therapies and Risk of Histology- and Hormone Receptor-Defined Invasive Breast Cancer», *Journal of Clinical Oncology* 26, n.º 8, 2008, pp. 1260-1268.

395. American Cancer Society, *Cancer Facts & Figures 2017*, American Cancer Society, Inc., Atlanta, 2017, consultado el 14 de enero del 2018, https://www.cancer.org/content/dam/cancer-org/research/cancer-facts-and-statistics/annual-cancer-facts-and-figures/2017/cancer-facts-and-figures-2017.pdf.

396. American Cancer Society, *Cancer Prevention and Early Detection 2005*.

mía!, también unas antiestéticas arrugas en la comisura de la boca. Además de matarte, hace que tengas un aspecto horrible en tu propio funeral.

Pero ¿provoca cáncer de mama? Más de cien estudios han investigado esta cuestión y, por lo visto, el tabaco parece sin duda causarlo si eres una mujer joven, no has quedado embarazada aún, llevas fumando más de cuarenta años o ya has tenido un cáncer de mama. Hay una cantidad de fumadoras que no forman parte de esta breve lista. ¿Acaso el tabaco, que es tan cancerígeno y tóxico para todo el cuerpo, no iba a serlo también para los senos? El tabaco causa mutaciones genéticas en los tejidos mamarios y las sustancias cancerígenas se van acumulando en el fluido de los senos,[397] pero además aumenta la descomposición del estradiol.[398] Como a estas alturas ya sabes que los estrógenos son los principales causantes de la mayoría de cánceres de mama, es evidente que un nivel menor de estrógenos tiene efectos protectores. El resultado final en los tejidos mamarios podría ser que el antiestrógeno y los componentes cancerígenos del tabaco se anulan entre sí.

Antes de apresurarte a ir a comprar una cajetilla de Virginia Slims, muchos estudios señalan repetidamente ciertos subgrupos de fumadoras con un mayor índice de cáncer de mama. Fumar durante la adolescencia o al principio de la adultez expone a las células mamarias a sustancias químicas cancerígenas antes de que los senos se hayan acabado de desarrollar, lo cual ayudaría a explicar por qué el tabaco está siempre más relacionado con el cáncer de mama premenopáusico.[399] Las mujeres jóvenes que han estado fumando una cajetilla diaria durante veinte años antes de su primer embarazo experimentan un aumento de un 73% de cáncer de mama.[400] Las que fuman cigarrillos durante cuarenta años o más tiempo tienen un 50% más

---

397. P. D. Terry y T. E. Rohan, «Cigarette Smoking and the Risk of Breast Cancer in Women: A Review of the Literature», *Cancer Epidemiology, Biomarkers and Prevention* 11, n.º 10, octubre del 2002, pp. 953-971.

398. M. D. Gammon et al., «Cigarette Smoking and Breast Cancer Risk among Young Women (United States)», *Cancer Causes and Control* 9, n.º 6, diciembre de 1998, pp. 583-590.

399. P. Reynolds, «Smoking and Breast Cancer», *Journal of Mammary Gland Biology and Neoplasia* 18, 2013, pp. 15-23; S. A. Glantz y K. C. Johnson, «The Surgeon General Report on Smoking and Health 50 Years Later: Breast Cancer and the Cost of Increasing Caution», *Cancer Epidemiology, Biomarkers and Prevention* 23, n.º 1, enero del 2014, pp. 37-46.

400. L. Dossus et al., «Active and Passive Cigarette Smoking and Breast Cancer Risk: Results from the EPIC Cohort», *International Journal of Cancer* 134, n.º 8, 2014, pp. 1871-1888.

de cáncer de mama comparadas con las no fumadoras.[401] El «Estudio sobre las profesoras de California» llevó a cabo un seguimiento a más de 116.000 mujeres y descubrió que las fumadoras activas, de cualquier duración, tenían un 32% más de probabilidades de sufrir cáncer de mama, comparadas con las que nunca habían fumado o las que habían dejado de fumar.[402]

¿Y las mujeres a las que les diagnostican cáncer de mama y luego dejan el tabaco? ¿Es demasiado tarde para que les beneficie? En un reciente estudio prospectivo de observación en el que participaron 20.691 mujeres con cáncer de mama, el 10% que siguieron fumando después del diagnóstico tenían un 72% más de probabilidades de morir de cáncer de mama que las que nunca habían fumado.[403] Entre las fumadoras, los índices de mortalidad de las que dejaron de fumar se redujeron un 33%, comparadas con las que siguieron fumando después del diagnóstico. Y las que dejaron de fumar tenían un 61% menos de posibilidades de morir de cáncer de pulmón. En cuanto al peso, te he pedido que fueras una perdedora, y ahora quiero que seas una abandonista. Me encantan las perdedoras y las abandonistas. ¡No fumes!

ELIMINA LOS MÁXIMOS RIESGOS AMBIENTALES POSIBLES

Los factores de riesgo ambientales varían en magnitud, y todos cuestan de evaluar (¿cuánto pesticida procedente de la fruta consumiste antes de la pubertad?). Cada amenaza afecta a cada mujer de distinta forma, depende de los riesgos que haya ido acumulando, de la dosis recibida y del tiempo de exposición. Y también de cómo los factores interactúan unos con otros y con las susceptibilidades de los genes y la genética, y el entorno hormonal del cuerpo. La complejidad de estas interacciones, la dificultad de calcular la exposición a los riesgos y nuestros conocimientos incompletos de las complejas rutas de la

401. Y. Cui, A. B. Miller y T. E. Rohan, «Cigarette Smoking and Breast Cancer Risk: Update of a Prospective Cohort Study», *Breast Cancer Research and Treatment* 100, n.º 3, diciembre del 2006, pp. 293-299.

402. P. Reynolds et al., «Active Smoking, Household Passive Smoking, and Breast Cancer: Evidence from the California Teachers Study», *Journal of the National Cancer Institute* 96, n.º 1, 2004, pp. 29-37.

403. M. N. Passarelli et al., «Cigarette Smoking Before and After Breast Cancer Diagnosis: Mortality from Breast Cancer and Smoking-Related Diseases», *Journal of Clinical Oncology* 34, n.º 12, abril del 2016, pp. 1315-1322.

carcinogénesis hacen que sea sumamente difícil señalar cómo los factores de riesgo ambientales fomentan los cánceres de mama. Hay, sin embargo, tres factores generales muy importantes: la radiación, los trastornos endocrinos y el estrés. Vamos a controlar los que estén bajo nuestro control.

Factores de riesgo radiactivos

En 1979 mis padres compraron un ingenioso aparato que calentaba la comida, llamado microondas. De niña, trepaba a una silla para mirar fascinada por el cristal de la ventanita el perrito caliente burbujeando en algunas partes o la salsa de los espaguetis salpicando el interior del aparato. Mi padre me advertía: «¡No lo hagas! Enfermarás de un cáncer cerebral o te estallará la cabeza». Creó una regla para que me mantuviera a un metro de distancia del microondas. Hasta el día de hoy, siempre que lo uso, me agacho y me alejo de sus rayos no ionizantes (no son perjudiciales), hasta que ya no puedo esperar más y le doy al *stop* para sacar la comida, normalmente un segundo antes de que suene el temporizador.

Todos los que vivimos en el mundo industrializado coexistimos con una avalancha de exposiciones ambientales que no podemos controlar, como las radiaciones, las emisiones industriales, los contaminantes, los pesticidas y un sinfín de compuestos sintéticos. Cuanto antes ocurre la exposición a todo ello en nuestra vida, mayor es el riesgo de sufrir en el futuro un cáncer. Las células mamarias son más vulnerables a los efectos cancerígenos de las hormonas, las sustancias químicas y las radiaciones durante las etapas tempranas en las que se están desarrollando, y por *tempranas* me refiero a la época prenatal en la que estamos en el vientre materno, y luego a las pequeñas exposiciones crónicas que se van acumulando en la niñez, la pubertad y la adolescencia, hasta que damos a luz.[404] Un estudio realizado en Nueva York midió los niveles en el aire de HAP (hidrocarburos aromáticos policíclicos) en áreas residenciales desde 1959 hasta 1997, y realizó un seguimiento a 3.200 mujeres durante sus años posmenopáusicos.[405] Las que habían estado expuestas a niveles elevados de HAP en el

---

404. J. Russo et al., «Cancer Risk Related to Mammary Gland Structure and Development», *Microscopy Research and Technique* 52, n.º 2, 2001, pp. 204-223.

405. M. R. Bonner et al., «Breast Cancer Risk and Exposure in Early Life to Polycyclic Aromatic Hydrocarbons Using Total Suspended Particulates as a Proxy Measure», *Cancer Epidemiology, Biomarkers and Prevention* 14, 2005, pp. 53-60.

momento de nacer tenían un 142% más de probabilidades de desarrollar un cáncer de mama que las que habían estado expuestas a niveles bajos. Las agencias reguladoras internacionales han identificado por su parte 216 fuentes, como mínimo, de compuestos químicos y de radiaciones que provocan cáncer de mama.[406]

¿Cuál es nuestro mayor enemigo ambiental? Las radiaciones ionizantes gamma, que vienen en buena parte de los tratamientos médicos y las radiografías. Pero por desgracia también hemos vivido varias tragedias que lo demuestran. Los supervivientes de las explosiones de la bomba atómica en Hiroshima y Nagasaki, y los millares de personas que vivían cerca del lugar donde ocurrió el accidente de la central nuclear de Chernóbil en 1986 (Bielorrusia y Ucrania) en la antigua Unión Soviética, recibieron cantidades masivas de radiaciones. En las mujeres de aquellos lugares se han observado el *doble* de casos de cáncer de mama, y cuanto más jóvenes eran cuando ocurrieron las explosiones, mayor ha estado siendo su riesgo.[407] Existen datos alarmantes relacionados con la exposición a una edad temprana a los rayos X usados en medicina que causan, además, unos índices de cáncer de mama impactantes por lo potentes que son. Las razones por las que el joven tejido mamario en desarrollo se vio expuesto a los rayos X son desde recibir importantes terapias para curar otras enfermedades, como el linfoma de Hodgkin y la tuberculosis, hasta indicaciones ridículas (ahora que las investigaciones han revelado los riesgos de esta clase de radiaciones) por trastornos como el acné, la mastitis posparto, el agrandamiento de la glándula timo y hemangiomas cutáneos. Incluso unas insignificantes radiografías espinales para monitorizar la escoliosis, una curvatura de la columna vertebral, a los diez años, aumentan un 170% las probabilidades de cáncer de mama.[408] Al cabo de treinta años de haber estado recibiendo radiaciones químicas en la infancia, las mujeres tienen

---

406. R. A. Rudel et al., «Chemicals Causing Mammary Gland Tumors in Animals Signal New Directions for Epidemiology, Chemicals Testing, and Risk Assessment for Breast Cancer Prevention», *Cancer* 109, n.º 12, 2007, pp. 2635-2666.

407. C. D. Land, «Radiation and Breast Cancer Risk», *Progress in Clinical Biological Research* 396, 1997, pp. 115-124; E. Pukkala et al., «Breast Cancer in Belarus and Ukraine After the Chernobyl Accident», *International Journal of Cancer* 119, 2006, pp. 651-658.

408. M. Morin-Doody et al., «Breast Cancer Mortality after Diagnostic Radiography: Findings from the U.S. Scoliosis Cohort Study», *Spine* 25, 2005, pp. 2052-2063.

un 3,6 más de posibilidades de sufrir cáncer de mama que sus hermanas que no las recibieron.[409]

Linda, una de mis pacientes, de cincuenta y siete años, vino a verme porque de vez en cuando le secretaba del pezón izquierdo un flujo sanguinolento. Cuando le diagnosticaron un linfoma en estadio IV a los trece años recibió toneladas de radiaciones y quimioterapia, pero hacía ya décadas que se había recuperado. Nadie le había advertido nunca que esos tratamientos le acabarían provocando un cáncer de pecho. A decir verdad, ni siquiera se hacía mamografías rutinarias; creía estar inmunizada contra futuros cánceres por haber sufrido uno, como si ya hubiera recibido la ración de sufrimiento que le tocaba en la vida. Con esta historia en su expediente médico, yo ya sabía, antes de verla por primera vez en mi consulta, que descubriría un cáncer. ¿Cómo podía estar tan segura sin haberle examinado siquiera los senos? Las radiaciones en el pecho con las que le habían tratado el linfoma de Hodgkin, antes de los quince años, le habían aumentado 136 veces el riesgo de sufrir un cáncer de mama invasivo (es decir, un *13.500%,* ni tan solo estoy segura de si esta cifra tiene sentido matemáticamente). Haber recibido radiaciones entre los quince y los veinticuatro años aumenta diecinueve veces el riesgo; y de los veinticinco a los treinta, siete veces. Sin embargo, las mujeres que recibieron las radiaciones después de los treinta no experimentan un aumento en el riesgo de cáncer de mama.[410] Comparados con los de la población en general, esos cánceres aparecen a una edad más temprana (a los cuarenta y uno frente a los sesenta y dos), suelen afectar ambos senos (de un 10 a un 20% frente a un 3%) y se encuentran en el interior de la mama (hacia el esternón), en lugar de en la parte externa superior, la zona donde aparecen el 50% de los cánceres más esporádicos.[411] Si por cualquier razón recibiste radiaciones en la caja torácica antes de los treinta, empieza a hacerte mamografías con regulari-

---

409. N. G. Hildreth, R. E. Shore y P. M. Dvoretsky, «The Risk of Breast Cancer After Irradiation of the Thymus in Infancy», *New England Journal of Medicine* 321, n.º 19, 1989, pp. 1281-1284.

410. S. L. Hancock, M. A. Tucker y R. T. Hoppe, «Breast Cancer After Treatment of Hodgkin's Disease», *Journal of the National Cancer Institute* 85, 1993, pp. 25-31; A. C. Aisenberg et al., «High Risk of Breast Carcinoma After Irradiation of Young Women with Hodgkin's Disease», *Cancer* 79, 1997, pp. 1203-1210.

411. K. Deniz et al., «Breast Cancer in Women After Treatment for Hodgkin's Disease», *Lancet Oncology* 4, n.º 4, abril del 2003, pp. 207-214.

dad ocho años después de la radiación, o a los veinticinco, hazlo en el momento que llegue primero.[412] A propósito, Linda tenía cinco subtipos diferentes de cáncer en ambos pechos.

En cuanto a las radiografías rutinarias, procuro reducir al máximo las de cuerpo entero, y recurro en su lugar a los TEP, los TAC y/o las exploraciones óseas en el caso de las pacientes con cánceres de mama avanzados o con subtipos de tumores agresivos. Resérvalas para cuando realmente las necesites. Las mamografías emiten muchas menos radiaciones que las radiografías y sus beneficios superan los riesgos que conllevan. No hay ninguna evidencia que demuestre que las radiaciones no ionizantes y los campos electromagnéticos de los móviles, las líneas eléctricas, los microondas o la televisión causen cáncer de mama, un tema que trato en el capítulo 2.

Disruptores endocrinos nocivos

Sabemos cuándo las ondas de las radiaciones médicas ionizantes penetran en nuestro cuerpo porque hemos *dado nuestro consentimiento.* Por otro lado, nunca se han evaluado los efectos en la salud humana de más del 90% de los 100.000 compuestos químicos sintéticos que se estima que se usan en Estados Unidos,[413] ni tampoco nadie me ha pedido nunca permiso para usarlos. ¿Te lo han pedido a ti? Una buena cantidad de estos compuestos actúan como xenoestrógenos (sustancias químicas que imitan las acciones del estrógeno en el cuerpo). Y, sin embargo, ninguna entidad reguladora ha ordenado que se analicen los productos para conocer los niveles de xenoestrógenos que generan, o cuáles son sus efectos. *Xeno* significa «extraño» en griego, y estos estrógenos extraños actúan como compuestos disruptores endocrinos (CDE), término aplicado a los imitadores no solo del estrógeno, sino también de cualquier hormona que circula por el cuerpo de forma natural: como la insulina (en el páncreas), la DHEA y la testosterona (glándulas suprarrenales), la HPT (paratiroidea), la oxitocina y la hormona del crecimiento (glándula pituitaria), la melatonina (glándula pineal) y la calcitonina y la tiroxina (tiroides). Los CDE están presentes en

412. K. C. Oeffinger et al., «Breast Cancer Surveillance Practices Among Women Previously Treated with Chest Radiation for a Childhood Cancer», *Journal of the American Medical Association* 301, n.º 4, 2009, pp. 404-414.

413. National Cancer Institute, *Cancer and the Environment: What You Need to Know, What You Can Do,* National Institutes of Health, 2003.

muchos pesticidas, plásticos, humo del tabaco, recetas médicas, aditivos alimentarios, combustibles, detergentes, disolventes industriales y productos para el cuidado personal.[414] Se fijan en los mismos receptores que los de nuestras hormonas naturales, pero pueden causar unas reacciones transformadoras más fuertes, más débiles o totalmente distintas a las de las hormonas normales. Tus suposiciones sobre lo que pueden provocar son tan válidas como las mías, ya que se desconoce sus efectos, nadie ha investigado nunca la mayoría de estos compuestos químicos sintéticos.

En 1998, la Agencia de Protección Ambiental (EPA) creó el Programa para la Investigación de los Disruptores Endocrinos. La primera actualización apareció diecisiete años más tarde, en agosto del 2015, cuando publicaron su estudio inicial sobre cincuenta y dos pesticidas. ¿Cincuenta y dos? A este paso podemos esperar que presenten las conclusiones sobre los 99.948 compuestos restantes al cabo de 32.674 años. Ni que fueran a paso de tortuga. Mientras tanto, los CDE pueden afectar la expresión genética y lastrarnos con un cáncer de mama. Muchos CDE son superestables. La estabilidad es buena en situaciones como el matrimonio y el trabajo, pero nadie quiere que los CDE se acomoden en las células adiposas durante décadas.[415] Están por todas partes. ¿El protector solar que te has puesto esta mañana? Contiene CDE. ¿El surtidor de gasolina con el que has repostado tu coche? Contiene CDE. ¿El tenedor y la botella de plástico del agua mineral que has usado en el almuerzo? Contienen CDE. ¿El detergente con el que has lavado la almohada de tu cama? También contiene CDE.

Pero no podemos obsesionarnos con las sustancias tóxicas invisibles que fomentan ligeramente de forma individual la amenaza del cáncer de mama. ¿Recuerdas lo de las semillas del cáncer y el terreno donde germinan del capítulo 3? Los CDE favorecen la *aparición* de las células cancerosas, pero la dieta y el estilo de vida saludables de los que he hablado determinan la *proliferación* de las células cancerosas, y esta es la que tiene la última palabra en lo que se refiere a controlar el cáncer. Limita lo máximo

---

414. J. G. Brody y R. A. Rudel, «Environmental Pollutants and Breast Cancer», *Environmental Health Perspectives* 111, n.º 8, 2003, p. 1007.

415. K. Wada et al., «Life Style-Related Diseases of the Digestive System: Endocrine Disruptors Stimulate Lipid Accumulation in Target Cells Related to Metabolic Syndrome», *Journal of Pharmacological Sciences* 105, n.º 2, 2007, pp. 133-137.

posible la exposición a los CDE y disfruta de la vida, pero vívela *bien.* Los estudios realizados con humanos y con animales han revelado que los siguientes productos que contienen CDE aumentan definitivamente el riesgo de cáncer de mama.[416] Al final de este capítulo describiré cómo minimizar su influencia.

ADITIVOS ALIMENTARIOS: la somatotropina bovina recombinante (SBR) y el zeranol han reemplazado al dietilestilbestrol (DES) prohibido para fomentar el rápido crecimiento del ganado y las ovejas.

ALQUILFENOLES: compuestos químicos industriales presentes en los detergentes para lavar la ropa y en los productos de limpieza.

BISFENOL A (BFA): producto químico que se encuentra por todas partes, se emplea en la elaboración del plástico policarbonato, la producción mundial del cual alcanzó los 288 millones de toneladas métricas en el 2012, con lo que ha aumentado un 620% desde 1975.[417] Se usa sobre todo en la producción de los envases desechables. En cuanto se desechan, el plástico acaba en los vertederos y el BFA penetra en la tierra y en las aguas subterráneas. O sea que asegúrate de *reciclar* todo tipo de plásticos. Cuanto más viejos sean, más CDE liberan. En el 2012, Canadá, la Unión Europea, China, Costa Rica, Malasia y Estados Unidos prohibieron el BFA en los biberones, las tazas para bebés y las latas de leche en polvo para lactantes.[418] El BFA se encuentra habitualmente en los envases de alimentos, el revestimiento de latas de comida y de bebidas (cerveza y soda), la resina epoxi, los selladores dentales, algunas botellas deportivas de agua (suelen indicarlo con un número 7, o como «PC»), el papel de recibos y el papel moneda.

DIOXINAS: la grasa del cuerpo de los seres humanos, incluida la de los recién nacidos, contiene dioxinas. Se forman después de quemar productos que contienen cloruro de polivinilo (PVC), bifenilos policlorados (PCB) y otros componentes clorinados. Por esta razón, y debido a la combustión de

---

416. J. Gray et al., «State of the Evidence: The Connection Between Breast Cancer and the Environment», *International Journal of Occupational and Environmental Health* 15, n.º 1, 2009, pp. 43-78; National Research Council Committee, *Hormonally Active Agents in the Environment*, National Academies Press, Washington, DC, 1999.

417. «Plastics—The Facts 2013», PlasticsEurope, consultado el 10 de diciembre del 2017, http://www.plasticseurope.org/Document/plastics-the-facts-2013.aspx?FolID=2.

418. International Baby Food Action Network, «Brazil, China, Malaysia, and Now the US Follow the EU with Bans on BPA in Feeding Bottles and Infant Food Containers», IBFAN.org, consultado el 10 de diciembre 2017, http://ibfan.org/stop-press-bpa-sept-2012.

la gasolina y el diésel, las dioxinas contaminan los cultivos y las aves de corral que consumimos. La mayor fuente de exposición es a través del consumo de carne y productos lácteos, y de la leche materna humana.

FTALATOS: los ftalatos confieren más flexibilidad a los plásticos y se emplean en los envases alimentarios, las cortinas de vinilo del baño, los asientos de los coches, los agentes de limpieza y en cosmética. Si un producto tiene una fragancia o un perfume, probablemente contiene ftalatos, un grupo de compuestos químicos que fomentan el crecimiento de las células adiposas y alteran los niveles de IGF-1. Los ftalatos le permiten a la industria cosmética de cincuenta mil millones de dólares crear cualquier producto, como cosméticos, champús y lociones. En la Unión Europea se ha prohibido el uso de más de 1.100 compuestos químicos empleados en cosmética; en cambio, en Estados Unidos solo se han prohibido diez.

HIDROCARBURO AROMÁTICO POLICÍCLICO (HAP): la carne chamuscada, el carbón, el aceite, la gasolina, la basura, el tabaco (fumadores activos y pasivos) o la madera liberan más de cien distintos HAP.

Hasta que los estudios revelen el poder de los CDE y sus mecanismos de acción no sabremos cuáles son seguros y cuáles provocan un daño irreparable. Por ejemplo, el uso extendido de la digoxina, un medicamento para el corazón que se parece químicamente tanto al estrógeno que a los pacientes que toman el fármaco les aumenta el riesgo de sufrir un cáncer de mama invasivo un 39%; dejar el medicamento revierte el riesgo.[419] Y aunque los medicamentos se tomen en unas determinadas dosis y se conozcan los metabolitos activos de los fármacos, la acción de las sustancias químicas cuesta de entender, ya que estamos expuestos a ellas por todas partes y los niveles de esas sustancias en el cuerpo tampoco son fáciles de detectar. Sin embargo, algunos de esos compuestos químicos actúan sin duda como un estrógeno malvado, oculto bajo una máscara negra y disparando con armas de fuego a diestro y siniestro. Como lo ilustra la trágica historia del dietilestilbestrol (DES). Antes de que el uso del DES se prohibiera en los humanos y en el ganado en 1971, los médicos les recetaban esta sustancia parecida al estrógeno a millones de mujeres embarazadas para prevenir los abortos. Las sospechas surgieron cuando las hijas de esas

---

419. R. J. Biggar et al., «Digoxin Use and the Risk of Breast Cancer in Women», *Journal of Clinical Oncology* 29, n.º 16, 2011, pp. 2165-2170.

mujeres no cesaban de morir de un cáncer vaginal sumamente inusual, comparadas con las que no habían estado expuestas al DES en el vientre materno.[420] Pasados los cincuenta años, los índices de cáncer de mama se triplicaron tanto en las madres como en sus hijas expuestas al DES.[421] Ahora que al ganado no se le administra DES, la industria cárnica ha reemplazado este compuesto químico por el zeranol (véase el capítulo 4).

Hay otra historia que por desgracia se está pareciendo a la del DES: la del bisfenol-A (BFA). En el 2007 los expertos internacionales en CDE analizaron todas las pruebas disponibles sobre el BFA, y concluyeron que la gran variedad de efectos adversos de las dosis bajas de BFA administradas a los animales de laboratorio parecía estar manifestándose también en los humanos: como cáncer de mama, pubertad precoz, obesidad y diabetes tipo 2, por citar unos pocos.[422] En el año 2005, se fabricaron a nivel mundial 6,8 millones de toneladas de BFA.[423] En el 2009, la venta de BFA les generó cerca de 3,3 millones de dólares *diarios* de ingresos a cada una de las cinco compañías que lo producían: Bayer, Dow, Hexion Specialty Chemicals, SABIC Innovative Plastics (en el pasado, GE Plastics) y Sunoco.[424] Y siguieron fabricándolo a pesar de las respuestas negativas, como si no hubiéramos advertido los 115 estudios financiados por el Gobierno en los que se analizaba los efectos para la salud del BFA: noventa y cuatro (un 82%) de ellos procedentes de laboratorios de distintas partes del mundo confirmaban los efectos adversos de la exposición al BFA a dosis bajas. Sin embargo, ni un solo estudio financiado por Big Plastics presentó los efectos adversos del BFA. Alegaron que las evidencias de los efectos de las dosis bajas eran «demasiado débiles» como para tenerlas en cuenta y que

---

420. A. L. Herbst, H. Ulfelder y D. C. Poskanzer, «Adenocarcinoma of the Vagina: Association of Maternal Stilbestrol Therapy with Tumor Appearance in Young Women», *New England Journal of Medicine* 284, 1971, pp. 878-881.

421. J. R. Palmer et al., «Prenatal Diethylstilbestrol Exposure and Risk of Breast Cancer», *Cancer Epidemiology, Biomarkers and Prevention* 15, 2006, pp. 1509-1514.

422. F. S. vom Saal et al., «Chapel Hill Bisphenol A Expert Panel Consensus Statement: Integration of Mechanisms, Effects in Animals and Potential to Impact Human Health at Current Levels of Exposure», *Reproductive Toxicology 24,* n.º 2, agosto-septiembre del 2007, pp. 131-138.

423. C. M. Jandegian et al., «Developmental Exposure to Bisphenol A (BPA) Alters Sexual Differentiation in Painted Turtles (Chrysemys Picta)», *General and Comparative Endocrinology* 216, 2015, pp. 77-85.

424. D. Case, «The Real Story Behind Bisphenol A», Fast Company, 1 de febrero del 2009, https://www.fastcompany.com/1139298/real-story-behind-bisphenol.

no era necesario hacer ningún cambio.[425] Esos investigadores del Centro de Harvard para los Análisis del Riesgo deberían recibir una estatuilla dorada de *plástico* por su labor, financiada por el Consejo Americano de Plásticos.[426]

No todas las sustancias químicas ejercen su potencial cancerígeno por ser CDE, también pueden dañar directamente el ADN de las células mamarias o transformar la propiedad de las mismas de protegerse del estrés oxidativo. La Agencia Internacional para la Investigación del Cáncer (IARC) y el Programa Nacional de Toxicología (NTP) han clasificado los siguientes compuestos como causantes «definitivamente», o «probablemente» de cáncer de mama:

- Benceno: inhalado de las emanaciones de la gasolina, los tubos de escape de los vehículos, el humo del tabaco.
- Cloruro de polivinilo: PVC empleado en productos médicos, envases de alimentos, electrodomésticos, juguetes, tuberías de agua.
- Disolventes orgánicos, como el tetracloruro de carbono y el formaldehído: se encuentran en el metal sintético, las maderas, los muebles. Se emplean en la industria de impresión, química y textil, y en el sector de la ropa.
- 1,3 butadieno: un subproducto del refinamiento del petróleo, de los gases del tubo de escape de los vehículos y de la goma sintética.
- Óxido de etileno: se emplea en cosmética.
- Aminas aromáticas: subproductos de los plásticos, se encuentran en los pesticidas, los tintes, las espumas de poliuretano, y en la carne y el pescado a la parrilla.

METALES: el cobre, el cobalto, el níquel, el plomo, el mercurio, el cadmio y el cromo se encuentran en las baterías, los termómetros, las pinturas, el pescado y los empastes dentales.

---

425. F. S. vom Saal C. Hughes, «An Extensive New Literature Concerning Low-Dose Effects of Bisphenol A Shows the Need for a New Risk Assessment», *Environmental Health Perspectives* 113, n.º 8, 2005, pp. 926-933.

426. G. M. Gray et al., «Weight of the Evidence Evaluation of Low-Dose Reproductive and Developmental Effects of Bisphenol A», *Human and Ecological Risk Assessment* 10, n.º 5, 2004, pp. 875-921.

PESTICIDAS: los insecticidas con diclorodifeniltricloroetano (DDT), dieldrín, aldrín y heptaclor, en la actualidad prohibidos, se estuvieron usando ampliamente hasta los años ochenta, por lo que el riesgo de cáncer persiste en las personas que estuvieron expuestas a esos productos en el pasado. Las sustancias tóxicas que contienen siguen hasta el día de hoy contaminando el planeta. En la comida, la tierra y el agua abundan actualmente pesticidas legales. En 1997 se comunicó por primera vez que había una relación entre el herbicida con atrazina y el cáncer de mama. La Unión Europea lo prohibió en el 2005 después de demostrarse sus efectos perjudiciales en la vida silvestre y de detectarse en abundancia en el agua de consumo humano. Sin embargo, se siguen usando unos setenta millones de libras al año de atrazina en Estados Unidos, sobre todo para controlar la maleza en los cultivos de maíz y sorgo.[427] La atrazina, que se encuentra en el agua potable a unos niveles más *bajos*, considerados como «seguros», transforma las ranas macho en hembras, con lo que llegan incluso a desarrollar óvulos femeninos.[428] ¡Caramba! La atrazina también se transforma en aromatasa, una enzima que a estas alturas ya sabes que transforma otros esteroides en estrógeno. ¡Vaya, vaya!

PIRORRETARDANTES: los éteres de polibromodifenilos (PBDE) y el tetrabromobisfenol-a (TBBPA) se usan en plásticos, pinturas, muebles, aparatos electrónicos y en alimentos para retardar la combustión. Las fuentes principales de estas sustancias químicas en los alimentos son la carne, el pescado, los lácteos y los huevos. Las toxinas se van acumulando en los órganos con el paso del tiempo, como en el pecho, y los bebés acaban ingiriendo los PBDE de la leche materna. Los niveles de PBDE en la leche materna en Estados Unidos son de diez a veinte veces más altos que los de Europa, pero no creo que esto nos permita ser ignífugos.[429]

---

427. A. Schecter et al., «Polybrominated Diphenyl Ether (PBDE) Levels in an Expanded Market Basket Survey of US Food and Estimated PBDE Dietary Intake by Age and Sex», *Environmental Health Perspectives* 114, n.º 10, 2006, p. 1515.

428. M. K. Kettles et al., «Triazine Herbicide Exposure and Breast Cancer Incidence: An Ecologic Study of Kentucky Counties», *Environmental Health Perspectives* 105, n.º 11, 1997, p. 1222; United States Environmental Protection Agency, «Pesticides Industry Sales and Usage, 2008-2012 Market Usage», EPA.gov, consultado el 2 de enero del 2018, https://www.epa.gov/sites/production/files/2017-01/documents/pesticides-industry-sales-usage-2016_0.pdf.

429. T. B. Hayes et al., «Atrazine Induces Complete Feminization and Chemical Castration in Male African Clawed Frogs (Xenopus Laevis)», *Proceedings of the National Academy of Sciences* 107, n.º 10, 2010, pp. 4612-4617.

¿ES TU TRABAJO MALO PARA TUS SENOS?

Algunos trabajos nos exponen crónicamente a las mujeres a las radiaciones, los CDE y otras sustancias tóxicas que aumentan el riesgo de sufrir cáncer de mama. Como, por ejemplo, las emanaciones constantes a las que están expuestos los empleados de oficinas, procedentes de las fibras de las moquetas, las copiadoras, las impresoras y los cartuchos de tóner. Las evidencias demuestran que los siguientes trabajos suponen un riesgo para la salud de los senos. Mi trabajo está incluido en la lista. ¿Lo está el tuyo? Trabajadores de la industria aeroespacial y automovilística; barberos y peluqueros; químicos y empleados de la industria química; técnicos de laboratorio clínico; informáticos; granjeros; higienistas dentales; dentistas; empleados de tintorería; auxiliares de vuelo; trabajadores del sector de la alimentación, de la confección y del transporte; empaquetadores de frutas y verduras; trabajadores del sector de los muebles y la madera; amas de casa; periodistas; bibliotecarios; enfermeras del departamento de quimioterapia; obreros de plantas papeleras; médicos; trabajadores de la industria editorial y de imprentas; envasadores y cortadores de carne; empleados del sector de la microelectrónica; radiólogos; trabajadores de la industria de la goma y los plásticos; trabajadores sociales; empleados de compañías telefónicas.[430]

OCHO MANERAS SENCILLAS DE REDUCIR LA EXPOSICIÓN A LAS SUSTANCIAS TÓXICAS

La buena noticia sobre las sustancias cancerígenas y los CDE es que podemos minimizar el riesgo de sufrir cáncer de mama al exponernos menos a estas sustancias y compuestos. Hay unas formas mejores que otras de llevarlo a cabo. Las siguientes son las más importantes que cualquier persona debería poner en práctica.

1. **Lávate las manos con frecuencia.** Siempre antes de comer. Evita usar jabones antibacterianos llenos de triclosán y lávate-

430. J. Gray et al., «Tate of the Evidence: The Connection Between Breast Cancer and the Environment», *International Journal of Occupational and Environmental Health* 15, n.º 1, 2009, pp. 43-78.

las, simplemente, con jabón y agua. La Organización Mundial de la Salud ha definido la «resistencia a los antibióticos» como una importante amenaza para la salud a escala mundial (las superbacterias resistentes a los antibióticos), así que no les des alas.

2. **Saca el polvo y pasa la aspiradora.** Las sustancias químicas pirorretardantes de los aparatos electrónicos y de los sofás se van acumulando en el polvo. Elimínalas del ambiente.
3. **Olvídate del plástico.** Conserva, prepara y sirve la comida y las bebidas en recipientes de vidrio, acero inoxidable o cerámica. Usa biberones de vidrio en lugar de los de plástico, y juguetes de madera y no de plástico. Nunca calientes la comida en el microondas en recipientes de plástico, ni tampoco la protejas con film transparente. Saca los alimentos de las «bolsas para microondas» o la comida precocinada de las bandejas, y caliéntala en recipientes de vidrio o de cerámica. No calientes los alimentos en envases de poliestireno. No dejes las botellas de agua de plástico o los alimentos envasados en recipientes de plástico al sol, el calor hace que el agua embotellada y los alimentos se contaminen del BFA y las dioxinas liberadas. No congeles las botellas de agua de plástico, y evita las bolsas de plástico y el film transparente.

¡LA CONTAMINACIÓN POR PLÁSTICOS!

Las 500.000 millones de bolsas de plástico que desechamos al año tardan de 450 a 1.000 años en degradarse, y mientras tanto liberan sustancias químicas. Y solo estoy hablando de las bolsas. Al elegir otras alternativas, además de reducir la exposición a los compuestos disruptores endocrinos del ambiente (CDE), dejas de contribuir por tu parte en los 22.000 millones de botellas de plástico anuales que acaban acumulándose en los vertederos,[431] los 5 a 12 millones de artículos de plástico arrojados al mar cada año[432] y el millón de aves marinas que mueren

431. P. Franklin, «Down the Drain: Plastic Water Bottles Should No Longer Be a Wasted Resource», *Waste Management World*, 6 de febrero del 2006, https://waste-management-world.com/a/down-the-drain.

432. J. R. Jambeck et al., «Plastic Waste Inputs from Land into the Ocean», *Science* 347, n.º 6223, 2015, pp. 768-771.

a causa del plástico cada año.[433] Los siguientes sustitutos del plástico te ayudarán a salvar tus senos y el planeta.

- **Conservación:** guarda los alimentos en recipientes de vidrio templado con tapa de acero o de acero inoxidable. Los encontrarás en distintos tamaños, y los puedes sacar de la nevera y meterlos directamente al horno sin ningún problema. Los tarros de vidrio de la marca Mason son de lo más chic para conservar los estofados y las sopas.
- **Protección:** conserva la lechuga y las verduras envueltas en papel de cera o en papel derivado de la soja, en trapos de cocina o en papel absorbente. Cierra las bolsas de malla en las que conservas las verduras con cordel, y recuerda que no es necesario proteger todos los alimentos.
- **Bolsas reutilizables:** guarda los alimentos, o llévatelos cuando viajes, en bolsas de tela con cierre cremallera para los bocadillos, y en bolsas de silicona. Guarda en el coche varias bolsas de lona, de tela vaquera, de yute, de jacinto de agua o de papel para cuando vayas al supermercado o a las tiendas.
- **La vajilla de los niños:** usa platos, tazas y boles de acero inoxidable, y ponles la comida que se lleven al colegio en fiambreras inastillables que no sean de plástico.

Seis sugerencias:

- Reutiliza el envoltorio de los rollos de papel higiénico de tamaño gigante para proteger el cubo de la basura.
- Usa tu propia taza en las cafeterías: las tazas para llevar están revestidas de plástico, y además incluyen una cucharita o un removedor de plástico.
- Compra agua mineral en envases de vidrio y no de plástico.
- No uses pajitas de plástico (opta por las reutilizables de acero inoxidable, silicona o vidrio).

---

433. S. Spear, «Stomach Contents of Seabirds Show that Marine Plastic Pollution Is Out of Control», EcoWatch, 9 de julio del 2012, https://www.ecowatch.com/stomach-contents-of-seabirds-show-that-marine-plastic-pollution-is-out-1881631462.html.

- Elige la pasta envasada con un material biodegradable en lugar de comprar la de bolsas de plástico.
- Deja de mascar chicle (es goma sintética, es decir, plástico).

---

4. **Come con sensatez:** elige los productos ecológicos o locales, siempre que sea posible, para evitar consumir hormonas y pesticidas. Gástate el dinero en productos orgánicos cuando consumas la piel (como por ejemplo los frutos del bosque, y no los plátanos). Lava la fruta y las verduras con una solución salina al 10% (véase el capítulo 4). Sácale la piel a la fruta y las verduras no ecológicas. Decántate por los alimentos frescos (no aceptes las latas revestidas con BFA, aunque no todas lo están). Limita la exposición a las dioxinas cancerígenas al comer menos carne, pescado, leche, huevos y mantequilla. Si consumes pescado, elige el salmón, la caballa y las sardinas salvajes.
5. **Elige los productos para el hogar más saludables:** filtra el agua para beber y, si es posible, toda el agua de la casa para que incluso la de la ducha haya pasado por un filtro. Reemplaza las sartenes antiadherentes de teflón por las de hierro colado o de acero inoxidable. Elige detergentes para la ropa y productos de limpieza biodegradables sin sustancias químicas (o elabóralos tú misma: 1 taza de vinagre blanco destilado en 1 taza de agua). Busca productos sin cloro y productos de papel sin blanquear (como tampones, papel higiénico, filtros de café). Deshazte de la cortina de vinilo de la ducha y cuelga en su lugar una de tela. Utiliza utensilios de cocina, coladores y tablas de cortar de metal o de bambú (no de plástico). Filtra el aire de las habitaciones donde más tiempo pases con un filtro de aire HEPA, es decir, de alta eficiencia. Cuando reemplaces objetos como sofás y colchones, elige los que contengan menos materiales inflamables, como los forrados con cuero, lana y algodón, para evitar las sustancias químicas de los materiales resistentes al fuego. Deshazte de los objetos recubiertos de pintura antigua con plomo desconchada. Y no elimines las hormigas o las cucarachas con pesticidas químicos. No uses herbicidas ni fertilizantes artificiales en el jardín

de tu hogar. Abre las ventanas para que circule el aire fresco por tu casa.

6. **Cultiva plantas de interior**: las moquetas, los sofás, el horno, los agentes de limpieza y los materiales sintéticos están liberando constantemente sustancias químicas. Pero en 1989, la NASA descubrió que las plantas de interior absorben toxinas perjudiciales del aire (en concreto, benceno, formaldehído y tricloroetileno).[434] Elige cualquiera de estas plantas purificadoras fáciles de cuidar, te permitirán limpiar el aire de sustancias tóxicas y además te servirán para decorar tu hogar: variedades de filodendro (bergenia, oreja de elefante, cinta, poto dorado), espada de San Jorge, lirios de la paz, drácenas (marginata, tronco del Brasil, Warneckei, deremensis), aloe vera, palma de areca y crisantemos (son ligeramente venenosos, tenlo en cuenta si tienes hijos pequeños o mascotas). El bambú, la hiedra inglesa, el árbol de caucho, la aglaonema, la gerbera margarita y el ficus benjamina también limpian el aire contaminado, pero son unas plantas más exigentes en cuanto a los cuidados.
7. **Elige los cosméticos más saludables**: reeduca tu nariz en lo que respecta a las fragancias, o usa aceites esenciales para evitar los ftalatos. Opta por los jabones y los dentífricos sin sustancias químicas. Evita las lociones y los cosméticos que contienen sustancias químicas tóxicas e ingredientes estrogénicos. Evita la laca de uñas y el quitaesmaltes, y también los champús, los acondicionadores, los geles de baño y las cremas hidratantes en los que aparezcan en la etiqueta ftalatos o parabenos. Las cremas solares (filtros de rayos UVA) también contienen sustancias químicas, como el padimato O, así que aplícatelas en pequeñas cantidades cuando sea necesario. Para descubrir lo que te estás aplicando en la piel, las uñas y el pelo (tu cuerpo absorbe el 70% de esas sustancias), visita la base de datos sobre sustancias químicas del Environmental Working Group en weg.org.

---

434. B. C. Wolverton, A. Johnson y K. Bounds, *Interior Landscape Plants for Indoor Air Pollution Abatement: Final Report – September 1989,* National Aeronautics and Space Administration, John C. Stennis Space Center, Bahía de Saint Louis, Misuri, 1989.

8. **Haz ejercicio:** muchas toxinas no se eliminan a través de las heces y la orina, sino del sudor.[435] Así que ¡a moverte!

SÉ FELIZ

Cuando le pregunto a una paciente a la que le acaban de diagnosticar un cáncer si se enfrentó de cinco a diez años atrás a una situación estresante o desoladora, me suele responder: «Sí, ¿cómo lo sabes?». Las pérdidas, los desengaños, los disgustos, el remordimiento, las enfermedades, el sufrimiento..., la vida es dura a veces y todos atravesamos momentos difíciles. Pero es especialmente trágico cuando «aquello» ocurrió en ese momento, cuando las células cancerosas eran demasiado escasas como para detectarlas, aunque las suficientes como para ganar impulso. No todo el estrés se anuncia como un terremoto masivo. El estrés crónico viene de los efectos acumulativos de pequeños impactos. Creo que nuestra forma de manejar las luchas de la vida, sean importantes o pequeñas, influye directamente en nuestro bienestar físico.

¿Está de acuerdo la ciencia? Claro que sí. La mente ejerce un poder tremendo sobre el cuerpo. ¿Es que una película de terror no hace incluso que nos suden las manos y que el corazón nos palpite desbocado? ¡Y solo estamos sentados en una butaca! Una dosis saludable de estrés nos permite hacer una buena presentación o ganar un partido de tenis. Cuando planeamos cerrar un trato importante o acometer una hazaña, necesitamos que el corazón se nos acelere, respirar más deprisa y sentir la energía circulando a tope por nuestras venas. Pero muchas de nosotras nos pasamos los días atrapadas en la respuesta de lucha o huye. Respondemos a la vida como si un animal salvaje nos fuera a devorar. ¿Qué ocurre cuando una fecha tope, el tráfico, el trabajo, el cuidado de los hijos, las facturas y las relaciones nos provocan estrés psicológico? Pues que se convierte en estrés *fisiológico* que hace estragos en el cuerpo. Activa una cadena de reacciones con una serie de mensajeros químicos circulando por el organismo, preparándose para la

435. S. J. Genuis et al., «Blood, Urine, and Sweat (BUS) Study: Monitoring and Elimination of Bioaccumulated Toxic Elements», *Archives of Environmental Contamination and Toxicology* 61, n.º 2, 2011, pp. 344-357.

batalla. Lo que empieza con la epinefrina acaba elevando los niveles de estrógeno, testosterona, cortisol, dopamina y serotonina. Las citoquinas inflamatorias, al igual que la interleucina 1 (IL-1), la interleucina 6 (IL-6) y el factor de necrosis tumoral alfa (FNT alfa) aumentan, y las células naturales agresoras (NK) disminuyen. Con un nombre que les va como anillo al dedo, las células naturales agresoras se adhieren a las células tumorales y las destruyen. El estrés crónico fomenta el estrés oxidativo a medida que el sistema inmunológico empieza a flojear. Un meta-análisis procedente de trescientos estudios independientes confirma que el estrés altera la inmunidad.[436] Nuestro estrés decora la escena con inflamación e inmunosupresión, mientras la enfermedad vaga a sus anchas por el escenario.

Los episodios estresantes de la vida o el estrés crónico, o ambas cosas a la vez, se han asociado en estudios humanos con enfermedades cardiovasculares y la muerte,[437] depresiones graves,[438] asma,[439] obesidad,[440] diabetes,[441] la progresión del VIH en el SIDA,[442] dolor de cabeza,[443] alzhéimer[444] y trastornos gastrointestinales.[445] Los científicos han vinculado claramente el estrés agudo y crónico con una serie de cambios biológicos y

436. S. C. Segerstrom y G. E. Miller, «Psychological Stress and the Human Immune System: A Meta-analytic Study of 30 Years of Inquiry», *Psychological Bulletin* 130, n.º 4, 2004, p. 601.

437. D. S. Krantz y M. K. McCeney, «Effects of Psychological and Social Factors on Organic Disease: A Critical Assessment of Research on Coronary Heart Disease», *Annual Review of Psychology* 53, 2002, pp. 341-369.

438. C. Hammen, «Stress and Depression», *Annual Review of Clinical Psychology* 1, 2005, pp. 293-319.

439. R. J. Wright, M. Rodriguez y S. Cohen, «Review of Psychosocial Stress and Asthma: An Integrated Biopsychosocial Approach», *Thorax* 53, n.º 12, 1998, pp. 1066-1074.

440. M. F. Dallman et al., «Chronic Stress and Obesity: A New View of "Comfort Food"», *Proceedings of the National Academy of Sciences* 100, n.º 20, 2003, pp. 11696-11701.

441. K. E. Wellen y G. S. Hotamisligil, «Inflammation, Stress, and Diabetes», *Journal of Clinical Investigation* 115, n.º 5, 2005, p. 1111.

442. J. Leserman et al., «Progression to AIDS, a Clinical AIDS Condition and Mortality: Psychosocial and Physiological Predictors», *Psychological Medicine* 32, n.º 6, 2002, pp. 1059-1073.

443. J. Passchier y J. F. Orlebeke, «Headaches and Stress in Schoolchildren: An Epidemiological Study», *Cephalalgia* 5, n.º 3, 1985, pp. 167-176.

444. M. A. Smith et al., «Oxidative Stress in Alzheimer's Disease», *Biochimica et Biophysica Acta (BBA)-Molecular Basis of Disease* 1502, n.º 1, 2000, pp. 139-144.

445. E. A. Mayer, «The Neurobiology of Stress and Gastrointestinal Disease», *Gut 47*, n.º 6, 2000, pp. 861-869.

con otras enfermedades conocidas por coexistir habitualmente con el cáncer de mama, pero los estudios no demuestran que el estrés sea la única causa. El cáncer de mama nunca proviene de un *solo factor*, como un virus o la grasa, sino que las causas siempre son multifactoriales. Una tormenta perfecta de factores predisponentes estalla en el cuerpo el tiempo suficiente como para desencadenar un cambio canceroso y fomentar más tarde su crecimiento y proliferación. El estrés no es más que uno de estos factores de la tormenta. Pero, en lugar de dejarnos llevar por el estrés, podemos aprender a relajarnos. La mente es más fuerte que la materia.

Nuestra visión y actitud importan en todo cuanto hagamos. Investigadores canadienses descubrieron que una visión positiva de la vida —sentirnos felices, alegres, satisfechos, llenos de entusiasmo— reduce los infartos un 22% por cada cualidad positiva que expresemos.[446] Elige, literalmente, sonreír y procura perdonar a las personas que te han hecho daño y disgustado. Hazlo por tu salud. El perdón mejora tanto la salud mental como la física, y reduce la ansiedad, la ira y la depresión. Mitiga el estrés, relaja los músculos faciales y modera los niveles de cortisol y la tensión arterial.[447] El perdón incluso está relacionado con un menor consumo de alcohol y tabaco.[448] No te olvides, además, de respirar. La respiración profunda activa el sistema nervioso *para*simpático, lo opuesto a las funciones del sistema simpático del estrés. Di por fin no a las personas que te deprimen con su rabia, sus celos o su negatividad. Y cuanto más te niegues a hacer las actividades que ahora no son importantes para ti (incluso las positivas, como recaudar fondos para una causa benéfica), más fácil te resultará elegir las que de verdad te apetecen y sentirte llena de alegría.

La gratitud detiene el estrés antes de que este surja. Cuando me levanto de la cama por la mañana y pongo los pies en el suelo, digo: «Gra-

---

446. K. W. Davidson, E. Mostofsky y W. Whang, «Don't Worry, Be Happy: Positive Affect and Reduced 10-Year Incident Coronary Heart Disease: The Canadian Nova Scotia Health Survey», *European Heart Journal* 31, n.º 9, 2010, pp. 1065-1070.

447. E. L. Worthington y M. Scherer, «Forgiveness Is an Emotion-Focused Coping Strategy that Can Reduce Health Risks and Promote Health Resilience: Theory, Review, and Hypotheses», *Psychology & Health* 19, n.º 3, 2004, pp. 385-405; C. van Oyen Witvliet, T. E. Ludwig y K. L. Vander Laan, «Granting Forgiveness or Harboring Grudges: Implications for Emotion, Physiology, and Health», *Psychological Science* 12, n.º 2, 2001, pp. 117-123.

448. K. A. Lawler et al., «The Unique Effects of Forgiveness on Health: An Exploration of Pathways», *Journal of Behavioral Medicine* 28, n.º 2, 2005, pp. 157-167.

cias» con el pie izquierdo y «Señor» con el derecho. ¡Pruébalo! Por más difíciles que sean los retos que me aguarden ese día, mi primera frase me recuerda que le doy gracias a Dios por estar viva para afrontarlos. Como no estoy hablando *conmigo misma*, las palabras que pronuncio reafirman que hoy gozaré de la ayuda divina y de la compañía que siempre está a mi lado. La próxima vez que te sientas estresada, cálmate durante unos segundos y recuerda aquello que agradeces en la vida, como los ojos que te permiten ver, o tu coche que arranca a la primera cuando giras la llave de contacto, o las amigas que te quieren. Ten en cuenta los aspectos positivos de tu vida, realmente funciona.

También es muy gratificante formar parte de una comunidad religiosa o espiritual. Encontrar una comunidad que comparta nuestras creencias nos apoya socialmente y nos produce una sensación de conexión. Nos permite ser altruistas y, además, nos ayuda a estar sanas. Tanto dar como recibir amistad nos hace sentir bien. Los estudios revelan que las personas que profesan una religión tienen un 29% más de probabilidades de seguir con vida en cualquier momento a lo largo del seguimiento del estudio que las que no pertenecen a una comunidad religiosa.[449] Las familias espirituales también refuerzan un sistema de creencias común y nos recuerdan que no estamos hechos para cargar con el peso del mundo solos, sino que somos parte de un todo, y juntos podemos conseguir más cosas que solos. La fe también les da *sentido* a los acontecimientos. Cuando no le encontramos sentido a la vida, aparece el estrés. La fe nos da razones para vivir y esperanza. ¡No hay nada como la esperanza para reducir el estrés!

Procura también dormir las horas suficientes para que tu cuerpo se reponga y renueve. Según la Asociación Americana de Psicología, el estrés hace que un 40% de adultos padezca insomnio. Limita el consumo de cafeína por la noche, no mires la televisión ni consultes el ordenador en el dormitorio, y sigue una rutina a la hora de acostarte. Duerme de siete a ocho horas cada noche. Y si trabajas en un turno de noche, procura recrear la oscuridad natural cuando duermas durante el día. Trabajar por la noche aumenta el riesgo de cáncer un 40%, los índices más altos se encuentran en ocupaciones a largo plazo como las

---

449. M. E. McCullough et al., «Religious Involvement and Mortality: A Meta-analytic Review», *Health Psychology* 19, n.º 3, 2000, p. 211.

de las enfermeras, los auxiliares de vuelo y los conserjes.[450] La Agencia Internacional para la Investigación del Cáncer (IARC) incluso clasifica los turnos de noche como «probablemente cancerígenos».[451] La melatonina alcanza el punto más alto entre las dos y las cinco de la madrugada. La glándula pineal del cerebro libera esta hormona cuando se hace de noche y deja de secretarla cuando es de día. De esta forma, la melatonina controla nuestro reloj interior, el ritmo circadiano. Hace que nos entre sueño por la noche y nos despierta por la mañana, pero también inhibe el crecimiento de las células cancerosas mamarias.[452] Por eso las mujeres ciegas tienen un montón de melatonina y menos cáncer de mama; las que están totalmente ciegas contraen un 57% menos de cáncer.[453] ¿Te imaginas lo que nos ocurre cuando es de día y, luego, por la noche, sigue habiendo luz por la presencia de luz artificial (turnos de noche)? Pues que no liberamos melatonina. Los órganos del cuerpo dependen de la melatonina para coordinar la producción hormonal. «¡Oh, ya es de día! Fabricaré estrógeno», dicen los ovarios. Pero en los turnos de noche, además de circular más estrógeno por el cuerpo, no captamos la señal de la melatonina que impide que las células tumorales crezcan.[454] Cerca del 20% de mujeres en Estados Unidos y Europa trabajan por la noche. La exposición a la luz nocturna en los países industrializados también aumenta los índices de cáncer de mama debido al mismo mecanismo que reduce la melatonina.[455] Si eres una noctámbula, procura hacer ejercicio durante el día para que te ayude a conciliar el sueño por la noche. La actividad física baja la tensión arterial, mejora el estado de ánimo y te relaja.

---

450. Y. Jia et al., «Does Night Work Increase the Risk of Breast Cancer? A Systematic Review and Meta-analysis of Epidemiological Studies», *Cancer Epidemiology* 37, 2013, pp. 197-206.

451. International Agency for Research on Cancer, *IARC Monographs on the Evaluation of Carcinogenic Risks to Humans, Volume 98: Painting, Firefighting, and Shiftwork,* International Agency for Research on Cancer, Lyon, Francia, 2007.

452. G. C. Brainard, R. Kavet y L. I. Kheifets, «The Relationship Between Electromagnetic Field and Light Exposures to Melatonin and Breast Cancer Risk: A Review of the Relevant Literature», *Journal of Pineal Research* 26, n.º 2, 1999, pp. 65-100; R. G. Stevens et al., «Breast Cancer and Circadian Disruption from Electric Lighting in the Modern World», *CA: A Cancer Journal for Clinicians* 64, California, 2014, pp. 207-218.

453. E. E. Flynn-Evans et al., «Total Visual Blindness Is Protective Against Breast Cancer», *Cancer Causes and Control* 20, n.º 9, 2009, pp. 1753-1756.

454. M. Cohen, M. Lippman y B. Chabner, «Pineal Gland and Breast Cancer», *Lancet* 2, n.os 8104-8105, diciembre de 1978, pp. 1381-1382.

455. I. Kloog et al., «Light at Night Co-distributes with Incident Breast but Not Lung Cancer in the Female Population of Israel», *Chronobiology International* 25, n.º 1, 2008, pp. 65-81.

Por último, si deseas librarte del estrés y llevar una vida feliz, pide ayuda cuando lo necesites. Tal vez te sientas agobiada o vayas corta de tiempo, y alguien te podría ayudar a cocinar, a conducir, a ocuparse de tus hijos, a limpiar la casa o a cuidar de un ser querido de edad avanzada. Haz todo lo posible para conseguir que alguien te eche una mano. O tal vez te baste con desahogarte con un profesional de la salud mental colegiado para que te ayude a superar las situaciones y las conductas que te generan más estrés en la vida.

RECUERDA QUE ERES TÚ LA QUE TIENES LA ÚLTIMA PALABRA

Quiero que elimines los máximos factores posibles de riesgo de cáncer de mama que puedas controlar, porque como descubrirás en la tercera parte, algunos no dependen de ti.

TERCERA PARTE

CONOCE TUS FACTORES DE RIESGO PERSONALES Y CONTROLA LOS MÁXIMOS POSIBLES

6

¿Tienes factores de riesgo que escapan a tu control?

Ahora que conoces los últimos descubrimientos científicos de cómo la dieta y otras elecciones saludables reducen el riesgo de sufrir un cáncer de mama, ha llegado el momento de tratar otros factores de riesgo menos maleables que tal vez te afecten personalmente. Me encanta trabajar con cada paciente para crear el mejor camino para ella. Y a muchas, las estrategias de la primera y la segunda parte del libro les bastan para confiar en sí mismas y maximizar la salud de sus pechos. Cuando un equipo de investigadores de México creó una lista de control para llevar un estilo de vida saludable, apareció una estrategia combinada que permite de manera fiable que el índice de cáncer de mama caiga en picado cuando las mujeres (1) hacen ejercicio; (2) no toman alcohol; (3) no fuman, y (4) sustituyen la carne y los lácteos por una dieta a base de verduras y productos integrales. Si estás en la premenopausia, querida amiga, tus probabilidades de sufrir un cáncer de mama se reducen a la mitad con esta estrategia, y si ya la has dejado atrás, ¡estás protegida en un 80%![456]

Todas las mujeres tenemos factores de riesgo relacionados con el cáncer que no podemos controlar, algunas más que otras. Pero, a pesar de esa incertidumbre, las que eligen llevar un estilo de vida sano reducen de forma espectacular las probabilidades de que les diagnostiquen esta dolencia. En la tercera parte del libro te mostraré todos los factores que te empujan suavemente, o en algunos casos con rudeza, a reducir con mayor energía

456. L. M. Sánchez-Zamorano et al., «Healthy Lifestyle on the Risk of Breast Cancer», *Cancer Epidemiology, Biomarkers and Prevention* 20, n.º 5, 2011, pp. 912-922.

los factores de riesgo controlables. Así es como controlas incluso lo incontrolable. En este capítulo hablaré de los factores de riesgo más allá de tu control que no puedes cambiar ni alterar, por más que lo desees. Y la forma en que se presentan puede que aumente tu riesgo de sufrir cáncer de mama.

ERES UNA MUJER

Exacto, tener cromosomas XX en lugar de XY —es decir, ser una mujer— es el principal factor de riesgo de cáncer de mama. Pero, para serte sincera, ¿quién querría cambiar *eso*? Según la Agencia Internacional para la Investigación del Cáncer (IARC), el cáncer de mama es con creces el más frecuente entre las mujeres. Se estima que a 1,67 millones de mujeres *les diagnosticarán un nuevo cáncer* a nivel mundial cada año (el 25% de cánceres). El cáncer de mama se lleva la palma por ser la causa más frecuente de muerte en las mujeres de las regiones menos desarrolladas, y ocupa el segundo lugar en las zonas más desarrolladas, en el primer lugar se encarama el cáncer de pulmón. Los índices de incidencia se cuadruplican en algunas partes del planeta, desde 27 casos por cada 100.000 habitantes en África Central y en el este de Asia hasta 93 en Estados Unidos y 112 en Bélgica.

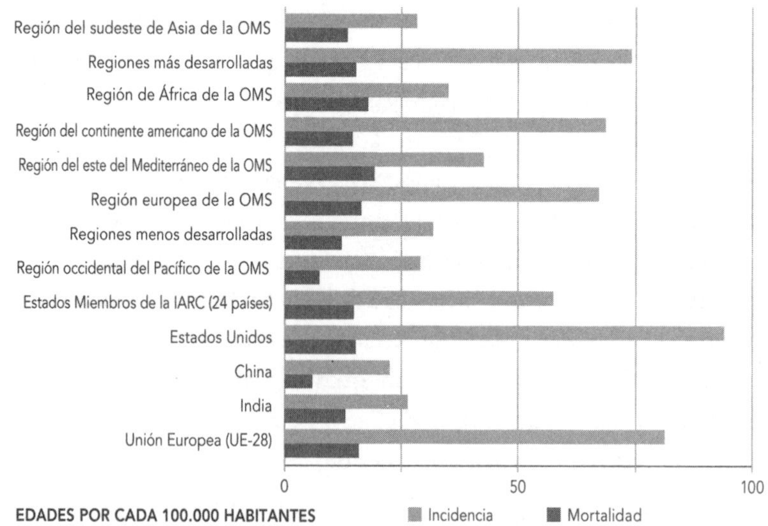

M. Ervik, F. Lam, J. Ferlay, L. Mery, I. Soerjomataram, F. Bray (2016). Cancer Today. Lyon, Francia: Agencia Internacional para la Investigación del Cáncer. Cancer Today. Aparece en https://gco.iarc.fr/today/data/pdf/fact-sheets/cancers/cancer-fact-sheets-15.pdf.

Como es lógico, las regiones desarrolladas tienen unos mayores índices de supervivencia. Échale un vistazo a la página anterior para ver el lugar del planeta que te corresponde del cuadro.

Como ya he señalado antes, no está de más reiterar que los hombres sufren cáncer de mama igual que las mujeres al tener también tejido mamario. Forman parte del 0,8% de casos de cáncer de mama en Estados Unidos, una cantidad que equivale a 2.470 afectados al año. Significa que las mujeres tienen 120 probabilidades más de contraer esta enfermedad. Los siguientes factores están estrechamente vinculados con el cáncer de mama masculino: las mutaciones genéticas del BRCA-1, BRCA-2, PTEN y TP53. La radiación, la diabetes, no haber tenido nunca hijos, un historial de fracturas y dolencias que elevan la proporción de estrógenos/andrógenos, como la obesidad, ser alto de estatura, el criptorquidismo (ausencia de uno o de ambos testículos), la orquitis (inflamación de uno o ambos testículos), el síndrome de Klinefelter (anormalidad genética en la que los hombres tienen *dos* cromosomas femeninos y un cromosoma masculino XXY en lugar del habitual XY) y la ginecomastia (un aumento del tamaño de los pechos en los varones).[457] El cáncer de mama masculino se ha estado incrementando lentamente desde 1975, pero los índices de mortalidad se han reducido un 1,8% al año desde el 2000.

TU EDAD

Cuantos más años tengas, más elevado es el riesgo de desarrollar un cáncer de mama. Cada semana veo a mujeres premenopáusicas de menos de cincuenta años aquejadas de la enfermedad, conque no minimizaré lo demoledor y real que puede ser el riesgo. Pero las estadísticas no mienten, y lo que estoy a punto de compartir debería ayudarte a relajarte un poco.

Lo más probable es que hayas oído que el riesgo de una mujer estadounidense de sufrir cáncer de mama a lo largo de su vida es de 1 entre 8, pero tu riesgo actual, en este preciso momento, no es de 1 entre 8. A decir

457. L. A. Brinton et al., «Anthropometric and Hormonal Risk Factors for Male Breast Cancer: Male Breast Cancer Pooling Project Results», *Journal of the National Cancer Institute* 106, n.º 3, marzo del 2014: djt465; K. J. Ruddy y E. P. Winer, «Male Breast Cancer: Risk Factors, Biology, Diagnosis, Treatment, and Survivorship», *Annals of Oncology* 24, n.º 6, 2013, pp. 1434-1443.

verdad, sería el riesgo de una recién nacida con toda una vida por delante. Como el riesgo se prolonga a lo largo de los años de vida en la Tierra, ya te has librado de una parte, y la otra te aguarda en el futuro. Veamos cómo funciona el riesgo según la edad. La tabla que aparece más adelante detalla la probabilidad de desarrollar un cáncer de mama dependiendo de la edad que tengas, extrapolada por décadas de vida.

POR DÉCADAS: POSIBILIDADES EN LAS MUJERES ESTADOUNIDENSES DE DESARROLLAR UN CÁNCER DE MAMA INVASIVO (BASADAS EN CASOS DIAGNOSTICADOS EN 2012-2014)[458]

SI TIENES ESTA EDAD	LAS PROBABILIDADES DE SUFRIR CÁNCER DE MAMA DURANTE LOS DIEZ AÑOS SIGUIENTES SON	ES DECIR, 1 ENTRE
20	0,1%	1.567
30	0,5%	220
40	1,5%	68
50	2,3%	43
60	3,4%	29
70	3,9%	25
Riesgo a lo largo de toda la vida	12,4%	8

Nota: las cifras puede que no sean equivalentes numéricamente por el redondeo.

Pongamos que tienes cuarenta años. De los cuarenta a los cincuenta, 1 de cada 68 mujeres (1,5%) sufrirá un cáncer de mama a los cuarenta. Pero en cualquier año —pongamos que a los cuarenta y dos— el riesgo de que te diagnostiquen uno *a esa edad* es una décima parte del riesgo de la década entera, o sea que las probabilidades son 1 entre 680

458. American Cancer Society, *Breast Cancer Facts & Figures 2017-2018*, American Cancer Society, Inc., Atlanta, 2017, consultado el 4 de noviembre del 2017, https://www.cancer.org/content/dam/cancer-org/research/cancer-facts-and-statistics/breast-cancer-facts-and-figures/breast-cancer-facts-and-figures-2017-2018.pdf.

(0,15%). No tiene nada que ver con 1 entre 8, ¿verdad? Y por alguna razón, según los datos, parece que las mujeres tengamos que morir de los setenta a los ochenta. La esperanza de vida promedio de las mujeres estadounidenses es de 81,2 (quiero que *superes* la media). Japón es el país ganador en la carrera de la longevidad con un 86,8, y Sierra Leona tiene la esperanza de vida más corta, 50,8 años.[459]

LA LLEGADA DE LA REGLA

La menarquia se refiere a la llegada del primer periodo menstrual, que marca, sin miramientos, la aparición del vello en las axilas, los calambres mensuales y los desmesurados cambios de humor a partir de ese momento. Pero también tiene su lado positivo, al menos ya podremos llevar un sujetador con una medida de copas considerable. La edad promedio en que las mujeres estadounidenses entran en la menarquia es a los 12,5 años, aunque también puede darse de los nueve a los dieciséis. Sin embargo, no siempre fue así. La edad promedio de la pubertad en las jóvenes de las poblaciones occidentales ha ido descendiendo durante los últimos 150 años.[460] En 1997, un estudio histórico estadounidense puso en el punto de mira la pubertad precoz (desarrollarse antes del tiempo esperado) al publicar sus hallazgos relacionados con 17.000 jóvenes participantes, de las que a un 27,2% de niñas afroamericanas y a un 6,7% de niñas blancas les habían empezado a crecer los pechos o el vello púbico a los siete años.[461] Al año siguiente, a los ocho años, las cifras se elevaron un 48,3% y un 14,7% en las niñas afroamericanas y las blancas, respectivamente. Lo más preocupante es que la pubertad precoz aumenta el riesgo de sufrir cáncer de mama. Las niñas a las que les empiezan a crecer los pechos antes de los diez años tie-

---

459. «World Health Statistics 2016: Monitoring Health for the SDGs: Annex B: Tables of Health Statistics by Country, WHO Region and Globally», World Health Organization, 2016, consultado el 4 de noviembre del 2017, https://www.who.int/gho/publications/world_health_statistics/2016/EN_WHS_AnnexB.pdf.

460. M. Pierce y R. Hardy, «Commentary: The Decreasing Age of Puberty–As Much a Psychosocial as Biological Problem?» *International Journal of Epidemiology* 41, n.º 1, 2012, pp. 300-302.

461. M. E. Herman-Giddens et al., «Secondary Sexual Characteristics and Menses in Young Girls Seen in Office Practice: A Study from the Pediatric Research in Office Settings Network», *Pediatrics* 99, n.º 4, 1997, 505-512.

nen un 23% más de probabilidades de desarrollar un cáncer de mama que aquellas a las que les ocurre a los diez o más tarde. En cambio, las que empiezan a tener la regla después de los dieciséis tienen un 50% menos de probabilidades de contraer cáncer de mama que las que la tuvieron antes de los doce, un hecho que destaca los efectos protectores de la pubertad tardía.[462] Además del cáncer de mama, la pubertad precoz en las jóvenes también se ha relacionado con un aumento en el riesgo de cáncer ovárico,[463] obesidad,[464] diabetes,[465] trastornos psicosociales[466] y un exceso de triglicéridos (que favorece los infartos) a lo largo de la vida.[467]

Dado que el estrógeno alimenta la mayoría de cánceres de mama, es lógico que en la pubertad precoz la exposición al estrógeno empiece antes, y que el espacio de vulnerabilidad para el desarrollo de un cáncer de mama aumente entre la primera menstruación y el primer embarazo. Las evidencias recientes implican que en la pubertad precoz se da un incremento en la obesidad y en los disruptores endocrinos (CDE).[468] Las madres debemos procurar que nuestras hijas pequeñas tengan un peso normal y evitar la presencia de CDE en los alimentos y en el hogar. Como ya has aprendido en el capítulo anterior, las grasas periféricas aumentan los niveles de estrógeno, o sea que el estar rellenitas en la infancia no tiene nada de angelical. Y además, hay que intentar reducir al máximo en el hogar los imi-

---

462. M. M. Grumbach, «Puberty: Ontogeny, Neuroendocrinology, Physiology, and Disorder», *Williams Textbook of Endocrinology*, Saunders, Filadelfia, 1998, pp. 1509-1625.

463. S. J. Jordan, P. M. Webb y A. C. Green, «Height, Age at Menarche, and Risk of Epithelial Ovarian Cancer», *Cancer Epidemiology, Biomarkers and Prevention* 14, 2005, pp. 2045-2048.

464. M. B. Pierce y D. A. Leon, «Age at Menarche and Adult BMI in the Aberdeen Children of the 1950s Cohort Study», *American Journal of Clinical Nutrition* 82, 2005, pp. 733-798.

465. M. B. Pierce, D. Kuh y R. Hardy, «The Role of BMI Across the Life Course in the Relationship Between Age at Menarche and Diabetes, in a British Birth Cohort», *Diabetic Medicine* 29, n.º 5, mayo del 2012, pp. 600-603.

466. G. C. Patton y R. Viner, «Pubertal Transitions in Health», *Lancet* 369, n.º 9567, marzo del 2007, pp. 1130-1139.

467. M. B. Pierce, D. Kuh y R. Hardy, «Role of Lifetime Body Mass Index in the Association Between Age at Puberty and Adult Lipids: Findings from Men and Women in a British Birth Cohort», *Annals of Epidemiology* 20, n.º 9, septiembre del 2010, pp. 676-682.

468. M. R. Palmert et al., «Is Obesity an Outcome of Gonadotropin-Releasing Hormone Agonist Administration? Analysis of Growth and Body Composition in 110 Patients with Central Precocious Puberty», *Journal of Clinical Endocrinology and Metabolism* 84, n.º 12, 1999, pp. 4480-4488; F. Massart et al., «How Do Environmental Estrogen Disruptors Induce Precocious Puberty?» *Minerva Pediatrica* 58, n.º 3, 2006, pp. 247-254.

tadores del estrógeno presentes en la carne, los lácteos, los pesticidas, los productos capilares, los cosméticos, los detergentes para la ropa, los productos de limpieza y los plásticos (bisfenoles policlorados, bisfenol A y ftalatos). Mientras eliminamos las causas que elevan los niveles de estrógeno prematuramente y fomentan el crecimiento precoz de los senos en las preadolescentes, no podemos olvidar que en esta etapa de la vida es esencial evitar fumar y tomar una dieta rica en verduras y soja.

LA MENOPAUSIA, LA VIEJA AMIGA

La menopausia se refiere al cese de la menstruación —en concreto, a los doce meses consecutivos de quietud (que, como es natural, solo conocemos *a posteriori*)—. Las mujeres estadounidenses entran de promedio en la menopausia a los cincuenta y un años, pero un estudio reciente reveló que a las europeas les llega normalmente a los cincuenta y cuatro.[469] La menopausia puede aparecer antes del momento natural debido a la quimioterapia o a la terapia estrogénica (como ambas desactivan la función de los ovarios, la menstruación cesa), la extirpación quirúrgica de los ovarios o ciertas enfermedades. Usualmente, la menopausia va precedida de manera natural de varios años de «cambio antes del cambio», llamada *perimenopausia.* Tal vez adviertas que todos los que te rodean tienen un problema de actitud contigo, tu pareja de pronto está de acuerdo en todo lo que dices y tu niña interior parece haber encontrado una pila de cerillas. La perimenopausia suele implicar una serie de menstruaciones irregulares no deseadas, cambios de humor, sofocos, sudoración nocturna, insomnio, mala memoria, aumento de peso (como la grasa dorsal, *¿de verdad?*), dolor en los senos, dolor articular, sequedad vaginal, coitos dolorosos, un descenso de la libido, piel seca y/o adelgazamiento del cabello. La parte buena es que las visitas mensuales de la regla desaparecen.[470]

Ha llegado el momento del test. ¿Cuál de las dos menopausias —la *precoz* (más joven) o la *tardía* (con más edad)— crees que aumenta el riesgo

469. J. Dratva et al., «Is Age at Menopause Increasing Across Europe? Results on Age at Menopause and Determinants from Two Population-Based Studies», *Menopause* 16, n.º 2, 2009, pp. 385-394.

470. J. R. Wisbey et al., «Natural History of Breast Pain», *Lancet* 322, n.º 8351, 1983, pp. 672-674.

de sufrir cáncer de mama? Respuesta: la menopausia tardía. Por las mismas razones que he indicado en la menarquia, cuanto más tiempo estén las células mamarias sujetas a las subidas mensuales de estrógeno, más elevada es la incidencia de cáncer de mama. Las mujeres que entran en la menopausia antes de los cuarenta y cuatro años por cualquier razón tienen un 34% menos de cáncer de mama que las que no se deshacen de su maldición mensual hasta los cincuenta y cuatro o más tarde. Estos efectos protectores de la menopausia temprana se aplican a un 44% de mujeres con un IMC equivalente o inferior a 27, pero se reducen a un 24% en las mujeres con un IMC superior a 27; la delgadez confiere, por lo tanto, más protección. En realidad, los investigadores descubrieron que, al comparar a las mujeres por edades, en el grupo de los cuarenta y cinco a los cincuenta y cuatro años de edad (por ejemplo, dos mujeres de cuarenta y ocho años), las que hacía un año que no tenían el periodo (es decir, eran menopáusicas) tenían un 43% menos de cáncer de mama que las que seguían menstruando (premenopáusicas).[471] Las mujeres a las que les han practicado una histeroctomía sin extirparles los ovarios no entran en la menopausia hasta que sus ovarios se lo indican (aunque no tienen el recordatorio mensual de la regla). La llegada tardía de la menarquia y la aparición temprana de la menopausia tienen efectos protectores para los senos.

TU RAZA

Las mujeres de raza blanca tienen más cáncer de mama que las de cualquier otra raza, como las afroamericanas, las amerindias/alaskeñas, las asiáticas y las isleñas del Pacífico o las hispanas. El siguiente gráfico muestra la incidencia de cáncer de mama en Estados Unidos y los índices de mortalidad según la raza (las cifras son por cada 100.000 mujeres):[472]

---

471. Collaborative Group on Hormonal Factors in Breast Cancer, «Menarche, Menopause, and Breast Cancer Risk: Individual Participant Meta-analysis, Including 118,964 Women with Breast Cancer from 117 Epidemiological Studies», *Lancet Oncology* 13, n.º 11, 2012, pp. 1141-1151.

472. G. Copeland et al., *Cancer in North America: 2008-2012. Volume One: Combined Cancer Incidence for the United States, Canada and North America*, North American Association of Central Cancer Registries, Springfield, Illinois, 2015.

INCIDENCIA DE CÁNCER DE MAMA E ÍNDICES DE MORTALIDAD POR CADA 100.000 HABITANTES EN LAS MUJERES ESTADOUNIDENSES SEGÚN LA RAZA/ETNIA[473]

RAZA/ETNIA	CÁNCER DE MAMA INDICENCIA (2010-2014)	CÁNCER DE MAMA MORTALIDAD (2011-2015)
De raza blanca no hispanas	128,7	20,8
Afroamericanas	125,5	29,5
Amerindias/ alaskeñas*	100,7	14,3
Hispanas/latinas	91,9	14,2
Asiáticas/isleñas del Pacífico	90,7	11,3

* Estadísticas basadas en la información de los condados del Contract Health Service Delivery Area (CHSDA). Nota: los índices por periodos reflejan la población estadounidense promedio del 2000.

Como se ve, aunque las mujeres de raza blanca tengan la mayor incidencia de cáncer de mama, las afroamericanas son un 30% más proclives a morir de esta dolencia. Y otros grupos raciales y étnicos tienen al menos un 22% menos de cáncer que las mujeres de raza blanca y sufren un 52% menos de muertes que las mujeres de raza negra. Las alentadoras y evidentes noticias son que el índice de incidencia es mayor que el de mortalidad. Significa que el índice de supervivencia de las mujeres de cualquier raza supera con creces el de las muertes por cáncer. En realidad, comparadas con las mujeres de 1975, la detección temprana de los cánceres de mama y los mejores tratamientos existentes han reducido el índice de mortalidad en *todas* las razas. Las mujeres chinas y las japonesas son las que tienen los mayores índices de supervivencia de cáncer de mama de todas las razas.

Una serie de factores explican en gran parte el aumento del índice de mortalidad en las mujeres afroamericanas, comparadas con las de raza blanca.[474]

---

473. American Cancer Society, *Breast Cancer Facts & Figures 2017-2018,* Atlanta: American Cancer Society, Inc., 2017, consultado el 5 de noviembre del 2017, https://www.cancer.org/content/dam/cancer-org/research/cancer-facts-and-statistics/breast-cancer-facts-and-figures/breast-cancer-facts-and-figures-2017-2018.pdf.

474. L. X. Clegg et al., «Cancer Survival Among US Whites and Minorities: A SEER (Surveillance, Epidemiology and End Results) Program Population-Based Study», *Archives of Internal Medicine* 162, n.º 17, septiembre del 2002, pp. 1985-1993.

Según la base de datos relacionada con el cáncer del SEER (Control, Epidemiología y Resultados Finales), a las mujeres afroamericanas, comparadas con las de raza blanca, se les diagnostica el cáncer en etapas más avanzadas (un 44% frente a un 33%); a una edad mediana más temprana (un 58% frente a un 62%); y unos subtipos más agresivos de cáncer triple negativo (un 22% frente a un 12%).[475] Al investigar más allá de los subtipos, los científicos han identificado unas diferencias biológicas inherentes en los cánceres de mama invasivos de las pacientes africanas frente a los de las mujeres europeas que podrían afectar adversamente cómo interactúan los genes, las proteínas y las mutaciones celulares.[476] Otros numerosos factores, como el de la menarquia temprana, la menor cantidad de mamografías, la mayor densidad mamaria, el menor acceso a la atención sanitaria, las variaciones regionales en la calidad de la atención médica, la falta de seguro médico, el uso deficiente de los tratamientos anticancerígenos, la obesidad (un 50% más común), la diabetes (un 60% más común), ciertas creencias culturales y las barreras de comunicación, en especial en el caso de las inmigrantes y las refugiadas, contribuyen a las diferencias en la incidencia y la mortalidad entre las mujeres afroamericanas y las de raza blanca.[477]

---

475. American Cancer Society, «Cancer Facts & Figures for African Americans, 2016-2018», consultado el 4 de noviembre del 2017, https://www.cancer.org/content/dam/cancer-org/research/cancer-facts-and-statistics/cancer-facts-and-figures-for-african-americans/cancer-facts-and-figures-for-african-americans-2016-2018.pdf.

476. D. Huo et al., «Comparison of Breast Cancer Molecular Features and Survival by African and European Ancestry in The Cancer Genome Atlas», *JAMA Oncology*, consultado el 10 de diciembre de 2017, doi:10.1001/jamaoncol.2017.0595.

477. R. T. Chlebowski et al., «Ethnicity and Breast Cancer: Factors Influencing Differences in Incidence and Outcome», *Journal of the National Cancer Institute* 97, n.º 6, marzo del 2005, pp. 439-448; A. Naeim et al., «Do Age and Ethnicity Predict Breast Cancer Treatment Received? A Cross-Sectional Urban Population-Based Study, Breast Cancer Treatment: Age and Ethnicity», *Critical Reviews in Oncology-Hematology* 59, n.º 3, septiembre del 2006, pp. 234-242; G. Maskarinec et al., «A Longitudinal Investigation of Mammographic Density: The Multiethnic Cohort», *Cancer Epidemiology, Biomarkers and Prevention* 15, n.º 4, abril del 2006, pp. 732-739; C. P. Kaplan et al., «Breast Cancer Risk Reduction Options: Awareness, Discussion, and Use Among Women from Four Ethnic Groups», *Cancer Epidemiology, Biomarkers and Prevention* 15, n.º 1, enero del 2006, pp. 162-166; L. Tillman et al., «Breast Cancer in Native American Women Treated at an Urban-Based Indian Health Referral Center 1982-2003», *American Journal of Surgery* 190, n.º 6, diciembre del 2005, pp. 895-902; R. Nanda et al., «Genetic Testing in an Ethnically Diverse Cohort of High-Risk Women: A Comparative Analysis of BRCA1 and BRCA2 Mutations in American Families of European and African Ancestry», *Journal of the American Medical Association* 294, n.º 15, 2005, pp. 1925-1933; Hunt et al., «Increasing Black: White Disparities in Breast Cancer Mortality in the 50 Largest Cities in the US», *Cancer Epidemiology* 38, n.º 2, abril del 2014, pp. 118-123; S. Percac-Lima et al., «Decreasing Disparities in Breast Cancer Screening in Refugee Women Using Culturally Tailored Patient Navigation», *Journal of General Internal Medicine* 28, 2013, pp. 1463-1468.

Es evidente que si deseamos cerrar la brecha racial relacionada con la mortalidad en Estados Unidos, se tendrán que tomar medidas en cuanto a las pacientes, los proveedores, los seguros médicos y la comunidad, y a nivel nacional realizar cambios en el sistema.

EL NIVEL SOCIOECONÓMICO

Las mujeres de un nivel socioeconómico más alto (NSE) muestran unos índices más elevados de cáncer de mama comparadas con las de un nivel socioeconómico inferior. Pero no es lo que parece. El NSE y el riesgo no están vinculados directamente con el dinero ni la educación, los hogares lujosos o las titulaciones otorgadas por alguna de las prestigiosas universidades de la Ivy League, sino que las mujeres de un nivel socioeconómico más alto (con mayores ingresos, titulaciones universitarias y un buen trabajo) tienden a *actuar* de un modo que eleva el riesgo de sufrir cáncer de mama: mujeres de raza blanca, con pocos hijos o ninguno, madres por primera vez a una edad tardía, les dan el pecho a sus hijos durante menos meses, recurren a terapias hormonales, toman alcohol, en la infancia gozaron de una mayor nutrición, tienen una mayor estatura, aumentan de peso[478] y viven en comunidades urbanas.[479] Además, las mujeres con un nivel socioeconómico más alto suelen hacerse una mamografía cada año, por lo que tienen más probabilidades de que les diagnostiquen un cáncer. Las mujeres que ganan más de 50.000 dólares al año y las que poseen una titulación universitaria, están casadas o gozan de un seguro médico son más proclives a haberse hecho una mamografía en los dos últimos años que las que ganan menos de 35.000 dólares anuales, no tienen estudios universitarios, no se han casado nunca o carecen de seguro médico.[480]

---

478. J. S. Lawson, «The Link Between Socioeconomic Status and Breast Cancer–a Possible Explanation», *Scandinavian Journal of Public Health* 27, n.º 3, septiembre de 1999, pp. 203-205.

479. S. A. Robert et al., «Socioeconomic Risk Factors for Breast Cancer: Distinguishing Individual- and Community-Level Effects», *Epidemiology* 15, n.º 4, julio del 2004, pp. 442-450.

480. Centers for Disease Control and Prevention (CDC), «Breast Cancer Screening and Socioeconomic Status-35 Metropolitan Areas, 2000 and 2002», *Morbidity and Mortality Weekly Report* 54, n.º 39, octubre del 2005, pp. 981-985.

Por otro lado, a las mujeres con un nivel socioeconómico más alto tienden a diagnosticarles un cáncer de mama en una fase más temprana y curable que las de un nivel socioeconómico inferior; además, gozan de un mayor acceso a la atención médica y pueden optar a mejores tratamientos. Y mueren menos de cáncer de mama, comparadas con las mujeres de un nivel socioeconómico inferior.[481] A las mujeres que carecen de seguro médico o que dependen de Medicaid, el cáncer se les suele detectar en las fases III y IV, por lo que un 36% más muere de esta dolencia comparadas con las que disponen de un seguro médico privado.[482] Incluso entre las mujeres de la misma raza, las afroamericanas con un nivel socioeconómico más alto tienen unos mayores índices de supervivencia que las de un nivel socioeconómico inferior.[483] Las del grupo del nivel socioeconómico más alto pueden reducir su riesgo al llevar una dieta y un estilo de vida sanos, y las de un nivel socioeconómico inferior se pueden beneficiar de tener un mayor acceso, en el momento oportuno, a una atención médica y unas exploraciones de mamas asequibles.

TU PESO

Aunque parezca chocante, cuanto más alta sea una mujer, mayor es el riesgo que corre de sufrir cáncer de mama. En un estudio que hizo un seguimiento a 108.829 mujeres durante doce años, 1.041 de las participantes desarrollaron un cáncer. Las que medían 1,75 metros o más de altura eran un 57% más propensas a sufrir cáncer de mama que las de menos de 1,60 metros; a cada 5 centímetros adicionales, el riesgo aumentaba un 11%.[484] La

481. A. Downing et al., «Socioeconomic Background in Relation to Stage at Diagnosis, Treatment and Survival in Women with Breast Cancer», *British Journal of Cancer* 96, n.º 5, mazo del 2007, pp. 836-840; L. E. Rutqvist y A. Bern, «Socioeconomic Gradients in Clinical Stage at Presentation and Survival Among Breast Cancer Patients in the Stockholm Area 1977-1997», *International Journal of Cancer* 119, n.º 6, septiembre del 2006, pp. 1433-1439.

482. R. Shi, «Effects of Payer Status on Breast Cancer Survival: A Retrospective Study», *BMC Cancer* 15, 2015, p. 211.

483. L. A. Newman et al., «Impact of Breast Carcinoma on African-American Women: The Detroit Experience», *Cancer* 91, n.º 9, mayo del 2001, pp. 1834-1843.

484. H. J. Baer et al., «Adult Height, Age at Attained Height, and Incidence of Breast Cancer in Premenopausal Women», *International Journal of Cancer* 119, n.º 9, noviembre del 2006, pp. 2231-2235.

mortalidad por cáncer de mama también aumenta con un mayor peso. Tras hacer un seguimiento a 424.168 mujeres posmenopáusicas durante catorce años, se observaron 2.852 muertes por cáncer de mama.[485] Las mujeres de 1,68 metros o más de estatura tienen un 64% más de probabilidades de morir de cáncer de mama, comparadas con las que miden menos de 1,52 metros. Ahora, ser una mujer «tirando a bajita» no parece tan malo, ¿verdad?

Aunque en este caso no es que el universo favorezca a las mujeres de complexión pequeña. Las funciones del estrógeno, la progesterona, los andrógenos, la hormona del crecimiento, la insulina, el factor de crecimiento que imita la insulina (IGF-1) y los factores dietéticos durante la infancia, la pubertad y la adolescencia determinan en conjunto la altura en la adultez.[486] Estos mensajeros hormonales interactúan con factores genéticos, rutas biológicas, exposiciones ambientales y elementos como el estilo de vida, la dieta y la actividad física de formas complejas y poco entendidas. ¿Hasta qué punto podemos reducir el riesgo de sufrir cáncer de mama? ¿Recuerdas lo que he señalado del síndrome de Laron en el capítulo 4? El enanismo derivado de niveles sumamente bajos de IGF-1 y de la insensibilidad de los receptores a la hormona del crecimiento no solo crea una estatura baja, sino que los afectados del síndrome de Laron *nunca* desarrollan cáncer de mama. Sí, lo has leído bien. ¿Por qué? Se debe a que el IGF-1 fomenta la carcinogénesis e inhibe la muerte de las células cancerosas (apoptosis). Un análisis procedente de diecisiete estudios prospectivos confirmó que las mujeres altas con *mayores* niveles de IGF-1, comparadas con las de menor estatura, tenían un 38% más de probabilidades de sufrir un cáncer de mama con *receptores de estrógeno positivos,* lo cual sugiere de nuevo que el IGF-1 y los estrógenos juegan un papel en esta dolencia.[487] Así que, si eres más bien bajita, la próxima vez que una niña de ocho años te suelte: «¡Eh, soy casi tan alta como tú!», le puedes responder con una tierna sonrisa, sabedora de las ventajas de tu estatura.

---

485. J. M. Petrelli et al., «Body Mass Index, Height, and Postmenopausal Breast Cancer Mortality in a Prospective Cohort of US Women», *Cancer Causes and Control* 13, n.º 4, mayo del 2002, pp. 325-332.

486. R. G. Ziegler, «Anthropometry and Breast Cancer», *Journal of Nutrition* 127, n.º 5, mayo de 1997, pp. 924S-928S.

487. Hormones, the Endogenous, and Breast Cancer Collaborative Group, «Insulin-like Growth Factor 1 (IGF1), IGF Binding Protein 3 (IGFBP3), and Breast Cancer Risk: Pooled Individual Data Analysis of 17 Prospective Studies», *Lancet Oncology* 11, n.º 6, 2010, pp. 530-542.

DENSIDAD ÓSEA

A estas alturas, probablemente estés pensando: «Cuando no es una cosa, es otra». Pues aquí tienes una más. Unos huesos fuertes van ligados a un *mayor* índice de cáncer de mama. Los huesos contienen receptores de estrógeno, y el estrógeno hace que los huesos se mantengan fuertes al inhibir las citoquinas, que actúan para destruir la masa ósea. Aunque nos alegramos de que el estrógeno sea bueno para el esqueleto al aumentar la densidad mineral ósea (DMO), lo lleva a cabo elevando la producción del factor de crecimiento insulínico tipo 1 y de la hormona del crecimiento, que fortalecen y protegen los huesos, a la vez que fomentan cambios cancerígenos en las mamas.[488] De hecho, dos estudios importantes que comparan a las mujeres posmenopáusicas, con relación a la mayor o menor densidad mineral ósea de las mismas, concluyen que el riesgo de sufrir cáncer de mama es de 3,5 a 6,0 veces más elevado en el grupo que se encuentra en el cuartil superior del ranking de la DMO.[489] No significa que una DMO saludable cause cáncer de mama, pero es signo de la presencia consolidada de otros factores de riesgo, en concreto, un nivel más elevado de estrógeno durante toda la vida y la exposición al IGF-1 y a la hormona del crecimiento.

En lo que respecta a doña huesos frágiles, con una densidad mineral ósea baja (DMO) por los menores niveles de estrógeno procedentes de una menopausia temprana y de un bajo peso corporal posmenopáusico, estos factores en realidad la protegen del cáncer de mama. Pero no todo son ventajas, ya que una DMO baja puede causar osteoporosis, una dolencia en la que los huesos frágiles se fracturan fácilmente. Del mismo modo, las mujeres con fracturas de caderas y antebrazos desarrollan *menos* cáncer de mama.[490] Aun-

---

488. R. Pacifici, «Cytokines, Estrogen, and Postmenopausal Osteoporosis-the Second Decade», *Endocrinology* 139, n.º 6, junio de 1998, pp. 2659-2661.

489. Y. Zhang et al., «Bone Mass and the Risk of Breast Cancer Among Postmenopausal Women», *New England Journal of Medicine* 336, n.º 9, febrero de 1997, pp. 611-617; J. A. Cauley et al., «Bone Mineral Density and Risk of Breast Cancer in Older Women: The Study of Osteoporotic Fractures; Study of Osteoporotic Fractures Research Group», *Journal of the American Medical Association* 276, n.º 17, noviembre de 1996, pp. 1404-1408.

490. I. Persson et al., «Reduced Risk of Breast and Endometrial Cancer Among Women with Hip Fractures», *Cancer Causes and Control* 5, n.º 6, noviembre de 1994, pp. 523-528; H. Olsson y G. Hagglund, «Reduced Cancer Morbidity and Mortality in a Prospective Cohort of Women with Distal Forearm Fractures», *American Journal of Epidemiology* 136, n.º 4, agosto de 1992, pp. 422-427.

que ser proclive a las fracturas no es probablemente lo más deseable para reducir el riesgo de cáncer de mama. Una absorciometría con rayos X de doble energía (DXA) es una forma rápida —con una radiación baja— de diagnosticar la osteoporosis. Si padeces esta dolencia, procura revertirla, y si no es así, actúa como si la tuvieras. ¿A qué me refiero? Las mismas conductas que mejoran la osteoporosis en las mujeres con una baja DMO les ayudan a reducir el riesgo de cáncer de mama a las mujeres con una DMO elevada: evita el alcohol y el tabaco, haz ejercicio (como entrenamiento de fuerza, caminatas o subir escalones) y consume calcio y vitamina D. ¿Ya lo has oído otras veces? Me encanta cuando el universo cobra sentido.

DENSIDAD MAMARIA

Cuando te haces una mamografía, un radiólogo determina la densidad mamaria comparando visualmente tus senos y el estroma (de color blanco o gris perlado) con la grasa (de color gris oscuro o negro) de tus senos que aparece en la imagen. Cuanto más blanca salga la mamografía, más densos son los senos. Y cuanto más densos son los senos, más alto es el riesgo de sufrir cáncer de mama y más les cuesta a los radiólogos detectarlo en las mamografías.

Los senos densos tienen genéticamente más lóbulos, conductos, estroma y tejido conjuntivo que tejido adiposo. Como los conductos y los lóbulos pueden formar un cáncer, y la función reguladora del estroma promueve la carcinogénesis, es lógico que las mujeres con más densidad mamaria tengan un mayor riesgo de sufrir cáncer de mama que las que tienen más tejido adiposo en los senos.[491] La grasa no conlleva el riesgo de desarrollar un cáncer de mama, y como se ve oscura en las mamografías, en los senos con más tejido adiposo, el cáncer, de color blanco, resalta como una estrella en medio del cielo nocturno de la grasa. En cambio, el cáncer, de color blanco, en medio de unos senos con una mayor densidad mamaria, tam-

491. N. F. Boyd et al., «Mammographic Density: A Hormonally Responsive Risk Factor for Breast Cancer», *Journal of the British Menopause Society* 12, n.º 4, diciembre del 2006, pp. 186-193; M. P. V. Shekhar et al., «Breast Stroma Plays a Dominant Regulatory Role in Breast Epithelial Growth and Differentiation: Implications for Tumor Development and Progression», *Cancer Research* 61, n.º 4, 2001, pp. 1320-1326.

bién de color blanco, se ve en las mamografías como un copo de nieve en medio de una tormenta de nieve (de ahí que sea tan fácil no detectarlo). A decir verdad, a los expertos que interpretan las mamografías les pasan por alto un 50% de cánceres en mamas densas.[492]

¿Son tus mamas densas? Existen cuatro clases de densidad mamaria. En los informes de las mamografías aparecen exactamente los siguientes términos a modo de «palabras en código» que describen hasta qué punto las imágenes de una mamografía son densas y, por lo tanto, fiables: *totalmente grasa* o mama *grasa* (tipo A), *mama densa con tejido fibroglandular disperso* (tipo B), *mama heterogéneamente densa* (tipo C) o *mama muy densa* (tipo D). Al comparar la clase D con la A, las mamas más densas con las más grasas, el riesgo de cáncer de mama de la clase D más densa es de cuatro a seis veces más elevado que el de las mamas grasas.[493] Pero no entres en pánico, solo el 10% de mujeres pertenecen a una de estas clases. La mayoría se encuentran entremedio de los dos grupos de los extremos, con la siguiente distribución: un 10% de tipo A, un 40% de tipo B, un 40% de tipo C y un 10% de tipo D. En Estados Unidos se establece en muchos estados que a las mujeres con mamas de tipo C y D se les comunique por escrito que tienen densidad mamaria. Aunque esta acción ayude como una opción de control personalizado en cuanto a la densidad mamaria, la carta que les mandan viene a decir lo siguiente: «Hola, tu mamografía es normal, aunque densa. Que tengas mucha suerte en este sentido. Hasta el año que viene». La mitad de las mujeres de más de cuarenta años no tienen idea de que su mamografía «normal» tal vez no lo sea después de todo. Si perteneces al tipo C o D, pregúntale a tu médico si cree conveniente que te hagas otras exploraciones mamarias, como una ecografía de las mamas completas o una IRM mamaria.

Si son densas, ¿seguirán siempre siéndolo? No necesariamente. La densidad de los pechos disminuye con la edad (es decir, se vuelven más

---

492. T. M. Kolb, J. Lichy y J. H. Newhouse, «Comparison of the Performance of Screening Mammography, Physical Examination, and Breast US and Evaluation of Factors that Influence Them: An Analysis of 27,825 Patient Evaluations», *Radiology* 225, n.º 1, 2002, pp. 165-175.

493. N. F. Boyd et al., «Quantitative Classification of Mammographic Densities and Breast Cancer Risk: Results from the Canadian National Breast Screening Study», *Journal of the National Cancer Institute* 87, n.º 9, mayo de 1995, pp. 670-675; R. M. Tamimi et al., «Endogenous Hormone Levels, Mammographic Density, and Subsequent Risk of Breast Cancer in Postmenopausal Women», *Journal of the National Cancer Institute* 99, n.º 15, agosto del 2007, pp. 1178-1187.

flácidos), la etapa posmenopáusica, una mayor cantidad de partos y la pérdida de peso, todo esto indica que las hormonas están influyendo en la densidad mamaria.[494] Las mujeres con unos senos más densos tienen mayores niveles de estrógeno,[495] y la terapia de reemplazo hormonal (TRH) también aumenta la densidad mamaria en las mujeres posmenopáusicas.[496] Una solución para las mujeres con un alto riesgo de cáncer y con densidad mamaria es tomar tamoxifeno, un medicamento antiestrogénico que reduce la densidad mamaria en las mujeres premenopáusicas y posmenopáusicas en cuestión de meses, y además mitiga la incidencia de cáncer de mama un 63%.[497] Perder peso en el caso de ser obesa y evitar la TRH son también dos formas de reducir la densidad mamaria. Si se pierde la densidad mamaria, el riesgo que conlleva también desaparece.

MARCADORES DE LESIONES

Hay una clase de tejido mamario alterado conocido como *marcador de lesiones* que no es un cáncer en sí mismo, pero su mera presencia significa un mayor riesgo de desarrollar cáncer de mama en cualquiera de los senos, no es necesario que sea en el lugar donde se encuentra el marcador de lesión. ¿Por qué? Si aparece un marcador de lesión en un seno, significa que las células están «ocupadas» recibiendo la estimulación de los radicales libres, los factores de crecimiento y las moléculas de estrógeno de las que he estado hablando. Es decir, el mismo microambiente que crea marcadores de lesiones puede crear también un cáncer.

---

494. J. A. Knight et al., «Macronutrient Intake and Change in Mammographic Density at Menopause: Results from a Randomized Trial», *Cancer Epidemiology, Biomarkers and Prevention* 8, n.º 2, febrero de 1999, pp. 123-128; G. A. Greendale et al., «Effects of Estrogen and Estrogen-Progestin on Mammographic Parenchymal Density: Postmenopausal Estrogen/Progestin Interventions (PEPI) Investigators», *Annals of Internal Medicine* 130, n.º 4, febrero de 1999, pp. 262-269.

495. G. Ursin et al., «Can Mammographic Densities Predict Effects of Tamoxifen on the Breast?» *Journal of the National Cancer Institute* 88, n.º 2, enero de 1996, pp. 128-129.

496. A. McTiernan et al., «Estrogen-Plus-Progestin Use and Mammographic Density in Postmenopausal Women: Women's Health Initiative Randomized Trial», *Journal of the National Cancer Institute* 97, n.º 18, 2005, pp. 1366-1376.

497. J. Cuzick et al., «Tamoxifen-Induced Reduction in Mammographic Density and Breast Cancer Risk Reduction: A Nested Case-Control Study», *Journal of the National Cancer Institute* 103, n.º 9, 2011, pp. 744-752.

Los marcadores de lesiones proceden de la proliferación celular; significa que las células mamarias se están multiplicando y dividiendo, y acaban creando blancos que llaman la atención de la doctora y que hacen que decida hacerle una biopsia a su paciente. Como, por ejemplo, las calcificaciones en una mamografía, los bultos palpables o las masas sólidas en una ecografía. El problema con los marcadores de lesiones es que suelen ir unidos al cáncer. Cuando aparece un marcador de lesiones, no quieres encontrarte con un mal resultado. Es decir, que lo que se creía que no era más que un grupo de células ocupadas acabe siendo un cáncer al examinarlo más a fondo. Por ejemplo, cuando un marcador de lesión, como una hiperplasia ductal atípica (HDA), se extirpa quirúrgicamente, en más de un 20% de los casos la patología revela la presencia de un carcinoma preinvasivo o invasivo.[498] De ahí que, siempre que se descubra una hiperplasia ductal atípica, se extirpe. Por otro lado, solo en un 5% de los casos una hiperplasia *lobular* atípica (HLA) revela la presencia de un carcinoma; por esta razón, la mayoría no se extirpa.

¿Acaso no sería fabuloso tener una hoja de referencia para que, en el caso de hacerte una biopsia mamaria, supieras qué es lo que te extirparán y qué es lo que se puede, simplemente, ir observando de manera segura? Yo creo que sería una gran idea. Si deseas conocer mejor el tema, consulta las listas que aparecen más abajo.

EXTIRPAR O SOMETER A OBSERVACIÓN

En el 2016, el comité de investigación de la Sociedad Americana de Cirujanos Mastólogos (ASBS) realizó un estudio exhaustivo de la literatura médica moderna sobre los marcadores de lesiones y recomendó lo que se debía hacer con ellos.[499] Los marcadores de lesiones requieren acción (o extirparlos o someterlos a observación), y si tus senos crean uno, ahora puedes consultar esta lista en orden alfabético para saber lo que debes hacer.

---

498. K. A. Ely et al., «Core Biopsy of the Breast with Atypical Ductal Hyperplasia: A Probabilistic Approach to Reporting», *American Journal of Surgical Pathology* 25, n.º 8, agosto del 2001, pp. 1017-1021.

499. «Consensus Guideline on Concordance Assessment of Image-Guided Breast Biopsies and Management of Borderline or High-Risk Lesions», The American Society of Breast Surgeons, consultado el 9 de septiembre del 2017, https://www.breastsurgeons.org/new_layout/about/statements/PDF_Statements/Concordance_and_High%20RiskLesions.pdf; M. Morrow, S. J. Schnitt y L. Norton, Reviews: Current Management of Lesions Associated with an Increased Risk of Breast Cancer», *National Review of Clinical Oncology* 12, 2015, pp. 227-238.

Estos marcadores de lesiones de alto riesgo se deben extirpar:

- carcinoma lobular *in situ* pleomórfico (CLISP)
- cicatrices radiales
- hiperplasia ductal atípica (HDA)
- hiperplasia lobular atípica en cierto grado (HLA)
- lesiones con mucoceles
- lesiones de células fusiformes
- lesiones esclerosas completas
- lesiones fibroepiteliales en cierto grado
- lesiones papilares palpables o atípicas
- tumores desmoides
- variantes de CLIS no clásicas

Los siguientes marcadores de lesiones no se suelen extirpar, solo se someten a observación:

- atipia epitelial plana (AEP)
- carcinoma lobular *in situ* clásico (CLIS)
- fibroadenomas (FA)
- hiperplasia estromal pseudoangiomatosa (HEPA)
- hiperplasias lobulares atípicas (HLA) en su mayoría
- lesiones de células columnares (LCC)
- lesiones papilares fortuitas sin atipia

Además de saber si un marcador de lesión se extirpará o se someterá a observación, también tienes que aprender lo que este pequeño intruso tiene que decir sobre tu riesgo de sufrir cáncer en el futuro. Los marcadores afectan el riesgo de cáncer en distintos grados, depende de su naturaleza. Puedes consultar esta lista siempre que te sorprenda la presencia de un intruso en tu cuerpo.[500] Empezaré con las buenas noticias.

500. M. Guray y A. A. Sahin, «Benign Breast Diseases: Classification, Diagnosis, and Management», *Oncologist* 11, n.º 5, 2006, pp. 435-449; R. A. Jensen et al., «Invasive Breast Cancer Risk in Women with Sclerosing Adenosis», *Cancer* 64, n.º 10, 1989, pp. 1977-1983.

Las siguientes *lesiones no proliferativas* no influyen en el riesgo de contraer un cáncer en el futuro, o apenas lo afectan:

- adenosis no esclerosante
- calcificaciones epiteliales
- cambios fibroquísticos
- ectasia ductal
- fibrosis
- fibrosis periductal
- hiperplasia leve sin atipia
- mastitis
- metaplasia escamosa y apocrina
- necrosis grasa
- papiloma solitario sin atipia
- quistes simples
- tumor filoides benigno
- tumores benignos como hemangiomas, hamartomas, lipomas, neurofibromas

Las siguientes lesiones proliferativas *sin* atipia aumentan el riesgo de contraer un cáncer de mama en el futuro en cualquier parte de ambos senos de un 1,3 a un 1,9 (de un 30 a un 90%) y, dependiendo de los otros factores de riesgo que tenga la paciente, se puede o no hacer algo más debido a las siguientes dolencias:

- adenosis esclerosante
- cicatriz radial
- fibroadenoma
- hiperplasia ductal moderada o florida sin atipia
- papilomas múltiples (papilomatosis)

Y, por último, las lesiones proliferativas *con* atipia te invitan a dar un paso más asertivo en cuanto a las exploraciones médicas y a la reducción del riesgo, ya que elevan el riesgo de sufrir un cáncer en el futuro de un 3,9 a un 13,0 (un aumento hasta de un 1.200%):

- carcinoma lobular *in situ* (CLIS) de cualquier tipo
- hiperplasia ductal atípica (HDA)
- hiperplasia lobular atípica (HLA)

En el siguiente capítulo analizo una mayor variedad de exploraciones médicas y lo que se puede hacer para reducir el riesgo de sufrir un cáncer.

HISTORIAL PERSONAL DE CÁNCER DE MAMA

Un historial personal de cáncer de mama significa que cualquier circunstancia que se haya combinado con el ADN mamario para crear el primer cáncer, puede seguir generando efectos cancerígenos en el tejido mamario restante. No hay que olvidar que los tratamientos para el primer cáncer suelen tener el beneficio colateral de limitar la posibilidad de que aparezca un segundo cáncer. Sobre todo en el caso de la terapia endocrina, como la del tamoxifeno, que reduce un 50% la aparición de un cáncer nuevo en el otro seno, dolencia conocida como *cáncer de mama contralateral* (CMC).[501] Por lo general, la aparición de un segundo cáncer al cabo de diez años cerca de la zona donde apareció el primero, conocida como recurrencia local, suele darse en un 4-6% de las mujeres.[502] Cuando una superviviente de cáncer de mama contrae un segundo cáncer, lo más probable es que sea un CMC, en lugar de, por ejemplo, un cáncer ovárico o un melanoma.[503] Mientras una mujer siga el tratamiento recomendado para el cáncer, tiene un 7% de probabilidades de desarrollar un CMC.[504] Las mujeres suelen confundir el CMC con el rebrote de un cáncer, pero en realidad no es el mismo cáncer, sino otro nuevo, el que aparece en el seno opuesto, y podría tener una serie de receptores de hormo-

---

501. B. Fisher et al., «Tamoxifen for Prevention of Breast Cancer: Report of the National Surgical Adjuvant Breast and Bowel Project P-1 Study», *Journal of the National Cancer Institute* 90, n.º 18, septiembre de 1998, pp. 1371-1388.

502. N. Houssami et al., «The Association of Surgical Margins and Local Recurrence in Women with Early-Stage Invasive Breast Cancer Treated with Breast-Conserving Therapy: A Meta-analysis», *Annals of Surgical Oncology* 21, n.º 3, 2014, pp. 717-730.

503. R. E. Curtis et al., *New Malignancies Among Cancer Survivors: SEER Cancer Registries, 1973-2000*, National Cancer Institute, Bethesda, Maryland, 2006.

504. R. E. Curtis et al., «New Malignancies Following Breast Cancer», en *New Malignancies Among Cancer Survivors: SEER Cancer Registries, 1973-2000*, National Cancer Institute, Bethseda, Maryland, 2006.

nas totalmente distinta del primero. El CMC acarrea su propio pronóstico, sin afectar los índices de curación del primer cáncer.

LOS ANTECEDENTES FAMILIARES

Sebastian, mi hijo, y Andy, mi marido, son como dos gotas de agua. Ethan, en cambio, es mi miniyó. Y en cuanto a Justin, mi tercer hijo, recuerdo que después de nacer estuve diciéndome varios días si no nos habríamos confundido de bebé al llevárnoslo a casa. No se parecía en nada a ninguno de nosotros. Pero de pronto advertí el borde de su labio superior, conocido como borde bermellón. Una finísima franja del borde se veía pálida por la falta de pigmentación, ¡como la del labio de Andy! ¡Caramba!, es increíble lo que podemos heredar de nuestros padres.

Los *rasgos* físicos heredados, como la pigmentación de los labios y el color de los ojos, son distintos de las *mutaciones* genéticas heredadas (de las que hablaré más adelante). Pero ¿heredamos algo más que nos hace vulnerables al cáncer de mama? Aunque tengamos unos antecedentes familiares llenos de cánceres, las probabilidades de contraer esta enfermedad puede que no sean tan elevadas como creemos. El estudio más importante realizado hasta la fecha sobre este tema, tras analizar cómo los antecedentes familiares afectan el riesgo de cáncer, concluyó que, si tenemos familiares femeninos de *primer* grado (hermana, madre, hija) a las que les diagnosticaron un cáncer de mama, nuestro riesgo basal aumenta de un 12,4 a un 17,8%. Si son *dos* los familiares de primer grado diagnosticados, el riesgo se dispara a un 25,6%.[505] El riesgo sube un poco más cuando es nuestra hermana, y no nuestra madre, la que contrae un cáncer, y se incrementa más todavía si lo contrae antes de los cincuenta. Los familiares de segundo grado con cáncer aumentan el riesgo la mitad de lo que lo eleva un familiar de primer grado (es decir, si nuestra madre lo incrementa un 5%, una tía materna solo lo aumentará un 2,5%).[506] No está claro hasta qué punto los cánceres de mama masculinos de un padre, un hermano o un hijo

505. «Familial Breast Cancer: Collaborative Reanalysis of Individual Data from 52 Epidemiological Studies Including 58.209 Women with Breast Cancer and 101.986 Women Without the Disease», *Lancet* 358, n.º 9291, 2001, pp. 1389-1399.

506. P. Pharoah et al., «Family History and the Risk of Breast Cancer: A Systematic Review and Meta-analysis», *International Journal of Cancer* 71, n.º 5, 1997, pp. 800-809.

influyen en nuestro riesgo. Espero que las madres con cáncer de mama respiren con un cierto alivio ante esta información. Si eres una de ellas, tu hija tiene un 82% de posibilidades de *no* sufrirlo, solo habrás contribuido ligeramente a su situación de riesgo (en el caso de hacerlo). Y en cuanto termines de leer este libro, tanto tú como ella podréis poner en práctica el sano estilo de vida que describo para combatir el cáncer. Es tan valioso como el oro.

Los hábitos que adoptarás a partir de la primera mitad de este libro eliminarán cualquier contribución que uno o dos miembros de la familia hayan hecho a tu riesgo de cáncer. ¿Por qué? Porque hay de un 90 a un 95% de posibilidades de que tus familiares no sean portadores de mutaciones genéticas que te hayan podido transmitir. Compartes con ellos muchas otras cosas más aparte de los genes, como los hábitos alimentarios «heredados», la forma de cocinar, las rutinas de ejercicio, las creencias religiosas y la exposición ambiental. Si cambias todos estos factores para mejor, verás que el índice del riesgo cae en picado.

¿Y los antecedentes familiares repletos de historias de cánceres a edades tempranas? En las mujeres que dan negativo en las mutaciones del BRCA, con antecedentes familiares importantes de dos o más cánceres de mama contraídos antes de los cincuenta, o de tres o más cánceres de mama a cualquier edad, el riesgo de cáncer de mama se cuadriplica (de un 12,4% se dispara a un 36,9% a lo largo de toda la vida).[507] Si en tu árbol genealógico existen múltiples cánceres, recurre a un asesor genético para que personalice esas cifras relacionadas con tu riesgo con más precisión valiéndose de sofisticados cálculos. Cuando el riesgo se dispare a un porcentaje que te parezca arriesgado, ha llegado el momento para ti y para el médico que se ocupa de tus senos de sopesar las opciones de las que hablaré en el siguiente capítulo.

MUTACIONES GENÉTICAS DEL BRCA

Esta sigla de cuatro letras está acaparando una gran atención, aunque la mayoría de la gente no sabe lo que significa, en qué consiste o si se aplica a nivel

507. K. A. Metcalfe et al., «Breast Cancer Risks in Women with a Family History of Breast or Ovarian Cancer Who Have Tested Negative for a BRCA1 or BRCA2 Mutation», *British Journal of Cancer* 100, n.º 2, 2009, p. 421.

personal. Pues voy a esclarecerlo ahora mismo. El BRCA se refiere a dos genes conocidos como BRCA-1 y BRCA-2 (el acrónimo significa BReast CAncer, cáncer de mama, en inglés). Los genes del BRCA sanos inhiben el crecimiento de las células tumorales al reparar y eliminar las células defectuosas antes de que formen una masa. Pero algunas familias son portadoras de genes del BRCA *defectuosos* que se van transmitiendo de una generación a la siguiente. Menos de un 10% de cánceres de mama y de un 14% de cánceres de ovarios se deben al BRCA o a alguna otra mutación genética heredada de *uno de los padres*.[508] No hay que olvidar que los antecedentes familiares de nuestro padre son cruciales para reconocer las mutaciones genéticas y el riesgo elevado. La mitad de nuestro ADN procede de él, y la mitad de portadores del BRCA son hombres. La población general acarrea mutaciones del BRCA en un índice de 1 entre 450, pero los judíos asquenazis (los oriundos de Alemania, Polonia, Lituania, Ucrania y Rusia, a diferencia de la población judía sefardí, procedente sobre todo de España, Francia, Italia y el norte de África) son portadores de estas mutaciones en un índice de 1 entre 40.[509] Con estas probabilidades, sin duda cualquier judía asquenazi con antecedentes familiares de cáncer de mama o de ovarios debería considerar hacerse una prueba genética. En la siguiente sección encontrarás todas las alarmas que indican que es necesario recurrir a las pruebas genéticas.

¿Por qué el BRCA tiene tanto peso? Cuando eres portadora de una de estas mutaciones genéticas, tu riesgo de sufrir cáncer de mama a los cincuenta aumenta veinticinco veces más, y el de cáncer de ovario, treinta veces más, comparado con el riesgo de la población general. Las mujeres portadoras del BRCA-1 tienen hasta un 87% de posibilidades de sufrir un cáncer de mama, y un 54% de posibilidades de contraer un cáncer ovárico a lo largo de la vida.[510] Las distintas poblaciones tienen distintos tipos de mutaciones del BRCA (existen más de 1.000); cada una posee una predis-

---

508. B. N. Peshkin, M. L. Alabek y C. Isaacs, «BRCA 1/2 Mutations and Triple Negative Breast Cancers», *Breast Disease* 32, n.º 1-2, 2011, pp. 25-33.

509. «Prevalence and Penetrance of BRCA1 and BRCA2 Mutations in a Population Based Series of Breast Cancer Cases: Anglian Breast Cancer Study Group», *British Journal of Cancer* 83, n.º 10, 2000, pp. 1301-1308; V. A. Moyer, «Risk Assessment, Genetic Counseling, and Genetic Testing for BRCA-Related Cancer in Women: US Preventive Services Task Force Recommendation Statement», *Annals of Internal Medicine* 160, n.º 4, febrero del 2014, pp. 271-281.

510. N. Petrucelli, M. B. Daly y T. Pal, «BRCA1- and BRCA2-Associated Hereditary Breast and Ovarian Cancer», en M. P. Adam et al., eds., *GeneReviews*, University of Washington, Seattle, 1993-2018.

posición única en cuanto a causar un cáncer, conocida como *penetrancia,* de ahí que existan una variedad de pronósticos de cáncer relacionados con mutaciones genéticas. Un meta-análisis reciente reveló unas cantidades ligeramente menos asombrosas, con un riesgo a lo largo de toda la vida que duraba hasta los setenta años (siempre se quedan cortos al prever los años que viviremos, ¿verdad?), relacionadas con cánceres de mama derivados del BRCA-1 = 57%, y del BRCA-2 = 49%, y el riesgo de cáncer ovárico derivado del BRCA-1 = 40% y del BRCA-2 = 18%.[511] Estas cifras ya están mejor, pero los índices siguen siendo inquietantemente altos. Mis pacientes portadoras del BRCA-1 me preocupan un poco más, ya que el 70% de sus cánceres serán triple negativos, un subtipo más agresivo que casi siempre requiere quimioterapia, incluso en la fase I.[512] Dado que ambos senos tienen problemas con el BRCA, en cuanto uno contrae cáncer, hay de un 40 a un 65% de posibilidades de que al otro también le ocurra.[513] Como te puedes imaginar, con probabilidades como esta, muchas portadoras del BRCA con cáncer en un seno eligen someterse a una doble mastectomía.

En la siguiente sección analizo todas las opciones posibles en cuanto a lo que se puede hacer si se dan mutaciones del BRCA. Como la edad a la que se suele diagnosticar un cáncer de mama derivado del BRCA-1 es a los cuarenta y cuatro, y del BRCA-2 a los cuarenta y siete, cuanto antes sepas si eres portadora de esta mutación genética, más medidas podrás tomar al respecto.[514] Pero las pacientes portadoras del BRCA no solo pueden tener problemas en los senos y los ovarios, sino que además deben hacerse exploraciones médicas para controlar el cáncer pancreático (tienen de un 2 a un 5% de posibilidades de sufrirlo).[515] Y las portadoras del BRCA-2 tienen que vigilar que no contraigan un melanoma (tienen de un 2 a un 5% de posibilidades de

---

511. S. Chen y G. Parmigiani, «Meta-analysis of BRCA1 and BRCA2 Penetrance», *Journal of Clinical Oncology* 25, n.º 11, abril del 2007, pp. 1329-1333.

512. B. N. Peshkin, M. L. Alabek y C. Isaacs, «BRCA 1/2 Mutations and Triple Negative Breast Cancers», *Breast Disease* 32, n.º 1-2, 2011, pp. 25-33.

513. K. Metcalfe et al., «Contralateral Breast Cancer in BRCA1 and BRCA2 Mutation Carriers», *Journal of Clinical Oncology* 22, n.º 12, junio del 2004, pp. 2328-2335.

514. S. Panchal et al., «Does Family History Predict the Age at Onset of New Breast Cancers in BRCA1 and BRCA2 Mutation-Positive Families?» *Clinical Genetics* 77, n.º 3, 2010, pp. 273-279.

515. E. Mocci et al., «Risk of Pancreatic Cancer in Breast Cancer Families from the Breast Cancer Family Registry», *Cancer Epidemiology, Biomarkers and Prevention* 22, n.º 5, mayo del 2013, pp. 803-811.

padecerlo).[516] En comparación, los índices de cáncer de la población que no es portadora del BRCA son un 12,4% de cáncer de mama, un 1,4% de cáncer ovárico, menos de un 1% de cáncer pancreático y un 2% de melanoma.

Los portadores masculinos del BRCA tienen también un riesgo. Los cánceres de mama masculinos son más comunes en los portadores del BRCA-2 que en los del BRCA-1 (un 8% frente a un 1,8%). Asimismo, la mutación genética del BRCA-2 eleva el riesgo de cáncer de próstata mucho más que la del BRCA-1 (de un 16% a un 25% frente a un aumento mínimo, respectivamente).[517] Al igual que las mujeres, los portadores del BRCA-1 y el BRCA-2 corren el riesgo de sufrir cáncer pancreático (de un 3 a un 6%), y los del BRCA-2 necesitan hacerse exploraciones para la detección de melanomas (de un 2 a un 6%).[518] En comparación, los índices de los no portadores del BRCA son un 0,001% de cáncer de mama, un 14% de cáncer de próstata, un 1,1% de cáncer pancreático y un 2,5% de melanomas.

OTRAS MUTACIONES GENÉTICAS

Otras mutaciones genéticas también pueden llevarnos a heredar cánceres de mama. Este campo de investigación está a rebosar de información nueva, lo cual nos entusiasma a los médicos, ya que a medida que las pruebas genéticas se van volviendo más populares tendremos unas mayores poblaciones con mutaciones conocidas a las que podremos seguir, y esto nos permitirá entender con más precisión los riesgos que cada mutación conlleva. Como ya sabes a estas alturas, menos de un 10% de cánceres de mama proceden de genes heredados de familiares con mutaciones, cerca de un 50% de mujeres son portadoras del BRCA, un 10% forma parte de la lista que estoy a punto de detallar y el 40% restante acabará *secuenciada a*

---

516. D. Easton et al., «Cancer Risks in BRCA2 Mutation Carriers», *Journal of the National Cancer Institute* 91, n.º 15, agosto de 1999, pp. 1310-1316.

517. A. Liede, B. Y. Karlan y S. A. Narod, «Cancer Risks for Male Carriers of Germline Mutations in BRCA1 or BRCA2: A Review of the Literature», *Journal of Clinical Oncology* 22, n.º 4, febrero del 2004, pp. 735-742.

518. D. Easton et al., «Cancer Risks in BRCA2 Mutation Carriers», *Journal of the National Cancer Institute* 91, n.º 15, agosto de 1999, pp. 1310-1316.

través de la siguiente generación, que es el término general que se da a los métodos sofisticados con los que se observa el ADN.[519] La mayoría de mutaciones genéticas conllevan un menor riesgo de cáncer que las del BRCA.

Las siguientes mutaciones genéticas aumentan el riesgo de cáncer en el grado indicado. Siempre que veas una variedad de incidencias, ten en cuenta que, si hay algún miembro de tu familia con cáncer de mama, tu riesgo será el del extremo más alto. Cualquier mujer con las siguientes mutaciones genéticas debería plantearse aumentar las precauciones haciéndose más exploraciones médicas, además de la mamografía anual. Incluso puede tomar medicamentos especiales o decidir extirparse órganos con un mayor riesgo de desarrollar un cáncer (trato este tema en la página siguiente y en el capitulo 7). Se sabe que entre las mutaciones que elevan el riesgo de cáncer de mama figuran el PTEN (síndrome de Cowden), un 80%. El TP53 (síndrome de Li-Fraumeni), un 31%, a los treinta y dos es la edad a la que se suele diagnosticar.[520] El PALB2, de un 35 a un 58%. El STK11 (síndrome de Peutz-Jeghers), de un 32 a un 54%, se da a una edad temprana. El CDH1, de un 39 a un 42%, un subtipo de cáncer invasivo lobular.[521] El CHEK2, de un 20 a un 44%[522] (el índice de supervivencia del cáncer es un 40% peor que el de las no portadoras).[523] El NBN, de un 20 a un 36%.[524] El NF1, de un 26 a un 39%.[525] El ATM, de un 16 a un

---

519. L. Castéra et al., «Next-Generation Sequencing for the Diagnosis of Hereditary Breast and Ovarian Cancer Using Genomic Capture Targeting Multiple Candidate Genes», *European Journal of Human Genetics* 22, n.º 11, 2014, p. 1305.

520. K. D. Gonzalez et al., «Beyond Li Fraumeni Syndrome: Clinical Characteristics of Families with p53 Germline Mutations», *Journal of Clinical Oncology* 27, n.º 8, 2009, pp. 1250-1256.

521. P. D. Pharoah, P. Guilford y C. Caldas, «Incidence of Gastric Cancer and Breast Cancer in CDH1 (E-cadherin) Mutation Carriers from Hereditary Diffuse Gastric Cancer Families», *Gastroenterology* 121, n.º 6, 2001, pp. 1348-1353.

522. M. K. Schmidt et al., «Breast Cancer Survival and Tumor Characteristics in Premenopausal Women Carrying the CHEK2* 1100delC Germline Mutation», *Journal of Clinical Oncology* 25, n.º 1, 2006, pp. 64-69.

523. M. K. Schmidt et al., «Breast Cancer Survival and Tumor Characteristics in Premenopausal Women Carrying the CHEK2* 1100delC Germline Mutation», *Journal of Clinical Oncology* 25, n.º 1, 2006, pp. 64-69.

524. B. Zhang et al., «Genetic Variants Associated with Breast Cancer Risk: Comprehensive Research Synopsis, Meta-analysis, and Epidemiological Evidence», *Lancet Oncology* 12, n.º 5, mayo del 2011, pp. 477-488.

525. D. F. Easton et al., «Gene-Panel Sequencing and the Prediction of Breast Cancer Risk», *New England Journal of Medicine* 372, n.º 23, 2015, pp. 2243-2257.

26%[526] (probable sensibilidad a la radiación ionizante, como la que se emplea para tratar el cáncer de mama, por lo que hay más posibilidades de que aparezcan nuevos cánceres de mama).[527] Y el BARD1 implica un «riesgo elevado».[528] Visita pinklotus.com/genemutations para conocer otros cánceres y señales físicas que tienen que ver con estas mutaciones.

MUTACIONES GENÉTICAS: HACERTE UNA PRUEBA O NO HACÉRTELA

Las pacientes me dicen: «No quiero saber si soy portadora de una mutación. ¿Acaso cambiaría la situación?» La respuesta es: ¡cambiaría mucho! En primer lugar, lo más probable es que *no* seas portadora de una mutación genética, y descubrirlo ya te sacaría un peso de encima. En segundo lugar, si fueras portadora de una, el seguro médico debería cubrirte una mayor vigilancia (como IRM de mama), y además te beneficiarías de una vigilancia adicional, ya que las mejores exploraciones te permitirán detectar en imágenes más claras un cáncer en su inicio. En tercer lugar, los médicos te podrían hacer exploraciones para detectar otros problemas relacionados con cualquier mutación genética que tuvieras. En cuarto lugar, el médico que se ocupa de la salud de tus senos podría ofrecerte medicamentos eficaces y cirugías para reducir el riesgo de contraer cáncer. En quinto lugar, otros miembros de tu familia se beneficiarían de saber si eres o no portadora de una mutación genética. En sexto lugar, estarías más motivada para controlar los riesgos que pueden contribuir a la enfermedad, como la dieta y el peso, lo cual redundaría en beneficio de tu salud en general. Y, por último, si planeas formar una familia, tendrías la opción de no trasmitirle a tus hijos la mutación (véase el capítulo 7). Por otro lado, si el hecho de saber que eres portadora de una mutación genética no hace más que aumentar tu ansie-

---

526. A. Broeks et al., «Identification of Women with an Increased Risk of Developing Radiation-Induced Breast Cancer: A Case Only Study», *Breast Cancer Research* 9, n.º 2, 2007, p. R26.

527. A. Broeks et al., «Identification of Women with an Increased Risk of Developing Radiation-Induced Breast Cancer: A Case Only Study», *Breast Cancer Research* 9, n.º 2, 2007, p. R26.

528. F. J. Couch et al., «Inherited Mutations in 17 Breast Cancer Susceptibility Genes Among a Large Triple-Negative Breast Cancer Cohort Unselected for Family History of Breast Cancer», *Journal of Clinical Oncology* 33, n.º 4, 2015, pp. 304-311.

dad, porque estas razones te parecen irrelevantes y no estás dispuesta a adoptar ninguna de estas medidas, en ese caso quizá sea mejor no saberlo.

Privacidad y protección

Las pacientes también me cuentan que les preocupa que las discriminen si se sabe que son portadoras de una mutación genética, pero existen unas leyes para protegerlas. La ley de portabilidad y responsabilidad de seguros médicos de 1996 (HIPAA) estableció una serie de normas para que en Estados Unidos fuera ilegal en las compañías de seguros considerar las mutaciones genéticas como un trastorno preexistente, y limitar o negar la cobertura médica por esta causa. En el 2008, la ley de no discriminación por información genética (GINA) se convirtió en otra ley que nos protege de la discriminación de los seguros médicos (pero no de la de los seguros de vida). También hace que para los empresarios sea ilegal tomar decisiones relacionadas con la contratación en función de la información genética. Si te sigue preocupando el tema, existen unos fiables *kits* de pruebas genéticas que puedes adquirir por menos de 250 dólares. Si te lo puedes permitir, siempre puedes esquivar a la compañía aseguradora y hacerte tú misma la prueba bajo un seudónimo (tendrás la oportunidad de que te llamen de forma legítima una Supermujer).

¿Quién debería plantearse hacerse una prueba genética?

Dadas las altas probabilidades de sufrir un cáncer de mama, de ovarios o de otro tipo si eres portadora de estas distintas mutaciones, tener unos antecedentes familiares salpicados de numerosos cánceres o de cánceres poco comunes dispara las alarmas que te sugieren que te hagas una prueba genética. Para evaluarlo, haz ante todo los deberes. Averigua quiénes son tus familiares de primer, segundo y tercer grado por el lado materno y paterno. ¿Sabes de qué murió el hermano de la madre de tu padre? (Yo ni siquiera sé si la madre de mi padre tenía un hermano.) ¿Quién ha tenido un cáncer y de qué tipo fue? Basándote en lo que hayas descubierto, si detectas *alguna* de las siguientes banderas rojas a modo de alarma en ti o en una rama de tu árbol genealógico, significa que tu riesgo de haber heredado una mutación genética supera el 10%, por lo que deberías plantearte hacerte una prueba genética (tú misma o la compañía que te la hará podéis antes comprobar si tu seguro médico se hará cargo de ella):

1. Haber contraído un cáncer de mama antes de los cincuenta, o un cáncer ovárico a cualquier edad.
2. Tener ascendencia judía asquenazi y haber contraído además *un* cáncer de mama antes de los cincuenta, o un cáncer ovárico a cualquier edad.
3. Cualquier pariente masculino con cáncer de mama.
4. Tener un familiar portador de la mutación del BRCA (si se trata de un familiar de primer grado, tienes un 50% de probabilidades de ser también portadora de la mutación).
5. Haber sufrido un cáncer de mama antes de los cincuenta.
6. Haber tenido dos cánceres de pecho a cualquier edad (no un rebrote).
7. Haber desarrollado un cáncer de mama triple negativo antes de los sesenta.
8. Tener ascendencia judía asquenazi y haber contraído además un cáncer de mama a cualquier edad.
9. Antecedentes familiares llenos de cánceres: dos o más miembros de la familia del mismo lado, materno o paterno, que hayan tenido cánceres de mama, ovarios, páncreas, próstata, melanomas, uterino, colon y/o estómago.

Un médico especializado en genética o en asesoramiento genético te explicará las implicaciones de hacerte la prueba, te ayudará a interpretar cómo el hecho de tener *o no tener* una mutación genética influye en tu riesgo de sufrir cáncer en el futuro y te dirá, además, las opciones de las que dispones para reducirlo. Pink Lotus te ofrece en pinklotus.com/genetictest un test *online* anónimo y gratuito —te tomará menos de cinco minutos completarlo— para averiguar si es aconsejable que te hagas una prueba genética por tu nivel de riesgo. La prueba se realiza con una muestra de saliva o de sangre, y puedes elegir evaluar todo el espectro de genes causantes de cáncer o solo los genes que te interesen. Pink Lotus también te puede enviar por correo un *kit* que te permite hacerte la prueba genética en casa simplemente con una muestra de saliva. Incluye, además, asesoramiento genético para los resultados obtenidos en pinklotus.com/elements.

¿TIENES UNA MUTACIÓN GENÉTICA? ¡TOMA CARTAS EN EL ASUNTO!

Si los médicos coinciden en que eres portadora de una mutación genética, dispones de todo un arsenal con el que afrontar la situación. Como lo ilustra Sarah, una mujer de veintiséis años portadora de una mutación BRCA-1 que desde hacía poco ejercía como profesora de segundo curso de primaria. Su madre había muerto de cáncer de ovarios a los cuarenta y cuatro (cuando Sarah tenía catorce años). La tía materna de Sarah también había muerto de un cáncer de mama a los cincuenta y uno. Sarah ya había ido a ver a varios médicos, pero se sentía agobiada y confundida, y recurrió a mí esperando irse de mi consulta con la misma sensación de impotencia con la que había llegado. Pronto descubrí que desde que tenía uso de razón había estado esperando con ilusión tener dos hijos biológicos, y darles el pecho era importante para ella. Aunque sus senos fueran una de las partes preferidas de su cuerpo, creía que, en cuanto hubieran cumplido su función de alimentar a sus bebés, le preocuparía demasiado contraer un cáncer de mama como para conservarlos. Junto con Doug, su comprensivo novio, analizamos los riesgos *actuales* de Sarah de desarrollar un cáncer de mama y de ovarios estratificados por décadas a lo largo de sesenta y cinco años (yo esperaba que Sarah viviera hasta los noventa como mínimo). Al conocer esa nueva información, pudo disipar el apremio que sentía por su situación. Establecimos una estrategia que a ambos les pareció muy sensata. Consistía en hacerse exploraciones y resonancias magnéticas en las mamas de manera gradual. Intentarían que se quedara embarazada enseguida, y en cuanto hubiera dado a luz haría que le extirparan los ovarios. Dejamos el tema de la cirugía mamaria en el aire, por el momento había planeado hacerse una mastectomía profiláctica bilateral a los treinta y cinco. Sarah y Doug suspiraron aliviados, y a ella se le empañaron los ojos de emoción. Se fueron de mi consulta con un plan de acción adecuado para su situación.

Conócete a ti misma

Si fueras portadora de una mutación genética y vinieras a verme por primera vez, procuraría conocer al máximo tus ideas preconcebidas y tu personalidad. ¿Cómo la experiencia del cáncer de otras personas ha teñido tu percepción de los tratamientos médicos y de sus efectos secundarios? ¿Tienes una pareja estable, estás casada o soltera? ¿Has dado a luz alguna vez? ¿Deseas tener hijos? ¿Dar el pecho es una gran prioridad para ti? ¿Hasta qué punto son importantes tus senos en cuanto a la imagen física, el placer sexual y la feminidad? ¿Llevas bien lo de vivir con el riesgo de contraer un cáncer, o te produce ansiedad? ¿Cuál es el órgano con riesgo que más te preocupa, los senos o los ovarios, y por qué? ¿A qué te dedicas, y cómo interferirían los planes que estamos haciendo con tu trabajo o los viajes? Las respuestas a estas preguntas, y a otras cuestiones privadas tuyas, no solo son esclarecedoras para el médico, sino que además te sorprenden gratamente al permitir conocerte mejor.

Dos caminos para recorrer

Las portadoras de una mutación genética pueden seguir dos estrategias principales: control médico y cirugía. El hecho de tener un riesgo elevado no significa que se deba seguir siempre el mismo protocolo. Los médicos les pueden ofrecer a las pacientes a las que aconsejan unos planes hechos a la medida. La estrategia depende tanto de cuáles sean sus prioridades y futuras esperanzas en la vida, como de los resultados de las pruebas. Algunas pacientes eligen la cirugía profiláctica. Otras no quieren oír hablar siquiera de un bisturí y prefieren los medicamentos preventivos. Y unas terceras eligen llevar el estilo de vida saludable del que hablo en los capítulos 3-5, combinado con la rutina de las agresivas pruebas imagenológicas que describo más adelante. Quiero ayudar a cada mujer a encontrar un camino que le permita sentirse más segura y cómoda con las decisiones que toma. En el capítulo 7 trato las opciones que permiten que el riesgo de cáncer derivado de las mutaciones heredadas caiga en picado.

Hay que tener en cuenta que «control médico» no es lo mismo que «prevención»; su objetivo es, simplemente, detectar un cáncer en su inicio. La opción del control médico conlleva combinar las imágenes por resonancia magnética y las exploraciones con correr el riesgo de reducir la medicación y recurrir a la medicina tradicional china. El plan que encontrarás a continuación es el que yo uso para las pacientes con alto riesgo, y es un poco más intenso de lo que aconseja la Red Nacional Integral del Cáncer (NCCN).[529] Con todo, a pesar de este riguroso protocolo, el 16% de cán-

529. National Comprehensive Cancer Network, «Genetic/Familial High-Risk Assessment: Breast and Ovarian», *NCCN Clinical Practice Guidelines in Oncology*, consultado el 19 de agosto 2017, https://www.tri-kobe.org/nccn/guideline/gynecological/english/genetic_familial.pdf.

ceres diagnosticados proceden de ganglios linfáticos afectados, lo cual nos recuerda con claridad que el control médico no equivale a prevención ni tratamiento.[530]

- A partir de los dieciocho, ser consciente de los senos, empezar a hacerse autoexploraciones mamarias (AEM) y mantener esta rutina toda la vida.
- A los dieciocho, empezar a hacerse además exámenes clínicos mamarios (ECM) cada seis meses.
- A los veinticinco, empezar a hacerse una IRM de mamas anual con medios de contraste macrocíclicos a base de ganodilio, y ecografías anuales de las mamas enteras seis meses después de la IRM. De esta manera, se alterna una imagen por resonancia magnética de las mamas con una exploración cada seis meses.
- A los treinta, hacerse además mamografías anuales; en el capítulo 8 hablo de las desventajas de este sistema.
- Los portadores masculinos del BRCA positivo deben hacerse a los treinta y cinco AEM mensuales y ECM anuales, y a los cuarenta y cinco, imágenes por resonancia magnética de la próstata.

En cuanto al cáncer de ovarios, la dificultad para detectarlo en una fase temprana es decepcionante e inquietante. Te sugiero que le preguntes al ginecólogo si vale la pena que te sometas a exámenes pélvicos, ecografías transvaginales y a una prueba de marcadores del CA-125. Los anticonceptivos orales (PAC), es decir, la píldora anticonceptiva, reducen el riesgo de cáncer ovárico un 50% y no aumentan el de cáncer de mama lo bastante como para perder su efecto protector en cuanto a los ovarios.[531] Todas las pacientes premenopáusicas portadoras del BRCA que conserven los ovarios y no estén intentando concebir un hijo deberían tomar PAC (a no ser que su uso sea contraindicado), aunque conserven las mamas. Los senos se pueden monitorizar, pero

---

530. C. K. Kuhl et al., «Mammography, Breast Ultrasound, and Magnetic Resonance Imaging for Surveillance of Women at High Familial Risk for Breast Cancer», *Journal of Clinical Oncology* 23, n.º 33, 2005, pp. 8469-8476.

531. S. Iodice et al., «Oral Contraceptives and Breast or Ovarian Cancer Risk in BRCA 1/2 Carriers: A Meta-analysis», *European Journal of Cancer* 46, n.º 12, agosto del 2010, pp. 2275-2284.

como los ovarios no están a la vista, en cuanto contraen cáncer los índices de supervivencia son ínfimos.

Espero que un concienzudo plan de control médico reemplace la ansiedad por respuestas, y el miedo, por seguridad interior. Como a veces es necesario reducir el riesgo de cáncer con un poco más de energía, el siguiente capítulo trata de las herramientas disponibles para ello. Échale un vistazo. Como siempre, el objetivo es salvar vidas.

FACTORES QUE AUMENTAN EL RIESGO RELATIVO DE CÁNCER DE MAMA EN LAS MUJERES

Esta sencilla tabla categoriza los distintos factores de riesgo que he analizado y los agrupa según el grado en el que influyen en tu riesgo relativo de contraer cáncer de mama frente a alguien que no tenga ese factor. En el caso de pertenecer a la categoría de un riesgo relativo de 2,1 o mayor, además de leerte los dos capítulos siguientes, deberías también hablar con el médico sobre un plan riguroso de exploraciones mamarias.

CONCLUSIÓN: QUÉ ES LO QUE AUMENTA EL RIESGO DE CÁNCER DE MAMA[532]

RIESGO RELATIVO	FACTOR
>4,0	• Mutaciones genéticas heredadas de cáncer de mama (BRCA-1, BRCA-2, PTEN, TP53, PALB2, STK11) • Ser mayor de 50 frente a tener menos de 50 • Biopsia que muestra un CLIS o una hiperplasia atípica (HDA/HLA) • Según la mamografía, unos senos muy densos comparados con los senos grasos • Haber recibido altas dosis de radiación en el pecho antes de los 30

532. American Cancer Society, *Breast Cancer Facts & Figures 2017-2018*, American Cancer Society, Inc., Atlanta, 2017, consultado el 11 de diciembre del 2017, https://www.cancer.org/content/dam/cancer-org/research/cancer-facts-and-statistics/breast-cancer-facts-and-figures/breast-cancer-facts-and-figures-2017-2018.pdf.

RIESGO RELATIVO	FACTOR
2,1-4,0	• Mutaciones genéticas heredades de cáncer de mama (CDH1, CHEK2, NBN, NF1, ATM, BARD1) • Historial personal de cáncer de mama con RE(–) antes de los 35 • Antecedentes familiares: dos o más familiares de primer grado con cáncer de mama antes de los 50 • Antecedentes familiares: tres o más familiares en la rama materna o paterna con cáncer de mama a cualquier edad • Niveles elevados posmenopáusicos de estrógeno o testosterona naturales • Obesidad mórbida: IMC de 40 o por encima
1,1-2,0	• Historial personal de cáncer de mama con RE(–) después de los 35 o de cáncer de mama con RE(+) antes de los 30 • Lesiones proliferativas de la mama sin atipia (hiperplasia ductal usual, fibroadenoma, cicatriz radial) • Antecedentes familiares: uno o dos familiares de primer o segundo grado con cáncer de mama pasados los 50 • Medir 1,75 metros de estatura o más • Nivel socioeconómico alto • Densidad mineral ósea alta • Ser de raza blanca o afroamericana, no hispana, frente a otras razas • No haber llegado a dar a luz • Haber tenido el primer hijo después de los 35 • No haber dado el pecho nunca • Menopausia a los 54 o más tarde • Menarquia antes de los 12 años • Exposición al dietilestilbestrol (DES) • Trabajar en turnos de noche • Obesidad: IMC de 25 a 39,9 • Haber engordado más de 3,5 kilos • Estilo de vida sedentario • TRH (estrógeno combinado con progesterona) durante 5 años • TRH (solo estrógeno) durante la menopausia, a lo largo de 5 años o durante más de 10 • Uso reciente de la píldora anticonceptiva oral • Haber estado fumando durante 20 años antes del primer embarazo o a lo largo de más de 40 años • Consumo de alcohol • Dieta pobre en fibra • Dieta pobre en fitoestrógenos • Consumo bajo de té verde • Deficiencias en vitaminas y minerales (A, B_6, B_{12}, C, D, betacaroteno, folato, calcio) • Consumo regular de carne roja • Consumo regular alto de grasas procedentes de lácteos

7

Medicamentos y operaciones quirúrgicas para tener en cuenta

Para muchas mujeres, la amenaza del cáncer de mama pende en sus vidas como una espada de Damocles que las mantiene siempre en vilo, generándoles miedo cuando podrían sentirse tranquilas. Pero tenemos el poder de controlar nuestro propio cuerpo y somos responsables de lograr el bienestar y controlar las enfermedades que experimenta. Y cuando estamos equipadas con la información más reciente sobre cómo reducir por primera vez de manera espectacular el riesgo de contraer un cáncer de mama y de que rebrote, esos conocimientos pueden cambiarnos la vida. Si el capítulo anterior te ha sacado de tu zona de confort y te ha hecho sentir que tienes un mayor riesgo del que puedes soportar, plantéate preguntarle a tu médico si para mantenerte sana debes dar otros pasos además de seguir una dieta y un estilo de vida saludables.

Antes de tomar la decisión de recurrir a medicamentos o a intervenciones quirúrgicas —unos métodos más agresivos—, mantén una conversación con tu doctor para saber cómo vas a llevar lo de los controles médicos. Cuando tengo esta clase de conversaciones con mis pacientes, advierto enseguida uno de estos tres tipos de personalidad. La del «velero» significa que la paciente tolera bien el riesgo de sufrir cáncer y se siente segura ante la perspectiva de hacerse imágenes por resonancia magnética, autoexploraciones de mama (AEM) y exámenes clínicos mamarios (ECM). A veces, esta clase de mujeres tienen las ideas muy claras, son premenopáusicas o están solteras, y no quieren recurrir a medicamentos para inducir la menopausia o a mastectomías. El segundo tipo de personalidad es la del «crucero», las mujeres que ansían gozar de más estabilidad y previsibilidad de la que les puede ofrecer una pequeña embarcación. En este caso, en el plan de exploraciones médicas también incluyo las pastillas para reducir el riesgo de cáncer. Y el tercer tipo de personalidad es el de la «lancha motora». Estas mujeres no están interesadas lo más mínimo por las imágenes de resonancia magnética, las exploraciones mamarias ni los medicamentos. Incluso pueden llegar a exclamar: «¡Mis pechos están intentando matarme! Quiero deshacerme de ellos». En este caso, les explico las opciones quirúrgicas de las que disponen y, surcando el mar, se dirigen directas a tierra firme.

En primer lugar hablaré de los medicamentos, y a continuación de las intervenciones quirúrgicas.

TERAPIAS PREVENTIVAS

La *quimioprevención*, un término intimidante derivado de la palabra *quimio* —significa «químico» en latín—, consiste en el uso de una serie de sustancias químicas (medicamentos) para prevenir el cáncer de mama. La menciono para que la reconozcas en otros libros sobre el cáncer, pero para el propósito que nos ocupa, solo describiré los medicamentos que tienen que ver con la terapia preventiva.[533] Cualquier terapia preventiva se toma por vía oral en forma líquida o de píldoras, y actúa limitando los efectos de los estrógenos que circulan en el cuerpo de forma natural y atacando los receptores estrogénicos de las células cancerosas que alimentan el crecimiento y la división de las mismas. Si alguno de los tres factores siguientes es aplicable en tu caso, te aconsejo que le preguntes al médico si te recomienda recibir una terapia preventiva:

- Hiperplasia ductal atípica (HDA), hiperplasia lobular atípica (HLA) o carcinoma lobular *in situ* (CLIS) en cualquier biopsia anterior

533. J. Cuzick et al., «Preventive Therapy for Breast Cancer: A Consensus Statement», *Lancet Oncology* 12, n.º 5, 2011, pp. 496-503.

- Treinta y cinco años o una edad mayor, con un 1,66% o más de posibilidades de contraer cáncer de mama durante los cinco años siguientes (puedes calcularlo en pinklotus.com/gail)
- Mutación genética heredada, como la del BRCA

Inhibidores de la aromatasa (IA)

Dado que el 80% de los cánceres aparecen después de los cincuenta, algo ocurre cuando nos hacemos mayores, y es por el estrógeno. Como ya he señalado, las mujeres producimos estrógeno a lo largo de toda la vida debido a la *aromatasa,* una enzima que está presente en las glándulas suprarrenales, los ovarios, la grasa y el tejido cerebral, y que convierte andrógenos como la testosterona en estradiol. Además, si lo recuerdas, las células del cáncer de mama se apropian de la aromatasa que se encuentra en la grasa mamaria y la usan para elaborar su propio suministro de estradiol. Te lo recuerdo porque los medicamentos que circulan en el mercado, conocidos como exemestano (Aromasin es la marca que lo comercializa), anastrozol (Arimidex) y letrozol (Femara) actúan como «inhibidores de la aromatasa» (IA). La *desactivan*, reduciendo de ese modo la cantidad de estrógeno circulante en el cuerpo. Tras la supresión de los ovarios, esos antiestrógenos bloquean la única ruta restante que crea estrógeno.

Los ensayos clínicos demuestran que las terapias preventivas están a la altura de su nombre en el sentido de que realizan una buena labor «preventiva». En un ensayo clínico les administraron exemestano a diario a un grupo de 4.560 mujeres posmenopáusicas de alto riesgo durante cinco años, frente a otro grupo de mujeres a las que les dieron un placebo. Los IA redujeron el cáncer de mama invasivo un 65%, comparado con el índice del grupo del placebo.[534] Lo más importante es que las participantes toleraron bien los efectos secundarios del medicamento, y los episodios adversos se dieron igualmente tanto en un grupo como en el otro. Tomar exemestano tiene su aspecto positivo si la paciente puede manejar los inconvenientes de los síntomas menopáusicos, el dolor artrítico y la pérdida de densidad ósea. Un segundo estudio importante ana-

534. P. E. Goss et al., «Exemestane for Breast Cancer Prevention in Postmenopausal Women», *New England Journal of Medicine* 364, n.º 25, 2011, pp. 2381-2391.

lizó el anastrozol frente a un placebo, y concluyó que los IA habían reducido el cáncer de mama un 50%. El índice de cáncer bajó un 4% en el grupo del placebo y un 2% en el que tomó anastrozol.[535] Aunque estas cifras no parezcan espectaculares, equivalen a más de 4.600 mujeres estadounidenses al año que no tienen que lidiar con un cáncer de mama. ¡No está nada mal!

Moduladores selectivos de los receptores estrogénicos (MSRE)

En el mercado hay una segunda clase de fármacos conocidos como *moduladores selectivos de los receptores estrogénicos* (MSRE) que se toman en forma de píldoras, como el tamoxifeno y el raloxifeno (comercializado bajo el nombre de Evista). Químicamente se parecen al estrógeno, y a guisa de una llave encajando en una cerradura, se acoplan a los receptores estrogénicos simulando ser estrógeno. Pero vencen al estradiol, derrotan al receptor y bloquean la cerradura. ¡Brillante! Los MSRE, en lugar de transformar las células cancerosas en máquinas reproductoras, bloquean la cerradura impidiendo que el estradiol lleve a cabo su función cancerígena.

Tamoxifeno

Varios estudios de los años ochenta advirtieron con sorpresa que el uso del tamoxifeno en los pacientes con cáncer no solo mitigaba la reaparición de la enfermedad en el seno afectado, sino que además reducía de manera notable los cánceres de mama contralaterales (CMC) en el seno opuesto.[536] Mmm… En tal caso, si una mujer con un riesgo elevado que nunca hubiera tenido cáncer de mama tomaba tamoxifeno, ¿prevendría el medicamento el cáncer de mama? Tras llevar a cabo un seguimiento a 13.388 mujeres con alto riesgo durante casi seis años, el ensayo clínico sobre el tamoxifeno frente a un placebo reveló que el tamoxifeno reduce a la *mitad* los futuros cánceres de mama con receptores de estrógeno positivos [RE(+)] y las muertes que provocan. Si una biopsia mamaria previa que revelara *células atípicas*

---

535. J. Cuzick et al., «Anastrozole for Prevention of Breast Cancer in High-Risk Postmenopausal Women (IBIS-II): An International, Double-Blind, Randomised Placebo-Controlled Trial», *Lancet* 383, n.º 9922, 2014, pp. 1041-1048.

536. L. E. Rutqvist et al., «Contralateral Primary Tumors in Breast Cancer Patients in a Randomized Trial of Adjuvant Tamoxifen Therapy», *Journal of the National Cancer Institute* 83, pp. 1299-1306.

fuera la razón para tomar tamoxifeno, el riesgo bajaría un 86%.[537] ¡Caramba! El tamoxifeno también produce varios beneficios adicionales: la densidad ósea aumenta (menos fracturas), el nivel de colesterol mejora y la densidad mamaria se reduce.[538] ¿Por qué, entonces, no echamos una pizca de estos polvos mágicos en las gachas de avena integral que tomamos para desayunar cada mañana? Por dos razones: por sus efectos secundarios (sofocos, flujo vaginal) y por las complicaciones que causa (trombos, derrames cerebrales, cáncer uterino), pero la mayoría de mujeres toleran bien los efectos secundarios y las complicaciones son muy inusuales.

¡Eh, amigas portadoras del BRCA!, el ensayo clínico sobre el tamoxifeno también reveló una reducción de un 62% en las portadoras del BRCA-2, es decir, el riesgo de un 80% a lo largo de toda la vida se redujo a un 30%.[539] El problema es que ese subgrupo solo estaba formado de diecinueve mujeres, pero hay otro estudio que corrobora este efecto del tamoxifeno. ¿Sabes lo que le ocurrió al riesgo de cáncer del *seno opuesto* cuando las portadoras del BRCA contraían cáncer, conservaban sus senos y tomaban tamoxifeno? La información procedente de 2.464 pacientes de este tipo reveló que el riesgo del BRCA-1 se redujo un 62%, y el del BRCA-2, un 67%.[540] Si el tamoxifeno puede eliminar el segundo cáncer de esta manera, lo más probable es que también reduzca el *primero* derivado del BRCA-1 o del BRCA-2. Pero hay algo extraño oculto en esta información; te lo explicaré. El tamoxifeno redujo de manera espectacular los cánceres con receptores de estrógeno *negativos* [RE(–)] en las portadoras del BRCA-1, pero ¿lo único que hace el tamoxifeno es unirse a los receptores de estrógeno? ¿Qué *sentido* tiene esto? Además, el tamoxifeno nunca detuvo los cánceres con receptores de estrógeno negativos en *ningún* otro

---

537. B. Fisher et al., «Tamoxifen for Prevention of Breast Cancer: Report of the National Surgical Adjuvant Breast and Bowel Project P-1 Study», *Journal of the National Cancer Institute* 90, n.º 18, septiembre de 1998, pp. 1371-1388.

538. J. Cuzick et al., «Tamoxifen and Breast Density in Women at Increased Risk of Breast Cancer», *Journal of the National Cancer Institute* 96, n.º 8, abril del 2004, pp. 621-628.

539. M. C. King et al., «Tamoxifen and Breast Cancer Incidence Among Women with Inherited Mutations in BRCA1 and BRCA2: National Surgical Adjuvant Breast and Bowel Project (NSABP-P1) Breast Cancer Prevention Trial», *Journal of the American Medical Association* 286, n.º 18, 2001, pp. 2251-2256.

540. K. A. Phillips et al., «Tamoxifen and Risk of Contralateral Breast Cancer for BRCA1 and BRCA2 Mutation Carriers», *Journal of Clinical Oncology* 31, n.º 25, 2013, pp. 3091-3099.

ensayo clínico. Me refiero a que el tamoxifeno puede pararles los pies a los cánceres con RE(–), pero solo cuando la paciente tiene la mutación del BRCA. ¿Significa esto que el tamoxifeno corrige la mutación? Pues en cierto modo así es, pero necesita que le echen una mano. Esta ayuda puede venir en forma de polimorfismos de un solo nucleótido —o SNP, como *snips*, tijeretazos en inglés—, que son básicamente errores tipográficos cuando las células se copian a sí mismas (no hay que olvidar que creamos alrededor de cincuenta mil millones de células al día), de modo que la nueva célula contiene una palabra mal escrita. Por lo visto, no se nos da bien lo de teclear, tenemos cerca de diez millones de SNP, la mayoría no significan nada. Sin embargo, los científicos han identificado más de noventa SNP que elevan el riesgo de cáncer de mama.[541] A veces, cuando los SNP ocurren en un área que controla un gen cercano, afectan directamente la función de ese gen. Los científicos han descubierto que los portadores del BRCA-1 tienen un SNP cerca de los receptores de estrógeno, de ahí que sea plausible que el tamoxifeno combinado con un SNP cambie la incapacidad de un portador del BRCA-1 de reparar el ADN mutado.[542] Por esta razón, tanto las portadoras del BRCA-1 como las del BRCA-2 deberían plantearse tomar tamoxifeno como terapia preventiva.

Raloxifeno (Evista)

Si estás buscando un MSRE más sexi que cause menos molestias, el ensayo clínico «Estudio sobre el tamoxifeno y el raloxifeno» (STAR) probó estos dos fármacos en 19.747 mujeres posmenopáusicas con un mayor riesgo de sufrir cáncer de mama.[543] Ambos medicamentos redujeron con la misma intensidad y eficacia el riesgo de cáncer de mama invasivo. Pero el raloxifeno mostró los siguientes beneficios por encima del tamoxifeno: menos flujo vaginal, menos trombos, menos cataratas y menos cánceres

---

541. N. Orr et al., «Fine-Mapping Identifies Two Additional Breast Cancer Susceptibility Loci at 9q31.2», *Human Molecular Genetics* 24, n.º 10, mayo del 2015, pp. 2966-2984.

542. A. C. Antoniou et al., «Common Alleles at 6q25.1 and 1p11.2 Are Associated with Breast Cancer Risk for BRCA1 and BRCA2 Mutation Carriers», *Human Molecular Genetics* 20, n.º 16, 2011, pp. 3304-3321.

543. V. G. Vogel et al., «Effects of Tamoxifen vs. Raloxifene on the Risk of Developing Invasive Breast Cancer and Other Disease Outcomes: The NSABP Study of Tamoxifen and Raloxifene (STAR) P-2 Trial», *Journal of the American Medical Association* 295, n.º 23, junio del 2006, pp. 2727-2741.

uterinos. El tamoxifeno redujo los cánceres en estadio 0 (carcinoma ductal *in situ*, o CDIS) un 50% más que el raloxifeno y sin provocar insomnio. Si no puedes tomar tamoxifeno pongamos que por un historial médico de coágulos sanguíneos, el raloxifeno es lo más indicado para ti. Pero si hubiera de elegir uno, me gusta el tamoxifeno, por reducir el riesgo de los CDIS, por eso es mi preferido.

¿Quién debe tomar el qué?

Si estás considerando seguir cualquiera de estas terapias preventivas para reducir el riesgo de cáncer, no olvides que el raloxifeno y los inhibidores de la aromatasa solo se usan en mujeres posmenopáusicas y no en mujeres premenopáusicas. Pero cualquier mujer puede tomar ramoxifeno, y es la única opción para las mujeres premenopáusicas. Estos medicamentos se suelen tomar durante cinco años, pero los MSRE (tamoxifeno y raloxifeno) siguen reduciendo el riesgo de cáncer al menos durante los cinco años siguientes de haber dejado la terapia.[544] Aunque estos medicamentos tengan más ventajas que efectos negativos, la mayoría de mujeres creen lo contrario y no recurren a la terapia preventiva. La FDA solo ha aprobado el exemestano, el tamoxifeno y el raloxifeno como terapia preventiva. Sopesa con tu médico los riesgos y los beneficios de estos medicamentos para decidir cuál tiene sentido para ti tomar, si es que eliges alguno.

MÁS TERAPIAS PREVENTIVAS Y REDUCTORES DE RIESGO

Sucede a veces que, cuando los pacientes toman medicamentos para tratar una enfermedad, los médicos descubrimos por casualidad que el fármaco también mejora otra dolencia que no tenía nada que ver con la tratada. Los siguientes medicamentos nos han sorprendido gratamente; por lo visto, además de alcanzar su misión original, reducen el riesgo de cáncer de mama.

---

544. J. Cuzick et al., «Selective Oestrogen Receptor Modulators in Prevention of Breast Cancer: An Updated Meta-analysis of Individual Participant Data», *Lancet* 381, n.º 9880, 2013, pp. 1827-1834.

Bisfosfonatos

Los *bisfosfonatos* son una clase de medicamentos eficaces para tratar la osteoporosis (el alendronato es el más popular). Se ha demostrado que sus efectos frenan la metástasis ósea del cáncer de mama y la pérdida ósea inducida por los IA o la quimioterapia, pero los bisfosfonatos también nos pueden ahorrar un viaje a Cancerolandia. En el importante estudio de «Iniciativa para la salud de la mujer», en el que se analizaron los riesgos de la TRH, se llevó a cabo un seguimiento a más de 2.800 mujeres posmenopáusicas que tomaron por vía oral bisfosfonatos para la osteoporosis. Al cabo de los casi ocho años del seguimiento, los investigadores descubrieron que las consumidoras de bisfosfonatos habían tenido menos fracturas óseas (por supuesto, es lo que el medicamento previene), pero también sufrieron un 32% menos de cánceres de mama invasivos que las mujeres que no tomaron el medicamento.[545] Un estudio israelí en el que participaron 4.039 pacientes reflejó las mismas conclusiones al descubrir una reducción de un 28% de cánceres de mama en las mujeres que tomaron bisfosfonatos.[546] Otros estudios explican los beneficios de los bisfosfonatos señalando los efectos antitumorales directos vinculados con la antiangiogénesis (formación de nuevos vasos sanguíneos), la antiproliferación (crecimiento celular) y la proapoptosis (muerte celular).[547]

Metformina

La metformina, otro medicamento que lleva años usándose, controla el azúcar en la sangre en los diabéticos tipo 2, pero también tiene efectos antiproliferativos y antiinflamatorios, que como ya sabes cambian favorablemente el microambiente de los tumores que he mencionado en repetidas ocasiones. De hecho, un estudio del Reino Unido evaluó a 22.621 mujeres que tomaban por vía oral medicamentos para la diabetes, y los investigadores descubrieron una reducción de un 56% del cáncer de mama en las que habían estado tomando metformina durante más de cinco años,

---

545. R. T. Chlebowski et al., «Oral Bisphosphonate Use and Breast Cancer Incidence in Postmenopausal Women», *Journal of Clinical Oncology* 28, n.º 22, 2010, pp. 3582-3590.

546. G. Rennert, M. Pinchev y H. S. Rennert, «Use of Bisphosphonates and Risk of Postmenopausal Breast Cancer», *Journal of Clinical Oncology* 28, n.º 22, 2010, pp. 3577-3581.

547. T. J. Hall y M. Schaueblin, «A Pharmacological Assessment of the Mammalian Osteoclast Vacuolar H+-ATPase», *Bone and Mineral* 27, n.º 2, 1994, pp. 159-166.

comparadas con las mujeres diabéticas que tomaban cualquier otro medicamento.[548] Las tiazolidinedionas, unos medicamentos que actúan como la metformina, también han demostrado ejercer efectos preventivos en el cáncer de mama.[549]

El azúcar y los hidratos de carbono no causan diabetes (aunque pueden empeorarla); son las grasas saturadas de una dieta sumamente rica en carne, lácteos y huevos las que taponan los receptores de insulina de las células musculares. La insulina no puede entonces decirles a los músculos que abran las entradas de glucosa para que el azúcar penetre en los músculos y la almacene como glicógeno, por lo que la glucosa circula a sus anchas por el torrente sanguíneo, haciendo creer a todo el mundo que el problema está en el azúcar. Este trastorno se conoce como *resistencia a la insulina,* las células se resisten a hacer lo que la insulina les indica. En respuesta, el cuerpo envía más insulina —estado conocido como hiperinsulinemia— como si les dijera: «¡Eh!, receptores, ¿qué os pasa? ¡Abrid las entradas de glucosa!». Pero los receptores no le oyen, están repletos de grasa. Los estudios demuestran que la resistencia a la insulina y la hiperinsulinemia aumentan el riesgo de sufrir cáncer de mama y de morir por esta enfermedad.[550] De manera que tiene sentido normalizar la forma en que la insulina y el azúcar actúan en el cuerpo, y la metformina demuestra ser una estrategia preventiva eficaz en este sentido. Pero no todos los estudios revelan un beneficio, y otros medicamentos para la diabetes, como la insulina, no protegen contra el cáncer.[551]

Por otro lado, la diabetes tipo 2 se puede *revertir* totalmente a las veintidós semanas —me refiero a que el problema con la insulina se puede solventar para siempre— con una dieta exclusivamente a base de verduras y cereales integrales. O sea que podemos intentar deshacernos de la diabe-

---

548. M. Bodmer et al., «Long-Term Metformin Use Is Associated with Decreased Risk of Breast Cancer», *Diabetes Care 33,* n.º 6, 2010, pp. 1304-1308.

549. R. Govindarajan et al., «Thiazolidinediones and the Risk of Lung, Prostate, and Colon Cancer in Patients with Diabetes», *Journal of Clinical Oncology* 25, n.º 12, 2007, pp. 1476-1481.

550. F. Frasca et al., «The Role of Insulin Receptors and IGF-I Receptors in Cancer and Other Diseases», *Archives of Physiology and Biochemistry* 114, n.º 1, 2008, pp. 23-37; L. L. Lipscombe et al., «The Impact of Diabetes on Survival Following Breast Cancer», *Breast Cancer Research and Treatment* 109, n.º 2, 2008, pp. 389-395.

551. A. DeCensi et al., «Metformin and Cancer Risk in Diabetic Patients: A Systematic Review and Meta-analysis», *Cancer Prevention Research* 3, n.º 11, 2010, pp. 1451-1461.

tes *y* mantener además la salud de los senos con el consumo de verduras.[552] El doctor Neal Barnard y sus colegas han tratado con éxito a miles de diabéticos solo por medio de una alimentación adecuada. En pcrm.org encontrarás consejos e información procedente del Comité de Médicos por una Medicina Responsable.

Ácido retinoico

La nueva ciencia sobre el ácido retinoico nos promete reducir el riesgo de cáncer de mama. Este metabolito, derivado de la vitamina A que se encuentra en abundancia en los moniatos y las zanahorias, desempeña un papel vital en el crecimiento, la división y la muerte celular. En los estudios de laboratorio y en los ensayos clínicos reducidos llevados a cabo con humanos, el ácido transretinoico total (ATRA) vuelve a transformar las células precancerosas en *normales.* Imagínate tres placas de Petri con (1) células mamarias normales, (2) células precancerosas o no invasivas (células cancerosas atípicas o *in situ*) y (3) células cancerosas invasivas. Ahora verteremos distintas concentraciones de ATRA en cada placa de Petri y veremos lo que ocurre. Por increíble que parezca, las células precancerosas atípicas y no invasivas *in situ* se transforman en normales en cuanto a la forma de la célula. Pero, por si esto fuera poco, vuelven además a comunicarse con normalidad a través de los 443 distintos genes.[553] Incluso las rutas genéticas pueden cambiar de buenas a malas, y volver a buenas de nuevo. Sin embargo, las células invasivas no vuelven a ser normales, lo cual ayuda a explicar por qué, cuando se llega a la fase de un cáncer invasivo, las intervenciones dietéticas por sí solas no sirven en su mayor parte para curar un cáncer de mama.

En estudios realizados con humanos, cuando a las pacientes con cáncer de mama, tras diagnosticarles la enfermedad, se les administra un ATRA sintético conocido como *fenretinida* durante cinco años, se aprecia la asombrosa reducción de un 50% en un segundo cáncer de mama en mujeres de menos de cuarenta años, y de un 38% a cualquier edad premenopáusica, y estos beneficios perduraron varios años después de dejar el

---

552. N. D. Barnard et al., «A Low-Fat Vegan Diet Improves Glycemic Control and Cardiovascular Risk Factors in a Randomized Clinical Trial in Individuals with Type 2 Diabetes», *Diabetes Care* 29, n.º 8, 2006, pp. 1777-1783.

553. M. F. Arisi et al., «All Trans-retinoic Acid (ATRA) Induces Re-differentiation of Early Transformed Breast Epithelial Cells», *International Journal of Oncology* 44, n.º 6, 2014, pp. 1831-1842.

tratamiento.[554] Aunque las mujeres de más de cincuenta y cinco no experimentaron ningún beneficio. La explicación parece tener que ver con un viejo amienemigo nuestro: el IGF-1. La fenretinida reduce los niveles de IGF-1 y aumenta los de IGFBP-3, su principal proteína fijadora. Estamos esperando los resultados de los ensayos clínicos tanto con relación a la terapia preventiva como a las situaciones de tratamiento.[555]

NSAID

Te sugiero que guardes en el botiquín unos medicamentos que seguramente ya tienes: aspirinas y fármacos antiinflamatorios no esteroidales (NSAID). En realidad, todas las pastillas de Advil que nos hemos tomado para las jaquecas y los calambres menstruales tienen su lado bueno. La terapia preventiva por medio de estos medicamentos antiinflamatorios tiene sentido porque tanto el ácido acetilsalicílico (AAS; por ej., Bayer, Bufferin, Excedrin, aspirina genérica) como los NSAID (por ej., Advil, Motrin, Aleve, el ibuprofeno genérico) bloquean una enzima llamada *COX-2* que aumenta la producción de estrógeno, la expresión genética mediada por el estrógeno y, por lo tanto, el crecimiento del cáncer. Después de analizar el uso del AAS y de los NSAID en 80.741 mujeres posmenopáusicas, los investigadores descubrieron que tomar dos o más pastillas a la semana en un espacio de cinco a nueve años reducía el cáncer de mama un 21%; y, de diez a una mayor cantidad de años, un 28%.[556] Muchos otros estudios confirman este efecto, con reducciones constantes del cáncer de mama alrededor del 25%.[557] El uso regular de acetaminofeno (por ej., Tylenol) o una dosis baja de aspirina (menos de 100 miligramos) produce

---

554. U. Veronesi et al., «Fifteen-Year Results of a Randomized Phase III Trial of Fenretinide to Prevent Second Breast Cancer», *Annals of Oncology* 17, n.º 7, 2006, pp. 1065-1071.

555. E. Garattini et al., «Retinoids and Breast Cancer: from Basic Studies to the Clinic and Back Again», *Cancer Treatment Reviews* 40, n.º 6, 2014, pp. 739-749.

556. R. E. Harris et al., Women's Health Initiative, «Breast Cancer and Nonsteroidal Anti-inflammatory Drugs: Prospective Results from the Women's Health Initiative», *Cancer Research* 63, n.º 18, septiembre del 2003, pp. 6096-6101.

557. L. Gallicchio et al., «Nonsteroidal Anti-inflammatory Drugs and the Risk of Developing Breast Cancer in a Population-Based Prospective Cohort Study in Washington County, MD», *International Journal of Cancer* 121, n.º 1, julio del 2007, pp. 211-215; E. Rahme et al., «Association Between Frequent Use of Nonsteroidal Antiinflammatory Drugs and Breast Cancer», *BMC Cancer* 5, 2005, p. 159; T. M. Brasky et al., «Non-steroidal Anti-inflammatory Drug (NSAID) Use and Breast Cancer Risk in the Western New York Exposures and Breast Cancer (WEB) Study», *Cancer Causes and Control* 21, n.º 9, 2010, pp. 1503-1512.

poca actividad antiinflamatoria y ningún efecto preventivo. Las dosis recomendadas son 200 mg/pastilla de NSAID y 325 mg/pastilla de AAS. A no ser que hayas tenido úlceras sangrantes, un ictus o alguna otra razón para evitar por completo estos medicamentos, tómate de dos a tres pastillas a la semana. Por cierto, también te protegen de las cardiopatías y del cáncer de colon.

INTERVENCIONES QUIRÚRGICAS DE MAMAS Y OVARIOS

El artículo de opinión de Angelina Jolie titulado «Mi elección médica», publicado en el *New York Times,* despertó al mundo el 14 de mayo del 2013 acerca de la existencia del *BRCA.* Cuando oímos que alguien se hará extirpar de buen grado dos partes externas de su cuerpo totalmente sanas que simbolizan la feminidad y la sexualidad, nos preguntamos: «¿Por qué lo hace?». Y cuando nos enteramos de la respuesta, nos decimos: «¿Tendré yo también ese gen?». Innumerables personas de todo el mundo se enteraron de la existencia de una mutación genética que destruye a familias desprevenidas una generación tras otra. Si eres portadora de la mutación del BRCA, puedes hacerte extirpar los órganos de mayor riesgo, es decir, los pechos y los ovarios, antes de que contraigan cáncer.

Mastectomía bilateral profiláctica (MBP)

Para reducir al máximo las posibilidades de sufrir cáncer de mama, algunas mujeres de alto riesgo deciden someterse a lo que se conoce como *mastectomía bilateral profiláctica* (MBP), llamada también mastectomía doble preventiva. Significa que se extirpan los senos sin la presencia conocida de un cáncer, solamente para prevenir su aparición. En una serie actual de mastectomías en la que se conserva la piel (se extirpan los pezones) o se evita extirpar los pezones (se mantienen), la incidencia de cáncer de mama después de una MBP baja a un 3%, y en el caso de una técnica de mastectomía realmente excelente el riesgo debería reducirse a cero, aunque se conserven los pezones.[558]

558. K. K. Ludwig et al., «Risk Reduction and Survival Benefit of Prophylactic Surgery in BRCA Mutation Carriers, a Systematic Review», *American Journal of Surgery* 212, n.º 4, 2016, pp. 660-669.

Dos realidades pueden ponernos en una situación de riesgo lo bastante elevada como para considerar en serio someternos a una MBP: (1) mutaciones genéticas heredadas, y (2) un riesgo alto con marcadores de lesiones y/o antecedentes familiares llenos de cánceres. La MBP reduce los índices de mortalidad derivados del cáncer de mama,[559] y yo la recomiendo siempre que una mujer con un riesgo alto quiere hacérsela después de los veintiuno. A las portadoras del BRCA, les sugiero una MBP antes de los cuarenta (los cánceres suelen diagnosticarse a los cuarenta y cinco) o diez años antes de la edad del familiar más joven afectado de cáncer de mama. ¿Por qué diez años antes? Un estudio del MD Anderson reveló que la generación actual de portadores de la mutación del BRCA contraen un cáncer 7,9 años antes que la generación anterior.[560] Además, las células cancerosas se mutan años antes de que las detectemos. Esos diez años de antelación deberían detener eficazmente el cáncer antes de que aparezca. Algunas mujeres descubren que son portadoras del BRCA mucho más tarde en la vida. Por ejemplo, a los 70 se han librado sin saberlo de un riesgo tan alto que a esas alturas de la vida las posibilidades estimadas de contraer un cáncer son inferiores a un 12%. En tal caso, en lugar de la cirugía, quizá lo más adecuado sería un control médico.

Cáncer de mama contralateral (CMC)

Si tienes cáncer en un seno y estás considerando hacerte una mastectomía para tratarlo, ¿deberías extirparte el otro también? Hacer que te extirpen el otro seno sano en esta situación se conoce como *mastectomía contralateral profiláctica* (MCP). Para responder a la pregunta de la MCP, debes entender el riesgo del cáncer de mama contralateral (CMC), que prevé el desarrollo de un segundo cáncer en el otro seno, el que no se ha visto afectado por el primer cáncer. La incidencia del CMC, por suerte, está bajando a un 3% cada año en los cánceres con RE(+) desde el uso extendido de tamoxifeno en 1985.[561] La quimioterapia también reduce la incidencia del CMC

---

559. L. Lostumbo et al., «Prophylactic Mastectomy for the Prevention of Breast Cancer», *Cochrane Database Systematic Reviews* 4, n.º 4, octubre del 2004.

560. J. K. Litton et al., «Earlier Age of Onset of BRCA Mutation-Related Cancers in Subsequent Generations», *Cancer* 118, n.º 2, 2012, pp. 321-325.

561. H. B. Nichols et al., «Declining Incidence of Contralateral Breast Cancer in the United States from 1975 to 2006», *Journal of Clinical Oncology* 29, n.º 12, 2011, pp. 1564-1569.

cerca de un 20% durante al menos una década después de haberla recibido.[562] Por otro lado, una serie de factores aumentan el riesgo de cáncer de mama contralateral: haber recibido a una edad temprana un diagnóstico de cáncer de mama,[563] un primer cáncer con RE(–),[564] un primer cáncer lobular,[565] antecedentes familiares,[566] mutaciones genéticas,[567] menarquia temprana,[568] no haber tenido hijos nunca[569] y obesidad.[570] Salvo en el caso de las portadoras de la mutación del BRCA, cuyo riesgo de sufrir un CMC es de un 40 a un 65%, el factor de mayor peso para la previsión del riesgo de CMC es la edad actual y el estado del estrógeno cuando apareció el primer cáncer. He creado la siguiente tabla práctica para las pacientes con cáncer que se planteen someterse a una MCP fundamentada en el análisis de la base de datos sobre el cáncer del 2001 al 2005 en Estados Unidos.[571] Las cifras suponen un uso adecuado de la quimioterapia y el antiestrógeno. Si observamos el riesgo de sufrir CMC durante las tres siguientes décadas tanto con relación a los tumores con RE(+) como con RE(–), vemos que las cifras no son astronómicamente altas.

---

562. L. Bertelsen et al., «Effect of Systemic Adjuvant Treatment on Risk for Contralateral Breast Cancer in the Women's Environment, Cancer and Radiation Epidemiology Study», *Journal of the National Cancer Institute* 100, n.º 1, 2008, pp. 32-40.

563. Y. Chen et al., «Epidemiology of Contralateral Breast Cancer», *Cancer Epidemiology, Biomarkers and Prevention* 8, 1999, pp. 855-861.

564. A. S. Reiner et al., «Hormone Receptor Status of a First Primary Breast Cancer Predicts Contralateral Breast Cancer Risk in the WECARE Study Population», *Breast Cancer Research* 19, n.º 1, 2017, p. 83.

565. J. Ji y K. Hemminki, «Risk for Contralateral Breast Cancers in a Population Covered by Mammography: Effects of Family History, Age at Diagnosis and Histology», *Breast Cancer and Research Treatment* 105, 2007, pp. 229-236.

566. K. Hemminki, J. Ji y A. Forsti, «Risks for Familial and Contralateral Breast Cancer Interact Multiplicatively and Cause a High Risk», *Cancer Research* 67, 2007, pp. 868-870.

567. M. K. Graeser et al., «Contralateral Breast Cancer Risk in BRCA1 and BRCA2 Mutation Carriers», *Journal of Clinical Oncology* 27, 2009, pp. 5887-5892.

568. J. A. Largent et al., «Reproductive History and Risk of Second Primary Breast Cancer: The WECARE Study», *Cancer Epidemiology, Biomarkers and Prevention* 16, 2007, pp. 906-911.

569. J. A. Largent et al., «Reproductive History and Risk of Second Primary Breast Cancer: The WECARE Study», *Cancer Epidemiology, Biomarkers and Prevention* 16, 2007, pp. 906-911.

570. N. Druesne-Pecollo et al., «Excess Body Weight and Second Primary Cancer Risk after Breast Cancer: A Systematic Review and Meta-analysis of Prospective Studies», *Breast Cancer Research and Treatment* 135, 2012, pp. 647-654.

571. H. B. Nichols et al., «Declining Incidence of Contralateral Breast Cancer in the United States from 1975 to 2006», *Journal of Clinical Oncology* 29, n.º 12, 2011, pp. 1564-1569.

PORCENTAJE DEL RIESGO DE CÁNCER DE MAMA CONTRALATERAL (CMC) CON RECEPTORES DE ESTRÓGENO POSITIVOS (RE+) Y RECEPTORES DE ESTRÓGENO NEGATIVOS (RE–) A LOS 10, 20 Y 30 AÑOS DEL DIAGNÓSTICO

DIAGNOSTICADO A ESTA EDAD	RE(+) RIESGO/AÑOS	CMC A LOS 10 AÑOS	CMC A LOS 20 AÑOS	CMC A LOS 30 AÑOS	RE(–) RIESGO/AÑOS	CMC A LOS 10 AÑOS	CMC A LOS 20 AÑOS	CMC A LOS 30 AÑOS
25–29	0,45	4,5	9	13,5	1,26	12,6	25,2	37,8
30-34	0,31	3,1	6,2	9,3	0,85	8,5	17	25,5
35–39	0,25	2,5	5	7,5	0,64	6,4	12,8	19,2
40–44	0,24	2,4	4,8	7,2	0,53	5,3	10,6	15,9
45–49	0,24	2,4	4,8	7,2	0,47	4,7	9,4	14,1
50–54	0,26	2,6	5,2	7,8	0,45	4,5	9	13,5
55–59	0,30	3	6	9	0,45	4,5	9	13,5
60–64	0,34	3,4	6,8	10,2	0,47	4,7	9,4	14,1
65–69	0,36	3,6	7,2	10,8	0,51	5,1	10,2	15,3
70–74	0,37	3,7	7,4	11,1	0,55	5,5	11	16,5
75–79	0,33	3,3	6,6	9,9	0,60	6	12	18
80–84	0,26	2,6	5,2	7,8	0,63	6,3	12,6	18,9

Mastectomía contralateral profiláctica (MCP)

Como supondrás al ver las cifras relativamente bajas de CMC en la mayor parte de la tabla, ningún estudio revela de manera concluyente una ventaja en cuanto a la supervivencia en las mujeres que deciden extirparse el pecho sano con una mastectomía contralateral profiláctica (MCP). Por supuesto, apoyo a cualquiera que tenga la actitud de «Haré lo que sea para sobrevivir», pero se sobrevive igual tanto con una MCP como sin ella.[572] Y esto les

572. L. Lostumbo, N. E. Carbine y J. Wallace, «Prophylactic Mastectomy for the Prevention of Breast Cancer», *Cochrane Database Systematic Reviews*, noviembre del 2010.

produce un gran alivio a las mujeres que no quieren perder ambos senos, pero que tampoco quieren *morir*. Sé que algunas mujeres, en lugar de guiarse por las estadísticas, toman las decisiones llevadas por su instinto, como si oyeran una voz en su interior que les dijera: «Deshazte de este pecho. El otro te ha intentado matar». Otras no quieren tener nada que ver con los controles médicos, la ansiedad y las posibles biopsias que conlleva conservar un pecho sano. Para ellas optar por una MCP es liberador, no quieren estar viviendo a todas horas con el miedo metido en el cuerpo por si el cáncer las sorprende apareciendo sigilosamente de nuevo.

Una encuesta realizada a 81 cirujanos mastólogos australianos y neozelandeses reveló que, después de los genes y los antecedentes familiares, el «miedo y la ansiedad» era, simplemente, lo que empujaba a las pacientes a decantarse por una mastectomía contralateral profiláctica (MCP).[573] Quizá la tranquilidad interior explique por qué el índice de MCP en Estados Unidos se ha triplicado en mujeres de menos de cuarenta y cinco años: de un 9,3% se ha disparado a un 26,4% entre el 2003 y el 2010.[574] Y un 11,2% de mujeres de todas las edades optan por una MCP.[575] Lo más curioso es que las pacientes tienden tres veces más a decidir hacerse una MCP si quien se la va a practicar es una cirujana.[576] Quizá analizan la opción de una forma más abierta o total con una cirujana a la que ven como una mujer de confianza, o tal vez le pregunten qué haría si estuviera en su piel y la cirujana les responde que optaría por una MCP. Una encuesta informal realizada en el 2015 durante la reunión anual de la Sociedad Americana de Cirujanos Mastólogos reveló que el 5% de cirujanos les sugerirían una MCP a sus esposas, mientras que más del 20% de cirujanas decidirían someterse a una. En Europa, los índices de MCP no han cam-

---

573. T. Musiello, E. Bornhammar y C. Saunders, «Breast Surgeons' Perceptions and Attitudes Towards Contralateral Prophylactic Mastectomy», *ANZ Journal of Surgery* 83, n.os 7-8, 2013, pp. 527-532.

574. C. E. Pesce et al., «Changing Surgical Trends in Young Patients with Early Stage Breast Cancer, 2003 to 2010: A Report from the National Cancer Data Base», *Journal of the American College of Surgeons* 219, n.o 1, 2014, pp. 19-28

575. K. L. Kummerow et al., «Nationwide Trends in Mastectomy for Early-Stage Breast Cancer», *JAMA Surgery* 150, 2015, pp. 9-16.

576. A. K. Arrington et al., «Patient and Surgeon Characteristics Associated with Increased Use of Contralateral Prophylactic Mastectomy in Patients with Breast Cancer», *Annals of Surgical Oncology* 16, n.o 10, 2009, pp. 2697-2704.

biado para nada, lo cual se atribuye a las distintas percepciones públicas del cáncer de mama y de la cirugía plástica.[577]

Otras pacientes también se decantan por una MCP para equilibrar la desigualdad de la mastectomía del primer seno afectado de cáncer. La MCP hace que los nuevos senos queden más emparejados. Por otro lado, procedimientos como una reducción, una elevación o unos implantes también pueden crear simetría y no requieren una mastectomía, el secreto está en hablar a fondo de este tema con el médico. ¿No te preocupa ninguna de estas cosas? Pues, en ese caso, ¡conserva tus senos, son tuyos!

Decisiones difíciles

Solo se han hecho pequeños estudios sobre el grado de satisfacción de una paciente después de una mastectomía bilateral profiláctica (MBP), y todos me entristecen, pero debes conocer la verdad. A los veintinueve meses de haberse sometido a una MBP, cincuenta y cinco pacientes respondieron a un cuestionario: un 87% afirmaron sentir dolor y molestias en el pecho; un 36% dijeron que el dolor les impedía dormir bien por la noche; un 22% señalaron que les estaba afectando negativamente en las actividades diarias; y un 75% se quejaron de sentir menos placer sexual. Pero hay un rayo de esperanza: un 0% coincidió en la afirmación «Me arrepiento de la decisión que tomé».[578] Por otro lado, la mayoría de estudios publicados muestran una *satisfacción* duradera general con la decisión de hacerse una mastectomía contralateral profiláctica (MCP).[579] Una de las razones por las que las pacientes de una MBP pueden sentirse más insatisfechas con los resultados que las pacientes de una MCP es porque ninguna de ellas tenía cáncer; en cambio, a las que eligieron una MCP les habían diagnosticado un cáncer y se habían sometido a los tratamientos médicos. Quizá la sensación de agradecimiento por haber sobrevivido a un cáncer eclipse los efectos molestos, indeseados y permanentes de las decisiones quirúrgicas.

---

577. U. Güth et al., «Increasing Rates of Contralateral Prophylactic Mastectomy–A Trend Made in USA?», *European Journal of Surgical Oncology* 38, n.º 4, 2012, pp. 296-301.

578. J. Gahm, M. Wickman e Y. Brandberg, «Bilateral Prophylactic Mastectomy in Women with Inherited Risk of Breast Cancer–Prevalence of Pain and Discomfort, Impact on Sexuality, Quality of Life and Feelings of Regret Two Years After Surgery», *Breast* 19, n.º 6, 2010, pp. 462-469.

579. M. H. Frost et al., «Contralateral Prophylactic Mastectomy: Long-Term Consistency of Satisfaction and Adverse Effects and the Significance of Informed Decision Making, Quality of Life, and Personality Traits», *Annals of Surgical Oncology* 18, n.º 11, 2011, p. 3110.

Optar por una mastectomía bilateral profiláctica o por una mastectomía contralateral profiláctica es algo muy serio. Ambas requieren que la paciente tome la decisión estando de lo más informada, tras haber hablado largo y tendido con el médico del riesgo actual de contraer un cáncer, del riesgo percibido por la afectada, del deseo y la capacidad de soportarlo, del pronóstico tumoral, de las expectativas estéticas y de las posibles complicaciones quirúrgicas que siempre pueden surgir y que otras enfermedades o factores de riesgo pueden empeorar, como la obesidad o el tabaquismo, por no mencionar las implicaciones físicas, emocionales y económicas que conlleva. La mastectomía profiláctica elimina prácticamente las amenazas del cáncer para siempre: ya no es necesario hacerse exploraciones mamarias rutinarias, ni autoexplorarse los pechos cada mes, ni preocuparse por un posible cáncer, ni someterse a la quimioterapia, ni tener miedo. Es una opción atractiva para muchas mujeres, pero, sin duda, no para todas a las que trato. Quiero dejar claro que la cirugía profiláctica es una decisión muy personal e irreversible que una mujer solo debe tomar después de haberla meditado a fondo con gran detenimiento. Tras enterarse de esta opción, algunas pacientes exclaman: «¡Adelante!». Otras me dicen: «Quizá al cabo de un tiempo». Y algunas me responden: «¡Nunca lo haré!». Yo siempre las apoyo, decidan lo que decidan, y tú también debes esperar lo mismo de tu médico.

Adiós, adiós, ovarios

Si tienes que despedirte de tus ovarios, puedes hacer que te los extirpen con un procedimiento conocido como *salpingooforectomía* bilateral *de reducción de riesgo* (SBRR). Dado que el riesgo de sufrir cáncer de ovarios es de un 54% en las portadoras del BRCA y que aumenta rápidamente pasados los cuarenta, eliminar este riesgo con la extirpación de los ovarios se convierte en una propuesta que te puede salvar la vida, y por suerte también es beneficiosa para los senos. Un estudio prospectivo de casi 2.500 portadoras del BRCA reveló que practicar una SBRR antes de los cincuenta reduce los índices de cáncer de *mama* un 37% en las portadoras del BRCA-1, y un 64% en las portadoras del BRCA-2. Sin embargo, someterse a una SBRR pasados los cincuenta no reduce el riesgo de cáncer de manera importante.[580] Incluso

---

580. S. M. Domchek et al., «Association of Risk-Reducing Surgery in BRCA1 or BRCA2 Mutation Carriers with Cancer Risk and Mortality», *Journal of the American Medical Association* 304, n.º 9, 2010, pp. 967-975.

después de la extirpación de los ovarios y las trompas de Falopio, sigue habiendo un 2% de posibilidades de sufrir un cáncer peritoneal primario, que es un cáncer en la fina membrana que recubre la parte interior del abdomen y de los órganos.[581]

Las pautas nacionales recomiendan que las portadoras del BRCA-1 y del BRCA-2 se sometan a una SBRR de los treinta y cinco a los cuarenta años, cuando hayan terminado de dar a luz. Las portadoras del BRCA-2 que se hayan sometido a una mastectomía pueden posponer la SBRR para cuando tengan de cuarenta a cuarenta y cinco años.[582] No es necesario pasarlo fatal en la menopausia. Recurrir a la terapia de reemplazo hormonal después de una SBRR no aumenta el riesgo de cáncer en las portadoras del BRCA-1 o del BRCA-2, y a corto plazo tampoco invalida *la reducción* del cáncer de mama que acabo de mencionar relacionada con la SBRR antes de los cincuenta.[583] Como tomar hormonas toda la vida después de una SBRR reduce la esperanza de vida cerca de un año, plantéate dejar el tratamiento en el momento en que se espera que llegue la menopausia de forma natural, alrededor de los cincuenta.[584]

Toma la decisión teniendo en cuenta tanto el presente como el futuro. Algunas pacientes me piden que les extirpe solo las trompas de Falopio y que les deje los ovarios para que las hormonas sigan circulando por el cuerpo, sabedoras de que es en las trompas donde más se desarrollan los cánceres. Pero esta opción no es aconsejable. Si tienes un riesgo alto, te estás acercando a los treinta y cinco y aún no estás preparada para tener hijos biológicos, pero quieres ser madre un día, te sugiero que consideres la opción de congelar óvulos o embriones y hacerte extirpar los ovarios. Con el útero intacto, puedes hacerte implantar embriones y tener un hijo cuando

---

581. C. Iavazzo, I. D. Gkegkes y N. Vrachnis, «Primary Peritoneal Cancer in BRCA Carriers After Prophylactic Bilateral Salpingo-oophorectomy», *Journal of the Turkish German Gynecological Association* 17, n.º 2, 2016, p. 73.

582. National Comprehensive Cancer Network, «Genetic/Familial High-Risk Assessment: Breast and Ovarian», *NCCN Clinical Practice Guidelines in Oncology*, consultado el 25 de agosto del 2017, https://www.tri-kobe.org/nccn/guideline/gynecological/english/genetic_familial.pdf.

583. T. R. Rebbeck et al., «Effect of Short-Term Hormone Replacement Therapy on Breast Cancer Risk Reduction After Bilateral Prophylactic Oophorectomy in BRCA1 and BRCA2 Mutation Carriers: The PROSE Study Group», *Journal of Clinical Oncology* 23, n.º 31, 2005, pp. 7804-7810.

584. K. Armstrong et al., «Hormone Replacement Therapy and Life Expectancy After Prophylactic Oophorectomy in Women with BRCA 1/2 Mutations: A Decision Analysis», *Journal of Clinical Oncology* 22, n.º 6, 2004, pp. 1045-1054.

estés lista, sin la amenaza del cáncer de ovarios. Por desgracia, puede que el seguro médico no cubra esta alternativa, ni tampoco la del diagnóstico genético preimplantacional (DGP), un procedimiento controvertido que le ofrece a una portadora del BRCA la opción de *no* transmitirle a su hijo un gen defectuoso al usar la técnica de la fertilización *in vitro* (FIV) para identificar los embriones sin la mutación que se congelarán y/o los que se implantarán en el útero.

LA IMAGEN PERFECTA

He tratado bastantes temas. Ahora que ya entiendes lo complejos e interactivos que son, desde los factores de riesgo procedentes de los alimentos hasta los de los antecedentes familiares, ¿cuál es la mejor estrategia para controlar a nuestras amigas las delanteras con el fin de asegurarnos de que nadie esté haciendo lo que no debe? En el capítulo 8 describiré los métodos más vanguardistas y las normas de cuidados para la detección temprana y el diagnóstico de todas las masas y las protuberancias benignas y malignas que nos pueden salir en el pecho.

CUARTA PARTE

LA TOMA DE DECISIONES MÉDICAS Y EL RIESGO DE CÁNCER EN LA VIDA DIARIA

8

Exploraciones médicas y detección del cáncer de mama

La mayoría de mujeres suponen que, si se dejan aplastar los pechos entre dos placas de plástico en un mamógrafo, al menos recibirán un sí o un no claros, sabrán si tienen cáncer o no. Por desgracia, las exploraciones mamarias y los diagnósticos de cáncer de pecho son unos temas complejos y desconcertantes. No disponemos de un método infalible para examinar los senos y detectar siempre cánceres incipientes o para descubrir los inminentes que habrá que tratar. Ojalá fuera así. ¡A quién le importa saber que tiene un puñado de tumores benignos sin importancia! ¡Qué más da que te digan que tienes un cáncer perezoso que no llegará a ninguna parte durante cien años! Podemos erradicar el sarampión, ir a la Luna, realizar intervenciones quirúrgicas robóticas a una distancia de miles de kilómetros y ser lanzados al espacio a cientos de millas por hora sentados con el cuerpo erguido… y, sin embargo, no podemos examinar unos senos y saber con toda certeza lo que albergan en su interior.

Básate en una información precisa y equilibrada para decidir si te harás exploraciones mamarias, de qué tipo serán y con qué frecuencia las recibirás. Dependiendo de tus factores de riesgo, el grado de ansiedad, tu situación económica y tu filosofía personal sobre la atención médica, puede que lo que tú decidas sea muy distinto de lo que otra mujer haga. En este capítulo te describiré en detalle las opciones que tienes en este sentido.

TÁCTICAS DETECTORAS DE PALPACIÓN

Antes de entrar en el tema de las exploraciones mamarias, me gustaría hablar de las tácticas detectoras de palpación que pondréis en práctica tanto tu médico como tú, y lo precisas que son en cuanto a descubrir cánceres y diferenciarlos de los bultos benignos. En el capítulo 1 he hablado de la importancia de la autoexploración mamaria (AEM), y lo mantengo. Sé que los estudios importantes revelan que las mujeres que hacen AEM tienen el mismo índice de mortalidad de cáncer de mama que las que no lo hacen, y en realidad se someten al doble de biopsias innecesarias.[585] Asimismo, los estudios muestran que, si acudimos a exploraciones médicas regulares, ir a ver al médico para un examen clínico de mama (ECM) apenas contribuye a la detección de un cáncer.[586] (¡Vaya! ¿Acaba alguien de decir que en tal caso no sirvo para nada?) Sin embargo, pese a ello, conozco a muchas mujeres que se han descubierto un bulto en el pecho, o que han intuido que algo iba mal, o que me han venido a ver por habérselo pedido el médico por algo que había descubierto… y al final ha sido un cáncer. Las autoexploraciones y los exámenes clínicos de mama no están de más, y en realidad creo que, si todas nos hiciéramos cada mes una buena AEM, se encontrarían más tumores de un tamaño más pequeño. Por ahora, el promedio de tumores palpados por los médicos y las mujeres son de unos 22 milímetros[587] y, si bien las mamografías *detectan* tumores una cuarta parte más pequeños, de promedio descubren cánceres de 21 milímetros.[588] *¿Por qué entonces las mujeres dicen que las AEM no les sirven para nada,* cuando el promedio del tamaño de tumores detectados es el mismo que los de las exploraciones médicas?

Como eres tú la que estás conviviendo con tus pechos las veinticuatro horas del día, creo que los debes conocer lo bastante bien como para notar

---

585. J. P. Kösters y P. C. Gøtzsche, «Regular Self-Examination or Clinical Examination for Early Detection of Breast Cancer», *Cochrane Database of Systematic Reviews* 2, 2003.

586. T. Roeke et al., «The Additional Cancer Yield of Clinical Breast Examination in Screening of Women at Hereditary Increased Risk of Breast Cancer: A Systematic Review», *Breast Cancer Research and Treatment* 147, n.º 1, 2014, pp. 15-23.

587. F. D. Schwab et al., «Self-Detection and Clinical Breast Examination: Comparison of the Two "Classical" Physical Examination Methods for the Diagnosis of Breast Cancer», *Breast* 24, n.º 1, 2015, pp. 90-92.

588. B. L. Sprague et al., «National Performance Benchmarks for Modern Diagnostic Digital Mammography: Update from the Breast Cancer Surveillance Consortium», *Radiology* 283, n.º 1, 2017, pp. 59-69.

cualquier cambio, porque detectarlos te puede salvar la vida. Además, te sale gratis. En los países donde las mujeres no se someten a exploraciones mamarias regulares, la realización de AEM concienzudas y la formación de profesionales de la salud en la técnica de los ECM son la única solución razonable para mejorar la deprimente realidad sobre que de un 50 a un 90% de cánceres de mama en países como Kenia, India, Egipto, Túnez, Arabia Saudí, Siria y Palestina se detectan en las fases III y IV.[589] Como lo ilustra el gran cambio que tuvo lugar en Sarawak (Malasia), donde los cánceres avanzados se redujeron de un 60 a un 35% *en solo cuatro años* cuando los médicos formaron a sus técnicos en el método de los ECM, y la gente tomó más conciencia del problema.[590] Relee el capítulo 1 para asegurarte de estar haciendo la autoexploración mamaria correctamente, y ponla en práctica cada mes a partir de los dieciocho años. Hazte exámenes clínicos de mama a partir de los veinticinco cada uno, dos o tres años. Y al cumplir los cuarenta conviértelos en un evento anual, como tu cumpleaños.

PRUEBA, 1... 2...

Hay tres sistemas de exploración para detectar tumores benignos y tumores cancerosos. He descubierto que las mujeres de todos los ámbitos de la vida tienen un sofisticado aprecio por los temas de salud. Siempre me impresiona ver hasta qué punto mis pacientes conocen y *desean conocer* todo lo referente a la salud de sus senos. No voy a simplificar esta sección porque sé que puedes manejarla perfectamente y que quieres entender el tema.

Houston..., tenemos un problema

Instintivamente, tal vez pienses que sería fabuloso hacerte con regularidad *todo tipo de* exploraciones mamarias para detectar cánceres de cualquier tamaño imaginable. Sin embargo, pese a disponer de tres grandes modalidades imagenológicas para detectar cánceres de mama de las que hablaré a

589. S. Sayed et al., «Training Health Workers in Clinical Breast Examination for Early Detection of Breast Cancer in Low- and Middle-Income Countries», *Cochrane Database Systematic Reviews* 1, 2017.

590. B. C. R. Devi, T. S. Tang y M. Corbex, «Reducing by Half the Percentage of Late-Stage Presentation for Breast and Cervix Cancer over 4 Years: A Pilot Study of Clinical Downstaging in Sarawak, Malaysia», *Annals of Oncology* 18, n.º 7, 2007, pp. 1172-1176.

continuación —mamografía, ecografía e IRM—, ninguna es perfecta. Cada una tiene sus propias pegas que debemos entender.

En primer lugar, en estas tres modalidades se dan falsos positivos y falsos negativos, y además exposiciones tóxicas en dos de ellas. Los *falsos positivos* aparecen cuando una doctora experta en pruebas por imágenes (radióloga) ve algo que puede o no ser un cáncer, y decide hacer más pruebas, y probablemente una biopsia para asegurarse... y acaba concluyendo que no tiene importancia, solo es un tumor benigno. O aún no está segura y quiere volver a examinar el tumor de los tres a los seis meses siguientes. Este problema le causa ansiedad a la paciente y conlleva, además, otras exploraciones médicas, estrés, procedimientos innecesarios y gastos económicos. Los *falsos negativos,* por otro lado, hacen que reciba la siguiente carta: «Nos complace comunicarle que los resultados de la exploración médica son normales. Hasta el año que viene», cuando en realidad existía un cáncer que no se ha detectado. A no ser que los síntomas que sienta le llamen la atención, los falsos negativos hacen que el diagnóstico se retrase y que los resultados acaben probablemente siendo peores. En cuanto a las exposiciones tóxicas, tienen que ver con los medios de contraste a base de gadolinio empleados en los IRM y con la radiación emitida por las mamografías, de la que hablaré un poco más adelante.

También hay el problema del *sobrediagnóstico.* Me refiero a la detección de cánceres que nunca supondrán una amenaza para la vida de la paciente por la biología indolente de su lento crecimiento, pero ahora sabe que los tiene, y los oncólogos los sobretratamos con el mismo arsenal que usaríamos contra el malo de la película como, por ejemplo, con cirugía, radiación y antiestrógenos, aunque raras veces lo hagamos con quimioterapia. ¿Cómo sabemos que no es necesario tratarlos? Las características de los tumores y las pruebas genómicas tumorales determinan el tratamiento (en el capítulo 9 abordo el tema), pero normalmente los oncólogos extirpamos el cáncer entero para averiguarlas, o sea que ya le hemos hecho a la paciente una cirugía que podíamos habernos ahorrado. Aunque saquemos esta información de la biopsia principal (la biopsia por punción que diagnosticó el cáncer), las repetidas pruebas por imágenes para evaluar el crecimiento y los cambios del tumor le generan a la paciente preocupación y gastos económicos.

¿Con cuánta frecuencia se da el sobrediagnóstico? Las estimaciones de un equipo de investigadores del Reino Unido que se dedicaron a analizar tres ensayos clínicos randomizados revelan que los índices de sobrediagnósticos son de un 19% para el estadio 0 (CDIS, carcinoma ductal *in situ*) y los cánceres de mama invasivos incipientes, y calcularon que los médicos sobrediagnostican a tres mujeres para salvar una vida.[591] Y, con respecto al sobretratamiento quirúrgico, ¿cuántas mamas se extirpan por completo debido al sobrediagnóstico? Veamos algunos datos numéricos para averiguarlo. Un estudio realizado con 1,2 millones de pacientes estadounidenses diagnosticadas con cáncer de 1998 a 2011 reveló que a pesar de haber podido conservar los senos, el 29,3% de pacientes con un CDIS (y un 35,5% con un cáncer en un estadio temprano) optaron por una mastectomía en lugar de una cirugía en la que conservarían los senos, y el 11,2% se hicieron extirpar el otro seno.[592] Veamos ahora las cifras redondeadas en Estados Unidos: se diagnostican 60.000 CDIS al año, de entre los que por lo visto se sobrediagnostican 12.000 (un 20%); 3.600 pacientes optan por una mastectomía (un 30%), 400 de las cuales se hacen extirpar ambos senos (un 11%). Equivale a 4.000 mastectomías «innecesarias» al año debido a los CDIS, por no hablar de todas las dolencias invasivas sobrediagnosticadas. El sobretratamiento también supone un dilema para las mujeres con otras enfermedades más letales que el cáncer de mama recién detectado, ya que a las que se espera que vivan por lo menos cinco años más se les aconseja limitar las exploraciones médicas.[593] El problema del sobrediagnóstico irá aumentando a medida que aparezcan nuevas tecnologías que detecten cánceres más pequeños e incipientes.

En la actualidad aceptamos esta realidad imperfecta de falsos positivos, falsos negativos y sobrediagnósticos con sobretratamientos para detectar cánceres lo antes posible. Esto es lo que hay y, pese a su aspecto negativo, una detección temprana siempre es mejor que un cáncer descubierto demasiado tarde.

---

591. M. G. Marmot et al., «The Benefits and Harms of Breast Cancer Screening—An Independent Review: A Report Jointly Commissioned by Cancer Research UK and the Department of Health (England) October 2012», *British Journal of Cancer* 108, n.º 11, 2013, p. 2205.

592. K. L. Kummerow et al., «Nationwide Trends in Mastectomy for Early-Stage Breast Cancer», *JAMA Surgery* 150, 2015, pp. 9-16; S. T. Hawley et al., «Social and Clinical Determinant of Contralateral Prophylactic Mastectomy», *JAMA Surgery* 149, 2014, pp. 582-589.

593. C. P. McPherson, K. K. Swenson y M. W. Lee, «The Effects of Mammographic Detection and Comorbidity on the Survival of Older Women with Breast Cancer», *Journal of the American Geriatrics Society* 50, n.º 6, 2002, p. 1061-1068.

¿CÓMO SE INTERPRETAN LOS SENOS?

Cuando a las mujeres nos exploran los senos en una mamografía, una ecografía o una IRM, los radiólogos usan una escala conocida como Sistema de Informes y Registro de Datos de Imagen de la Mama (BI-RADS) que evalúa el nivel en el que se sospecha la presencia de un cáncer en cualquier estudio, y que estandariza el informe para comunicar mejor los hallazgos (no hay que confundirlo con la escala para evaluar los estadios de un cáncer, que abarca del 0 al IV, totalmente distinta). Las categorías de la escala van del 0 (estudio incompleto, se necesita más información) al 6 (la biopsia ha demostrado la presencia de un cáncer conocido). Los números de entre medio son los siguientes:

1= normal
2 = tumor benigno (como un quiste)
3 = indeterminado (es necesario repetir la prueba al cabo de 3 a 6 meses, hay menos de un 2% de posibilidades de que sea un cáncer)
4a = sospechoso (es aconsejable hacer una biopsia, de un 2 a menos de un 10% de posibilidades de que sea un cáncer)
4b = sospechoso (es aconsejable hacer una biopsia, de un 10 a menos de un 50% de posibilidades de que sea un cáncer)
4c = sospechoso (es aconsejable hacer una biopsia, de un 50 a menos de un 95% de posibilidades de que sea un cáncer)
5 = maligno (es muy aconsejable hacer una biopsia, un 95% o más de posibilidades de que sea un cáncer)[594]

Las magníficas mamografías

Los mamógrafos comprimen con suavidad, aunque con firmeza (es decir, apretujan), los pechos entre dos placas de plástico, y emiten una baja radiación entre ellas para obtener una imagen con zonas del tejido mamario blanco entremezclada con la grasa, que aparece más oscura. Como los cánceres salen de color blanco, el objetivo es encontrar un copo de nieve en medio de una tormenta de nieve. Los médicos usan las mamografías *de detección* cuando no hay

594. M. M. Eberl et al., «BI-RADS Classification for Management of Abnormal Mammograms», *Journal of the American Board of Family Medicine* 19, n.º 2, 2006, pp. 161-164.

un problema para investigar; en cambio, las mamografías *de diagnóstico* magnifican la zona donde hay el problema para intentar diagnosticar su causa. Cualquier descubrimiento, como un bulto mamario o axilar, un pezón invertido o que secrete flujo, dolor o cambios cutáneos como enrojecimiento, retracción o engrosamiento de la piel, así como detectar los hallazgos de otro estudio, como los de una IRM, se suelen beneficiar de este tipo de mamografías.

Las mamografías, una prueba por imagen rápida, económica y ampliamente accesible que la mayoría de radiólogos saben interpretar, detectan cánceres y salvan vidas. Las mamografías son ideales para detectar calcificaciones sospechosas que presagian cánceres en el estadio 0, como un carcinoma ductal *in situ* (CDIS), que nunca llega a necesitar quimioterapia ni a ser mortal. Aunque las mamografías tengan sus pegas, detectan CDIS mejor que cualquier otra técnica. 1.000 mamografías de mujeres suelen revelar un 3,6% de cánceres, o *verdaderos positivos,* y no llegan a detectar un 1,2% de cánceres, o falsos negativos.[595] En Estados Unidos, el tamaño promedio de los cánceres invasivos detectados por las mamografías es de 21,2 milímetros.[596] Un estudio que examinó la relación entre los cánceres en etapa tardía y las mamografías de detección reveló que un 50% de mujeres diagnosticadas con un cáncer de mama avanzado *no se habían hecho una mamografía* en los dos últimos años. Entre los factores vinculados con la ausencia de mamografías se incluían ser una mujer de más de setenta y cinco años, sin pareja, carecer de antecedentes familiares de cáncer y tener bajos ingresos o un escaso nivel cultural.[597]

Desde los albores de las mamografías de rutina en 1976, nadie ha negado que salven vidas, pero se ha cuestionado *hasta qué punto* son útiles. Las mujeres se quejan de sus aspectos negativos, y como en la actualidad los tratamientos para combatir el cáncer han mejorado, a las mamografías de detección no les queda más remedio que compartir su fama de salvar vidas con otros méto-

---

595. P. A. Carney et al., «Individual and Combined Effects of Age, Breast Density, and Hormone Replacement Therapy Use on the Accuracy of Screening Mammography», *Annals of Internal Medicine* 138, 2003, pp. 168-175.

596. B. L. Sprague et al., «National Performance Benchmarks for Modern Diagnostic Digital Mammography: Update from the Breast Cancer Surveillance Consortium», *Radiology* 283, n.º 1, 2017, pp. 59-69.

597. S. H. Taplin et al., «Reason for Late-Stage Breast Cancer: Absence of Screening or Detection, or Breakdown in Follow-Up?» *Journal of the National Cancer Institute* 96, n.º 20, octubre del 2004, pp. 1518-1527.

dos, como la quimioterapia y el tamoxifeno. Sin embargo, uno de los informes más reveladores sobre los beneficios de las mamografías en cuanto a salvar vidas es el que comparó las muertes por cáncer de mama acaecidas veinte años antes de la aparición de los mamógrafos (1958-1977) con las 210.000 mujeres diagnosticadas con cáncer de mama veinte años más tarde (1978-1997) en Suecia por medio de las mamografías. Los índices de mortalidad se desplomaron un 28% gracias a las mamografías, y los de las mujeres de cuarenta a cuarenta y nueve años (un grupo etario al que se le solía decir que no era necesario que se hicieran exploraciones mamarias) se redujeron un 48%.[598] Los índices de mortalidad también disminuyeron un 16% en las mujeres que no se hicieron exploraciones por imágenes, lo cual refleja la contribución de los tratamientos mejorados después de 1977. En cambio, de 1994 al 2011, los índices de mortalidad no cesaron de *crecer* continuamente en Japón, con un 1,1% cada año, y en Corea, con un 2,1% al año.[599] Es fundamental advertir que los países que acusaron este incremento disponen de tratamientos para combatir el cáncer, pero no se han adherido ampliamente al uso de las mamografías. Por lo que las mujeres asiáticas, a medida que adoptan estilos de vida occidentalizados, mueren con más frecuencia de cáncer de mama al no habérselo detectado en una fase temprana con una mamografía.

Las estimaciones de encuestas basadas en todas las conclusiones de los ensayos clínicos importantes sobre las mamografías revelan que la mortalidad de las mujeres de cuarenta a setenta años disminuye un 20% cuando se hacen mamografías, al igual que sucede en el grupo de mujeres de cuarenta a cincuenta años.[600] En tal caso, ¿por qué en algunas recomendaciones sobre exploraciones mamarias no se tiene en cuenta a este grupo de menor edad? En las mujeres estadounidenses de menos de cincuenta años se dan 60.310

---

598. L. Tabar et al., «Mammography Service Screening and Mortality in Breast Cancer Patients: 20-Year Follow-Up Before and After Introduction of Screening», *Lancet* 361, n.º 9367, 2003, pp. 1405-1410.

599. D. R. Youlden et al., «Incidence and Mortality of Female Breast Cancer in the Asia-Pacific Region», *Cancer Biology and Medicine* 11, 2014, pp. 101-115.

600. R. A. Smith et al., «The Randomized Trials of Breast Cancer Screening: What Have We Learned?» *Radiologic Clinics of North America* 42, n.º 5, 2004, pp. 793-806; M. Broeders et al., «The Impact of Mammographic Screening on Breast Cancer Mortality in Europe: A Review of Observational Studies», *Journal of Medical Screening* 19, n.º 1, 2012, pp. 14-25; Preventive Services Task Force, «Screening for Breast Cancer: Recommendations and Rationale», *Annals of Internal Medicine* 137, 2002, pp. 344-346; D. A. Berry, «Benefits and Risks of Screening Mammography for Women in Their Forties: A Statistical Appraisal», *Journal of the National Cancer Institute* 90, 1998, pp. 1431-1439.

nuevos casos de cáncer cada año (un 21% en total) y 4.700 muertes por esta dolencia (un 12% en total). Las mujeres con un riesgo normal deberían empezar a hacerse mamografías a partir de los cuarenta, y punto. En el otro extremo de las edades, los ensayos clínicos prospectivos randomizados excluyen a las mujeres de más de setenta y cuatro años. ¿Por qué? Hay que tener en cuenta que a las mujeres estadounidenses que superan esta edad se les diagnostican 58.885 nuevos cánceres (un 20% en total) cada año, y 14.880 mueren por esta enfermedad (un 37% en total). Además, se espera que la mitad de las mujeres de más de ochenta años vivan otra década más. Las mujeres de más de setenta y cuatro años tienen que seguir haciéndose mamografías hasta que no esperen vivir cinco años más, y punto.

En 1998 aparecieron las imágenes mamográficas *digitales* 2D, la principal tecnología que en la actualidad se usa más en Estados Unidos. Al igual que podemos manipular, guardar y enviar fotografías con un teléfono inteligente, con las imágenes mamográficas digitales 2D también se puede hacer lo mismo. Nos permiten detectar un cáncer en las mujeres que menstrúan, en las de menos de cincuenta años y en las que tienen densidad mamaria, es decir, todas las mujeres con senos que tienden a ocultar los tumores.[601] En el 2011, la FDA aprobó la tomosíntesis tridimensional (tomo 3D), que se realiza exactamente de la misma manera que una mamografía normal (apretujando los pechos y emitiendo radiación, ¡lo siento, chicas!). Las mamografías digitales 2D chafan un pan con pasas de un extremo al otro y le hacen una fotografía con la esperanza de detectar las pasas. En cambio, la tomosíntesis tridimensional le hace fotos a una serie de diez a quince finas rebanadas de pan, por lo que las pasas se aprecian con mucha más claridad. ¿Hasta qué punto es más clara? En el 2013 un estudio comparativo concluyó que la tomosíntesis 3D reducía las falsas alarmas un 17% y detectaba un 34% más de cánceres que la tecnología 2D (8,1 cánceres por cada 1.000 exploraciones en 3D, frente a 5,3 cánceres detectados con 2D).[602] Si tienes mamas densas o un riesgo elevado de cán-

601. E. D. Pisano et al., «Digital Mammographic Imaging Screening Trial (DMIST) Investigators Group: Diagnostic Performance of Digital Versus Film Mammography for Breast-Cancer Screening», *New England Journal of Medicine* 353, n.º 17, octubre del 2005, pp. 1773-1783.

602. S. Ciatto et al., «Integration of 3D Digital Mammography with Tomosynthesis for Population Breast-Cancer Screening (STORM): A Prospective Comparison Study», *Lancet Oncology* 14, 2013, pp. 583-589.

cer, pregúntale a tu médico si cree conveniente que recurras a la tomografía 3D en lugar de a las mamografías 2D.

Las mamografías espectrales con realce de contraste (CESM), otra nueva técnica mamográfica, se aprovechan de que los cánceres se forman alrededor de los vasos sanguíneos (¿recuerdas la angiogénesis?). Tras inyectar por vía intravenosa un material de contraste a base de yodo, se hace una mamografía normal, pero en lugar de aparecer en la imagen una tormenta de nieve en 2D y 3D, la CESM realza el patrón de la circulación sanguínea alrededor de un cáncer (hace que aparezca de color blanco), mientras que los cánceres benignos, que tanto confunden a los radiólogos, se aprecian al fondo de color oscuro. El cáncer es como una estrella brillando en medio de un cielo nocturno. Un análisis procedente de ocho estudios revela que la tecnología del CESM se lleva el óscar en cuanto a la detección de cánceres. Se los huele en un 98% de los casos, pero también olfatea un puñado de cosas que no son cáncer en un 42% de las ocasiones.[603] El Pink Lotus Breast Center fue el primer centro que ofreció la tecnología del CESM en Estados Unidos y la sacó a la luz en el 2012. Considera el CESM como una alternativa a las IRM (véase más adelante) y úsala para esclarecer los descubrimientos anormales en tus imágenes mamográficas en 2D y 3D.[604]

¿Cuáles son las pegas de las mamografías de detección? ¿Son lo bastante malas como para que las mujeres evitemos este sistema de exploración? La mayor pega son los falsos positivos, pero no dejes que el miedo a los falsos positivos te impida detectar un cáncer curable. La radióloga analiza las imágenes de la mamografía una al lado de la otra, y compara la de la izquierda con la de la derecha. Intenta detectar cualquier zona problemática, como una *masa espiculada* (es como una araña espachurrada con las patas extendidas); un cambio o distorsión nuevos y sutiles en una zona del tejido mamario que no hubiera aparecido en los años anteriores; o calcificaciones, unas partículas blancas de calcio apiñadas o ramificadas en el interior de los conductos lácteos. Esta clase de hallazgos se dan en 80 de

---

603. A. S. Tagliafico et al., «Diagnostic Performance of Contrast-Enhanced Spectral Mammography: Systematic Review and Meta-analysis», *Breast* 28, 2016, pp. 13-19.

604. E. M. Fallenberg et al., «Contrast-Enhanced Spectral Mammography Versus MRI: Initial Results in the Detection of Breast Cancer and Assessment of Tumour Size», *European Radiology* 24, n.º 1, 2014, pp. 256-264.

cada 1.000 mamografías, es decir, hay un 8% de posibilidades de que a una mujer la llamen de nuevo para realizarle más exploraciones. Si te ocurre, no entres en pánico —sé que para mí es fácil decirlo, pero en serio—, en realidad el 97% de llamadas son por los tumores benignos que describo al final del capítulo. Cuando a una mujer le llaman de nuevo para que se haga más exploraciones, solo es necesaria una biopsia en un 10% de los casos, y solo dos o tres de ellas tendrán cáncer.[605] Es decir, si te vuelven a llamar, tienes un 3% de posibilidades de que sea por la presencia de un cáncer. Después de estarse haciendo mamografías anuales durante diez años, el 49% de las mujeres obtienen un resultado falso positivo, ¡así que te saldrán un montón de compañías «falsas» a lo largo de ese tiempo![606]

¿Quieres saber cómo puedes reducir las posibilidades de un falso positivo? Un estudio analizó cerca de diez mil mamografías y descubrió que los siguientes factores creaban un aumento en falsos positivos: una edad más joven, un historial de biopsias mamarias, antecedentes familiares de cáncer de mama, uso de estrógeno, dejar un espacio de tiempo mayor de lo habitual entre las mamografías, no haber comparado una mamografía con la de los años anteriores y la tendencia personal del radiólogo de clasificar las mamografías como anormales. En primer lugar, si todavía menstrúas, hazte las mamografías en la segunda mitad del ciclo menstrual (las dos semanas anteriores al inicio del periodo). Durante esta fase lútea, los niveles más bajos de estrógeno reducen la densidad del tejido mamario en las mamografías, por lo que las imágenes son más fáciles de interpretar. Este momento del ciclo también está ligado a una menor sensibilidad en los senos, lo cual permite una mejor compresión y una imagen más detallada. En segundo lugar, asegúrate de llevarte a la cita médica todas las mamografías anteriores. Lo mejor es hacértelas en el mismo centro cada año para que conserven todas tus mamografías. Pero, si no es posible, asegúrate de entregarle a la radióloga las de los años anteriores para que las pueda comparar con las actuales. Y, en último lugar, háztelas cada año. Las mamografías son más eficaces cuando se realizan cada doce meses.

---

605. P. A. Carney et al., «Factors Associated with Imaging and Procedural Events Used to Detect Breast Cancer After Screening Mammography», *American Journal of Roentgenology* 188, n.º 2, 2007, pp. 385-392.

606. J. G. Elmore et al., «Ten-Year Risk of False Positive Screening Mammograms and Clinical Breast Examinations», *New England Journal of Medicine* 338, n.º 16, abril de 1998, pp. 1089-1096.

Los falsos *negativos* son otra pega de las mamografías. Sí, aunque el informe de la mamografía sea normal, podrías tener, con todo, un cáncer de mama. Sería maravilloso si fueran de lo más precisas. Pero el tejido mamario denso, los implantes de mamas, los cánceres localizados en los bordes del pecho, la terapia de reemplazo hormonal y la mala calidad de las imágenes contribuyen a no detectar en una mamografía un cáncer de mama, algo que ocurre en un 28% de los casos.[607] De entre las dos mil mujeres que se hacen mamografías, se espera encontrar de ocho a diez cánceres, y de dos a tres no se detectarán, ya que cuesta mucho distinguirlos del tejido mamario normal. Este 28% de cánceres no detectados se da en un 37-52% de mujeres con cáncer con senos muy densos, y en un 13% de mujeres con cáncer con senos grasos en gran parte.[608] Las pacientes me suelen preguntar si los implantes influyen en la detección del cáncer. Las prótesis impiden detectar un cáncer con precisión de distintas maneras; la más importante es por la presencia de la gruesa cápsula que se forma alrededor del implante, la cual impide comprimir el pecho lo suficiente como para sacar una buena imagen del tejido. Incluso a pesar de las imágenes adicionales que se obtienen siempre en el caso de los implantes, de un 30 a un 50% de cánceres no se llegan a detectar. A las mujeres con una mamoplastia de aumento les sugiero que también se hagan ecografías de las mamas.[609] Siempre que descubras un bulto o algún motivo de preocupación en tus senos, incluso habiendo obtenido el visto bueno en una mamografía reciente, debes ir al médico para salir de dudas.

A veces las pacientes no quieren hacerse mamografías por miedo a que la exposición a la radiación les produzca cáncer de mama. Yo les

---

607. S. Törnberg et al., «A Pooled Analysis of Interval Cancer Rates in Six European Countries», *European Journal of Cancer Prevention* 19, n.º 2, 2010, pp. 87-93.

608. P. A. Carney et al., «Individual and Combined Effects of Age, Breast Density, and Hormone Replacement Therapy Use on the Accuracy of Screening Mammography», *Annals of Internal Medicine* 138, n.º 3, 2003, pp. 168-175; T. M. Kolb, J. Lichy y J. H. Newhouse, «Comparison of the Performance of Screening Mammography, Physical Examination, and Breast US and Evaluation of Factors That Influence Them: An Analysis of 27,825 Patient Evaluations», *Radiology* 225, n.º 1, 2002, pp. 165-175.

609. S. S. K. Tang y G. P. H. Gui, «A Review of the Oncologic and Surgical Management of Breast Cancer in the Augmented Breast: Diagnostic, Surgical and Surveillance Challenges», *Annals of Surgical Oncology* 18, n.º 8, 2011, pp. 2173-2181.

digo que tienen razón. Una serie de estudios emplean modelos de riesgo informatizados para estimar la cantidad de cánceres y muertes inducidas por radiación. A lo largo de toda una vida en la que se han estado haciendo mamografías, 8,6 de cada 10.000 mujeres recibirán una radiación que podría provocarles un cáncer de mama, pero las mamografías detectan *cien veces más cánceres* de los que causan.[610] Y una pregunta incluso más importante es: «¿Cuántas vidas *salvan* las mamografías cada año en comparación con las muertes que pueden *causar*?». Las cifras varían, pero un modelo de riesgo procedente de Inglaterra calculó que salvan 312 vidas, y otro de Estados Unidos concluyó que las mamografías salvan 60,5 vidas por cada muerte inducida por radiación.[611]

La Administración de Alimentos y Medicamentos de Estados Unidos (FDA) regula estrictamente las dosis de radiaciones y las procedentes de las mamografías, las cuales, comparadas con las que recibimos en la vida cotidiana, son bastante más bajas. Un estadounidense medio recibe básicamente cada siete semanas lo que equivale a la radiación de una mamografía por los materiales radiactivos con los que entra en contacto de manera natural y por la radiación cósmica procedente del espacio sideral. Todos recibimos a lo largo de la vida radiaciones que no están concebidas para salvarnos la vida.[612] El descenso de muertes gracias a las mamografías de detección supera con creces el riesgo de muerte debido a los cánceres inducidos por radiaciones. Si tuvieras la mala suerte de ser la única mujer que contrae cáncer de mama de entre las 1.162 que se hacen mamografías, no sabrías que lo has contraído por esta razón, es como un cáncer de mama «normal». Te lo indico para que lo tengas en cuenta.

---

610. M. J. Yaffe y J. G. Mainprize, «Risk of Radiation-Induced Breast Cancer from Mammographic Screening 1», *Radiology* 258, n.º 1, 2011, pp. 98-105.

611. L. M. Warren, D. R. Dance y K. C. Young, «Radiation Risk of Breast Screening in England with Digital Mammography», *British Journal of Radiology* 89, noviembre del 2016, p. 1067; D. L. Miglioretti et al., «Radiation-Induced Breast Cancer Incidence and Mortality from Digital Mammography Screening: A Modeling Study», *Annals of Internal Medicine* 164, n.º 4, 2016, pp. 205-214.

612. «Patient Safety: Radiation Dose in X-Ray and CT Exams», RadiologyInfo.org, actualizado el 8 de febrero del 2017, https://www.radiologyinfo.org/en/info.cfm?pg=safety-xray.

EN QUÉ SE DIFERENCIAN LAS MAMOGRAFÍAS DE OTRAS PRUEBAS POR IMÁGENES[613]

Un TEP/TAC de cuerpo entero = 62,5 mamografías

Un angiograma con TAC para examinar las arterias coronarias = 30 mamografías

Un TAC pectoral = 17,5 mamografías

Una radiografía pectoral = 4 mamografías

Ochenta radiografías dentales = 1 mamografía

Siete semanas de vida = 1 mamografía

¡Esta información ya lo dice todo!

Si no ves claro lo de las mamografías porque te resultan dolorosas, a veces en la vida no hay ganancia sin dolor. Los estudios revelan que a un 45% de mujeres no les causan dolor, un 40% las encuentra ligeramente dolorosas y para el resto son bastante dolorosas. Pero a un 89% de mujeres les dejan de doler los senos al cabo de varios segundos o minutos de habérselas hecho.[614] Procura hacerte la mamografía durante la tercera semana del ciclo menstrual para que tus senos estén menos sensibles. Para que te resulten menos dolorosas, también puedes tomar acetaminofén (como Tylenol) o NSAID (Advil, Motrin, ibuprofeno) media hora antes de hacértela.

Las recomendaciones de diferentes organizaciones estadounidenses e internacionales en cuanto a la edad a la que una mujer con un riesgo normal debe empezar a hacerse mamografías, la frecuencia con la que las debe recibir y el momento idóneo para dejar de hacérselas son contradictorias. Para las comisiones que deben establecer estas pautas no son más que una cuestión de analizar las ventajas económicas: ¿cuántos aspectos negativos (coste económico, falsos positivos, biopsias innecesarias, sobretratamien-

613. «Patient Safety: Radiation Dose in X-Ray and CT Exams», RadiologyInfo.org, actualizado el 8 de febrero del 2017, https://www.radiologyinfo.org/en/info.cfm?pg=safety-xray.

614. C. H. C. Drossaert, H. Boer y E. R. Seydel, «Monitoring Women's Experiences During Three Rounds of Breast Cancer Screening: Results from a Longitudinal Study», *Journal of Medical Screening* 9, n.º 4, 2002, pp. 168-175.

tos, ansiedad) vale la pena aceptar para salvar una vida? Por ejemplo, cuando el Equipo Especial de Servicios Preventivos de Estados Unidos analizó este tema, se preguntó: «¿Vale la pena hacer 1.339 mamografías para salvar una vida?». Si es así, las mujeres se las empezarán a hacer a los cincuenta. «¿Vale la pena hacer 1.904 mamografías?» Si es así, las mujeres se las empezarán a hacer a los cuarenta.[615] (A propósito, decidieron que las mujeres se las hicieran a los cincuenta, y especificaron que fuera cada dos años y que dejaran de hacérselas a los setenta y cuatro.) En un estudio sobre las actitudes ante los falsos positivos de las mamografías, la mayoría de mujeres (a las que las habían vuelto a llamar por un falso positivo) opinaron que para salvar una vida valía la pena hacer 5.000 mamografías.[616] Usando un modelo informatizado para analizar todas las edades, en las que no se ponían de acuerdo, a las que las mujeres debían empezar a hacerse mamografías y la frecuencia con la que debían recibirlas, se concluyó que los índices de mortalidad más bajos se daban al empezar a hacérselas a los cuarenta.[617] Y en cuanto a los falsos positivos, a una mujer que se haga una mamografía cada año la volverán a llamar una vez cada trece años, y la someterán a una biopsia benigna cada 187 años, por lo que lo más probable es que no tenga que hacerse nunca una biopsia.

Tras considerar todas las opciones y suponiendo que tu riesgo de cáncer sea normal, te sugiero que empieces a hacerte una mamografía cada año a los cuarenta, y que no dejes de hacértelas anualmente hasta que pienses morirte en el transcurso de los cinco años siguientes. Pero ¿qué opinas *tú* al respecto? Me gustaría mucho saberlo; si te parece bien me lo puedes contar en pinklotus.com/beginmammos.

Las ultraventajas de los ultrasonidos

¡Las ecografías me encantan! Se pueden hacer en la mayoría de lugares, son económicas, las pacientes las toleran bien, no comprimen los senos, no emi-

---

615. US Preventive Services Task Force, «Screening for Breast Cancer: US Preventive Services Task Force Recommendation Statement», *Annals of Internal Medicine* 151, n.º 10, 2009, p. 716.

616. L. M. Schwartz et al., «US Women's Attitudes to False Positive Mammography Results and Detection of Ductal Carcinoma In Situ: Cross Sectional Survey», *British Medical Journal* 320, n.º 7250, 2000, pp. 1635-1640.

617. E. K. Arleo et al., «Comparison of Recommendations for Screening Mammography Using CISNET Models», *Cancer* 123, n.º 19, octubre del 2017, pp. 3673-3680.

ten radiaciones, no producen claustrofobia y los resultados son instantáneos. En mi centro dispongo de un ecógrafo en el lugar donde hago las exploraciones mamarias y en la sala de operaciones, y para mí es como una tercera mano con poderes mágicos. Solo tengo que aplicarle gel a la paciente y deslizarle la sonda plana por los senos, y el transductor recoge toda la información de los tejidos en distintos grados, dependiendo de lo que contengan las células, y me la traduce en una imagen instantánea de lo que quiero ver. A los pocos segundos de haberle deslizado la sonda por la piel, sé lo que es necesario hacer: aspirar un quiste, hacer una biopsia de una masa sólida u olvidarme del asunto. Acabo de describir un *diagnóstico* por ecografía para examinar la zona deseada. En la ecografía de *detección* no se explora un área en concreto, el médico (o el técnico) desliza la sonda sistemáticamente por ambos senos para ver si hay algún problema. Esta exploración se puede realizar con una sonda manual o por medio de una ecografía automática de mama (ABUS), donde la máquina dirige la sonda de manera uniforme por los senos. De cualquier manera, la ecografía de detección es el sistema más adecuado para las mamas densas o con implantes. Sigue leyendo para ver la prueba de ello.

En el 2016, en un estudio en el que participaron 3.231 mujeres con mamas densas que tenían mamografías 2D negativas, se les hizo una tomosíntesis tridimensional (he hablado antes de esta modalidad) y una ecografía de las mamas con una sonda manual.[618] Las exploraciones descubrieron veinticuatro cánceres más que las mamografías regulares no habían detectado: las tomosíntesis tridimensionales encontraron trece, y, en cambio, las ecografías detectaron veintitrés de los veinticuatro cánceres. Los índices de llamadas por falsos positivos fueron tan solo un 3,33%. Es decir, por cada mil mamografías de detección regulares, si se le añadía una tomografía 3D se detectaban un 4,0% más de cánceres, mientras que las ecografías encontraron un 7,1% más. Si en el lugar donde vives no disponen de un aparato de tomosíntesis 3D, y si tienes un riesgo elevado de cáncer, densidad mamaria o llevas implantes, hazte, además de las mamografías regulares, ecografías de los senos. No conduzcas ochenta y pico kilómetros más por haberte encaprichado en hacerte una tomosíntesis tridimensional.

---

618. A. S. Tagliafico et al., «Adjunct Screening with Tomosynthesis or Ultrasound in Women with Mammography-Negative Dense Breasts: Interim Report of a Prospective Comparative Trial», *Journal of Clinical Oncology* 34, n.º 16, 2016, pp. 1882-1888.

La IRM magnética

La IRM es una tecnología de imágenes por resonancia magnética en la que se inyecta un medio de contraste yodado por vía intravenosa. El aparato se sirve de imanes para obtener imágenes de los senos y, además, no emite radiaciones ionizantes dañinas. La IRM evalúa el patrón del flujo sanguíneo que circula por los tejidos mamarios y detecta las zonas donde la sangre se acumula y luego discurre rápidamente. Esto sucede en lugares con tumores cancerosos debido a la angiogénesis, la formación de nuevos vasos sanguíneos requerida por las células cancerosas. Como a la IRM no le afecta la densidad mamaria, es una tecnología muy buena detectando cánceres, lo consigue más de un 90% de las ocasiones, superando las mamografías 2D, las tomografías tridimensionales y las ecografías (aunque no gana al CESM, las mamografías espectrales con realce de contraste).[619] ¿Pegas? Además de ser ocho veces más cara que una mamografía y de requerir que estés cuarenta y cinco minutos tumbada boca abajo en un tubo claustrofóbico que emite molestos chasquidos metálicos, cuando la IRM detecta algo sospechoso hay que hacer exploraciones adicionales y biopsias, lo cual cuesta más dinero aún. Nos roba horas laborales y genera ansiedad, y todo esto por un cincuenta por ciento de posibilidades de que el resultado de la IRM sea correcto.[620] La IRM causa el doble de nuevas llamadas y el triple de biopsias innecesarias que las mamografías.[621] No es un medio sostenible para hacer exploraciones a millones y millones de mujeres. Sin embargo, la IRM tiene su propio lugar en este mundo. Así que, ¿cuál es?

La IRM ayuda a planear una cirugía de cáncer al ofrecer una mayor información sobre el tumor maligno conocido, y detecta, además, el cáncer adicional en un 14% de los casos en el seno afectado, y en un 4% de las ocasiones en el seno opuesto.[622] Por afortunados que nos sintamos los on-

---

619. F. Sardanelli et al., «Multicenter Surveillance of Women at High Genetic Breast Cancer Risk Using Mammography, Ultrasonography, and Contrast-Enhanced Magnetic Resonance Imaging (the High Breast Cancer Risk Italian 1 Study): Final Results», *Investigative Radiology* 46, n.º 2, 2011, pp. 94-105.

620. M. E. Brennan et al., «Magnetic Resonance Imaging Screening of the Contralateral Breast in Women with Newly Diagnosed Breast Cancer: Systematic Review and Meta-analysis of Incremental Cancer Detection and Impact on Surgical Management», *Journal of Clinical Oncology* 27, n.º 33, 2009, pp. 5640-5649.

621. M. Kriege et al., «Efficacy of MRI and Mammography for Breast-Cancer Screening in Women with a Familial or Genetic Predisposition», *New England Journal of Medicine* 351, n.º 5, 2004, pp. 427-437.

622. C. D. Lehman, «Clinical Indications: What Is the Evidence?», *European Journal of Radiology* 81, 2012, pp. S82-S84.

cólogos por haber detectado un cáncer adicional, la IRM pospone los índices de cirugía y aumenta los de mastectomía sin la evidencia de que mejore el resultado, por lo que la rutina preoperatoria posiblemente haga más mal que bien.[623] Los oncólogos solo pedimos un *diagnóstico* por IRM cuando buscamos algo en concreto, como (1) una enfermedad adicional con un cáncer *lobular* invasivo (un subtipo que no se detecta con otras modalidades de exploración por imágenes, que con frecuencia subestiman su tamaño); (2) un cáncer en unos senos muy densos; (3) la respuesta de un cáncer a la quimioterapia, antes de una cirugía; (4) la localización primaria de un cáncer en pacientes con cáncer en los ganglios, pero con una mamografía y una ecografía normales; (5) masas debajo de la enfermedad de Paget (cáncer de pezón); y (6) rotura de un implante.[624] Aparte de estas razones, el diagnóstico por IRM continúa siendo un tema controvertido.

Se aconseja hacer una IRM de *detección* a las pacientes: (1) con un riesgo a lo largo de toda la vida superior a un 20%, basado en modelos informatizados que incluyen antecedentes familiares y factores personales; (2) haber recibido radiaciones en la caja torácica antes de los treinta; (3) tener un familiar de primer grado portador del BRCA, del Li-Fraumeni o del Cowden que aún no se ha hecho las pruebas para la mutación, y (4) las portadoras de mutaciones genéticas, con un cáncer de mama en la familia que apareció a las edades descritas más abajo, o diez años antes de la edad más temprana en el que se dio en la familia: las portadoras del BRCA (edad del inicio del cáncer a los veinticinco), del Li-Fraumeni (de los veinte a los veintinueve como edad del inicio), el Cowden (de los treinta a los treinta y cinco), el ATM (a los cuarenta), el CDH1 (a los treinta), el CHEK2 (a los cuarenta), el PALB2 (a los treinta) y el STK11 (a los treinta).[625] Como los cambios hormonales pueden hacer que el contraste fluya en tejidos densos o fibroquísticos, para minimizar los falsos positivos hazte una IMR entre el séptimo y el décimo día del ciclo menstrual (el primer día es cuando empiezas a menstruar), o deja la TRH tres semanas

623. N. Houssami, R. Turner y M. Morrow, «Preoperative Magnetic Resonance Imaging in Breast Cancer: Meta-analysis of Surgical Outcomes», *Annals of Surgery* 257, n.º 2, 2013, pp. 249-255.

624. M. Morrow, J. Waters y E. Morris, «MRI for Breast Cancer Screening, Diagnosis, and Treatment», *Lancet* 378, n.º 9805, 2011, pp. 1804-1811.

625. National Comprehensive Cancer Network, «Guidelines for Breast Cancer Screening and Diagnosis», http://www.NCCN.org.

antes de hacerte la exploración. Si te sometes a una IRM, puedes dejar de hacerte tu ecografía anual, ya que esta no le aporta nada nuevo a las mamografías de rutina y las IRM de detección.[626] Las mamografías espectrales con realce de contraste (CESM, véase en las páginas anteriores) es otra modalidad comparable para explorar por imágenes a las pacientes que no pueden entrar a una máquina de IRM, como por ejemplo mujeres a las que puede resultarles peligrosa por haberles implantado aparatos en el cuerpo que contienen hierro, pacientes con claustrofobia, obesidad mórbida o con problemas con el gadolinio, o las que no tienen acceso a una IRM.[627] Asegúrate de que el centro médico al que acudas use el medio de contraste más seguro basado en gadolinio macrocíclico. Se cree que esta solución se acumula menos en el cerebro que otras a base de gadolinio, un riesgo para la salud que en la actualidad se desconoce y que la FDA está investigando.[628]

Termografía médica

La termografía médica ha vuelto a resurgir en la era tecnológica moderna. Una cámara identifica mediante una tecnología de rayos infrarrojos los cambios de temperatura en la piel que, supuestamente, nos guían a los médicos, a modo de un mapa del tesoro, por una isla con una mayor circulación sanguínea y actividad metabólica, lo cual indica la presencia de un tumor angiogénico subyacente. Los patrones de calor se reflejan en una imagen psicodélica giratoria de los senos, y los colores que aparecen indican los niveles de calor emitido. He descubierto innumerables giros de hipertemia en mis pacientes, y este sistema no tiene rival en cuanto a las otras modalidades de pruebas imagenológicas de las que dispongo. La FDA aprobó el uso de la termografía médica, pero no son necesarios los

---

626. C. C. Riedl et al., «Triple-Modality Screening Trial for Familial Breast Cancer Underlines the Importance of Magnetic Resonance Imaging and Questions the Role of Mammography and Ultrasound Regardless of Patient Mutation Status, Age, and Breast Density», *Journal of Clinical Oncology* 33, n.º 10, 2015, pp. 1128-1135.

627. E. M. Fallenberg et al., «Contrast-Enhanced Spectral Mammography versus MRI: Initial Results in the Detection of Breast Cancer and Assessment of Tumour Size», *European Radiology* 24, n.º 1, 2014, pp. 256-264.

628. US Food and Drug Administration, «FDA Drug Safety Communication: FDA Evaluating the Risk of Brain Deposits with Repeated Use of Gadolinium-Based Contrast Agents for Magnetic Resonance Imaging (MRI)», FDA.gov, consultado el 27 de agosto del 2017, http://www.fda.gov/Drugs/DrugSafety/ucm455386.htm.

termogramas para que este método sea eficaz. No hay ningún ensayo clínico controlado y randomizado que haya evaluado nunca el impacto de la termografía en la detección o la mortalidad del cáncer de mama. Hasta que no exista uno, la termografía médica no se aconsejará.

Esta biopsia es totalmente indolora

¿Cuál es el siguiente paso después de que un AEM, un ECM, una mamografía, una ecografía o una IRM hayan detectado una zona sospechosa? Aunque tu médico se pase el día entero intentando adivinar lo que puede ser, la única forma de saberlo con absoluta certeza es extraer un pedazo de *eso* de ti y colocarlo bajo el microscopio. Las biopsias percutáneas con punción (a través de la piel) usan imágenes a tiempo real para asegurarse de que la aguja se clave en el blanco con precisión y exactitud y extraiga una muestra del tejido. Es más fácil para ti hacerte una biopsia guiada por ecografía, pero a veces la zona problemática solo se aprecia en una mamografía o una IRM, por lo que son estas técnicas las que tienen que guiar la aguja. A ninguna mujer le gusta que le inmovilicen el pecho para hacerle una biopsia con la ayuda de un mamógrafo o tener que tumbarse en el tubo de una máquina de IRM con el seno colgando por la mesa, pero al final los radiólogos y los cirujanos diagnostican una lesión mamaria con unas técnicas de biopsia que apenas dejan cicatrices y que le permiten a la paciente volver a las obligaciones de la vida cotidiana al instante.

Hay dos clases de biopsias de seno mínimamente invasivas: la punción aspirativa con aguja fina (AAF) y la biopsia por punción con aguja gruesa (CNB). Ambas biopsias toman muestras que se analizan bajo un microscopio, y los resultados se tienen que comparar con el objetivo original para asegurarse de que concuerden. *Discordancia* significa que el informe de la patología dice que es un tumor «benigno», y en cambio los hallazgos clínicos o las imágenes señalan que es «sospechoso de malignidad». Cuando se da una discordancia, es necesario repetir la biopsia con otro tipo de aguja o mediante una escisión quirúrgica. *Concordancia* significa que la patología concuerda con las imágenes como era de esperar, y que la paciente tiene cáncer o no. Cuanto más sospechoso sea el blanco, más probable es que se emplee una CNB en lugar de una AAF.

La AAF destruye rápidamente los quistes benignos llenos de fluido y también diagnostica las lesiones sólidas. El médico introduce por la piel de la paciente una aguja fina conectada a una jeringa hasta llegar al objetivo, extrae miles de células de la masa y luego las envía al departamento de patología para que hagan en el laboratorio un análisis conocido como *citología.* Un estudio de 31.340 AAF reveló que esta técnica diagnostica correctamente la presencia de un cáncer de un 65 a un 98% de los casos, depende de la destreza de quien realice la biopsia y del patólogo que la interprete.[629] La AAF busca células separadas del contexto de las otras células circundantes, por eso pueden tener un aspecto raro incluso siendo benignas. Cuando esto ocurre o cuando hay muy pocas células, normalmente los médicos recurrimos a una biopsia por punción con aguja gruesa (o, simplemente, hacemos la biopsia con una aguja gruesa y nos olvidamos de la opción de la AAF, en especial cuando la lesión parece un cáncer).

Las biopsias por punción con aguja gruesa toman muestras de tejido del tamaño de un grano de arroz, por lo que a diferencia de una AAF, los fragmentos extraídos contienen capas de células que permiten realizar un diagnóstico preciso en el 95 al 99% de los casos.[630] Tras inyectarle a la paciente un anestésico en la piel para adormecer la zona, el médico inserta una aguja en la masa y extrae un pequeño fragmento cilíndrico del objetivo, preferiblemente guiando la aguja por ecografía. Cuando se usa una mamografía para guiarla, se conoce como biopsia *estereotáctica* por punción con aguja gruesa. En el caso de que una IRM de mama detecte una lesión que no aparece en una ecografía ni en una mamografía, la biopsia se realiza guiando la aguja por medio de una IRM.

A las pacientes que se someten a AAF y a biopsias por punción con aguja gruesa les preocupa que las técnicas propaguen las células cancerosas,

---

629. J. Hermans, «The Value of Aspiration Cytologic Examination of the Breast: A Statistical Review of the Medical Literature», *Cancer* 69, n.º 8, abril de 1992, pp. 2104-2110; F. O'Malley et al., «Clinical Correlates of False-Negative Fine Needle Aspirations of the Breast in a Consecutive Series of 1,005 Patients», *Surgery, Gynecology and Obstetrics* 176, n.º 4, abril de 1993, pp. 360-364; N. J. Wollenberg et al., «Fine Needle Aspiration Cytology of the Breast: A Review of 321 Cases with Statistical Evaluation», *Acta Cytologica* 29, 1985, pp. 425-429.

630. P. Crystal et al., «Accuracy of Sonographically Guided 14-Gauge Core-Needle Biopsy: Results of 715 Consecutive Breast Biopsies with at Least Two-Year Follow-Up of Benign Lesions», *Journal of Clinical Ultrasound* 33, n.º 2, febrero del 2005, pp. 47-52; M. Memarsadeghi et al., «Value of 14-Gauge Ultrasound-Guided Large-Core Needle Biopsy of Breast Lesions: Own Results in Comparison with the Literature», *RoFo* 175, n.º 3, marzo del 2003, pp. 374-380; J. M. Schoonjans y R. F. Brem, «Fourteen-Gauge Ultrasonographically Guided Large-Core Needle Biopsy of Breast Masses», *Journal of Ultrasound in Medicine* 20, n.º 9, septiembre del 2001, pp. 967-972; D. N. Smith et al., «The Utility of Ultrasonographically Guided Large-Core Needle Biopsy: Results from 500 Consecutive Breast Biopsies», *Journal of Ultrasound in Medicine* 20, n.º 1, enero del 2001, pp. 43-49.

así que hablaré del tema. Cuando mi hijo Sebastian aparece con la comisura de la boca manchada de chocolate, todos sabemos que ha comido algo con chocolate, y sí, probablemente sin mi permiso. De igual modo, algunas de las células extraídas de una masa por medio de la aguja de una biopsia pueden emigrar fuera del interior de esa masa. De modo que los tejidos y la piel adyacentes pueden en teoría albergar semillas de células cancerosas por las células desprendidas de la aguja mientras se extraía la muestra. Si el tumor acaba siendo benigno, como ocurre en el 80% de las biopsias, no importa que se hayan desprendido algunas células. Sin embargo, las células tumorales malignas que se *desprenden* son otro helado de chocolate totalmente distinto.

Diez artículos tratan de la posible siembra tumoral, en la que participaron 3.643 mujeres a las que examinaron en el momento en que les practicaban una biopsia con aguja.[631] Los autores concluyeron que es muy inusual que las células cancerosas desprendidas se propaguen para formar un nuevo cáncer, y que este inusitado evento apenas afecta el resultado del paciente. La reaparición tratable de un cáncer por esta causa se da en contadas ocasiones; sin embargo, la *siembra* tumoral ocurre en una tercera parte de los casos.[632] Pero aunque las células se desprendan de la aguja, al estar separadas del aporte sanguíneo del que se sustentaban, mueren literalmente por el camino. Y aunque unas pocas desplazadas sobrevivan, la gran mayoría, por no decir todas, se extraen durante la cirugía al extirpar el cáncer, o se destruyen con el tratamiento de quimioterapia en las mamas, o mueren de hambre con las píldoras antiestrogénicas. La mancha de chocolate se limpia de una forma u otra. ¡No vamos por todos lados con la cara manchada de chocolate!

Cuando las pacientes entienden que este problema es insignificante, deja de preocuparles que algunas células cancerosas procedentes de una biopsia puedan ir a parar directamente a los ganglios linfáticos o al torrente sanguíneo. Es muy inusual que las células tumorales se propaguen fuera de los senos por una biopsia: un estudio austríaco sobre el tema analizó a 1.890 pacientes con cáncer de mama que pasaron por el quirófano tras los

631. C. F. Loughran y C. R. Keeling, «Seeding of Tumour Cells Following Breast Biopsy: A Literature Review», *British Journal of Radiology* 84, n.º 1006, 2011, pp. 869-874.

632. L. E. Hoorntje et al., «Tumour Cell Displacement after 14G Breast Biopsy», *European Journal of Surgical Oncology* 30, n.º 5, junio del 2004, pp. 520-525.

resultados de una biopsia centinela. Concluyeron que la biopsia preoperatoria del tejido mamario *no* causa una propagación artificial de las células cancerosas en los ganglios linfáticos.[633] En cambio, otros estudios han concluido que la AAF y la biopsia por punción con aguja gruesa *pueden* transportar células cancerosas a los ganglios linfáticos cercanos o a los vasos sanguíneos, pero todavía no se sabe con claridad cómo esto afecta la conducta de las células, y ningún estudio ha revelado una reducción del índice de supervivencia por esa causa.[634] Además, dado que los estudios realizados con animales muestran que los cánceres de mama invasivos desprenden millones de células tumorales malignas que se propagan por el torrente sanguíneo, es lógico que someterse a la punción de una aguja en una ocasión no eleve los índices de supervivencia para nada.[635]

A pesar de las tranquilizadoras evidencias, algunas mujeres me dicen: «No pienso hacerme una biopsia. Solo quiero que me lo saquéis». Yo no les llevo la contraria, pero hacerse una biopsia por punción en lugar de ir directas al quirófano tiene muchas ventajas. Como las siguientes: (1) un diagnóstico benigno suele eliminar la necesidad de una intervención quirúrgica. Y ese bulto tiene un 80% de posibilidades de ser benigno. (2) Se realizan 1,6 millones de biopsias de mama al año en Estados Unidos.[636] Imagínate la indignación justificada que generaría si se practicaran en el quirófano más de 1,6 millones de biopsias *abiertas* cada año, la mayoría debidas a enfermedades benignas y totalmente innecesarias. (3) Evitar una intervención quirúrgica con una biopsia abierta significa ahorrarse la anestesia, una cicatriz en el pecho, el dolor quirúrgico, los riesgos de infecciones, los riesgos de hematomas, la posible deformidad de los senos, ausentarse en el trabajo y no poder ocuparse de otras responsabilidades, molestar a los demás para que lleven a las afectadas en coche a los lugares

---

633. C. Peters-Engl et al., «The Impact of Preoperative Breast Biopsy on the Risk of Sentinel Lymph Node Metastases: Analysis of 2502 Cases from the Austrian Sentinel Node Biopsy Study Group», *British Journal of Cancer* 91, n.º 10, octubre del 2004, pp. 1782-1786.

634. N. M. Diaz, J. R. Mayes y V. Vrcel, «reast Epithelial Cells in Dermal Angiolymphatic Spaces: A Manifestation of Benign Mechanical Transport», *Human Pathology* 36, 2005, pp. 310-313; I. J. Bleiweiss, C. S. Nagi y S. Jaffer, «Axillary Sentinel Lymph Nodes Can Be Falsely Positive Due to Iatrogenic Displacement and Transport of Benign Epithelial Cells in Patients with Breast Carcinoma», *Journal of Clinical Oncology* 24, n.º 13, 2006, pp. 2013-2018.

635. T. P. Butler y P. M. Gullino, «Quantitation of Cell Shedding into Efferent Blood of Mammary Adenocarcinoma», *Cancer Research* 35, n.º 3, 1975, pp. 512-516.

636. M. Silverstein, «Where's the Outrage?» *Journal of the American College of Surgeons* 208, n.º 1, enero del 2009, pp. 78-79.

indicados y las cuiden, y evitar una serie de gastos, desde los del centro médico y la anestesia hasta los del cirujano y el patólogo. Un estudio del 2008 reveló que un 30% de los índices de biopsias abiertas en Florida le costaban 112,7 millones de dólares anuales solo a ese Estado.[637] Si extrapolamos esos datos al mundo, reducir la cantidad de biopsias abiertas innecesarias permitiría ahorrar al año billones de dólares. (4) Si una biopsia abierta muestra un cáncer, lo más probable es que sea necesaria una segunda operación para limpiar los bordes y examinar los ganglios. O sea que acabarán siendo tres. (5) Las biopsias abiertas producen de un 20 a un 100% más hematomas (hemorragias en la mesa de operaciones) que las biopsias por punción.[638] (6) Las biopsias abiertas causan de treinta y ocho a sesenta y tres veces más infecciones que las de por punción.[639] (7) Si la biopsia por punción diagnostica un cáncer, se puede establecer una estrategia de tratamiento personalizada antes de apresurarse a someterse a una operación quirúrgica.

Como lo ilustra, por ejemplo, el caso de Elizabeth: una abogada de cincuenta y dos años que vino a verme con una ecografía que mostraba una masa sólida sospechosa. Me pareció más bien un quiste complejo que una masa sólida. Le mostré las imágenes y le sugerí hacerle una AAF. Ella protestó diciendo: «¿Y si es cáncer? ¡Dispersarás las células por mi cuerpo! Prefiero pasar por el quirófano para que me lo saques». A mi modo de ver, podía hacerle una biopsia por aspiración con aguja fina que duraría solo diez segundos, no le dejaría ninguna cicatriz y la historia tendría un final quístico feliz. Pero, como el radiólogo había considerado que la masa era sospechosa, me sentí obligada a extraer una muestra de algún modo (por si acaso no era un quiste benigno). El arte de la medicina no es «o se hace a mi manera o a la calle»; se debe tener también en cuenta la opinión de los pacientes. Elizabeth acabó yendo al quirófano, y en el informe final patológico, simplemente, ponía: «Tejido mamario benigno con quistes».

---

637. L. G. Gutwein et al., «Utilization of Minimally Invasive Breast Biopsy for the Evaluation of Suspicious Breast Lesions», *American Journal of Surgery* 202, n.º 2, 2011, pp. 127-132.

638. W. Bruening, K. Schoelles y J. Treadwell, «Comparative Effectiveness of Core-Needle Biopsies and Open Surgical Biopsy for the Diagnosis of Breast Lesions», Agency for Healthcare Research and Quality, Rockville, Maryland, 2009.

639. W. Bruening, K. Schoelles y J. Treadwell, «Comparative Effectiveness of Core-Needle Biopsies and Open Surgical Biopsy for the Diagnosis of Breast Lesions», Agency for Healthcare Research and Quality, Rockville, Maryland, 2009.

¿QUÉ ES ENTONCES?

Ahora que ya sabes cómo los médicos localizamos e interrogamos a las masas y las protuberancias, hablaré de los diagnósticos. Los senos confunden a todo el mundo y abunda una información falsa sobre ellos que no hace más que acrecentar las dudas. Me gustaría aclarar varias cosas.

Perlas dolorosas de sabiduría

No sé quién no para de decirles a mis pacientes: «Si un bulto es doloroso, es una buena señal, el cáncer es indoloro». Es una afirmación totalmente falsa. El cáncer de mama puede producir dolor como único síntoma. Ojalá todos los cánceres de mama dolieran. En tal caso, detectaríamos más tumores malignos en los primeros estadios y no tendríamos que depender tanto de las imperfectas pruebas por imágenes. Si una zona te duele durante el ciclo menstrual y el dolor no se te va, tenlo en cuenta.[640] Estudios procedentes de Estados Unidos y del Reino Unido revelan que el dolor en el pecho es secundario en cuanto a la malignidad de un tumor en el 2 al 7% de las pacientes. Una guía australiana dirigida a profesionales de la salud advierte que, en un 10% de los casos, detrás de un dolor se esconde un cáncer.[641] Si las mujeres escribieran una novela titulada *Cómo descubrí mi cáncer de mama,* el dolor ocuparía el tercer lugar (un 6% de las pacientes), muy por detrás de las «masas palpables» (un 83%) y muy cerca de los «cambios en los pezones» (un 7%).[642] Cuando el dolor coincide con otra señal, como una masa palpable o un pezón que secreta un flujo sanguinolento, el riesgo de sufrir cáncer au-

---

640. C. Conry, «Evaluation of a Breast Complaint: Is It Cancer?», *American Family Physician* 49, 1994, pp. 445-550, 453-454.

641. G. Fariselli et al., «Localized Mastalgia as Presenting Symptom in Breast Cancer», *European Journal of Surgical Oncology* 14, 1988, pp. 213-215; F. Lumachi et al., «Breast Complaints and Risk of Breast Cancer: Population-Based Study of 2,879 Self-Selected Women and Long-Term Follow-Up», *Biomedicine and Pharmacotherapy* 56, 2002, pp. 88-92; National Breast Cancer Centre, «The Investigation of a New Breast Symptom: A Guide for General Practitioners», Cancer Australia, actualizado por última vez el 23 de octubre del 2017, https://canceraustralia.gov.au/publications-and-resources/cancer-australia-publications/investigation-new-breast-symptom-guide-general-practitioners.

642. M. M. Koo et al., «Typical and Atypical Presenting Symptoms of Breast Cancer and Their Associations with Diagnostic Intervals: Evidence from a National Audit of Cancer Diagnosis», *Cancer Epidemiology* 48, mayo del 2017, pp. 140-146.

menta notablemente.[643] En países menos desarrollados se aprecia una mayor relación entre el cáncer y el dolor debido a que la mayoría de mujeres presentan tumores grandes avanzados. Una clínica nigeriana afirmó que a un 23,1% de las pacientes les dolía el pecho, y que un 74,3% de ellas tenían cáncer.[644] Si el dolor en el pecho no desaparece, ve a al médico, sobre todo si siempre es en el mismo lugar o si tiene que ver con un bulto en el seno, un pezón que secreta un flujo sanguinolento o enrojecimiento e hinchazón.

Si el cáncer de mama produce dolor en el pecho en menos de un 10% de las ocasiones, en tal caso las estadísticas opuestas —que los tumores benignos causan dolor en el pecho en un 90% de los casos (cuando es el único síntoma)— deberían hacer respirar aliviadas al 69% de mujeres premenopáusicas a las que les ha dolido el pecho en algún momento de su vida.[645] Un estudio que hizo un seguimiento a 2.400 mujeres durante una década[646] reveló que en realidad el 47% de las visitas médicas relacionadas con los senos se debían a la *mastodinia* o a la *mastalgia* (unas palabras sofisticadas para el «dolor mamario»). Dos terceras partes del dolor mamario es cíclico, es decir, los cambios hormonales mensuales del ciclo femenino hacen que los tejidos del seno se hinchen y duelan varios días antes de la menstruación y durante la ovulación en la mitad del ciclo.[647] La parte restante del dolor mamario no es cíclico, puede ser constante o intermitente, y tiene que ver con numerosas posibles causas: PAO, TRH, estrés, dolor torácico debido a tensión muscular (neuritis intercostal), dolor óseo (costocondritis), aumento de peso, sujetadores de una talla inadecuada e inflamación mamaria o quistes, por citar un puñado de etiologías benignas.[648]

---

643. J. N. Clegg-Lamptey et al., «Breast Cancer Risk in Patients with Breast Pain in Accra, Ghana», *East African Medical Journal* 84, n.º 5, mayo del 2007, pp. 215-218.

644. B. A. Ayoade, A. O. Tade y B. A. Salami, «Clinical Features and Pattern of Presentation of Breast Diseases in Surgical Outpatient Clinic of a Suburban Tertiary Hospital in South-West Nigeria», *Nigerian Journal of Surgery: Official Publication of the Nigerian Surgical Research Society* 18, n.º 1, 2012, pp. 13-16.

645. D. N. Ader y M. W. Browne, «Prevalence and Impact of Cyclic Mastalgia in a United States Clinic-Based Sample», *American Journal of Obstetrics and Gynecology* 177, n.º 1, 1997, pp. 126-132.

646. M. B. Barton, J. G. Elmore y S. W. Fletcher, «Breast Symptoms Among Women Enrolled in a Health Maintenance Organization: Frequency, Evaluation, and Outcome», *Annals of Internal Medicine* 130, n.º 8, 1999, pp. 651-657.

647. E. L. Davies et al., «The Long-Term Course of Mastalgia», *Journal of the Royal Society of Medicine* 91, n.º 9, 1998, pp. 462-464.

648. R. L. Smith, S. Pruthi y L. A. Fitzpatrick, «Evaluation and Management of Breast Pain», *Mayo Clinic Proceedings* 79, n.º 3, 2004, pp. 353-372.

La mayoría de las pacientes respiran aliviadas después de que los exámenes clínicos y las pruebas por imágenes muestren que no hay ningún problema en las zonas dolorosas, y no desean someterse a ninguna intervención quirúrgica en concreto.[649] Pero otras me suelen preguntar: «¿Qué puedo hacer para aliviar este molesto dolor?». Para serte sincera, la literatura médica carece de investigaciones científicas concluyentes sobre la eficacia de las intervenciones no farmacológicas y los simples analgésicos que se enumeran a continuación. Pero en la clínica práctica suelen mejorar el dolor en el pecho, y algunos estudios respaldan su uso. Esta lista te ofrece unas sugerencias que apenas implican riesgo alguno y que son bastante económicas. Si el dolor en el pecho es bastante molesto, te sugiero que pruebes alguna de estas ideas, y empieza combinando las dos primeras: aceite de prímula y vitamina E. Para las situaciones infrecuentes relacionadas con un dolor intenso y debilitante, pídele al médico que te derive a un mastólogo que revise el uso de los medicamentos recetados y los métodos quirúrgicos para la mastodinia.

PARA QUE EL PECHO TE DEJE DE DOLER

TEN EN CUENTA ESTO	CON ESTE CONSEJO	POR QUÉ OCURRE ESTO
Aceite de prímula	1.500 miligramos, dos veces al día, durante 6 meses (no lo tomes si estás embarazada, eres madre lactante o tomas una medicación anticonvulsiva)	Como el ácido gama-linoleico restablece el equilibrio de los ácidos grasos en los tejidos, la sensibilidad nerviosa disminuye[650]

649. «Klimberg Versus Etiology and Management of Breast Pain», en *Diseases of the Breast,* J. R. Harris et al., eds., Lippincott-Raven, Filadelfia, 1996, pp. 99-106.

650. N. L. Pashby et al., «A Clinical Trial of Evening Primrose Oil in Mastalgia [abstract]», *British Journal of Surgery* 68, 1981, p. 801; P. E. Preece et al., «Evening Primrose Oil (Efamol) for Mastalgia», *Clinical Uses of Essential Fatty Acids,* D. F. Horrobin, ed., Eden Press, Montreal, Quebec, 1982, pp. 147-154; D. F. Horrobin, «The Role of Essential Fatty Acids and Prostaglandins in the Premenstrual Syndrome», *Journal of Reproductive Medicine* 28, n.º 7, 1983, pp. 465-468; C. A. Gateley et al., «Plasma Fatty Acid Profiles in Benign Breast Disorders», *British Journal of Surgery* 79, 1992, pp. 407-409.

TEN EN CUENTA ESTO	CON ESTE CONSEJO	POR QUÉ OCURRE ESTO
Vitamina E	1.200 UI una vez al día	Sus propiedades antiinflamatorias actúan sinérgicamente con el aceite de prímula[651]
Sauzgatillo, es decir, *Vitex agnus-castus*	3 miligramos de extracto en polvo de *Agni casti fructus*, dos veces al día	Se fija a los receptores opioides, histamínicos y estrogénicos[652]
Soja, en forma de alimento: tofu, habas tiernas de soja, tempeh	1-2 porciones (1/2 taza) al día	Reduce las subidas hormonales de la mitad del ciclo,[653] baja los niveles de estrógeno[654]
Dieta baja en grasas	Come frutas, verduras, fibra y cereales	Reduce los niveles de estrógeno[655] y la densidad mamográfica[656]
Reduce el consumo de cafeína	Reduce el consumo de café, té, sodas y chocolate	El descenso de metilxantinas puede resolver la nodularidad fibroquística[657]

651. S. Pruthi et al., «Vitamin E and Evening Primrose Oil for Management of Cyclical Mastalgia: A Randomized Pilot Study», *Alternative Medicine Review* 15, n.º 1, 2010, p. 59.

652. E. G. Loch, H. Selle y N. Boblitz, «Treatment of Premenstrual Syndrome with a Phytopharmaceutical Formulation Containing Vitex Agnus Castus», *Journal of Women's Health and Gender-Based Medicine* 9, n.º 3, 2000, pp. 315-320.

653. A. Cassidy, S. Bingham y K. D. Setchell, «Biological Effects of a Diet of Soy Protein Rich in Isoflavones on the Menstrual Cycle of Premenopausal Women», *American Journal of Clinical Nutrition* 60, 1994, pp. 333-340.

654. C. Nagata et al., «Decreased Serum Estradiol Concentration Associated with High Dietary Intake of Soy Products in Premenopausal Japanese Women», *Nutrition and Cancer* 29, n.º 3, 1997, pp. 228-233.

655. N. F. Boyd et al., «Effect of a Low-Fat High-Carbohydrate Diet on Symptoms of Cyclical Mastopathy», *Lancet* 2, n.º 8603, 1988, pp. 128-132; P. J. Goodwin et al., «Elevated High-Density Lipoprotein Cholesterol and Dietary Fat Intake in Women with Cyclic Mastopathy», *American Journal of Obstetrics and Gynecology* 179, n.º 2, 1998, pp. 430-437.

656. N. F. Boyd et al., «Canadian Diet and Breast Cancer Prevention Study Group: Effects at Two Years of a Low-Fat, High-Carbohydrate Diet on Radiologic Features of the Breast: Results from a Randomized Trial», *Journal of the National Cancer Institute* 89, n.º 7, 1997, pp. 488-496.

657. J. P. Minton et al., «Clinical and Biochemical Studies on Methylxanthine-Related Fibrocystic Breast Disease», *Surgery* 90, 1981, pp. 299-304; B. Bullough, M. Hindey-Alexander, H. Fetou, «Methylxanthines and Fibrocystic Breast Disease: A Study of Correlations», *Nurse Practitioner* 15, 1990, p. 36; J. P. Minton y H. Abou-Issa, «Nonendocrine Theories of Etiology of Benign Breast Disease», *World Journal of Surgery* 1989; 13, pp. 680-684.

TEN EN CUENTA ESTO	CON ESTE CONSEJO	POR QUÉ OCURRE ESTO
Reduce el consumo de sodio/sal	1.500 miligramos al día o menos (3/4 cucharadita) durante las dos semanas antes de la menstruación (fase lútea)	Reduce la retención de líquidos en el tejido mamario[658]
Relájate	Prueba la relajación muscular, la acupuntura, el yoga o la meditación mindfulness	Mitiga el dolor mamario al disminuir la ansiedad y la tensión[659]
Elige un sujetador adecuado con buena sujeción	Llévalo a diario y cuando hagas ejercicio	Reduce la compresión nerviosa, aumenta la sujeción y mitiga la movilidad mamaria causada por el ejercicio[660]
Haz ejercicio	Camina, corre, pedalea, nada, haz excursiones, practica deportes	Las endorfinas se fijan en los receptores opioides en el cerebro, y por lo tanto disminuye la percepción del dolor crónico[661]
Uso tópico de NSAID, como Voltaren, Aspercreme y Capzacin-HP	Aplícalo en las zonas dolorosas cuando sea necesario	Antiinflamatorios[662]

658. L. M. Dickerson, P. J. Mazyck y M. H. Hunter, «Premenstrual Syndrome», *American Family Physician* 67, n.º 8, 2003, pp. 1743-1752; P. W. Budoff, «The Use of Prostaglandin Inhibitors for the Premenstrual Syndrome», *The Journal of Reproductive Medicine* 28, n.º 7, 1983, pp. 469-478.

659. H. Fox et al., «Are Patients with Mastalgia Anxious, and Does Relaxation Therapy Help?» *Breast* 6 n.º 3, 1997, pp. 138-142; L. Thicke et al., «Acupuncture for Treatment of Noncyclic Breast Pain: A Pilot Study», *American Journal of Chinese Medicine* 39, n.º 6, 2011, pp. 1117-1129; S. Colegrave, C. Holcombe, P. Salmon, «Psychological Characteristics of Women Presenting with Breast Pain», *Journal of Psychosomatic Research* 50, n.º 6, 2001, pp. 303-307; A. A. Wren et al., «Yoga for Persistent Pain: New Findings and Directions for an Ancient Practice», *Pain* 152, n.º 3, 2011, p. 477; F. Zeidan et al., «Mindfulness Meditation-Related Pain Relief: Evidence for Unique Brain Mechanisms in the Regulation of Pain», *Neuroscience Letters* 520, n.º 2, 2012, pp. 165-173.

660. M. C. Wilson y R. A. Sellwood, «Therapeutic Value of a Supporting Brassiere in Mastodynia», *BMJ* 2, n.º 6027, 1976, p. 90; B. R. Mason, K. A. Page y K. Fallon, «An Analysis of Movement and Discomfort of the Female Breast During Exercise and the Effects of Breast Support in Three Cases», *Journal of Science and Medicine in Sport* 2, n.º 2, 1999, pp. 134-144.

661. M. D. Sullivan, J. A. Turner y J. Romano, «Chronic Pain in Primary Care: Identification and Management of Psychosocial Factors», *Journal of Family Practice* 32, n.º 2, 1991, pp. 193-199.

662. A. D. Irving y S. L. Morrison, «Effectiveness of Topical Non-steroidal Antiinflammatory Drugs in the Management of Breast Pain», *Journal of the Royal College of Surgeons of Edinburgh* 43, n.º 3, 1998, pp. 158-159; G. Gabbrielli et al., «Nimesulide in the Treatment of Mastalgia», *Drugs* 46, supl. 1, 1993, pp. 137-139.

El problema de las secreciones

Ahora hablaré de las secreciones mamarias brevemente, porque les ocurren con frecuencia a mis pacientes. En la consulta, si les aprieto un pezón, este secreta unas gotas de flujo en un 50% de los casos; es *muy* habitual.[663] Las secreciones solo se pueden ignorar (si no son sanguinolentas, rojizas, marrones o claras como el agua) cuando aparecen al presionar la zona de alrededor del pezón. El flujo puede ser espeso y pegajoso, o claro y aguado. De color ámbar, amarillo, verde, azul, gris, blanco o negro. Si aflora en esos colores *únicamente* al presionar y apretar la zona de alrededor del pezón, se debe a trastornos benignos como quistes, desequilibrios hormonales, cambios fibroquísticos y ectasia ductal (conductos retorcidos ensanchados con inflamación).[664] Las secreciones procedentes de esos trastornos suelen aparecer en los dos senos a través de las numerosas aperturas de los conductos de la superficie del pezón. Si no te gusta que tus pezones secreten flujo al apretarlos, no te los aprietes. Los conductos mamarios contienen pequeñas cantidades de líquido de manera natural, aunque nunca hayas estado embarazada; por eso, cuando los aprietas, liberan secreciones. A veces el líquido pierde buena parte del agua del que se compone y tapona los extremos de los conductos mamarios, se ve a simple vista como un puntito blanco en el pezón. Cuando lo aprietas, sale de golpe (y tú ya sabes cómo eres). He visto entrar en pánico a muchas mujeres por estos taponamientos, así que te pongo al corriente para que no vayas escopeteada al médico por este motivo.

Pero cuando las secreciones aparecen *por sí solas,* es otra cosa muy distinta. Significa que hay algo en el interior del conducto mamario que empuja el líquido hacia fuera. Y aunque ese algo podría ser un cáncer, lo más probable es que se deba a un papiloma (uno de esos marcadores de lesiones del capítulo 6), una infección, un absceso, una mastitis, una respuesta a una lesión o a un trauma mamario, a los efectos de los medicamentos, de las plantas medicinales o de la marihuana, a un desequilibrio hormonal, a trastornos endocrinos o a una serie de otras dolencias benignas.[665] Analizar

663. L. E. Hughes et al., *Benign Disorders and Diseases of the Breast,* WB Saunders, Londres, 2000.

664. A. N. Hussain, C. Policarpio y M. T. Vincent, «Evaluating Nipple Discharge», *Obstetrical and Gynecological Survey* 61, n.º 4, abril del 2006, pp. 278-283.

665. H. Gülay et al., «Management of Nipple Discharge», *Journal of the American College of Surgeons* 178, n.º 5, 1994, pp. 471-474.

las secreciones, estudiar adecuadamente los resultados de las pruebas imagenológicas y someter a la paciente a una biopsia mamaria permitirán hacer un diagnóstico decisivo.

¿SECRETAN LÍQUIDO TUS PECHOS?

Ve al médico si la secreción aparece:

- por sí sola, manchando el interior de la copa del sujetador o el camisón, o si ves que te gotea del pezón
- es clara como el agua
- es sanguinolenta o de color rosado, rojizo o pardo. Cuando estos colores son inducidos por un cáncer, también suele haber un bulto[666]
- es de cualquier color relacionado con el dolor mamario o con un bulto
- si va acompañada de un cambio visible en el pezón, como una retracción o una inversión, o si la piel del pezón se vuelve gruesa, escamosa o agrietada o produce picor
- en un hombre, si al apretarle o no el pezón, gotea un líquido de cualquier conducto de la mama, sea del color que sea
- si es de color lechoso y sale abundantemente de ambos pezones, sin que haya ningún bebé al que la paciente esté planeando alimentar (podría indicar la presencia de un *prolactinoma,* un tumor cerebral no canceroso en la glándula pituitaria. (Esta dolencia se diagnostica midiendo los niveles hormonales en la sangre y mediante un escáner cerebral. Se trata con medicamentos o cirugía.)

Si alguna vez te has palpado un bulto evidente en el pecho, lo más probable es que te hayas imaginado lo peor. Sin embargo, un 95% de las masas mamarias palpables en mujeres menores de cuarenta años no son un cáncer.[667] Y en las mujeres de cualquier edad que se hacen una biopsia por

666. J. E. Devitt, «Management of Nipple Discharge by Clinical Findings», *American Journal of Surgery* 149, n.º 6, 1985, pp. 789-792.

667. V. J. Harris y V. P. Jackson, «Indications for Breast Imaging in Women Under Age 35 Years», *Radiology* 172, 1989, pp. 445-448; M. Morrow, S. Wong y L. Venta, «The Evaluation of Breast Masses in Women Younger than Forty Years of Age», *Surgery* 124, 1998, pp. 634-640.

una masa palpable, más de un 80% son benignas.[668] En tal caso, chicas, ¿cuándo hemos de entrar en pánico? Nunca. La ansiedad no nos ayuda en absoluto. Pero ¿cuándo debes ir al médico? Empieza conociendo el terreno habitual de tus senos (véase la AEM del capítulo 1). Si la masa que palpas no te desaparece durante el ciclo, es arenosa y dura al tacto, no te duele y no notas los bordes por fundirse con el tejido adyacente, o si en el otro seno no palpas en el mismo lugar otro bulto igual, ve al médico. Aun así, lo más probable es que sea benigno en lugar de maligno, y algunos bultos benignos incluso desaparecen por sí solos (pero deja que sea el médico el que te lo diga).

Toda la verdad sobre los bultos benignos en los senos

Cuando conversas con tu doctora, tal vez ella use palabras como *bulto, masa, lesión, tumor, neoplasma* y *excrecencia* indistintamente para referirse a lo mismo, pero ninguna es sinónimo de cáncer. En realidad, estos términos se aplican tanto a las masas benignas como malignas. A continuación encontrarás una completa información sobre los distintos bultos no cancerosos que tu doctora puede mencionar en una cita, o que pueden aparecer en el informe radiológico o patológico.

QUISTES. Los quistes son las masas palpables mamarias más comúnmente diagnosticadas, se suelen encontrar en mujeres de treinta y cinco a cincuenta años.[669] Estos sacos benignos llenos de líquido se forman de los conductos lácteos bloqueados. Al palparlos son como bolsas redondas repletas de líquido, como un globo lleno de agua, pero también pueden ser duras. Un galactocele es un quiste lleno de leche que aparece en las mujeres lactantes. Los quistes pueden surgir solos o en una cantidad demasiado numerosa como para contarla, estar separados o agrupados, ser microscópicos o mayores de 10 centímetros. Por lo general, aparecen y desaparecen con el ciclo menstrual, se vuelven más grandes y sensibles al empezar la menstruación y luego se reducen a los pocos días. Son fáciles

---

668. F. M. Hall et al., «Nonpalpable Breast Lesions: Recommendations for Biopsy Based on Suspicion of Carcinoma at Mammography», *Radiology* 167, 1988, pp. 353-358; P. Crone et al., «The Predictive Value of Three Diagnostic Procedures in the Evaluation of Palpable Breast Tumours», *Ovid Healthstar Annales Chirurgiae et Gynaecologiae* 73, n.º 5, 1984, pp. 273-276.

669. S. V. Hilton et al., «Real-Time Breast Sonography: Application in 300 Consecutive Patients», *American Journal of Roentgenology* 147, n.º 3, septiembre de 1986, pp. 479-486.

de reconocer y de identificar por medio de una ecografía. Un estudio importante encontró quistes en un 65,1% de mujeres premenopáusicas comparadas con un 39,4% de mujeres posmenopáusicas, y la mitad de ellas tenían quistes en ambos senos.[670] Las que estaban siguiendo una TRH manifestaron el mismo índice de quistes que las mujeres premenopáusicas, un 66%, lo cual tiene sentido, ya que los quistes son muy sensibles a los niveles hormonales.

La historia natural de los quistes es desarrollarse y reducirse; la mitad desaparecen al cabo de un año, y el 70% a los cinco años.[671] Aunque la mayoría desaparezcan por sí solos, drenarlos aspirando el líquido que contienen con una aguja muy fina solo lleva unos pocos segundos. Se vacían cuando (1) la paciente lo desea, normalmente porque el quiste es especialmente voluminoso o doloroso, o incluso sobresale de la piel; o cuando (2) el quiste parece «complejo» en las pruebas de imagen, es decir, podría ser sólido, o si hay algo de aspecto sólido en el líquido del quiste. De 475 quistes complejos encontrados en el estudio anterior, dos (un 0,42%) escondían un cáncer, un porcentaje reflejado por otros estudios similares.[672] La presencia de quistes benignos no eleva el riesgo de cáncer.

CAMBIOS FIBROQUÍSTICOS. Los cambios fibroquísticos (CFQ), que afectan al menos a la mitad de las mujeres, son el trastorno mamario más común, y normalmente se presentan como bultos. Sin embargo, como suelen variar de tamaño, cuando aparece de golpe una protuberancia palpable en el tejido mamario, hay que someterse a un examen clínico y pruebas de imagen para comprobar que no sea un cáncer. Los cambios fibroquísticos pueden parecer difusos y poco definidos, u organizados y con aspecto de masa. Se hinchan y duelen durante la ovulación (la mitad del ciclo) y antes de la menstruación, y por los efectos de los suplementos hormonales, el estrés, la cafeína o el consumo de sal. Las molestias que causan pueden

---

670. W. A. Berg et al., «Cystic Breast Masses and the ACRIN 6666 Experience», *Radiologic Clinics of North America* 48, n.º 5, 2010, pp. 931-987.

671. R. J. Brenner et al., «Spontaneous Regression of Interval Benign Cysts of the Breast», *Radiology* 193, n.º 2, 1994, pp. 365-368.

672. C. P. Daly et al., «Complicated Breast Cysts on Sonography: Is Aspiration Necessary to Exclude Malignancy?», *Academic Radiology* 15, n.º 5, 2008, pp. 610-617; Y. W. Chang et al., «Sonographic Differentiation of Benign and Malignant Cystic Lesions of the Breast», *Journal of Ultrasound in Medicine* 26, n.º 1, 2007, pp. 47-53; W. Berg, C. Campassi y O. Ioffe, «Cystic Lesions of the Breast: Sonographic-Pathologic Correlation», *Radiology* 227, n.º 1, 2003, pp. 183-191.

notarse en un seno o en ambos, ser intermitentes o constantes, sentirse en un punto o por todas partes. Aumentan de tamaño al llegar a la mediana edad, y después de la menopausia, cuando bajan los niveles de estrógeno, desaparecen por sí solos (uno de los beneficios de esta etapa de la vida).

FIBROADENOMAS. Debido a los estímulos hormonales que se dan en la parte lobular (la productora de leche) de las glándulas mamarias, un aspecto biológico que todavía no se conoce a fondo, los lóbulos a veces se transforman en *fibroadenomas* (FA), unas masas sólidas benignas. Si nos palpamos con la punta de la lengua el interior de la mejilla percibiremos la misma sensación que producen los fibroadenomas; son como una canica o una goma de borrar dura bajo la piel. Suelen aparecer en el cuadrante superior exterior del seno, y se escabullen cuando los presionamos con los dedos. Persisten durante los años reproductivos, aumentan de tamaño durante un embarazo o al tomar la píldora anticonceptiva y a veces se reducen después de la menopausia. No acostumbran a ser dolorosos, pero resultan molestos varios días antes de la menstruación. Aparecen en las mujeres jóvenes, están presentes de un 7 a un 13% en las mujeres de quince a treinta y cinco años.[673] De un 75 a un 90% de fibroadenomas salen en solitario, y de un 10 a un 25% aparecen como numerosas masas en uno o en ambos senos.[674] Cuando surgen en las adolescentes, se conocen como fibroadenomas *juveniles* y constituyen la mitad de las lesiones mamarias de las mujeres jóvenes.[675] Son más comunes en las que toman la píldora anticonceptiva antes de los veinte. Cuando no desaparecen después de la menopausia, se pueden calcificar y aparecer en una mamografía como un montón de palomitas gruesas.

El diagnóstico de un fibroadenoma en adolescentes se realiza de forma segura con los exámenes clínicos y las ecografías de rutina. Si tienes un fibroadenoma, hazte exámenes médicos y ecografías cada seis meses durante dos años para asegurarte de que no acuse ningún cambio. En las mujeres de más de veinte años, la única forma de confirmar un diagnóstico benigno

---

673. R. J. Santen y R. Mansel, «Benign Breast Disorders», *New England Journal of Medicine* 353, 2005, p. 275.

674. A. D. DiVasta, C. Weldon y B. I. Labow, «The Breast: Examination and Lesions», en *Goldstein's Pediatric and Adolescent Gynecology*, 6.ª ed., ed. L. Emans y M. R. Laufer, Lippincott Williams and Wilkins, Filadelfia, 2012, p. 405.

675. Y. Jayasinghe y P. S. Simmons, «Fibroadenomas in Adolescence», *Current Opinion in Obstetrics and Gynecology* 21, n.º 5, octubre del 2009, p. 402.

es mediante una biopsia por punción o escisión. Las masas sólidas bien definidas de los fibroadenomas que aparecen en las pruebas de imagen con formas benignas no suponen ningún problema si se les va haciendo un seguimiento con exploraciones mamarias y ecografías cada tres meses (en el caso de no existir una biopsia), o cada seis (si existe una biopsia).[676] Cerca de la mitad de los fibroadenomas desaparecen por sí solos a lo largo de quince años, un 25% se mantiene igual y el 25% restante aumenta de tamaño.[677] Las probabilidades documentadas de encontrar un cáncer en un fibroadenoma son de 1 caso de cada 10.000 a 50.000 mujeres.[678] En la mayoría de las ocasiones es benigno.

Una paciente puede desear extirparse un fibroadenoma debido al dolor o la ansiedad que le genera, por razones estéticas, por un aumento de tamaño repentino o por haber encontrado células precancerosas en su interior en una biopsia.[679] La extirpación de un fibroadenoma solo deja una pequeña cicatriz oculta.[680]

FILOIDES. Hay tres clases de tumores filoides: benignos (50%), ambiguos (25%) y malignos (25%). Se presentan como una masa palpable, dura, móvil e indolora en un 80% de los casos, el 20% restante se detectan mediante pruebas de imagen y no son palpables.[681] Aparecen a cualquier edad, pero en la mayoría de los casos en mujeres a inicios de los cuarenta y en hombres con ginecomastia (agrandamiento patológico de las mamas

---

676. J. A. Harvey et al., «Short-Term Follow-Up of Palpable Breast Lesions with Benign Imaging Features: Evaluation of 375 Lesions in 320 Women», *American Journal of Roentgenology* 193, n.º 6, diciembre del 2009, p. 1723.

677. D. M. Dent y P. J. Cant, «Fibroadenoma», *World Journal of Surgery* 13, n.º 6, noviembre-diciembre de 1989, pp. 706-710.

678. L. Deschênes et al., «Beware of Breast Fibroadenomas in Middle-Aged Women», *Canadian Journal of Surgery* 28, n.º 4, julio de 1985, pp. 372-374; K. Guzanowski-Konakry, E. G. Harrison Jr. y W. S. Payne, «Lobular Carcinoma Arising in Fibroadenoma of the Breast», *Cancer* 35, n.º 2, febrero de 1975, pp. 450-456.

679. P. J. Littrup et al., «Cryotherapy for Breast Fibroadenomas», *Radiology* 234, n.º 1, enero del 2005, pp. 63-72; C. S. Kaufman et al., «Office-Based Ultrasound-Guided Cryoablation of Breast Fibroadenomas», *American Journal of Surgery* 184, n.º 5, noviembre del 2002, pp. 394-400; I. Grady, H. Gorsuch y S. Wilburn-Bailey, «Long-Term Outcome of Benign Fibroadenomas Treated by Ultrasound-Guided Percutaneous Excision», *Breast Journal* 14, 2008, pp. 275-278.

680. C. S. Kaufman et al., «Office-Based Cryoablation of Breast Fibroadenomas: 12-Month Follow-Up», *Journal of the American College of Surgeons* 198, n.º 6, 2004, pp. 914-923.

681. O. Kenneth Macdonald et al., «Malignant Phyllodes Tumor of the Female Breast», *Cancer* 107, n.º 9, 2006, pp. 2127-2133.

masculinas).[682] Los filoides benignos se parecen en cuanto a la consistencia y al aspecto a los fibroadenomas; incluso los patólogos no siempre los reconocen en una biopsia por punción, y los confunden con fibroadenomas de un 25 a un 30% de los casos.[683] El problema con los filoides es que suelen crecer mucho con gran rapidez. Si el informe de una biopsia señala: «No se aprecia con certeza si es o no un filoides», o si se detecta en los exámenes clínicos de seguimiento que el llamado fibroadenoma está aumentando de tamaño muy deprisa, hay que extirparlo. Como tienden a reaparecer y suelen hacerlo a los dos años de haberlos extirpado, en el caso de haber tenido uno es aconsejable hacerse exámenes clínicos y pruebas de imágenes cada seis meses durante dos años para asegurarse de que no rebrote.[684] Los filoides benignos no están relacionados con un aumento del riesgo de contraer cáncer en el futuro. Los filoides ambiguos y los malignos requieren una extirpación amplia en la que se extrae una buena cantidad del tejido mamario sano que lo rodea (y, en ocasiones, una mastectomía), pero es *muy* inusual que se diseminen fuera de la mama o que requieran quimioterapia.[685]

ADENOMAS. Los adenomas se asemejan en cuanto al aspecto, el tacto y la forma de actuar a los fibroadenomas, pero tienen menos tejido conjuntivo (la parte «fibro»). Los adenomas lactacionales aparecen solo en mujeres embarazadas o en madres lactantes, y desaparecen cuando cesa la lactancia y disminuye el estado sobrecargado de hormonas.[686] Los adenomas tubulares

---

682. F. A. Tavassoli y P. Devilee, eds., *Pathology and Genetics of Tumours of the Breast and Female Genital Organs,* International Agency for Research on Cancer, Lyon, Francia, 2003.

683. M. F. Dillon et al., «Needle Core Biopsy in the Diagnosis of Phyllodes Neoplasm», *Surgery* 140, n.º 5, 2006, pp. 779-784; A. H. Lee, «Recent Developments in the Histological Diagnosis of Spindle Cell Carcinoma, Fibromatosis and Phyllodes Tumour of the Breast», *Histopathology* 52, n.º 1, enero del 2008, pp. 45-57; A. H. Lee et al., «Histological Features Useful in the Distinction of Phyllodes Tumour and Fibroadenoma on Needle Core Biopsy of the Breast», *Histopathology* 51, n.º 3, septiembre del 2007, p. 336.

684. R. J. Barth Jr. et al., «A Prospective, Multi-institutional Study of Adjuvant Radiotherapy After Resection of Malignant Phyllodes Tumors», *Annals of Surgical Oncology* 16, n.º 8, agosto del 2009, pp. 2288-2294; M. L. Telli et al., «Phyllodes Tumors of the Breast: Natural History, Diagnosis, and Treatment», *Journal of the National Comprehensive Cancer Network* 5, n.º 3, marzo del 2007, pp. 324-330.

685. M. S. Lenhard et al., «Phyllodes Tumour of the Breast: Clinical Follow-Up of 33 Cases of This Rare Disease», *European Journal of Obstetrics & Gynecology and Reproductive Biology* 138, n.º 2, 2008, pp. 217-221.

686. J. Hoon Yu et al., «Breast Diseases During Pregnancy and Lactation», *Obstetrics & Gynecology Science* 56, n.º 3, 2013, pp. 143-159.

tienden a darse en mujeres más jóvenes y se presentan llenos de calcificaciones apiñadas. Aunque en ocasiones haya que extirpar los adenomas debido a su tamaño, no tienen un potencial maligno, y en cuanto se analizan con una biopsia nos podemos olvidar de ellos sin correr ningún peligro.[687]

ADENOMA DEL PEZÓN. Como el nombre indica, este bulto se forma debajo del pezón, y también se conoce como «papilomatosis florida de los conductos del pezón» y «adenomatosis erosiva». El adenoma del pezón se presenta habitualmente en mujeres de treinta a cuarenta años, pero también puede aparecer en hombres. Aunque sea benigno, tiende a invadir los tejidos locales, y las células incluso pueden crecer en la piel de la superficie del pezón y causar un cambio cutáneo y una erosión del pezón. Como los adenomas del pezón también pueden sangrar y volverse dolorosos, los médicos a veces lo confunden con un cáncer de pezón (enfermedad de Paget). La mayoría de adenomas del pezón se extirpan por los síntomas que causan y por la remota posibilidad de que coexistan cánceres en el interior o alrededor de los mismos.[688]

PAPILOMA INTRADUCTAL. Los papilomas, unos tumores benignos de consistencia sólida, crecen como masas verrugosas de las células que recubren los conductos lácteos de los senos. Generalmente, aparecen en mujeres de treinta y cinco a cincuenta años, y a veces son como un bulto del tamaño de un guisante debajo del pezón o de la areola. La mayoría de papilomas, sin embargo, no son palpables. Se detectan al investigar una secreción sanguinolenta del pezón o en las pruebas imagenológicas, o al hacer una biopsia por alguna otra razón.[689] Los papilomas múltiples atípicos y palpables son marcadores de lesiones, se describen en el capítulo 6. Hay que extirparlos siempre, ya que en un 67% de los casos degeneran en un cáncer.[690] A propósito, las verrugas en la piel y en los genitales están causadas por el virus del

---

687. M. S. Soo et al., «Tubular Adenomas of the Breast Imaging Findings with Histologic Correlation», *American Journal of Roentgenology* 174, n.º 3, 2000, pp. 757-761; M. Guray y A. A. Sahin, «Benign Breast Diseases: Classification, Diagnosis, and Management», *Oncologist* 11, n.º 5, mayo del 2006, pp. 435-449.

688. W. L. Donegan, «Common Benign Conditions of the Breast», en *Cancer of the Breast,* 5.ª ed., W. L. Donegan y J. S. Spratt, Saunders, St, Louis, 2002, pp. 67-110; A. D. Montemarano, P. Sau y W. D. James, «Superficial Papillary Adenomatosis of the Nipple: A Case Report and Review of the Literature», *Journal of the American Academy of Dermatology* 33, 1995, pp. 871-875.

689. S. Jaffer, I. J. Bleiweiss y C. Nagi, «Incidental Intraductal Papillomas (< 2 mm) of the Breast Diagnosed on Needle Core Biopsy Do Not Need to Be Excised», *Breast Journal* 19, n.º 2, 2013, pp. 130-133.

690. M. K. Sydnor et al., «Underestimation of the Presence of Breast Carcinoma in Papillary Lesions Initially Diagnosed at Core-Needle Biopsy», *Radiology* 242, n.º 1, 2007, pp. 58-62.

papiloma humano, que no tiene nada que ver con los papilomas de los senos. Llevan el mismo nombre por tener una estructura celular similar.

NECROSIS ADIPOSA. Es la «grasa muerta», como la llaman los médicos, en forma de una pelota dura en los senos. La necrosis adiposa siempre es benigna, pero, como puede asemejarse a un cáncer en un diagnóstico por imágenes, solo una biopsia por punción puede confirmar que no es en realidad más que grasa.[691] La necrosis adiposa puede presentarse por haber sufrido un fuerte trauma en el pecho causado, por ejemplo, por un accidente automovilístico, una caída o un golpe mientras cargábamos, simplemente, con unas cajas para cambiarlas de lugar. Normalmente advertimos que nos ha salido un moratón en la zona del tejido adiposo. También puede aparecer por haberse inyectado en los senos sustancias como grasa,[692] parafina[693] o siliconas líquidas[694] (por cierto, inyectar silicona en los senos para que aumenten de tamaño suele crear bolas duras como rocas, y lo más probable es que los pechos no acaben teniendo el aspecto deseado). O por cirugías como lumpectomías, reducciones[695] o reconstrucciones de mama tras una mastectomía,[696] y por un tratamiento de radiación en el seno.[697] Si la grasa «muerta» se licúa, se vuelve oleosa y se puede aspirar fácilmente con una aguja fina, pero si se mantiene sólida es mejor dejarla, a no ser que cause molestias.

---

691. M. S. Soo, P. J. Kornguth y B. S. Hertzberg, «Fat Necrosis in the Breast: Sonographic Features», *Radiology* 206, n.º 1, enero de 1998, pp. 261-269.

692. C. de Blacam et al., «Evaluation of Clinical Outcomes and Aesthetic Results after Autologous Fat Grafting for Contour Deformities of the Reconstructed Breast», *Plastic and Reconstructive Surgery* 128, n.º 5, 2011, pp. 411e-418e.

693. B. Erguvan-Dogan y W. T. Yang, «Direct Injection of Paraffin into the Breast: Mammographic, Sonographic, and MRI Features of Early Complications», *American Journal of Roentgenology* 186, n.º 3, marzo del 2006, pp. 888-894.

694. S. Majedah, I. Alhabshi y S. Salim, «Granulomatous Reaction Secondary to Intramammary Silicone Injection», *BMJ Case Reports* 2013, febrero del 2013.

695. R. Lewin et al., «Risk Factors for Complications After Breast Reduction Surgery», *Journal of Plastic Surgery and Hand Surgery* 48, n.º 1, 2014, pp. 10-14.

696. I. J. Wagner, W. M. Tong y E. G. Halvorson, «A Classification System for Fat Necrosis in Autologous Breast Reconstruction», *Annals of Plastic Surgery* 70, n.º 5, 2013, pp. 553-556.

697. F. Meric et al., «Long-Term Complications Associated with Breast-Conservation Surgery and Radiotherapy», *Annals of Surgical Oncology* 9, n.º 6, julio del 2002, pp. 543-549; M. D. Piroth et al., «Fat Necrosis and Parenchymal Scarring after Breast-Conserving Surgery and Radiotherapy with an Intraoperative Electron or Fractionated, Percutaneous Boost: A Retrospective Comparison», *Breast Cancer* 21, n.º 4, 2004, pp. 409-414.

MASTITIS. Como en la superficie del pezón se encuentran los orificios de entre ocho a doce conductos lácteos, las bacterias se meten en su interior y se instalan en el fondo. Durante la lactancia, la leche se puede estancar dentro de los conductos taponados y las bacterias se ponen incluso más contentas aún con la comida gratis. La mastitis se inicia como una inflamación y puede evolucionar rápidamente en una infección bacterial —acompañada de un bulto palpable, rojo y caliente, y de sensibilidad mamaria— que provoca dolor, fiebre y escalofríos. En situaciones avanzadas, ese bulto representa un absceso mamario, es decir, una bolsa de pus. La mastitis se da sobre todo en mujeres lactantes, pero también se presenta en las no lactantes. Las mujeres de este último grupo suelen fumar o tener diabetes, obesidad, enfermedades crónicas o un sistema inmune debilitado. Cuando una mujer no lactante tiene una mastitis que le dura más de varios días pese a haber recibido el tratamiento adecuado, no hay que descartar que se trate de un cáncer, en especial de un cáncer de mama inflamatorio (se parece a una infección mamaria).

El tratamiento para todas las mastitis consiste en compresas calientes, acetaminofeno combinado con ibuprofeno, masajes en los senos y antibióticos. La terapia vibracional aplicada sobre la masa estimula la circulación y libera los bloqueos; en realidad, se puede llevar a cabo con un vibrador para la espalda o un cepillo eléctrico que vibre. Un mamógrafo puede limpiar en la consulta los conductos taponados de la superficie del pezón y aspirar los galactoceles (quistes llenos de leche) o los quistes inflamados. Las madres lactantes deben seguir empleando el sacaleches y amamantando a su bebé; estas rutinas ayudan a liberar los conductos lácteos obturados. También pueden recurrir a un especialista en lactancia para asegurarse de que su bebé succione la leche del pecho correctamente y para repasar las técnicas de amamantamiento. Muchos antibióticos son seguros para el bebé durante la lactancia.

ABSCESOS. Cuando la mastitis progresa aparece un absceso en el pecho, y las bacterias forman una bolsa de pus que normalmente es palpable, y va acompañada de dolor localizado y una piel enrojecida y caliente. Los abscesos en las madres lactantes se presentan de un 3 a un 11% de los casos.[698] Los factores de riesgo incluyen ser mayor de treinta años, ser madre

---

698. L. H. Amir et al., «Incidence of Breast Abscess in Lactating Women: Report from an Australian Cohort», *BJOG: An International Journal of Obstetrics and Gynaecology* 111, n.º 12, 2004, pp. 1378-1381.

primeriza y ser fumadora. Los abscesos se dan con más frecuencia en las mujeres no lactantes que en las lactantes, sobre todo las que tienen los siguientes factores de riesgo: afroamericanas, obesas o fumadoras.[699] El tratamiento siempre consiste en antibióticos y en algún tipo de drenaje, ya sea por medio de dos o tres aspiraciones diarias, hasta que el absceso desaparezca, o a través de una incisión abierta realizada por el cirujano en la consulta, o en el quirófano con anestesia total.[700]

MASTITIS GRANULOMATOSA. Es una enfermedad mamaria inflamatoria benigna poco común que se presenta como una masa dura palpable en el pecho, con o sin otros síntomas, como secreción en los pezones, retracción del pezón, dolor, piel inflamada, piel ulcerada, formación de un absceso y agrandamiento de los ganglios linfáticos. Aunque la mastitis granulomatosa sea una dolencia benigna, no se distingue de un cáncer o de un absceso hasta que una biopsia confirma el diagnóstico.[701] Puede provenir de numerosas enfermedades, como tuberculosis, sarcoidosis (véanse las páginas siguientes) y diabetes, o de una reacción a un cuerpo extraño inyectado, como silicona líquida (ya he advertido que no es saludable).[702] Cuando no se identifica la causa, se conoce como mastitis granulomatosa idiopática (MGI), y en ocasiones se cura por sí sola en un espacio de nueve a doce meses.[703] Es mejor no intentar extirparla mediante una escisión quirúrgica ni tratarla con esteroides o medicamentos, ya que en estas ocasiones cuesta de cicatrizar y puede volver a causar inflamación cutánea.[704] La mastitis granulomatosa no eleva el riesgo de cáncer.

---

699. A. Bharat et al., «Predictors of Primary Breast Abscesses and Recurrence», *World Journal of Surgery* 33, n.º 12, diciembre del 2009, pp. 2582-2586.

700. J. D. Berna-Serna y M. Madrigal, «Percutaneous Management of Breast Abscesses. An Experience of 39 Cases», *Ultrasound in Medicine and Biology* 30, n.º 1, enero del 2004, p. 1-6.

701. J. P. Wilson et al., «Idiopathic Granulomatous Mastitis: In Search of a Therapeutic Paradigm», *American Journal of Surgery* 73, 2007, pp. 798-802.

702. W. S. Symmers, «Silicone Mastitis in «Topless» Waitresses and Some Other Varieties of Foreign-Body Mastitis», *British Medical Journal* 3, n.º 5609, 1968, pp. 19-22.

703. M. E. Bouton et al., «Management of Idiopathic Granulomatous Mastitis with Observation», *American Journal of Surgery* 210, 2015, p. 258.

704. S. Imoto et al., «Idiopathic Granulomatous Mastitis: Case Report and Review of the Literature», *Japanese Journal of Clinical Oncology* 27, n.º 4, agosto de 1997, pp. 274-277; A. Krause, B. Gerber y E. Rhode, «Puerperal and Non-puerperal Mastitis», *Zentralblatt für Gynäkologie* 116, n.º 8, 1994, pp. 488-491; S. Akbulut et al., «Is Methotrexate an Acceptable Treatment in the Management of Idiopathic Granulomatous Mastitis?» *Archives of Gynecology and Obstetrics* 284, n.º 5, 2011, pp. 1189-1195.

MASTOPATÍA DIABÉTICA. La mastopatía diabética —es decir, la mastitis linfocítica o la mastopatía linfocítica— forma parte de menos del 1% de enfermedades mamarias benignas, y se da con poca frecuencia de un 0,6 a un 13% en las mujeres premenopáusicas con diabetes tipo 1 de larga evolución.[705] La mastopatía diabética se presenta como una masa mamaria palpable única o múltiple, de consistencia firme, móvil e indolora, en uno o en ambos senos.[706] El diagnóstico se confirma con una biopsia por punción y no es necesario seguir un tratamiento. No aumenta el riesgo de desarrollar un cáncer de mama.

LIPOMA. Los lipomas mamarios se presentan del mismo modo que en el resto del cuerpo, como bultos indoloros semiblandos con células adiposas maduras organizadas juntas y recubiertas de una delgada cápsula. En caso de duda, el diagnóstico se puede confirmar con una biopsia por punción, pero el patólogo simplemente escribe en el informe: «células adiposas maduras» (unas palabras sofisticadas para referirse a la grasa), en lugar de «lipoma». Si los lipomas crecen con rapidez, causan dolor o resultan molestos por cualquier razón, se pueden extirpar. No aumenta el riesgo de cáncer de mama.

HAMARTOMA. Son lesiones benignas formadas de tejido normal de la mama, pero en el que las células crecen de manera desorganizada. Un patólogo también puede llamarlas fibroadenolipoma, lipofibroadenoma o adenolipoma.[707] Se presentan como masas blandas encapsuladas y bien delimitadas, son indoloras y pueden llegar a ser bastante voluminosas. Como las células del interior carecen de rasgos distintivos (parecen células normales como las de los conductos, los lóbulos, la grasa y el tejido conjuntivo de las mamas), el diagnóstico requiere una escisión completa. Aunque los hamartomas raras veces estén relacionados con una malignidad, siempre se extirpan.[708]

---

705. K. P. Hunfeld y R. Bassler, «Lymphocytic Mastitis and Fibrosis of the Breast in Long-Standing Insulin-Dependent Diabetics», *General and Diagnostic Pathology* 143, n.º 1, julio de 1997, pp. 49-58.

706. W. W. Logan y N. Y. Hoffman, «Diabetic Fibrous Breast Disease», *Radiology* 172, n.º 3, 1989, pp. 667-670.

707. G. M. K. Tse et al., «Hamartoma of the Breast: A Clinicopathological Review», *Journal of Clinical Pathology* 55, n.º 12, 2002, pp. 951-954.

708. G. M. Tse et al., «Ductal Carcinoma in Situ Arising in Mammary Hamartomas», *Journal of Clinical Pathology* 55, 2002, pp. 541-542; M. Herbert et al., «Breast Hamartomas: Clinicopathological and Immunohistochemical Studies of 24 Cases», *Histopathology* 41, 2002, pp. 30-34.

HIPERPLASIA ESTROMAL PSEUDOANGIOMATOSA. Como su nombre es tan ridículo y tan largo, se la conoce simplemente como HEPA. Microscópicamente hablando, la HEPA tiene pequeños espacios en el tejido conectivo que semejan estructuras vasculares, de ahí el calificativo de «pseudoangiomatosa»; significa que tiene el falso aspecto de vasos sanguíneos. Por este motivo, en las biopsias con aguja a veces se confunde con un cáncer derivado del recubrimiento de los vasos sanguíneos, conocido como *angiosarcoma* (si te ocurre, obtén una segunda opinión mediante el diagnóstico imagenológico).[709] La HEPA se da con más frecuencia en las mujeres perimenopáusicas de unos cincuenta años, y también en los hombres. Aunque suele detectarse casualmente con otras biopsias, también se presenta como un firme espesamiento indoloro palpable de la piel en el 30 al 44% de los casos.[710] En las imágenes de las mamografías y las ecografías aparece como una masa sólida, bien definida, simulando un fibroadenoma o, a veces, un carcinoma.[711] Cuando se diagnostica con una biopsia por punción, no es necesario extirparla si las imágenes no son sospechosas.[712] Las mujeres con esta patología son, al parecer, menos proclives a desarrollar un cáncer de mama.[713]

SARCOIDOSIS. La sarcoidosis es una enfermedad inflamatoria crónica no cancerosa que afecta a los pulmones y que solo raras veces se da en las mamas. Cuando esto ocurre, se presenta como una masa de consistencia firme y dura similar a un carcinoma. Las imágenes también muestran masas espiculadas sospechosas. Una biopsia percutánea confirma el diagnóstico y, en cuanto se obtiene, no es necesario extirparla.[714] La sarcoidosis

---

709. R. Salvador et al., «Pseudo-angiomatous Stromal Hyperplasia Presenting as a Breast Mass: Imaging Findings in Three Patients», *Breast* 13, n.º 5, 2004, pp. 431-435.

710. C. L. Mercado et al., «Pseudoangiomatous Stromal Hyperplasia of the Breast: Sonographic Features with Histopathologic Correlation», *Breast Journal* 10, n.º 5, 2004, pp. 427-432; S. D. Raj et al., «Pseudoangiomatous Stromal Hyperplasia of the Breast: Multimodality Review with Pathologic Correlation», *Current Problems in Diagnostic Radiology* 46, n.º 2, 2017, pp. 130-135.

711. L. Celliers, D. D. Wong y A. Bourke, «Pseudoangiomatous Stromal Hyperplasia: A Study of the Mammographic and Sonographic Features», *Clinical Radiology* 65, n.º 2, 2010, pp. 145-149.

712. G. C. Hargaden et al., «Analysis of the Mammographic and Sonographic Features of Pseudoangiomatous Stromal Hyperplasia», *American Journal of Roentgenology* 191, n.º 2, 2008, pp. 359-363.

713. A. C. Degnim et al., «Pseudoangiomatous Stromal Hyperplasia and Breast Cancer Risk», *Annals of Surgical Oncology* 17, n.º 12, 2010, pp. 3269-3277.

714. E. E. Lower, H. H. Hawkins y R. P. Baughman, «Breast Disease in Sarcoidosis», *Sarcoidosis, Vasculitis, and Diffuse Lung Diseases: Official Journal of World Association of Sarcoidosis and Other Granulomatous Disorders* 18, n.º 3, 2001, pp. 301-306.

suele aparecer en mujeres que se encuentran en los treinta y los cuarenta.[715] No aumenta el riesgo de desarrollar un cáncer de mama.

LOS SENOS SE PUEDEN VOLVER MUY ACTIVOS

Por más tediosa que sea esta completa lista de bultos, cuando te diagnostican uno en concreto que te ha salido en el pecho, te hace exclamar en tu interior: «¡Ojalá hubiera sido cualquier bulto de la lista, o todos a la vez!»... En el siguiente capítulo afrontaremos el cáncer con la cabeza bien alta, decididas a salir victoriosas del viaje, ¡llenas de una nueva sensación de plenitud y alegría!

715. P. P. Rosen, *Breast Pathology*, 3.ª edición, Lippincott Williams & Wilkins, Filadelfia, 2009.

9

El cáncer ocurre: *kit* básico reciente para las mujeres diagnosticadas

No importa si tu doctora te lo dice quitándole hierro al asunto o con seriedad, si te da una palmadita en el hombro o si te lo comunica por teléfono, si eres una mujer con aplomo o miedosa por naturaleza, oír las palabras *Es un cáncer de mama* le impacta en lo más hondo a cualquiera. Si te llega a ocurrir algún día, o si te está ocurriendo, quiero ayudarte a dar varios pasos para que tu viaje del cáncer a la curación sea lo más productivo posible.

En primer lugar, toma una buena bocanada de aire, y al exhalar, dite: «Sobreviviré». Este será tu mantra. Cree en él a lo largo del día, a diario. No es un epíteto para que te sientas bien, es la pura verdad. La mayoría de mujeres con cáncer *sobreviven.* ¿Por qué no ibas a hacerlo tú? No estoy quitándole importancia a la fortaleza y la resistencia que exige curarte de un cáncer, pero debes creer que saldrás airosa de la situación. Estás a punto de reunir una familia (es cierto, una que nunca quisiste), compuesta de un cirujano, un cirujano plástico (lo necesitarás), un oncólogo, un oncólogo radiólogo y, ojalá también, de un doctor experto en medicina china, un nutricionista, un fisioterapeuta, un grupo de apoyo y un psicólogo (en el caso de necesitarlo) para asegurarte de recuperarte plenamente sin quedarte tocada. También querrás reunir notas importantes mientras pasas a la acción tras haber decidido lo que harás: informes de pruebas imagenológicas (mamografías, ecografías, IRM de las mamas, TEP, TAC, escáneres óseos, IRM cerebrales), imágenes en un CD, informes patológicos, notas de las consultas de cada médico al que has ido, informes operativos, informes de estudios especiales (como pruebas genéticas, MammaPrint, Oncotype Dx, BCI…; no te preocupes, hablaré dentro de poco de todas estas palabras raras), informe de la radiación, informe de la quimioterapia y resultados del laboratorio, y dentro de poco podrás dejar esta carpeta fuera de la vista, acumulando polvo en un rincón, mientras emprendes tu nueva vida.

Ahora hablaré de lo que puedes esperar a partir de este momento hasta el día en que veas tu viaje por el retrovisor a tus espaldas, en el caso de padecer cáncer. Este capítulo te ofrece un curso intensivo para que sepas lo que es un cáncer de mama, todas las formas de tratarlo y, sí, también de curarlo. Espero infundirte seguridad y esperanza por medio de estos conocimientos. Asegurémonos juntas de que recibes los cuidados que te mereces. ¡Así que sigue leyendo con tranquilidad, y disfruta de años de longevidad!

LOS PRIMEROS DÍAS

El cáncer de mama es como el tiempo. La fase 0 del sol y el arco iris de un CDIS, no requiere quimioterapia y se manifiesta de distinta manera que la fase IIA del día lluvioso en el que te estás recuperando de una mastectomía. Pero al emprender el prometedor viaje no te podías ni imaginar la ululante tormenta de nieve de la fase IV con la que te toparás. Sin embargo, cuando el médico te diagnostica un cáncer de mama, procuras instintivamente engullir la máxima información posible sobre esta dolencia para que la situación no se te vaya de las manos. Aunque un día soleado no debe recibir demasiados consejos de las nubes, y viceversa. Y hay unas formas mejores que otras de lograrlo.

Es de lo más natural que cuando estás intentando asimilar unas noticias perturbadoras intentes reunir los máximos detalles posibles de todas las fuentes que tengas a tu alcance. Para serte sincera, ve con cuidado si decides buscar información al tuntún por Internet para conocer más detalles del cáncer que sufres y establecer un plan de ataque con tus médicos. Leer historias de terror en los mensajes de los muros de desconocidos que pueden o no estar relacionadas con el cáncer en concreto que tal vez te hayan diagnosticado podría hacerte empezar el viaje con mal pie al parecerte terrorífico. Te aconsejo que seas selectiva en cuanto a las personas a las que se lo cuentes. Procura, sobre todo, ser tú misma y hacer aquello que te empodere. En general, he comprobado que, cuando mis pacientes siguen este consejo, saben con más claridad las decisiones que tomarán. Oír historias bienintencionadas sobre la amiga de la hija de la tía Diana, cuyo viaje estuvo plagado de recaídas, no ayuda para nada. En una de mis tarjetas de felicitación preferidas pone: «Cuando la vida te dé limones, te prometo no contarte una historia sobre la amiga de mi prima que murió por culpa de los limones». Querrás reducir al máximo todo el barullo de fuera para afrontar el partido con la cabeza lo más fría posible, por así decirlo, lista para actuar estratégicamente y con la información correcta, equipada con la esperanza y el aliento de las voces más informadas y experimentadas.

Cuando compartas el diagnóstico con la familia, ve con tiento a la hora de contárselo a tus hijos y a tus padres mayores. Tú sabes mejor que nadie cómo tu familia afronta la incertidumbre: muestra un estado de presencia o ten la madurez interior para lidiar con las duras noticias. Normalmente, si no necesitas que tu familia te aconseje para tomar una decisión, creo que es más sensato esperar a tener clara la estrategia que seguirás en cuanto al tratamiento. De esta manera no arrastrarás a los seres queridos en lo que quizá parezca una espera interminable para conocer los detalles patológicos y los escáneres de tu cuerpo mientras tu vida parece pender de un precario equilibrio. Mis pacientes me suelen decir que la espera, *no saber* qué es lo que tienen con exactitud, es lo más terrible de todo, así que, si es posible, procura ahorrarles a los demás lo peor (y ahorrarte tú también ver el miedo reflejado en sus rostros). Es mejor que les presentes las noticias en un bonito envoltorio decorado con el lazo más atractivo, de acorde a la situación. Sobre todo en el caso de los niños pequeños, e incluso te diría que esperes a contárselo después de la cirugía, si te parece bien. También te recomiendo que uses la palabra *cáncer* cuando se lo cuentes a tus hijos, ya que esconder la enfermedad con términos vagos y secretismos le da poder al cáncer y hace que los demás lo teman. Tus hijos lo acabarán descubriendo de todos modos, es mejor que lo oigan de tu boca. Recibir la verdad de ti en ese momento aumenta la transparencia y la confianza que sentirán en el futuro. Le puedes decir a tu hija de seis años: «Mama ha tenido una pequeña enfermedad en el pecho llamada cáncer, pero solo ha sido en un lugar pequeñito y ahora ya no la tiene. ¿Recuerdas la inyección que te pusieron en el brazo para que nunca pillaras la varicela? Yo ahora también tengo que tomar varias medicinas para no volver a ponerme mala. Pero la doctora me ha dicho que llevaré una vida saludable y que viviré muchos años, no te preocupes. Seguiré estando a tu lado para decirte que ordenes tu habitación y te comas las verduras».

QUÉ ES EN REALIDAD UN CÁNCER

La palabra *cáncer* nos hace estremecer porque, hasta que no entendemos lo que ocurre en nuestro cuerpo, está envuelta en un manto oscuro de misterio. Pero cuando entendemos cómo evolucionan biológicamente las células normales en células cancerosas vemos el problema tal como es, como un hipo anatómico que debemos eliminar del cuerpo. El cáncer, despojado de su anonimato, es menos abrumador. Saquémoslo, pues, a la luz. ¿Te parece?

Como recordarás del capítulo 1, los senos tienen lóbulos productores de leche, y esos tubitos llamados *conductos* están conectados unos con otros mientras transportan la leche al pezón (véase la ilustración de la página 28). Estas ramificaciones acaban en una serie de entre ocho a doce aberturas que dan a la superficie del pezón. El tamaño de los conductos varía de 1 milímetro en los lóbulos (los lóbulos miden en general 3 milímetros) hasta de 5 a 8 milímetros cerca del pezón. El 75% de cánceres de mama aproximadamente se originan en el interior de estos conductos del tamaño de espaguetis, un 10% se inician en los lóbulos y un 15% tienen que ver con subtipos menos comunes que también se inician en los conductos lácteos, aunque, al tener unas características únicas, reciben nombres descriptivos como *mucinoso* o *tubular*, pero en realidad son *cánceres de mama*.[716]

Imagínate que observamos por dentro uno de esos conductos normales cortados por la mitad, como si fuera un telescopio (o, en el caso de los cánceres lobulares, que observamos por dentro un lóbulo cortado por la mitad como si fuera un pequeño cuenco). Cuando un conducto lácteo es

716. C. I. Li, D. J. Uribe y J. R. Daling, «Clinical Characteristics of Different Histologic Types of Breast Cancer», *British Journal of Cancer* 93, n.º 9, 2005, pp. 1046-1052.

normal, está revestido en el interior de una capa de células uniformes y ordenadas, pegadas unas al lado de las otras, como la ilustración de la izquierda de abajo.

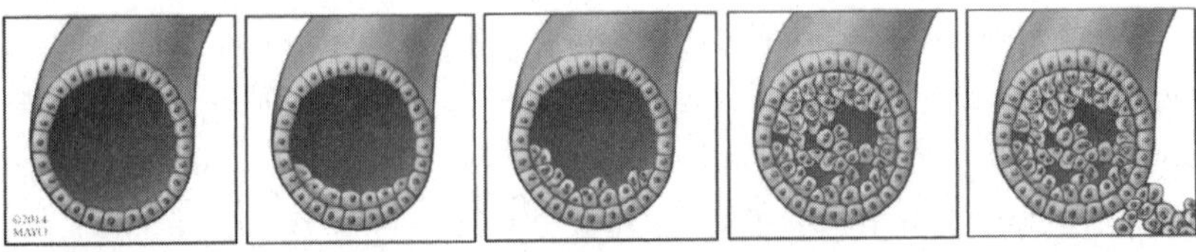

De izquierda a derecha: conducto mamario normal, hiperplasia ductal usual (HDU), hiperplasia ductal atípica (HDA), carcinoma ductal *in situ* (CDIS), carcinoma ductal invasivo (CDI).

Cuando algún factor estimula estas células para que proliferen (mutaciones, estrógeno, IGF-1, etcétera), y forman una segunda capa también de manera ordenada, se conoce como *hiperplasia ductal usual* (HDU), la segunda imagen empezando por la izquierda. Al igual que la piel creando otra peca, la HDU no es un melanoma y ningún cirujano lo extirpa, forma parte del proceso de envejecimiento. Sin embargo, cuando las células de la HDU empiezan a crecer de forma desorganizada, sin ningún control u orden, creando numerosas capas y cambiando de forma, se conoce como *atípica*. La hiperplasia ductal atípica (HDA) —la tercera imagen empezando por la izquierda— se ha de extirpar en cuanto se detecta. La HDA es un marcador de lesión, en el capítulo 6 hablo del tema. Y cuando las suficientes células atípicas acaban invadiendo el interior de un conducto mamario vacío y se diseminan en una capa de más de 2 milímetros de grosor, o si dos conductos mamarios adyacentes contienen una HDA, la patóloga lo califica de cáncer de mama.[717]

En concreto, la HDA evoluciona en un *carcinoma ductal in situ* (CDIS), la forma más temprana de cáncer de mama, diagnosticado en 1 de cada 33 mujeres; es la cuarta imagen empezando por la izquierda. Cuando no se tratan, el 36% de los CDIS acaban atravesando la pared del conducto lác-

717. A. Bane, «Ductal Carcinoma In Situ: What the Pathologist Needs to Know and Why», *International Journal of Breast Cancer* 2013, 2013.

teo e invaden los tejidos mamarios que lo rodean.[718] ¿Lo has pillado? El 64% de CDIS podían permanecer en el interior del conducto lácteo durante el resto de la vida de la paciente sin causarle nunca ningún daño. La cuestión es que hemos estado intentando descubrir una y otra vez cuáles son los factores del tercio de pacientes con células invasoras y cuáles son los de los dos tercios restantes con células no invasoras (edad, grado del tumor, tamaño y otros elementos parecidos), y todos los CDIS son proclives a la invasión.[719] De modo que sí, se sobretratan dos tercios de mujeres con CDIS.[720] Cuando las células cancerosas atraviesan la pared del conducto lácteo e invaden un espacio de 1 milímetro o menos de espesor, la dolencia se conoce como CDIS con microinvasión.

En cuanto el espesor de las células que rompen la pared del conducto es superior a un milímetro se conoce como *carcinoma ductal invasivo* (CDI); es la quinta imagen empezando por la izquierda. Lo mismo se aplica a la progresión de un cáncer en un lóbulo que acaba evolucionando en un *carcinoma lobular invasivo* (CLI). La inquietante palabra *invasivo* se refiere a las células del interior de un conducto lácteo intacto que empiezan a crecer fuera de la pared después de atravesarla, en el mismo seno en el que se originó la enfermedad. Aunque se use la palabra *invasivo,* en ese punto la patóloga no sabe si el cáncer ha invadido algún otro lugar del cuerpo, como los ganglios linfáticos o el hígado. Solo ha analizado la pequeña muestra del tejido del tumor de la paciente procedente de la biopsia, pero todavía no sabe si el cáncer se ha diseminado más allá de los senos. Los cánceres invasivos (CDI/CLI) *pueden* entrar en el sistema linfático o en el torrente sanguíneo y viajar a otros órganos (metástasis) del cuerpo, pero en el momento del diagnóstico solo el 5% de cánceres se han metastatizado más allá de los ganglios linfáticos, hasta invadir órganos como los pulmones o los huesos. ¿Lo entiendes?

---

718. M. E. Sanders et al., «Continued Observation of the Natural History of Low-Grade Ductal Carcinoma In Situ Reaffirms Proclivity for Local Recurrence Even After More than 30 Years of Follow Up», Modern Pathology: An Official Journal of the United States and Canadian Academy of Pathology, Inc. 28, n.º 5, mayo del 2015, pp. 662-669.

719. S. A. Lari y H. M. Kuerer, «Biological Markers in DCIS and Risk of Breast Recurrence: A Systematic Review», *Journal of Cancer* 2, 2011, pp. 232-261.

720. National Comprehensive Cancer Network, «Clinical Practice Guidelines in Oncology: Breast Cancer», http://www.nccn.org/professionals/physician_gls/pdf/breast.pdf.

Me gustaría hacer un breve inciso sobre el CLI, comparado con el ductal. El primero tiende a invadir los senos en hilera, como una cola muy recta de niños esperando para salir al patio a jugar. Esta forma no aparece como una masa en una prueba imagenológica o en una exploración médica hasta que acaba ocupando el espacio suficiente como para ser detectada. Por esta razón, en el momento en que se diagnostican los CLI, tienden a ser mucho más grandes que los CDI.[721] A pesar de ello, el índice de supervivencia de un CLI, estadio por estadio, es similar o incluso mayor que el de un CDI por su biología más suave.[722] Un CDI se trata exactamente igual que un CLI.

El cáncer de mama inflamatorio, otro sigiloso subtipo, merece una atención especial. Este tumor no suele presentarse como una masa, y la primera señal es una hinchazón roja, dolorosa y repentina en el pecho, con una piel más gruesa de lo habitual que se parece a la piel de naranja. Se le puede confundir con una infección mamaria, por lo que si no desaparece del todo con antibióticos al cabo de pocos días hay que ir enseguida a ver a un cirujano mastólogo, ya que el cáncer de mama inflamatorio se ha de tratar lo antes posible.

EL INFORME PATOLÓGICO

Ahora que tienes unos conocimientos básicos de cómo las células normales evolucionan en anormales, invaden los conductos lácteos o los lóbulos y atraviesan las paredes de los mismos (es decir, las invaden), describiré los detalles esenciales. El informe patológico de la biopsia revela muchos detalles sobre la biología inherente al cáncer sufrido, y esta información ayuda a elegir la estrategia que los oncólogos seguirán para tratarlo. El informe define la clase de cáncer de la que se trata, el grado que tiene y si se

---

721. B. C. Pestalozzi et al., «Distinct Clinical and Prognostic Features of Infiltrating Lobular Carcinoma of the Breast: Combined Results of 15 International Breast Cancer Study Group Clinical Trials», *Journal of Clinical Oncology* 26, n.º 18, 2008, pp. 3006-3014.

722. N. Wasif et al., «Invasive Lobular vs. Ductal Breast Cancer: A Stage-Matched Comparison of Outcomes», *Annals of Surgical Oncology* 17, n.º 7, 2010, pp. 1862-1869; J. G. Molland et al., «Infiltrating Lobular Carcinoma – A Comparison of Diagnosis, Management and Outcome with Infiltrating Duct Carcinoma», *Breast* 13, n.º 5, 2004, pp. 389-396.

encuentra en el sistema linfático o en los vasos sanguíneos del tejido mamario. También proporciona un perfil del biomarcador compuesto de cuatro marcadores biológicos, de los que hablaré a continuación. El tumor se clasifica entonces como un *subtipo molecular* que los médicos usan para establecer un plan.

MAMA DERECHA 11 EN PUNTO 4CM FN (INFORME DE BIOPSIA)

- Carcinoma ductal invasivo
- Grado histológico 2 de la escala de Bloom-Richardson modificada (de hasta 3)
  - Puntuación total: 6/9
  - Grado nuclear: 2 (de hasta 3)
  - Formación tubular: 3 (de hasta 3)
  - Índice mitótico: 1 (de hasta 3)
- No se ha identificado una invasión linfovascular

Vamos a empezar por el encabezamiento. Los médicos documentan un área de interés como si el pecho de la paciente fuera un reloj visto desde una posición ventajosa. En el informe de la biopsia, la descripción: «Mama derecha 11 en punto 4CM FN» sitúa esta masa en el cuadrante superior exterior del seno derecho. Las «peores» noticias siempre son lo primero que se escribe en un informe de patología, en este caso es un «carcinoma ductal invasivo». Después se indica el grado. El grado compara las características de la célula cancerosa con una célula normal, para indicar hasta qué punto es hostil. Hay los grados 1, 2, 3: bajo, intermedio, alto; o bien diferenciado, moderadamente diferenciado y poco diferenciado, respectivamente (significa lo mismo). El grado 1 se parece a una célula mamaria original, en el grado 2 está más alterada y en el grado tres aparece desenfrenada. Si en el informe aparece la gradación Notthingham o la escala de Bloom-Richardson modificada, significa que el patólogo se ha basado en uno de estos sistemas para diagnosticar el grado de la patología. Es decir, cuanto mayor sea el grado, más virulento es el cáncer. Pero el grado no es más que una de las numerosas características que se analizan en el informe.

Algunos informes patológicos indican si se ha visto que las células cancerosas se estén diseminando por los vasos sanguíneos o por los nervios mamarios, un estado conocido como *invasión linfovascular* o *invasión perineural,* respectivamente. Incluso cuando esta información aparece en el informe, no significa que las células se hayan diseminado más allá del seno, sino que es otra señal de su agresividad.

Al cabo de una semana de recibir el informe inicial de la biopsia, el paciente también recibe una información llamada *perfil tumoral* (o *perfil del biomarcador*), que ofrece una visión crítica sobre la biología del cáncer sufrido. Vamos a analizar, línea a línea, un ejemplo del perfil tumoral para que aprendas a desvelar los misterios que esconde.

PERFIL DEL BIOMARCADOR DE UN CARCINOMA INVASIVO DE MAMA

MARCADOR PRONÓSTICO	RESULTADOS (% POSITIVO)	INTENSIDAD DE TINCIÓN	RESULTADO DE LA PRUEBA
Receptor de estrógeno	98%	3+	Positivo
Receptor de progesterona	79%	2+	Positivo
Prueba de HER2 IHC		2+	Equívoco
HER2 (FISH)			Negativo
Antígeno Ki-67	26%		Alto

Lo más importante es si el cáncer está estimulado por el estrógeno y la progesterona. Lo ideal es ver un alto porcentaje (del 0 al 100%) de receptores de estrógeno (RE) y de receptores de progesterona (RP) con una gran intensidad de tinción (de 1 a 3+, el 3+ es el más fuerte). En este ejemplo, el estrógeno estimula un 98% de las células cancerosas, y la progesterona, un 79%. Algunos laboratorios, en su lugar, se basan en la puntuación Allred, que clasifica los RE y RP en una escala del 0 al 8, cuanto más alta, mejor. Cuando las hormonas circulantes se acoplan a esos receptores, les indican a las células cancerosas que se multipliquen y dividan, o sea que, cuando el porcentaje de RE es elevado, significa que el cáncer está estimulado en gran medida por el estrógeno. No hay que olvidar que incluso las mujeres posmenopáusicas tienen un montón de estrógeno circulando por el organismo debido a la presencia de la enzima aromatasa en las células adiposas, que transforma los esteroides en estrógeno. Aunque no parezca tan bueno tener un puñado de estrógeno circulando a gran velocidad alrededor de un tumor con RE(+) estimulado por el estrógeno, a los oncólogos nos encantan estos receptores, presentes en un 80% de los cánceres. Ya que, en primer lugar, están relacionados con cánceres menos agresivos y más curables.[723] En segundo lugar, si son estimulados por el estrógeno, se les puede dejar morir de hambre con la pastilla *anti*estrogénica administrada en la terapia endocrina. Y en último lugar, si es un cáncer *sin* RE, probablemente será necesario recurrir a la quimioterapia como parte de la cura, pero este tratamiento (a base de ligandos de plata) es muy eficaz contra la mayoría de tumores estimulados por el estrógeno con RE(–) negativos. No existe ninguna terapia destinada exclusivamente a los RP, pero cuanto más elevados son, menos agresivo es el cáncer.

En el caso de los cánceres invasivos, el perfil tumoral incluye un gen responsable del crecimiento y la reparación celular conocido como *receptor 2 del factor de crecimiento epidérmico humano,* o *HER2/neu* (es decir, erbB-2), o más habitualmente *HER2.* Los genes del HER2 están presentes en un 15% de cánceres. Se analizan de dos maneras; primero hablaré del test de IHC (inmunohistoquímica). El IHC muestra la *ausencia* de HER2 con una puntuación de 0 o 1+, la *presencia* de HER2 con una puntuación de 3+ y la ambigüedad con 2+. En este caso, se analiza de nuevo con el test FISH (fluorescencia de hibridación *in situ*), una técnica que suele llevar a un resultado definitivo. Los cánceres HER2 positivos [HER2(+)] son más agresivos que los HER2 negativos [HER2(–)], de modo que casi siempre es necesaria la quimioterapia. La gran noticia es que, si te diagnostican un cáncer invasivo HER2(+), los tratamientos dirigidos, como los de Herceptin y Perjeta, destruyen con tanta eficacia y precisión este subtipo de tumores que, en cuanto el HER2(+) se trata, se obtiene el *mejor resultado de todos los subtipos.*

Uno de los subtipos más agresivos de cáncer de mama se conoce como *cáncer de mama triple negativo* (CMTN). «Triple negativo» se refiere a la

---

723. I. Jatoi et al., «Breast Cancer Adjuvant Therapy: Time to Consider Its TimeDependent Effects», *Journal of Clinical Oncology* 29, n.º 17, 2011, pp. 2301-2304.

ausencia de esos tres receptores de los que acabo de hablar en la superficie de las células tumorales: receptores de estrógeno, de progesterona y de HER2. Es cierto que el CMTN es el que acarrea el peor pronóstico de todos los subtipos, pero, como ya he señalado, la quimioterapia es muy eficaz contra los cánceres con RE(–), como el CMTN. De hecho, cuando las pacientes con un CMTN reciben quimioterapia *antes* de extirparles el cáncer, se descubre en cerca de un 30% de los casos que la terapia ha destruido literalmente hasta la última célula cancerosa de las mamas y de los ganglios linfáticos.[724] Cuando esto ocurre, se conoce como *respuesta patológica completa*, o RPC. Las pacientes con una RPC muestran unos índices de supervivencia espectacularmente altos que reflejan los de los subtipos con RE(+).[725] En el caso de los CMTN, la mayor parte del riesgo de reaparición se da en los primeros tres años, y si a los cinco el cáncer no ha rebrotado, la paciente está limpia.[726] Ese día puede definitivamente descorchar una botella de champán.

La última parte del perfil tumoral analiza el antígeno Ki-67. El Ki-67 responde a la pregunta: «¿Cuántas células se están dividiendo activamente?», es decir, una célula convirtiéndose en dos, en lugar de estar latente. El porcentaje de células proliferando abarca del 1 al 100%. Lo mejor es tener menos de un 11%, y más de un 20% se considera una cifra alta (los laboratorios varían en cuanto a ello, consulta el informe de patología). Cuanto más bajo sea el porcentaje, más perezoso es el cáncer. ¡A los oncólogos nos encantan los sedentarios! Pero ciertos tratamientos (a base de ligandos de plata) son más eficaces contra las células que se dividen con rapidez, de modo que no te asustes si en el informe el Ki-67 está por las nubes.

Si deseas interpretar el informe patológico de un cáncer extirpado por completo después de una lumpectomía o una mastectomía, en él se incluye una información adicional: el tamaño definitivo del tumor, la cantidad de tumores encontrados, otras lesiones como CDIS, el estado de los márge-

724. K. Wu et al., «Meta-analysis on the Association Between Pathologic Complete Response and Triple-Negative Breast Cancer After Neoadjuvant Chemotherapy», *World Journal of Surgical Oncology* 12, n.º 1, 2014, p. 95.

725. C. Liedtke et al., «Response to Neoadjuvant Therapy and Long-Term Survival in Patients with Triple-Negative Breast Cancer», *Journal of Clinical Oncology* 26, n.º 8, 2008, pp. 1275-1281.

726. P. Cortazar et al., «Pathological Complete Response and Long-Term Clinical Benefit in Breast Cancer: The CTNeoBC Pooled Analysis», *Lancet* 384, n.º 9938, 2014, pp. 164-172.

nes (si el cáncer llega hasta los márgenes o si los márgenes de los tejidos extraídos están limpios), cuántos ganglios se extirparon y si alguno estaba afectado de cáncer.

SUBTIPOS MOLECULARES: PERFIL DEL MALO DE LA PELÍCULA

Aunque todos se llamen cáncer de mama, hay por lo menos veintiún subtipos específicos de tumores malignos bajo el microscopio. Es mucho más importante cómo se *comportan* las células que el aspecto que tienen. Al igual que un asesino en serie guapo y amable, lo que los oncólogos queremos ver son las intenciones y las habilidades de las células y no su fotografía. Es lo que el perfil molecular nos muestra: utilizando los cuatro marcadores biológicos de los que acabo de hablar, los médicos clasifican los tumores según uno de estos cinco perfiles moleculares distintos; cada uno tiene su propia predisposición genética para presentarse, responder a un tratamiento y reaparecer de distintas maneras. La subtipificación molecular combina la presencia o la ausencia de RE y de RP en la categoría conocida como *receptores hormonales* (RH+/RH–) con una sobreexpresión de la proteína HER2 (HER2+/HER2–) y del Ki-67 para determinar los subtipos de la siguiente manera:

Luminal A (RH+/HER2-): un 74% de cánceres, con una gran cantidad de RE(+), de grado bajo, niveles reducidos de Ki-67, mejor pronóstico. Se tratan con terapia endocrina, en estos casos la quimioterapia se suele aconsejar con menor frecuencia. Están relacionados con la menarquia temprana, la menopausia tardía, la TRH y un primer embarazo tardío.

Luminal B HER2+ (RH+/HER2+), conocido también como *triple positivo,* y **Luminal B HER2-(RH+/HER2-):** un 10% de cánceres, con una menor cantidad de células con RE(+), grados de 2 a 3, y mayores niveles de Ki-67. Se tratan con terapia endocrina, normalmente con quimioterapia, y además con medicamentos anti-HER2 en el caso de los triples positivos. Están relacionados con el aumento de peso después de los dieciocho.

HER2 enriquecido (RH-/HER2+): 4% de cánceres, de grado alto, agresivos. Se tratan con quimioterapia y con medicamentos anti-HER2.

Triple negativo (RH-/HER2-): un 12% de cánceres, como los tumores basales, de grado alto y división elevada, con un menor índice de supervivencia al no haber terapias dirigidas para este tipo de tumores. Se tratan con quimioterapia. Son menos habituales antes de la lactancia, se dan con más frecuencia en las mujeres afroamericanas.[727]

En el caso de algunos de los subtipos de cánceres más favorables, como el del Luminal B (RH+/HER2–) con una cantidad de 0 a 3 ganglios afectados, el perfil molecular nos ofrece una imagen borrosa del malo de la película. Es necesario disponer de una imagen más clara de los «antecedentes penales» para saber si se debe usar la quimioterapia para combatir este cáncer. El *perfilado genómico* de uno de los diversos tests disponibles en el mercado —Oncotype DX, MammaPrint, EndoPredict, PAM50/Prosigna o Breast Cancer Index— nos muestra cuáles son los genes que estimulan un cáncer en particular. Estas pruebas interrogan a las células cancerosas sobre la presencia o la ausencia de una serie de marcadores biológicos; algunos es bueno tenerlos y otros no y, dependiendo de lo que el tumor de un paciente exprese o no, todo esto se tiene en cuenta en un algoritmo que arroja el porcentaje de posibilidades de que el malo de la película regrese a los diez años siguientes en un lugar peor del cuerpo, como los pulmones, el hígado, el cerebro o los huesos. Si el riesgo de reaparición es elevado, la quimioterapia puede reducirlo. Pero si el riesgo es bajo, la *quimioterapia no lo reduce* más aún, o sea que conservad vuestro cabello, chicas.[728] Enseguida hablaré un poco más de la quimioterapia.

727. C. E. DeSantis et al., «Breast Cancer Statistics, 2015: Convergence of Incidence Rates Between Black and White Women», *CA: A Cancer Journal for Clinicians* 66, n.º 1, 2016, pp. 31-42; B. A. Kohler et al., «Annual Report to the Nation on the Status of Cancer, 1975-2011: Featuring Incidence of Breast Cancer Subtypes by Race/Ethnicity, Poverty, and State», *Journal of the National Cancer Institute* 107, n.º 6, 2015, djv048; R. M. Amimi et al., «Traditional Breast Cancer Risk Factors in Relation to Molecular Subtypes of Breast Cancer», *Breast Cancer Research and Treatment* 131, 2012, pp. 159-167.

728. K. C. Aalders et al., «Characterization of Multifocal Breast Cancer Using the 70-Gene Signature in Clinical Low-Risk Patients Enrolled in the EORTC 10041/ BIG 03-04 MINDACT Trial», *European Journal of Cancer* 79, 2017, pp. 98-105; J. A. Sparano et al., «Prospective Validation of a 21-Gene Expression Assay in Breast Cancer», New *England Journal of Medicine* 373, n.º 21, 2015, pp. 2005-2014.

EL ESTADIO DEL CÁNCER

El sistema TNM de estadificación, creado en 1959, nos ofrece a los médicos un lenguaje internacional para comunicar claramente la anatomía de un tumor y la extensión de la enfermedad: T = tamaño del tumor; N = nódulos; M = metástasis. Como el valor de la estadificación reside en predecir la supervivencia y en orientar en el tratamiento, en el 2018 se incorporaron al sistema de estadificación los factores biológicos (grado, RE/RP, HER2) y los perfiles genómicos (Oncotype, MammaPrint). Esta información biológica y genómica adicional permite que el sistema de estadificación sea mucho más significativo en cuanto al pronóstico que si se tiene en cuenta solo la anatomía (la parte del TNM). Pero como en la mayoría de países del mundo no hay los recursos económicos necesarios para una tecnología que permita estadificar más allá de las características anatómicas del sistema TNM, llevará un cierto tiempo poder aplicar los nuevos criterios de estadificación a nivel mundial.

Nadie sabe cuánto tiempo vivirá una persona —con cáncer o sin él—, pero a veces los pronósticos reconfortan. Algunas pacientes no quieren conocer el pronóstico médico, otras necesitan hacerse una idea de lo que pueden esperar. Debemos recordar que no somos una cifra estadística. Los porcentajes de supervivencia reflejan el resultado de grandes cantidades de mujeres que se encuentran en el mismo estadio de la enfermedad que otras. El equipo de oncólogos ayuda a las pacientes a hacerse una idea más personalizada de su enfermedad, si lo desean. En la jerga médica, «cinco años de supervivencia» (5 AÑOS) indica el porcentaje de pacientes que siguen vivos al cabo de cinco años, pero esta cifra no significa ¡que vayamos a morirnos al sexto! Se publican índices de 5 AÑOS, de 10 AÑOS y de 15 AÑOS porque los tratamientos no cesan de mejorar. Los de 15 años reflejan tratamientos de quince años atrás como mínimo, una información que es menos relevante para los pacientes que la de los 5 años. La siguiente lista refleja la estadificación anatómica (TNM) con 5 AÑOS de supervivencia, y luego veremos ejemplos de cómo los sistemas de estadificación más nuevos que incorporan la información genómica pueden cambiar por completo el sistema TNM. Sea cual sea el estadio del cáncer, en todos hay esperanza.

ESTADIO 0: CDIS (carcinoma ductal *in situ*). Las células cancerosas atrapadas en el interior de los conductos mamarios no tienen la capacidad para diseminarse. El CLIS (carcinoma lobular *in situ*) no es un cáncer, a pesar del nombre. Un 25% de cánceres de mama. 5 AÑOS de supervivencia en un 100% de los casos.

ESTADIO IA/IB: las células cancerosas invaden las paredes del conducto o del lóbulo, pero ocupan en total menos de 2 centímetros. Las células no se han diseminado a los ganglios linfáticos. Un 48% de los cánceres invasivos. 5 AÑOS de supervivencia de un 99 a un 100% de los casos.

ESTADIO IIA/IIB: cánceres de más de 2 centímetros que no se han extendido a los ganglios o que no han invadido los músculos pectorales. Cánceres de menos de 5 centímetros que se han diseminado a uno, dos o tres ganglios linfáticos axilares (axilas). Un 34% de cánceres invasivos. 5 AÑOS de supervivencia en un 93% de los casos.

ESTADIO IIIA/IIIB/IIIC: cánceres de cualquier tamaño que se extienden a cuatro o más ganglios linfáticos axilares, a los ganglios de alrededor de la clavícula y/o a los de debajo del esternón (ganglios mamarios interiores). Cánceres de más de 5 centímetros que se diseminan a cualquier ganglio, y tumores que han crecido en los músculos pectorales. Un 13% de cánceres invasivos. 5 AÑOS de supervivencia en un 72% de los casos.

ESTADIO IV: el cáncer se ha metastatizado más allá del seno, cerca de los ganglios, en otros órganos o en ganglios más lejanos. Las áreas que suele invadir son los pulmones, el hígado, el cerebro y los huesos. Las pacientes me dicen con frecuencia que un familiar tenía cáncer de mama, pero que se murió de cáncer de pulmón. En realidad, probablemente se haya muerto de un cáncer de mama que se diseminó por el pulmón. Cuando un cáncer de mama se metastatiza en el pulmón, sigue pareciendo y actuando como un cáncer de mama y no de pulmón. Un 5% de cánceres invasivos. 5 AÑOS de supervivencia en un 22% de los casos.[729]

729. J. Iqbal et al., «Differences in Breast Cancer Stage at Diagnosis and Cancer-Specific Survival by Race and Ethnicity in the United States», *Journal of the American Medical Association* 313, n.º 2, 2015, pp. 165-173; «Breast Cancer Survival Rates», American Cancer Society, revisado por última vez el 20 de diciembre del 2017, https://www.cancer.org/cancer/breastcancer/detailedguide/breast-cancer-survival-by-stage.

Cuando se le añade la biología a la mezcla de la estadificación al incorporar perfiles moleculares (MammaPrint, Oncotype), los índices de supervivencia previstos sustituyen a los del sistema TNM anatómico. Por ejemplo, es peor tener un diminuto cáncer agresivo triple negativo (CMTN) que un cáncer luminal A de cinco centímetros, porque la biología del CMTN es más agresiva, y la biología tiene más peso que el tamaño. Por ejemplo, en el nuevo sistema de estadificación, un CMTN de 1 centímetro equivale a uno del estadio IIA, aunque mida menos de 2 centímetros y tenga ganglios negativos (estadio IA según el sistema TNM). En cambio, un cáncer invasivo triple positivo [RE(+), RP(+), HER2(+)] de grado 2 y de 4 centímetros, con un perfil genómico de bajo riesgo que se haya diseminado a *nueve ganglios axilares,* equivale al estadio IB (el estadio IIIA según el sistema TNM). Vaya, la paciente ha pasado de tener un 72% de posibilidades de vivir 5 AÑOS más a un 99 o un 100% de posibilidades, porque la biología tumoral es más importante que la anatomía.

La distribución desigual de los estadios de un cáncer por todo el mundo en la era de los diagnósticos refleja las disparidades de la economía mundial, como se aprecia en la tabla de la siguiente página, que muestra la estadificación del sistema TNM en el momento del diagnóstico en una muestra de mujeres de todas las partes del mundo. Cuanto más bajos son los ingresos, más avanzado es el estadio del cáncer.

Mis pacientes suelen hacerme esta pregunta lógica: «¿Cómo sabes con seguridad que el tumor no ha invadido otras partes de mi cuerpo?». Los oncólogos les echamos un buen vistazo a los escáneres de nuestros pacientes y nos fijamos en los marcadores tumorales de los análisis de sangre que incrementan la presencia de una metástasis del estadio IV. Las pacientes con ganglios positivos o con perfiles agresivos deben plantearse hacerse una estadificación del cuerpo entero, aunque el oncólogo les haga una prueba imagenológica de todo el cuerpo esperando *no* encontrar metástasis distantes. Los escáneres que se pueden usar en estos casos son tomografías por emisión de positrones (TEP); tomografías axiales computarizadas (TAC) del pecho, el abdomen y la pelvis; IRM cerebrales (para detectar CMTN y HER2+), y escáneres óseos. No se sabe con certeza en qué fase está el cáncer hasta que la paciente se haya hecho estas pruebas, pero en el caso de un cáncer con ganglios negativos y un perfil favorable probablemente no vale la pena correr el riesgo de exponerse a la radiación de los escáneres, porque es casi seguro que serán negativos.

EN TODO EL MUNDO: ESTADIOS DE CÁNCER DE MAMA EN EL MOMENTO DEL DIAGNÓSTICO (PORCENTAJE)[730]

PAÍS	ESTADIO I	ESTADIO II	ESTADIO III	ESTADIO IV
Brasil (2008-2009)	20	47	28	5
Canadá (2000-2007)	41	38	13	8
China (1999-2008)	19	55	23	3
Dinamarca (2000-2007)	29	47	16	8
Egipto (Inst. South Cancer, 2001-2008)	11	39	25	25
Irak (Kurdistán, 2006-2008)	5	53	32	10
Libia (2008-2009)	9	26	54	12
Malasia (costa E. y Kuala Lumpur, 2005-2007)	5	39	45	11
Nigeria (Lagos, 2009-2010)	6	15	63	16
Tailandia (2009)	12	38	41	9
Reino Unido (2000-2007)	40	45	9	5
Estados Unidos (2004-2010)	48	34	13	5

Es posible que los porcentajes redondeados a la cantidad más cercana no sumen hasta el 100%. Se han excluido los CDIS y los estadios desconocidos.

¿CUÁNTO TIEMPO HACE QUE UNA PACIENTE TIENE CÁNCER?

En cuanto las pacientes entienden el continuo de la enfermedad que define la formación y la progresión de las células cancerosas, casi todas me preguntan: «¿Cuándo me empezó?». En realidad, las células cancerosas pueden ha-

730. American Cancer Society, *Global Cancer Facts & Figures*, 3.ª ed., American Cancer Society, Atlanta, 2015, consultado el 23 de septiembre del 2017, https://www.cancer.org/content/dam/cancer-org/research/cancer-facts-and-statistics/global-cancer-facts-and-figures/global-cancer-facts-and-figures-3rd-edition.pdf.

ber invadido la pared de los lóbulos mamarios hace tres o incluso veinte años. Y como sé que se lo estarán preguntando, les respondo que ni ellas ni su médico podrían haberlo notado o detectado en aquella época. Hasta es posible que las células se hubieran mutado en una atipia mientras estaban en el vientre de su madre (¿recuerdas las exposiciones a los CDE que causaron cáncer vaginal?).[731] Todo tiene que ver con cuántas células se estén dividiendo activamente en un determinado momento, y a qué ritmo lo estén haciendo. Las células se reproducen de distinta manera según su biología, pero de promedio en las pacientes de menos de cincuenta años se doblan cada 80 días; en las de cincuenta a setenta años, cada 157 días, y en las de más de setenta, cada 188 días. A una célula le lleva de tres a seis meses dividirse en dos, y no todas las células cancerosas se dividen activamente.[732] Hay que tener en cuenta que un cáncer del tamaño de un terrón de azúcar alberga mil millones de células.[733] Por ejemplo, en una mujer de sesenta y un años con una masa tumoral de 1 centímetro y un 20% de las células cancerosas dividiéndose activamente, la primera célula se mutó hace 10,3 años. Sin duda, la TRH que ha estado recibiendo durante los tres últimos años no es la que le ha causado el cáncer, pero puede que haya ayudado a que apareciera antes. Esto también se aplica a la píldora del día después que una mujer puede haberse tomado hace dos meses y al bistec que se comió la semana pasada.

Lo cierto es que algunas mujeres viven y mueren con cánceres que nunca sabrán que tenían, aunque no fallezcan a causa de ellos, y otros cánceres incluso desaparecen por sí solos. ¿Que cómo lo sé? Por las autopsias realizadas a mujeres *sin* un cáncer de mama detectado que murieron de otra cosa, como un accidente. Una serie combinada de autopsias realizadas a 852 mujeres reveló que el 39% de las fallecidas de cuarenta a cuarenta y nueve años tenían un CDIS, pero solo un 10% de las mujeres de cincuenta a setenta años tenían esta dolencia, algo de lo más curioso.[734] ¿Adónde

---

731. A. M. Soto et al., «Does Breast Cancer Start in the Womb?» *Basic and Clinical Pharmacology and Toxicology* 102, n.º 2, 2008, pp. 125-133.

732. P. G. M. Peer et al., «Age-Dependent Growth Rate of Primary Breast Cancer», *Cancer* 71, 1993, pp. 3547-3551.

733. U. Del Monte, «Does the Cell Number 109 Still Really Fit One Gram of Tumor Tissue?» *Cell Cycle* 8, n.º 3, 2009, pp. 505-506.

734. H. G. Welch y W. C. Black, «Using Autopsy Series to Estimate the Disease "Reservoir" for Ductal Carcinoma In Situ of the Breast: How Much More Breast Cancer Can We Find?» *Annals of Internal Medicine* 127, n.º 11, 1997, pp. 1023-1028.

fueron a parar todos los CDIS? Asimismo, investigadores de Noruega y Suecia han supuesto que algunos de los cánceres detectados en las mamografías desaparecen de manera espontánea.[735] En un estudio aleatorio realizado a más de 600.000 mujeres las dividieron en dos grupos: las que se harían mamografías regulares durante seis años a partir de aquel momento o las que empezarían a hacérselas al cabo de cuatro años. Era de esperar que a las mujeres del segundo grupo les encontraran menos cánceres durante esos cuatro años que a las del primero al no hacerse las mamografías, y así fue (tuvieron un 49% menos de cánceres que las del primer grupo). Pero en cuanto empezaran a hacerse las mamografías deberían tener la misma cantidad de cánceres que las del primer grupo, ¿no? Pues no fue así. En el grupo que empezó a hacérselas cuatro años más tarde se detectaron un 14% *menos* de cánceres de mama, lo cual sugiere que una determinada cantidad de cánceres desaparecen por sí solos.

Pero no hay que malinterpretar esta información. En cuanto a una mujer le diagnostican un cáncer, como los oncólogos no somos (aún) lo bastante listos para saber cuál se curará por sí solo sin un tratamiento, el mejor curso de acción es «más vale prevenir que curar» en lugar de lamentar más tarde no haber hecho nada al respecto.

¿SE HA CAUSADO ELLA MISMA EL CÁNCER?

Probablemente no podemos saber exactamente cómo o por qué ha aparecido un cáncer en el pecho de una paciente. La respuesta saca a relucir el tema de la semilla del cáncer y el terreno; se sabe que el cáncer viene de una tormenta perfecta formada por una combinación de influencias cancerígenas, factores genéticos y del microambiente del tumor. En lugar de obsesionarnos con «¿Por qué me ha tenido que pasar a mí?» y sentirnos impotentes o culpables, es mejor que nos centremos en una estrategia. No se puede negar que algunos cánceres derrotan al mejor ejército que enviemos para combatirlo, pero se puede frenar o revertir el impulso de otros subti-

735. P. H. Zahl, P. C. Gøtzsche y J. Mæhlen, «Natural History of Breast Cancers Detected in the Swedish Mammography Screening Programme: A Cohort Study», *Lancet Oncology* 12, n.º 12, 2011, pp. 1118-1124.

pos de cáncer, como el de los CDIS de las autopsias que acabo de mencionar. Nuestro cuerpo no está indefenso contra esta enfermedad.

¿Recuerdas el estudio del capítulo 4 en el que la *dieta* y el *ejercicio* transformaron la sangre de las mujeres obesas en una máquina anticancerígena en tan solo dos semanas, y destruyeron las células cancerosas mamarias en una placa de Petri? ¿Y qué hay de cuando la dieta y un estilo de vida saludables *revirtieron* el cáncer de próstata demostrado en las biopsias de un grupo de hombres? ¿Recuerdas que hace dos capítulos he contado que el ácido retinoico hizo que la atipia y los cánceres *in situ* desaparecieran y que las células volvieran a ser normales? Todos podemos mejorar, y ahora que sabes que las células de tus senos pueden crear un cáncer, vamos a pulsar el botón de reinicio y a asegurarnos de que nuestro cuerpo sea un lugar inhóspito para la reaparición de un cáncer. Tienes el poder de cambiar el futuro de tu cuerpo.

Pero antes que nada, hay que quitarse el cáncer de encima.

¿CUÁLES SON LOS TRATAMIENTOS DISPONIBLES?

En Estados Unidos somos muy buenos tratando y curando esta enfermedad. ¿Quieres una prueba? Pregúntaselo, simplemente, a los 3,5 millones de mujeres estadounidenses con una historia personal de cáncer de mama.[736] Los índices de mortalidad por cáncer de mama fueron aumentando sigilosamente un 0,4% cada año hasta 1975. Después de 1989 la situación dio un giro de 180 grados en cuanto a las personas de todas las razas y edades, y los índices han bajado un 36%[737] gracias a la detección temprana y a los mejores tratamientos.[738] En la actualidad disponemos de cinco buenas herramientas, aunque no es necesario usarlas todas: quimioterapia, cirugía, radioterapia, hormonoterapia y terapias dirigidas. A continuación nos sumergiremos en estas opciones y veremos qué es lo más adecuado para los distintos tumores.

---

736. K. D. Miller et al., «Cancer Treatment and Survivorship Statistics», *CA: A Cancer Journal for Clinicians* 66, 2016, pp. 271-289.

737. N. Howlader et al., *SEER Cancer Statistics Review, 1975-2012,* National Cancer Institute, Bethesda, Maryland, 2015, http://seer.cancer.gov/csr/1975_2012.

738. D. A. Berry et al., «Effect of Screening and Adjuvant Therapy on Mortality from Breast Cancer», *New England Journal of Medicine* 353, 2005, pp. 1784-1792.

QUIMIOTERAPIA

En primer lugar, trataré la preocupación que más oigo: «¿Tengo que hacer quimioterapia?». Bueno, no *tenemos* que hacer nada que no decidamos hacer, pero para evitar de manera segura el consejo de hacer quimio normalmente es necesario que en el cáncer padecido estén presentes estos cuatro factores: RE(+), HER2(–), menos de cuatro ganglios afectados y haber obtenido una puntuación genómica de bajo riesgo en una prueba (MammaPrint, Oncotype). En cualquier situación, tener una puntuación genómica de bajo riesgo podría anular cualquiera de los otros factores y darte la carta que te libera de la quimio. Lo opuesto suele hacer que no te quede más remedio que someterte al tratamiento de quimioterapia: RE(–), HER2+, cuatro o más ganglios afectados y haber obtenido en la prueba una puntuación genómica de alto riesgo.

Ninguna paciente quiere recibir quimioterapia, pero tampoco quiere morir. Si bien la quimio no nos garantiza que vayamos a librarnos del cáncer, muchas mujeres la eligen porque aumenta las posibilidades de sobrevivir. Para llegar a esta conclusión, el oncólogo analiza todas las variables conocidas sobre el cáncer de su paciente tras introducir la información en modelos informatizados de Internet, como el Adjuvant! Online, y luego sopesa los resultados de la prueba genómica (MammaPrint, Oncotype) para prever los beneficios que obtendrá la paciente de la terapia endocrina con o sin quimioterapia. En la actualidad, los oncólogos recurrimos más que nunca a las pruebas genómicas, pero, por desgracia, en la mayor parte del mundo todavía no se puede acceder a esta costosa herramienta que suele ir en contra de lo que nuestra intuición nos dice que hagamos. Por ejemplo, el ensayo clínico MINDACT reveló que el 23% de las mujeres tenían un bajo riesgo de sufrir cáncer, según la prueba MammaPrint, y que no necesitaban recibir quimioterapia. En cambio, si se hubieran usado los modelos informatizados en los que se introduce la información de las pacientes, como un tumor de grado elevado y ganglios positivos, les habrían aconsejado recurrir a la quimioterapia.[739] El estudio analizó a esas 1.550 mujeres que habían recibido «consejos» contradictorios en cuanto a la ne-

---

739. F. Cardoso et al., «70-Gene Signature as an Aid to Treatment Decisions in Early Stage Breast Cancer», *New England Journal of Medicine* 375, n.º 8, 2016, pp. 717-729.

cesidad de recibir quimioterapia, las dividieron en dos grupos y, de manera aleatoria, a unas las sometieron a quimioterapia y a otras no, y luego les hicieron un seguimiento durante diez años, y no obtuvieron una diferencia importante en los índices de supervivencia. Es decir, si una paciente tiene un bajo riesgo de reaparición de un cáncer, la quimioterapia no se lo reduce todavía más, o sea que, si este es tu caso, no recurras a ella. En general, la mayoría de pacientes se decantan por la quimioterapia por el 5% más de posibilidades, o una cifra mayor, de sobrevivir que comporta.[740] Mientras que otras, imitando al doctor Seuss, declaran tajantemente: «Ni aquí, ni ahí, ni en ninguna parte».

La quimioterapia normalmente se inyecta en las venas cada 1-3 semanas durante seis meses, y lleva cerca de cuatro horas recibirla. Un metaanálisis del 2017 analizó los resultados de veinticinco ensayos clínicos realizados con 34.122 pacientes en un estadio temprano de cáncer de mama tratadas con un régimen de «dosis densas», es decir, las sometieron a quimioterapia cada dos semanas.[741] Las dosis densas redujeron la reaparición del cáncer (un 4,3%) y elevaron los índices de supervivencia (un 2,8%) a los diez años, comparadas con el régimen habitual de administrar la quimioterapia cada tres semanas. Dado que las pacientes toleran los ciclos de la misma forma, soy partidaria de las dosis densas. ¿Por qué no recibir el máximo beneficio posible de una experiencia tan desagradable?

La quimioterapia no va dirigida a un blanco o a un receptor, solo circula vertiginosamente por el torrente sanguíneo intentando destruir las células que se mueven con rapidez. Como no sabe diferenciar las células cancerosas que se mueven deprisa de las normales que se están renovando aceleradamente, una gran cantidad de células sanas que se mueven deprisa sufren daños colaterales. ¿Los folículos pilosos? Se nos cae el pelo. ¿Las uñas? Se vuelven quebradizas. ¿El tracto gastrointestinal? Se queda hecho polvo. Pero la mejor parte es la siguiente: ¿El CMTN? *¡BUM!* ¿El HER2(+)? *Aniquilado.* Lo cual también explica por qué ciertos tumores no se tratan con quimioterapia. Por ejemplo, ¿los de bajo índice de división celular con

740. R. J. Simes y A. S. Coates, «Patient Preferences for Adjuvant Chemotherapy of Early Breast Cancer: How Much Benefit Is Needed?» *JNCI Monographs* 2001, n.º 30, 2001, pp. 146-152.

741. «Dose-Dense Chemotherapy Improves Outcomes in Breast Cancer», Medscape, consultado el 9 de diciembre del 2017, https://www.medscape.com/viewarticle/889697?nlid=119488_2202.

RE(+)? *Al moverse con desidia y lentitud, la quimio no les hace nada.* Cuanto más agresivo es el tumor, más efectiva es la quimioterapia, una buena noticia para alguien que, después de googlear por Internet, se acaba de enterar que tiene la «peor clase de cáncer» posible. La quimioterapia parece de pronto valiosa, pese a sus efectos secundarios temporales, como la caída del cabello (alopecia), la fatiga, las náuseas, los vómitos y los riesgos de infección (de la inmunosupresión). Incluso sus posibles complicaciones permanentes, como la del dolor en las terminales nerviosas de manos y pies (neuropatía), la quimioneblina (confusión mental), la osteoporosis, las lesiones cardíacas, la infertilidad, la menopausia precoz y una leucemia grave parecen preferibles a una posible muerte.[742]

Hablando de quimioneblina —se refiere a cuando la mente se vuelve lenta y olvidadiza por los efectos de la quimioterapia—, si es este tu caso, pregúntale al médico si es seguro combinar metilfenidato, aspirina y eritropoietina con la quimioterapia,[743] y si te conviene además tomar antioxidantes (vitaminas A, C, E, glutatión, selenio, coenzima Q-10, melatonina y N-acetilcisteína) entre los ciclos.[744] Las evidencias crecientes sugieren que estas intervenciones ayudan a prevenir la confusión mental derivada de la quimioterapia.

Tenemos remedios para muchos de los desagradables efectos secundarios de la quimioterapia, y las terapias complementarias y las integrativas nos ofrecen todo un mundo de cuidados adicionales en esos momentos tan difíciles. Incluso nos podemos cubrir la cabeza con una capa de hielo para prevenir la pérdida del cabello a causa de la quimioterapia. Otro truco consiste en meter los dedos de las manos y los pies en agua helada para evitar la neuropatía al alejar la sangre impregnada de quimioterapia de los dedos. La mayoría de mujeres siguen trabajando durante la quimioterapia, y solo se toman los pocos días de descanso requeridos después de cada ciclo de tratamiento. Las pacientes suelen contarme que conocen a alguien que

---

742. E. L. Mayer, «Early and Late Long-Term Effects of Adjuvant Chemotherapy», en *American Society of Clinical Oncology Educational Book 2013,* ASCO University, Houston, Texas, 2013, pp. 9-14, https://meetinglibrary.asco.org/record/78715/edbook.

743. I. F. Tannock et al., «Cognitive Impairment Associated with Chemotherapy for Cancer: Report of a Workshop», *Journal of Clinical Oncology* 22, n.º 11, 2004, pp. 2233-2239.

744. V. Fuchs-Tarlovsky, «Role of Antioxidants in Cancer Therapy», *Nutrition* 29, n.º 1, 2013, pp. 15-21.

se murió por el tratamiento de quimioterapia en lugar de por el cáncer padecido. Estadísticamente, 1,3 de cada 1.000 personas que reciben quimioterapia mueren debido al tratamiento, o sea que no estoy segura de cómo puede ser que tantas personas conozcan a alguien a quien le ha ocurrido. Pero, básicamente, la quimioterapia *no mata a* 999 de cada 1.000 personas que deciden recibirla.[745]

Sé que te estarás preguntando si puedes sustituir la quimioterapia por radioterapia. Pues no, no puedes. ¿Por qué? La cirugía y la radioterapia evitan que el cáncer reaparezca *allí donde se originó,* en el pecho, la piel, los músculos pectorales o los ganglios. En cambio, la quimioterapia, la hormonoterapia y las terapias dirigidas (de las que hablaré dentro de poco) reducen el riesgo de que el cáncer reaparezca *allí donde lo hará* (como el hígado). La quimioterapia mejora los índices de supervivencia (y además reduce la recidiva local de un cáncer de mama, pero esta no es la razón por la que se aplica). Si lo que una paciente necesita es que la quimioterapia llegue a las células lejanas de su cuerpo (terapia sistémica), la radioterapia no cubre esta necesidad, y la cirugía (terapia local), tampoco.

¿Qué hay que hacer primero, quimioterapia o cirugía? Pues lo que le ayude a la paciente a vivir más tiempo. Por lo visto, no importa cuál de las dos se lleve a cabo primero, por lo que no hay una decisión equivocada.[746] Aunque los índices de supervivencia sean los mismos, si necesitamos definitivamente recibir quimioterapia (pongamos que para un CMTN), optar por la quimioterapia antes de la cirugía tiene sus beneficios (conocida como quimioterapia *neoadyuvante*).

1. Un cáncer extendido que necesite mastectomía podría encogerse lo suficiente como para permitir la opción más estética de una lumpectomía.
2. Si todo ocurre demasiado deprisa y la paciente no sabe si quiere o no una mastectomía, la quimioterapia le da de cuatro a seis meses

745. M. G. Marmot et al., «The Benefits and Harms of Breast Cancer Screening: An Independent Review: A Report Jointly Commissioned by Cancer Research UK and the Department of Health (England), October 2012», *British Journal of Cancer* 108, n.º 11, 2013, pp. 2205-2240.

746. J. A. van der Hage et al, «Preoperative Chemotherapy in Primary Operable Breast Cancer: Results from the European Organization for Research and Treatment of Cancer Trial», *Journal of Clinical Oncology* 19, n.º 22, 2001, pp. 4224-4237.

más para mantener a raya la mutación genética (la del BRCA y otras por el estilo), y para reunirse con los cirujanos plásticos y considerar sin prisas las opciones que tiene en cuanto a la reconstrucción del seno.

3. Es reconfortante ver la respuesta del tumor al tratamiento para asegurarnos de que los medicamentos están funcionando (la reducción del tumor nos hace sentir a los oncólogos que vale la pena, el aumento del mismo nos hace cambiar de estrategia).
4. Tal vez la paciente pueda apuntarse a un ensayo clínico que requiera la presencia del tumor para monitorizar su respuesta.
5. La paciente descubre que no queda ni rastro del cáncer gracias a la quimioterapia, conocida como *respuesta patológica completa* (RPC). Se entera después de la cirugía, cuando el patólogo no encuentra ninguna célula cancerosa en el tejido extirpado. Una mujer con una RPC tiene un mayor índice de supervivencia, pero no tendría esta información si le hubieran extirpado primero el tumor y luego hubiese recibido la quimioterapia (tendría el mismo mayor índice de supervivencia, pero no lo sabría).[747]

Si la paciente decide optar primero por la cirugía —hablaré de ello a continuación—, no hay que dejar que pasen más de noventa días entre la última operación y el inicio de la quimioterapia. Los investigadores, después de analizar a 24.843 pacientes del Registro de Cáncer de California diagnosticadas con cáncer de mama en los estadios del I al III, descubrieron los mismos índices de supervivencia cuando las mujeres empezaban la quimioterapia al cabo de noventa días como máximo de haber sido operadas. Pero si se supera ese tope y se dejan pasar noventa y un días ya no se tiene la misma oportunidad: el índice de supervivencia se reduce un 34%, y en el caso de un CMTN se desploma un 53%, comparado con empezar la quimio a los noventa días como máximo de la operación.[748]

---

747. A. F. Schott y D. F. Hayes, «Defining the Benefits of Neoadjuvant Chemotherapy for Breast Cancer», *Journal of Clinical Oncology* 30, n.º 15, mayo del 2012, pp. 1747-1749.

748. M. Chavez-MacGregor et al., «Delayed Initiation of Adjuvant Chemotherapy Among Patients with Breast Cancer», *JAMA Oncology* 2, n.º 3, 2016, pp. 322-329.

HABLEMOS DE LA CIRUGÍA

Recuerdas que soy cirujana, ¿no? ¡He estado esperando que leyeras los nueve capítulos anteriores para llegar a esta parte! Ha llegado el momento de explicarte lo que es necesario hacer para eliminar un tumor con la intención de curarlo, de un modo que llene de confianza a la paciente sobre su futuro y se vuelva a sentir a gusto en *su* piel.

¿Se debe optar por una lumpectomía o por una mastectomía?

Cualquier persona con cáncer de mama necesita que la operen si quiere asegurarse de que se lo extirpen del cuerpo, ya que cualquier otro procedimiento podría o no eliminar (en general, *no lo hace*) hasta la última célula cancerosa. Tenemos dos formas de sacarnos a ese intruso del pecho: (1) *lumpectomía* (conocida también como mastectomía parcial o cirugía conservadora del seno), en la que se extirpa el cáncer y parte del tejido normal que lo rodea; y (2) *mastectomía,* en la que se extirpa todo el tejido mamario junto con una cierta parte, o ninguna, de la piel que lo recubre.

¿Estás lista para oír algo chocante? Al tratar un cáncer de mama invasivo, extirpar todo el pecho no le da a la paciente un solo día más de vida comparado con conservarlo. Sí, lo has leído bien. Seis estudios históricos cambiaron radicalmente el panorama de la cirugía de cáncer de mama en los años ochenta al sacar a la luz esta verdad: extirpar el pecho con una mastectomía o conservarlo con una lumpectomía (con *o sin* radioterapia), crea los mismos índices de supervivencia relacionados con el cáncer de mama.[749] ¡Vaya! Salvo una excepción: recibir radioterapia después de una lumpectomía en los cánceres con mayor riesgo elevó a un 5,3% los índices

749. B. Fisher et al., «Eight-Year Results of a Randomized Clinical Trial Comparing Total Mastectomy and Lumpectomy with or Without Irradiation in the Treatment of Breast Cancer», *New England Journal of Medicine* 320, 1989, pp. 822-828; D. Sarrazin et al., «Conservative Treatment Versus Mastectomy in Breast Cancer Tumors with Macroscopic Diameter of 20 Millimeters or Less: The Experience of the Institute Gustave-Roussy», *Cancer* 53, 1984, pp. 1209-1213; U. Veronesi et al., «Breast Conservation Is the Treatment of Choice in Small Breast Cancer: Long-Term Results of a Randomized Trial», *European Journal of Cancer* 26, 1990, pp. 668-670; J. A. van Dongen et al., «Randomized Clinical Trial to Assess the Value of Breast-Conserving Therapy in Stage I and II Breast Cancer, EORTC 10801 Trial», *Journal of the National Cancer Institute Monograms* 11, 1992, pp. 8-15; M. Blichert-Toft et al., «Danish Randomized Trial Comparing Breast Conservation Therapy with Mastectomy: Six Years of LifeTable Analysis. Danish Breast Cancer Cooperative Group», *Journal of the National Cancer Institute Monograms* 11, 1992, pp. 19-25; K. Straus et al., «Results of the National Cancer Institute Early Breast Cancer Trial», *Journal of the National Cancer Institute Monograms* 27, 1992, pp. 11-32.

de supervivencia al cabo de quince años.[750] ¿Y qué hay de los índices de reaparición local, es decir, un cáncer volviendo a salir en el pecho o en la axila, por ejemplo? Los resultados son *prácticamente* los mismos tanto si la paciente decide someterse a una lumpectomía con radioterapia como a una mastectomía. Es chocante, ¿no? Lo repito, ambos índices, los de supervivencia y los de reaparición, son básicamente los mismos, tanto si la paciente conserva el pecho y recibe radioterapia como si se lo extirpan por completo con una mastectomía. Aunque la lumpectomía *sin* radioterapia tenga índices similares de supervivencia, el índice de reaparición local se triplica comparado con añadir radioterapia o con optar por una mastectomía. La lumpectomía *sin* radioterapia suele, por lo tanto, ser demasiado arriesgada, salvo en algunos casos de los que hablo más adelante.

Tenemos todas estas pruebas porque los investigadores estuvieron haciendo un seguimiento a miles de mujeres durante décadas después de repartirlas al azar en uno de estos tres grupos: solo lumpectomía, lumpectomía con radioterapia o mastectomía. Llevaron a cabo un seguimiento a las participantes que vivieron, a las que murieron, a las que sufrieron un rebrote y a las que no lo sufrieron, y al cabo de más de veinte años se siguen básicamente apreciando los mismos índices de supervivencia y los mismos índices de reaparición local entre una mastectomía y una lumpectomía con radioterapia.[751] Los índices de recurrencia local de un cáncer son a la larga un poco más bajos con una mastectomía, pero esto no afecta la tasa de supervivencia, y además hay que tener en cuenta que las terapias adyuvantes modernas (un término amplio que incluye la quimioterapia postoperativa, la radioterapia, los antiestrógenos y la terapia dirigida) reducen la re-

---

750. Early Breast Cancer Trialists' Collaborative Group, «Effects of Radiotherapy and of Differences in the Extent of Surgery for Early Breast Cancer on Local Recurrence and 15-Year Survival: An Overview of the Randomised Trials», *Lancet* 366, n.º 9503, 2006, pp. 2087-2106.

751. B. Fisher et al., «Twenty-Year Follow-Up of a Randomized Trial Comparing Total Mastectomy, Lumpectomy, and Lumpectomy Plus Irradiation for the Treatment of Invasive Breast Cancer», *New England Journal of Medicine* 347, n.º 16, 2002, pp. 1233-1241; J. A. van Dongen et al., «Long-Term Results of a Randomized Trial Comparing Breast-Conserving Therapy with Mastectomy: European Organization for Research and Treatment of Cancer Trial», *Journal of the National Cancer Institute* 92, 2000, pp. 1143-1150; J. A. Jacobson et al., «Ten-Year Results of a Comparison of Conservation with Mastectomy in the Treatment of Stage I and II Breast Cancer», *New England Journal of Medicine* 332, 1995, pp. 907-911; A. D. Morris et al., «Breast-Conserving Therapy vs. Mastectomy in Early-Stage Breast Cancer: A Meta-analysis of 10-Year Survival», *Cancer Journal from Scientific American* 3, 1997, pp. 6-12; M. M. Poggi et al., «Eighteen-Year Results in the Treatment of Early Breast Carcinoma with Mastectomy Versus Breast Conservation Therapy», *Cancer* 98, n.º 4, 2003, pp. 697-702.

cidiva local de un cáncer más que antes. Como esos estudios se iniciaron en los años ochenta, las mujeres recibieron los tratamientos hace unos cuarenta años. Por ejemplo, un 10% de cánceres HER2(+) solían rebrotar en el pecho a los tres años después de una lumpectomía con radioterapia, pero ahora, al haber añadido recientemente los medicamentos anti-HER2 —*no la mastectomía*—, el porcentaje se ha reducido a un 1%.[752]

Tanto si la paciente decide someterse a una lumpectomía con radioterapia como a una mastectomía, si acepta los tratamientos adyuvantes se puede esperar que el cáncer no vuelva a reaparecer en el pecho o en la caja torácica durante muchos años, y lo más probable es que ya no rebrote nunca más. En cuanto a todos los estadios combinados, el índice de reaparición local a los cinco años es de un 1,8%,[753] y de un 0,8% en los cánceres del estadio I.[754] No hay que olvidar que no son previsiones metastásicas, sino que se refieren a la reaparición del cáncer en los senos, en la piel del pecho o en los ganglios en un lugar cercano al lugar donde apareció. Más adelante en la vida, a medida que los efectos de los medicamentos y de la radioterapia se van reduciendo un poco, ciertas células cancerosas pueden reagruparse, por lo que el cáncer rebrota al cabo de diez años en un 4 a un 6% de los casos,[755] y los índices de supervivencia a lo largo de toda la vida se reducen de un 10 a un 20%.[756] En cuanto se extirpa, el cáncer ya no vuelve a aparecer en el pecho o en la caja torácica de un 80 a un 90% de las ocasiones, un porcentaje muy bueno, en especial al tener en cuenta que la reaparición local de un cáncer no significa que la paciente se vaya a morir, pero le obliga a lidiar de nuevo con un tumor. Los siguientes factores au-

752. A. P. Kiess et al., «Adjuvant Trastuzumab Reduces Locoregional Recurrence in Women Who Receive Breast-Conservation Therapy for Lymph Node-Negative, Human Epidermal Growth Factor Receptor 2-Positive Breast Cancer», *Cancer* 118, n.º 8, 2012, pp. 1982-1988.

753. P. L. Nguyen et al., «Breast Cancer Subtype Approximated by Estrogen Receptor, Progesterone Receptor, and HER-2 Is Associated with Local and Distant Recurrence After Breast-Conserving Therapy», *Journal of Clinical Oncology* 26, n.º 14, 2008, pp. 2373-2378.

754. J. Canavan et al., «Local Recurrence in Women with Stage I Breast Cancer: Declining Rates over Time in a Large, Population-Based Cohort», *International Journal of Radiation Oncology * Biology * Physics* 88, n.º 1, 2014, pp. 80-86.

755. N. Houssami et al., «The Association of Surgical Margins and Local Recurrence in Women with Early-Stage Invasive Breast Cancer Treated with Breast-Conserving Therapy: A Meta-analysis», *Annals of Surgical Oncology* 21, n.º 3, 2014, pp. 717-730.

756. G. M. Freedman y B. L. Fowble, «Local Recurrence After Mastectomy or Breast-Conserving Surgery and Radiation», *Oncology-Huntington* 14, n.º 11, 2000, pp. 1561-1580.

mentan los índices de reaparición local, pero la mayoría de estudios revelan que ocurre por igual tanto en una lumpectomía con radioterapia como en una mastectomía, de ahí que las opciones quirúrgicas tengan resultados similares: ganglios positivos, márgenes positivos, menos de cuarenta años de edad, invasión linfovascular, CMTN, HER2(+) sin tratar, más de un tumor en el mismo cuadrante (multifocal) o en diferentes cuadrantes (multicéntrico) y un CDIS extenso.[757] Enseguida tocaré el tema de decidir o no someterse a una mastectomía.

Todo lo que acabo de tratar pertenece al cáncer invasivo. En cuanto al CDIS, tiene un índice de supervivencia que roza el 100%, sea cual sea el procedimiento quirúrgico empleado, aunque lidiar con este cáncer de nuevo no es agradable en absoluto. Añadir la radioterapia después de una lumpectomía reduce al cabo de quince años la reaparición del cáncer en la misma zona de un 19 a un 9% (la radioterapia es posiblemente una buena decisión).[758] En cambio, la recurrencia local después de una mastectomía es prácticamente inexistente (aunque, al considerar todos los factores que describo más adelante, es posible que sea una solución bastante extrema).[759] A propósito, la mitad de rebrotes del CDIS serán ahora invasivos, lo cual es decepcionante, ya que el cáncer invasivo puede costar más de tratar. Los índices de recurrencia local se doblan con los márgenes quirúrgicos positivos, pero en este caso «mayor» no equivale a «mejor». Solo es necesario «limpiar» los márgenes (aparece en el informe de patología). Es como si fuera un huevo duro. La

---

757. N. Houssami et al., «Meta-analysis of the Impact of Surgical Margins on Local Recurrence in Women with Early-Stage Invasive Breast Cancer Treated with Breast-Conserving Therapy», *European Journal of Cancer* 46, n.º 18, 2010, pp. 3219-3232; O. Gentilini et al., «Conservative Surgery in Patients with Multifocal/Multicentric Breast Cancer», *Breast Cancer Research and Treatment* 113, n.º 3, 2009, pp. 577-583; G. M. Freedman y B. L. Fowble, «Local Recurrence After Mastectomy or Breast-Conserving Surgery and Radiation», *Oncology-Huntington* 14, n.º 11, 2000, pp. 1561-1580; A. C. Voogd et al., «Differences in Risk Factors for Local and Distant Recurrence After Breast-Conserving Therapy or Mastectomy for Stage I and II Breast Cancer: Pooled Results of Two Large European Randomized Trials», *Journal of Clinical Oncology* 19, n.º 6, 2001, pp. 1688-1697; I. L. Wapnir et al., «Prognosis after Ipsilateral Breast Tumor Recurrence and Locoregional Recurrences in Five National Surgical Adjuvant Breast and Bowel Project Node-Positive Adjuvant Breast Cancer Trials», *Journal of Clinical Oncology* 24, n.º 13, 2006, pp. 2028-2037.

758. I. L. Wapnir, et al., «Long-Term Outcomes of Invasive Ipsilateral Breast Tumor Recurrences After Lumpectomy in NSABP B-17 and B-24 Randomized Clinical Trials for DCIS», *Journal of the National Cancer Institute* 103, n.º 6, 2011, pp. 478-488.

759. L. Kelley, M. Silverstein y L. Guerra, «Analyzing the Risk of Recurrence After Mastectomy for DCIS: A New Use for the USC/Van Nuys Prognostic Index», *Annals of Surgical Oncology* 18, n.º 2, 2011, pp. 459-462.

yema es el cáncer, y la clara representa un margen de células normales escindidas alrededor del cáncer. ¿Cuánto margen hay que extraer? Por lo visto, cuando ya no queda ningún rastro de yema, la paciente está fuera de peligro, siempre y cuando reciba radioterapia después de la cirugía. Este estado se conoce como «sin tinta en el tumor».[760] Si no recibe radioterapia, el cirujano planeará eliminar un mayor margen (más clara alrededor de la yema).

Tal vez estés pensando: «¡Rebobina! ¿Cómo es posible que el cáncer rebrote después de una mastectomía si se ha extirpado el pecho?». Sé que es injusto, pero puede, con todo, reaparecer en el lugar donde antes estaba el pecho, o en otras áreas alejadas en las que se había metastatizado. Incluso por más meticulosas que sean las manos de un cirujano, no podrán eliminar hasta la última célula cancerosa de la piel. Si los cirujanos lo hicieran, la piel del paciente perdería su aporte sanguíneo y linfático y no sobreviviría. Bajo la piel y en la axila quedan restos de células cancerosas de mama microscópicas esparcidas aquí y allí, y estas células pueden persistir en el interior de los vasos sanguíneos de la piel (lo más probable es que ocurra en los ganglios afectados). Como ya he señalado, la reaparición de un CDIS tras una mastectomía es prácticamente inexistente, pero en el caso de los cánceres invasivos, las células cancerosas residuales que quedan en la piel, los músculos o los ganglios axilares vuelven a formar un cáncer a lo largo de la vida del paciente de un 10 a un 20% de los casos, depende del perfil del cáncer y del estadio en el que se encuentre.[761] En cuanto a las recurrencias metastásicas, cuando una mujer muere de cáncer de mama es porque las células se han diseminado más allá del pecho y se han establecido en un órgano vital sin el que no puede vivir: pulmón, hígado, cerebro o huesos. Tiene sentido que si las células cancerosas están circulando a toda velocidad por el torrente sanguíneo en el momento de la cirugía, aunque el cirujano escinda simplemente los márgenes de un pequeño tumor o practique una agresiva mas-

---

760. M. S. Moran et al., «Society of Surgical Oncology-American Society for Radiation Oncology Consensus Guideline on Margins for Breast-Conserving Surgery with Whole-Breast Irradiation in Stages I and II Invasive Breast Cancer», *International Journal of Radiation Oncology * Biology * Physics* 88, n.º 3, 2014, pp. 553-564.

761. G.M. Freedman y B. L. Fowble, «Local Recurrence After Mastectomy or Breast Conserving Surgery and Radiation», *Oncology (Williston Park)* 14, n.º 11, noviembre del 2000, pp. 1561-1581; M. Colleoni et al., «Annual Hazard Rates of Recurrence for Breast Cancer During 24 Years of Follow-Up: Results from the International Breast Cancer Study Group Trials I to V», *Journal of Clinical Oncology* 34, n.º 9, 2016, pp. 927-935.

tectomía, ni una operación ni otra eliminarán por completo las células tumorales malignas. Cerca de un 28% de cánceres invasivos rebrotan en otra zona alejada, pero esta cifra se está reduciendo.[762]

En ambas opciones quirúrgicas, los índices de supervivencia y de recurrencia son los mismos, por lo que no es más que una *opción quirúrgica* que ofrece los mismos resultados que la otra. Sin embargo, muchas mujeres se hacen extirpar los pechos, aunque el índice de supervivencia sea el mismo que el de una lumpectomía. En Estados Unidos, el 65% de mujeres optan por una lumpectomía, y el 35% por una mastectomía.[763] Aquí tienes las seis razones por las que eligen una mastectomía:

1. Senos pequeños con relación al tamaño del cáncer, o múltiples cánceres. Aunque sea técnicamente posible, una lumpectomía deformaría los senos de manera importante (y la parte que se conservara tendría que recibir radiación, ¡uy, madre mía!), por eso quedan más bonitos con una mastectomía.
2. Márgenes positivos después de intentar limpiarlos en una o en varias ocasiones.
3. La paciente no quiere someterse a radioterapia después de una lumpectomía: ya la recibió por un cáncer anterior, cree que es demasiado tóxica, su estado de salud se lo impide (por ej., tiene una enfermedad cardíaca), no vive en un lugar donde la pueda recibir, es portadora de la mutación del ATM o sufre una enfermedad vascular del colágeno (la piel no afronta bien la radiación).
4. Mutación del BRCA, otras mutaciones genéticas o unos antecedentes familiares llenos de cánceres de mama.
5. Cáncer de mama inflamatorio que siempre requiere una mastectomía.
6. Preferencia personal: «¡Es mi pecho y no quiero conservarlo!». Aunque parezca mentira, es la razón principal para optar por una mastectomía. La paciente toma esta decisión por miedo a que el

---

762. B. Gerber, M. Freund y T. Reimer, «Recurrent Breast Cancer: Treatment Strategies for Maintaining and Prolonging Good Quality of Life», *Deutsches Arzteblatt International* 107, n.º 6, 2010, pp. 85-91; Nick Mulcahy, «The Mystery of a Common Breast Cancer Statistic», *Medscape*, 18 de agosto del 2015, https://www.medscape.com/viewarticle/849644#vp_1.

763. K. L. Kummerow et al., «Nationwide Trends in Mastectomy for Early-Stage Breast Cancer», *JAMA Surgery* 150, n.º 1, 2015, pp. 9-16.

cáncer rebrote o por aferrarse a la falsa idea de que tendrá más posibilidades de sobrevivir, a pesar de lo que indican las estadísticas (no se basa en las cifras, o se siente como «la única mujer de cada 1.000» casos a la que le reaparecerá el cáncer).[764] Y la comprendo. Su pecho le ha traicionado y ya no le resulta atractivo. Tal vez, solo de pensar en los controles médicos, las exploraciones, las mamografías, las ecografías, las IRM y las biopsias, cada vez que se disparan las alarmas se acaba agotando y llenando de ansiedad. O quizá esta pesadilla no tiene sentido para ella —es una mujer joven, sin antecedentes familiares de cáncer, de lo más sana—, y se siente como si tuviera un problema con el ADN de los senos. Tanto si se puede demostrar como si no con una prueba genómica, sabe que se sentirá mucho más tranquila en la vida si le extirpan los pechos.

¿Dónde se harán las incisiones?

El cirujano se asegurará de hacer las incisiones en el lugar correcto, teniendo en cuenta la zona donde se aloja el cáncer (si aún no se ha eliminado), las cicatrices existentes, los objetivos estéticos y una reducción de mama (si se desea). Lo ideal es que las incisiones queden ocultas en el borde de la areola, donde la piel es de otro color de manera natural, o debajo del pecho en el pliegue inframamario, donde quedan los aros del sujetador. Cuando una paciente se reúne con su cirujano, tiene que asegurarse de hablar de estos detalles si son importantes para ella. Por ejemplo, incluso en el caso de extirparle el pezón, solo debe hacerse un corte en medio del pecho cuando sea necesario. Yo solo extirpo el pezón cuando está muy cerca de la zona afectada, y extraigo el pecho extirpado por la incisión inframamaria, sin alterar la zona pigmentada de la areola; el resultado es como si la paciente tuviera unos pezones planos. Incluso le puedo cortar medio pezón del seno sano y reimplantárselo en el otro seno para que sea real. Cuando el cirujano se fija en el lugar donde hará la incisión y lo combina con las distintas técnicas de reconstrucción de las que disponemos en la actualidad, lo más probable es que los resultados hagan que la paciente se sienta sexi y a gusto en su propia piel.

764. C. S. Fisher et al., «Fear of Recurrence and Perceived Survival Benefit Are Primary Motivators for Choosing Mastectomy over Breast-Conservation Therapy Regardless of Age», *Annals of Surgical Oncology* 19, n.º 10, 2012, pp. 3246-3250.

¿Y los ganglios linfáticos?

Si el cáncer se aloja en el pecho, se puede diseminar a los ganglios linfáticos axilares a través de los vasos linfáticos. El primer ganglio, o los diversos ganglios, que las células tumorales encuentran se conocen como *ganglios centinelas*. En cada axila tenemos de veinte a cuarenta ganglios, pero los ganglios centinelas son los que realmente nos interesan. El cirujano hace una biopsia del ganglio linfático centinela (BGLC) durante la cirugía para extirpar el cáncer de mama. Inyecta en el seno un tinte azul, o un marcador radioactivo, o ambos procedimientos, antes de practicar la lumpectomía o la mastectomía. El tinte/marcador se desplaza por la axila y, de promedio, hace que dos ganglios adquieran un color azul brillante/radioactivo. Son los ganglios centinelas que extraerá por medio de una pequeña incisión en la axila para que un patólogo los analice. Todo el mundo tiene ganglios centinelas. Cuando se vuelven de color azul fosforescente no significa que tengan cáncer, solo que serán los que lo tendrán si *se disemina*, por eso se analizan y ya no se vuelven a reimplantar.

Los ganglios «negativos» significan que no están afectados de cáncer. Y los «positivos» son los que lo han contraído. (Sé que estas palabras dan pie a confusión, porque tener ganglios positivos es algo negativo.) ¿Qué ocurre si los ganglios son positivos? Si hay tres o más ganglios centinelas afectados, o si el cirujano al hacer la biopsia antes de la cirugía comprueba que los ganglios son positivos, realizará una disección total de los ganglios linfáticos axilares (DGLA) y extraerá, como mínimo, diez ganglios. Una DGLA puede tener complicaciones en hasta un 84% de las pacientes (la mayoría son leves y temporales): dolor, entumecimiento, acumulación de líquido (seroma), movimientos limitados de los brazos, infección o hinchazón permanente en el brazo (linfedema).[765] Un linfedema, la complicación más temida de la cirugía axilar, se da en un 13% de los casos en las DGLA y un 2% de los casos en las BGLC.[766] Una BGLC reduce las complicaciones a

765. M. A. Warmuth et al., «Complications of Axillary Lymph Node Dissection for Carcinoma of the Breast: A Report Based on a Patient Survey», *Cancer* 83, 1998, pp. 1362-1368; D. Ivens et al., «Assessment of Morbidity from Complete Axillary Dissection», *British Journal of Cancer* 66, n.º 1, 1992, pp. 136-138; E. K. Yeoh et al., «Primary Breast Cancer: Complications of Axillary Management», *Acta Radiological Oncology* 25, n.º 2, 1986, pp. 105-108.

766. A. Lucci et al., «Surgical Complications Associated with Sentinel Lymph Node Dissection (SLND) Plus Axillary Lymph Node Dissection Compared with SLND Alone in the American College of Surgeons Oncology Group Trial», *Journal of Clinical Oncology* 25», 2007, p. 3657.

menos de un 10%.[767] Cuando solo uno o dos GLC tienen cáncer, se le aconseja en general a la paciente recibir radiación en todo el pecho, una terapia que normalmente afecta a los ganglios axilares del nivel inferior. La radioterapia tiene los mismos índices de supervivencia y de recurrencia nodal que una DGLA, por lo que es mejor evitar esta última.[768]

Aproximadamente un 20% de CDIS evolucionan en una invasión después de la escisión. Realizar una BGLC en el momento de una lumpectomía por un CDIS es un procedimiento controvertido. El cirujano puede aconsejar la biopsia si la paciente es menor de cincuenta y cinco años, si planea someterse a una mastectomía o si las mamografías muestran un cáncer de 4 centímetros como mínimo, tiene un CDIS palpable o un CDIS de grado alto.[769] La mayoría de cirujanos *no* realizan una BGLC junto con una mastectomía profiláctica (preventiva), pero encontramos cánceres en un 2-8% de mamas extirpadas en las que no esperábamos descubrirlos.[770] En este caso no se puede practicar una BGLC al no haber un seno en el que inyectar un tinte/marcador. La paciente tiene que decidir si quiere someterse a una DGLA para asegurarse de que el cáncer no se disemine (¡uy!, correrá el riesgo de que el brazo se le hinche una barbaridad), o recibir radioterapia o, simplemente, esperar que todo vaya bien. La inyección mamaria profiláctica con tinte (PBDI) resuelve el dilema al inyectar el cirujano tinte en el momento de la mastectomía y hacer luego una marca al lado del siguiente ganglio centinela real con una sutura o una grapa, pero sin extraerlo. En el inusual caso de que encuentre un cáncer, puede

---

767. L. G. Wilke et al., «Surgical Complications Associated with Sentinel Lymph Node Biopsy: Results from a Prospective International Cooperative Group Trial», *Annals of Surgical Oncology* 13, n.º 4, 2006, pp. 491-500; R. E. Mansel et al., «Randomized Multicenter Trial of Sentinel Node Biopsy Versus Standard Axillary Treatment in Operable Breast Cancer: The ALMANAC Trial», *Journal of the National Cancer Institute* 98, n.º 9, mayo del 2006, pp. 599-609.

768. A. E. Giuliano et al., «Axillary Dissection vs. No Axillary Dissection in Women with Invasive Breast Cancer and Sentinel Node Metastasis: A Randomized Clinical Trial», *Journal of the American Medical Association* 305, 2011, pp. 569-575.

769. T. W. F. Yen et al., «Predictors of Invasive Breast Cancer in Patients with an Initial Diagnosis of Ductal Carcinoma In Situ: A Guide to Selective Use of Sentinel Lymph Node Biopsy in Management of Ductal Carcinoma In Situ», *Journal of the American College of Surgeons* 200, n.º 4, 2005, pp. 516-526.

770. I. A. Czyszczon, L. Roland y S. Sahoo, «Routine Prophylactic Sentinel Lymph Node Biopsy Is Not Indicated in Women Undergoing Prophylactic Mastectomy», *Journal of Surgical Oncology* 105, n.º 7, junio del 2012, pp. 650-654; S. M. Nasser, S. G. Smith y A. B. Chagpar, «The Role of Sentinel Node Biopsy in Women Undergoing Prophylactic Mastectomy», *Journal of Surgical Research* 164, n.º 2, 2010, pp. 188-192.

decidir extraer uno o dos ganglios —los que están realmente afectados—, y de este modo no se habrá sometido a un 98% de las mujeres a una extirpación nodular innecesaria. El PBDI les da a las mujeres una mayor sensación de control y paz interior. Creé esta técnica en el 2013 con la esperanza de que les diera a mis pacientes una mayor sensación de control y tranquilidad. Desde entonces, solo he vuelto al quirófano para realizar una BGLC por un cáncer sorpresa en una ocasión, y allí estaba, descansando al lado de mi sutura como una perlita azulada.

¿Se puede conservar el pezón en una mastectomía?

La mastectomía conservadora del pezón (MCP) le permite a la paciente conservar la piel del seno tal como aparece al mirarse al espejo, con los pezones, las pecas, las cicatrices y todo lo demás. Los pezones no se extirpan y se reimplantan, sino que el cirujano realiza una incisión muy fina, extrae la mama de debajo del manto cutáneo y, luego (normalmente en la misma operación), un cirujano plástico coloca una prótesis mamaria o un tejido debajo de la piel. La *paciente* es la misma mujer de antes, solo que ahora tiene un seno postizo. Las MCP han aumentado un 200% desde el 2005 y, según los informes, solo hay un 0,4% de posibilidades de que el cáncer rebrote en el pezón.[771] A no ser que tenga la enfermedad de Paget (cáncer de pezón), cáncer de mama inflamatorio o células cancerosas escondidas bajo los conductos de los pezones, la paciente puede conservar el pezón de manera segura sin poner en peligro su vida ni incrementar el índice de recurrencia. Los resultados estéticos son mejores con una MCP. Al mirarse al espejo, ve una versión más llena y curvilínea de sí misma, como en los días en los que estaba embarazada, en el caso de haber vivido esta experiencia. La única diferencia es que las prótesis están más elevadas que los senos naturales. Las mujeres con pechos grandes con senos ptóticos (caídos) exclaman contentas para sus adentros, al mirarse al espejo tras una cirugía reconstructiva: «¡Vaya, qué respingones los tengo ahora!». Aspectos negativos de una MCP: (1) los pezones conservados pierden la sensibilidad y su función; (2) elevar los pezones caídos para que queden en medio del pecho de manera simétrica exige una gran pericia; (3) en algunas partes de

771. L. De La Cruz et al., «Overall Survival, Disease-Free Survival, Local Recurrence, and Nipple-Areolar Recurrence in the Setting of Nipple-Sparing Mastectomy: A Meta-analysis and Systematic Review», *Annals of Surgical Oncology* 22, n.º 10, 2015, pp. 3241-3249.

la piel apenas circula la sangre y puede que los pezones no sobrevivan al postoperatorio. Aunque conozco varios trucos para remediarlo.

En cuanto a esta última cuestión relacionada con la pérdida de la piel o del pezón, conocida como *necrosis,* ocurre cuando la piel no recibe el suficiente aporte sanguíneo. La piel de las mujeres fumadoras, las diabéticas, las que han recibido radioterapia, las que tienen numerosas cicatrices en el seno o unos pechos muy caídos, obesas o con unos senos más grandes que los de la talla D de copa, con estrías o con enfermedades vasculares pueden tener un problema de mala circulación. Pero he encontrado una solución para ello, de modo que, si este es tu caso, cuéntale al cirujano lo que ahora te diré. Puede que ya tenga su propia técnica para mitigar este problema, pero también puede usar la mía. ¡Simplemente, échale una foto a la página y entrégasela!

Cuando la piel de la paciente es de alto riesgo y le extirpan el seno y el flujo sanguíneo que conlleva, la piel se vuelve tan delgada como la de un paracaídas suspendido en medio del aire. Incluso es asombroso que siga viva. Los vasos sanguíneos existentes se dilatan y se forman otros nuevos para transportar cuanto antes la sangre al lugar de la lesión y del trauma en un intento de curarla y repararla.[772] En el 2008 oí hablar de un cirujano de Italia que había publicado varios años atrás un artículo sobre el uso de instrumentos laparoscópicos a través de una diminuta incisión para elevar el pezón en el seno varias semanas antes de la mastectomía, e intentar con este procedimiento aumentar el suministro de sangre en la piel.[773] Más tarde, al realizar la mastectomía, la piel decía: «Tengo un montón de sangre circulando por la zona, desde la semana pasada». Hace siglos que los cirujanos plásticos aplican la idea de aumentar el suministro de sangre en los tejidos antes de manipularlos.[774]

Usando estos conceptos, he creado una técnica abierta llamada *mastectomía retardada con conservación del pezón* que funciona de maravilla. En el quirófano, de una a tres semanas antes de practicar la mastectomía, realizo la incisión planeada para la mastectomía (un corte en ese paracaídas) y levanto la mitad de la piel de la superficie del pecho de la paciente. También extirpo

772. K. Jonsson et al., «Tissue Oxygen Measurements in Delayed Skin Flaps: A Reconsideration of the Mechanisms of the Delay Phenomena», *Plastic and Reconstructive Surgery* 82, 1988, pp. 328-335.

773. B. Palmieri et al., «Delayed Nipple-Sparing Modified Subcutaneous Mastectomy: Rationale and Technique», *Breast Journal* 11, n.º 3, 2005, pp. 173-178.

774. S. Ghali et al., «Vascular Delay Revisited», *Plastic and Reconstructive Surgery* 119, 2007, pp. 1735-1744.

los conductos mamarios de detrás y del interior del pezón, y se los entrego al patólogo para que confirme, tras analizarlos, si es seguro conservar el pezón en cuanto al cáncer. Después vuelvo a colocar la piel en su sitio y suturo la incisión. A la semana siguiente, o a la otra, esa piel levantada recoge automáticamente todo el suministro sanguíneo adicional que necesitará en el momento de la mastectomía. Este procedimiento les permite a las mujeres con pechos conflictivos, que en el pasado no les habrían permitido someterse a una MCP, conservar los pezones en un 99% de los casos.[775] En las pacientes con senos grandes o ptóticos realizo la técnica de la «mastectomía retardada con conservación del pezón» con una incisión central arqueada que sigue la forma de la parte superior de la areola, y extraigo un pedazo de piel en forma de media luna por encima de este límite, para que los pezones queden más elevados al suturar los bordes de la piel. En el caso de las pacientes con unos pechos *muy* grandes que quieren conservar los pezones, se puede hacer primero una reducción/elevación de mama, para reducirla a una talla C de copa, y extirpar luego el cáncer y los ganglios en la misma operación. Al cabo de diez semanas (o más tiempo si necesita someterse a quimioterapia), se realiza la técnica de la mastectomía retardada con conservación del pezón, y luego se practica una MCP; de esta manera, la paciente conserva los pezones y además le quedan en una posición perfecta.[776]

También me reservo la terapia hiperbárica de oxígeno por si la piel del pezón cuelga después de la cirugía. Esta terapia aumenta la cantidad de oxígeno que transporta la sangre para combatir los colgajos cutáneos y reducir aún más la posibilidad de una necrosis del pezón y de la piel.[777] Tenla en cuenta por si la necesitas.

Técnicas de reconstrucción mamaria para considerar

Después de la cirugía de conservación de mama y la radioterapia, la paciente tal vez desee una reconstrucción de mama para corregir las indenta-

775. J. A. Jensen et al., «Surgical Delay of the Nipple-Areolar Complex: A Powerful Technique to Maximize Nipple Viability Following Nipple-Sparing Mastectomy», *Annals of Surgical Oncology* 19, n.º 10, 2012, 3171-3176.

776. S. L. Spear et al., «Breast Reconstruction Using a Staged Nipple-Sparing Mastectomy Following Mastopexy or Reduction», *Plastic and Reconstructive Surgery* 129, n.º 3, 2012, pp. 572-581.

777. R. M. Leach, P. J. Rees y P. Wilmshurst, «ABC of Oxygen: Hyperbaric Oxygen Therapy», *British Medical Journal* 317, n.º 7166, 1998, pp. 1140.

ciones o la asimetría. El mastólogo quizá sea habilidoso en las técnicas oncoplásticas, o puede que prefiera pedirle a un cirujano plástico que le ayude. En la cirugía oncoplástica se remodela el tejido de alrededor de la mama en el momento de la lumpectomía para reconstruir la forma del pecho. Los cirujanos plásticos usan injertos de grasa (grasa extraída del abdomen, las nalgas o los muslos de la paciente mediante una liposucción, para inyectarla en las áreas del pecho que necesitan más volumen), realizar una reducción/elevación de seno, reorganizar el tejido mamario, corregir una cicatriz y llevar a cabo otros procedimientos para mejorar el aspecto estético de la mama tras conservarla. Si se extirpan los pezones, con la piel de la mama (como el origami) o de cualquier otra parte del cuerpo se pueden reconstruir unos pezones respingones carentes de sensibilidad. La paciente también puede hacerse tatuar una areola como un círculo pigmentado alrededor del pezón reconstruido, u optar por un pezón tatuado tridimensional de un realismo sorprendente.

Ya han quedado atrás los días del absurdo pomelo escondido en el pecho para imitar la redondez del seno que antes alojaba. Las opciones reconstructivas varían dependiendo del resultado estético deseado, el tamaño del cuerpo, la salud general de la paciente, las operaciones mamarias anteriores y la exposición a la radioterapia. Hay dos grandes categorías de reconstrucción mamaria: las prótesis y los colgajos cutáneos, o una combinación de ambas. Aunque la paciente analice con el equipo de cirujanos las opciones relevantes para ella, me gustaría presentar a grandes rasgos un resumen de lo que es posible.

Lo ideal es que los cirujanos reconstruyan la mama durante la operación de mastectomía, en lugar de dejarlo para semanas o años más tarde. Los implantes son el método de reconstrucción más habitual en Estados Unidos.[778] Durante lo que se conoce como *reconstrucción inmediata del seno* o *directa al implante,* el cirujano plástico coloca el implante permanente en el momento de la mastectomía. A veces es demasiado arriesgado empujar un implante de manera perfecta en un colgajo cutáneo al que desde quince minutos antes le han privado de su suministro de sangre debido a la mastectomía. La reconstrucción inmediata funciona bien en las mujeres con senos más pequeños a las

778. C. R. Albornoz et al., «A Paradigm Shift in U.S. Breast Reconstruction: Increasing Implant Rates», *Plastic and Reconstructive Surgery* 131, n.º 1, 2013, pp. 15-23.

que no les importa tenerlos más grandes. Pero para la mayoría de pacientes que vuelven a pasar por el quirófano para retocarse los senos por haberles quedado demasiado grandes, demasiado pequeños, demasiado separados con los pezones asimétricos, o por tener que injertarles grasa en los bordes para redondearlos, esta reconstrucción «inmediata» ya tarda un poco más.

Con frecuencia, la reconstrucción con prótesis mamarias implica colocar un *expansor tisular*, básicamente un implante deshinchado, debajo de la piel o detrás de los músculos pectorales. Los expansores maximizan el suministro de sangre en la piel del pecho y los pezones porque, tras colocarse, se mantienen deshinchados y no comprimen los capilares de la piel. Después se van hinchando poco a poco con suero salino o con aire durante un espacio de uno a tres meses, hasta alcanzar el volumen deseado. Los expansores le permiten al cirujano optimizar en la segunda operación el tamaño, la ubicación y el aspecto del implante mamario, y la posición del pezón. Al cabo de un tiempo, los expansores se extraen y se sustituyen por un implante permanente de silicona, ya que el de suero salino se agita y chapotea demasiado al no estar recubierto por un seno real.

En otro procedimiento, conocido como reconstrucción con *tejido autólogo,* se usa la piel, la grasa y a veces los músculos del abdomen de la paciente —con colgajo del músculo recto abdominal transverso (TRAM), o con colgajo de vasos perforantes de la arteria epigástrica inferior profunda (DIEP)—, de la espalda (*latissimus*), del muslo (*gracilis*), o de las nalgas (*gluteal*), para realizar una reconstrucción mamaria más natural que la de los implantes, ya que los tejidos del propio cuerpo y las redondeces de la grasa se asemejan más a la forma de los pechos. Sin embargo, los colgajos cutáneos pueden dejar cicatrices y debilitar la zona del cuerpo donada por la paciente, y requieren un periodo de hospitalización y de recuperación más largos. Además, con el aumento de mastectomías bilaterales, a veces no hay suficiente tejido autólogo como para recrear dos senos. En las distintas regiones de Estados Unidos y a nivel internacional se aprecia una gran variación de procedimientos de reconstrucción mamaria, depende del lugar donde resida la paciente. No hay una opción mejor o peor que otra, solo la correcta para cada mujer.

Aunque las leyes estatales y federales estadounidenses obliguen a las compañías de seguros a cubrir las reconstrucciones mamarias, de un 65 a un 75% de las mujeres que han optado por una mastectomía no se reconstruyen el pecho.[779] En una encuesta multiétnica realizada con más de 2.200 pacientes a las que les habían practicado una mastectomía, procedentes de Los Ángeles y Detroit, los factores que tenían que ver con no haberse reconstruido los senos eran los siguientes: una escasa educación, edad madura, padecer otras enfermedades, ser de raza afroamericana y haber recibido quimioterapia. Las razones más habituales que daban las pacientes eran el deseo de evitar otra cirugía más (48,5%) y opinar que la cirugía reconstructiva no era importante para ellas (33,8%).[780] En mi consulta también tengo una creciente cantidad de pacientes con unos pechos «planos y fabulosos» que, a pesar de conocer bien sus opciones, optaron por no rehacérselos, y a mí me encanta su decisión.

¿CUÁNDO SE DEBE REALIZAR LA OPERACIÓN?

Aunque un diagnóstico de cáncer parezca una emergencia, es más bien una emergencia emocional que biológica, y la paciente dispone de un cierto tiempo para fijar los objetivos que se marcará. Pero no se puede dormir en los laureles. Un análisis realizado en el 2016 con la información de la base de datos de los cánceres de Estados Unidos revela que a las cuatro semanas del diagnóstico las pacientes recurren a la cirugía o a la quimioterapia.[781] Los índices de supervivencia al cabo de cinco años de 94.544 pacientes de cáncer de más de sesenta y seis años (tenían de promedio setenta y cinco) se redujeron un 4,6% en las que esperaron más de tres meses frente a las que esperaron menos de un mes, aunque solo se apreció en los estadios I y II, y no en el III. Curiosamente, cuando el cáncer se diagnostica en una fase temprana, no podemos perder demasiado tiempo en pasar a la acción. El índice de supervivencia de 5 AÑOS de 115.790 mujeres de más de diecio-

---

779. A. K. Alderman et al., «Racial and Ethnic Disparities in the Use of Postmastectomy Breast Reconstruction: Results from a Population-Based Study», *Journal of Clinical Oncology* 27, n.º 32, 2009, pp. 5325-5330; L. Kruper et al., «Disparities in Reconstruction Rates After Mastectomy: Patterns of Care and Factors Associated with the Use of Breast Reconstruction in Southern California», *Annals of Surgical Oncology* 18, n.º 8, 2011, pp. 2158-2165.

780. M. Morrow et al., «Access to Breast Reconstruction After Mastectomy and Patient Perspectives on Reconstruction Decision Making», *JAMA Surgery* 149, n.º 10, 2014, pp. 1015-1021.

781. R. J. Bleicher et al., «Time to Surgery and Breast Cancer Survival in the United States», *JAMA Oncology* 2, n.º 3, 2016, pp. 330-339.

cho años (tenían de promedio sesenta) se redujo un 3,1% al esperar más de tres meses frente a las que esperaron menos de un mes, aunque solo se apreció de nuevo en los estadios tempranos de un cáncer.

La lumpectomía combinada con cualquier cirugía axilar, la técnica de la mastectomía retardada con conservación del pezón y los expansores tisuales, así como la mastectomía sin reconstrucción mamaria, son cirugías de una a dos horas de duración que no requieren hospitalización. La paciente es dada de alta una hora después de la intervención equipada con ibuprofeno y, quizá, un puñado de sedantes. Al día siguiente ya puede ducharse y conducir, en el caso de sentirse lo bastante bien como para ponerse al volante y no estar tomando sedantes. Incluso puede trabajar, aunque cirugías de mayor calibre o una disección axilar tal vez la obliguen a hacer reposo en casa una semana.

Una mastectomía con reconstrucción del seno con implantes tampoco requiere hospitalización, pero la paciente suele permanecer en el hospital uno o dos días, o restablecerse en un centro de recuperación. Las reconstrucciones con colgajos cutáneos se llevan a cabo en el hospital durante un espacio de tiempo que puede variar. Después de una cirugía de este tipo, la paciente se siente dolorida, pero poco a poco se va encontrando mejor, y al cabo de dos semanas ya se siente bien, y entre la cuarta y la sexta ya está en plena forma, lista para volver al trabajo, salvo para ocuparse de las tareas domésticas. Durante cinco años no podrá ni siquiera sacar el polvo. (¡Estoy bromeando!)

¿Y los medicamentos y los suplementos pre- y postoperatorios?

Como muchas de mis pacientes toman suplementos a diario, les gusta oír cuáles les pueden ayudar a recuperarse durante el proceso quirúrgico. Compartiré contigo mis suplementos perioperatorios preferidos, pero asegúrate de mostrarle la lista al cirujano para que te dé su visto bueno. Para una simple lumpectomía no es necesario tomarlos, pero he descubierto que en las cirugías más largas de cáncer, en especial en las mastectomías, a mis pacientes les gusta contribuir activamente en su proceso de curación, y poner en práctica algunas de estas sugerencias, o todas ellas, les permite recuperarse de la intervención quirúrgica. En cuanto sepas el día que te operarán, muéstrale al cirujano la lista de medicamentos y suplementos; algunos fomentan las hemorragias y se tienen que dejar de tomar siete días antes de la cirugía, como la aspirina, el ginkgo biloba y la vitamina E.

Hay que tomar los siguientes suplementos dos semanas antes de la cirugía. Y dejar de tomarlos una semana después de una lumpectomía o a las cuatro semanas de una mastectomía.

Estos suplementos ayudan a que las heridas se curen antes (y, como es una buena cantidad de pastillas, se pueden agregar a mi *Smoothie* Antioxidante cada mañana):

- Vitamina A: 25.000 UI diarias
- Vitamina C: 1.000 miligramos diarios
- Zinc: 30 miligramos diarios
- Glucosamina: 1.500 miligramos diarios
- Multivitaminas de alta potencia: 1 al día
- Gel puro de aloe vera: ¼ de taza al día, de la parte interior de la planta.[782] (El acemannan presente en el gel estimula el sistema inmunitario y reduce las citoquinas inflamatorias. Beneficio adicional: las antraquinonas inhiben la actividad del cáncer de mama al disminuir los RE-alfa.)[783]

Para ayudar a limpiar el organismo después de la anestesia, en cuanto la paciente se despierte, debe hidratarse tomando un vaso de agua cada dos horas. También debe procurar evitar consumir carne, lácteos, azúcar refinado y alcohol durante las cuarenta y ocho horas siguientes a la cirugía, ya que las sustancias liposolubles de la anestesia se excretan por la vía biliar, y esos alimentos ralentizan su actividad. También sugiero ingerir alimentos ricos en fibra (como el brócoli, la remolacha) y en azufre (como el ajo y las cebollas). Además se puede tomar ¼ de cucharadita de cúrcuma a diario, y beber de tres a seis tazas de té verde, o una tisana de diente de león durante cuarenta y ocho horas.[784] Para intervenciones quirúrgicas de más de tres horas de duración, recomiendo tomar un lipotrópico como suplemento

---

782. D. J. MacKay y A. L. Miller, «Nutritional Support for Wound Healing», *Alternative Medicine Review* 8, n.º 4, 2003, pp. 359-378.

783. P. H. Huang et al., «Emodin and Aloe-emodin Suppress Breast Cancer Cell Proliferation Through ERα Inhibition», *Evidence-Based Complementary and Alternative Medicine,* 2013; L. Zhang e I. R. Tizard, «Activation of a Mouse Macrophage Cell Line by Acemannan: The Major Carbohydrate Fraction from Aloe Vera Gel», *Immunopharmacology* 35, n.º 2, 1996, pp. 119-128.

784. B. Sweeney et al., «Evidence-Based Systematic Review of Dandelion (Taraxacum Officinale) by Natural Standard Research Collaboration», *Journal of Herbal Pharmacotherapy* 5, n.º 1, 2005, pp. 79-93.

—una mezcla desintoxicante— una semana antes y dos después de la cirugía: colina (1.000 miligramos) y metionina (1.000 miligramos) a diario,[785] ya que estas sustancias ayudan a eliminar la grasa y la bilis. Y tomar además extracto de cardo mariano (silimarina, 140 miligramos) tres veces al día.[786]

A medida que la paciente se vaya recuperando, le recomiendo tres remedios para reducir la hinchazón, los hematomas y las náuseas. Para mitigar la hinchazón y los hematomas, tiene que ponerse debajo de la lengua cinco gránulos solubles de árnica antes de ir al quirófano y tomarse cinco más después de despertarse de la anestesia. Para la inflamación, puede tomar bromelina (1.000 miligramos) a diario después de la cirugía.[787] Y como una solución rápida para las náuseas, puede tomar raíz de jengibre en polvo (1.000 miligramos)[788] y extracto de fruta noni (600 miligramos)[789] una hora antes de la cirugía, y raíz de jengibre en polvo en cuanto esté despierta del todo. Normalmente no se puede comer ni beber nada ocho horas antes de la cirugía, pero yo les permito a mis pacientes tomar estos suplementos con un sorbito de agua.

Y por último, lo ideal es hacer todo lo posible para que el espacio donde tendrá lugar la intervención quirúrgica esté lo más limpio posible. Darse una ducha lavándose con un antiséptico a base de clorhexidina, como Hibiclens, una vez al día durante los tres días previos a la cirugía reduce los índices de infección.[790] Hay que aplicárselo en la piel seca, desde el cuello hasta el ombligo, mantenerlo tres minutos y luego enjuagarlo. Contraer una fiebre, una infección (cutánea, dental, urinaria) o una enfermedad varios días antes de la cirugía, como una infección en cualquier otra parte del cuerpo, aumenta el riesgo de sufrir una infección mamaria quirúrgica, por lo que hay que decírselo al cirujano, ya que tal vez prefiera posponerla has-

---

785. P. M. Kidd, «Phosphatidyl Choline as an Aid to Liver Function», *Nutrition Science News* 1, 1996, p. 54.

786. H. Greenlee et al., «Clinical Applications of Silybum Marianum in Oncology», *Integrative Cancer Therapies* 6, n.º 2, 2007, pp. 158-165.

787. D. J. MacKay y A. L. Miller, «Nutritional Support for Wound Healing», *Alternative Medicine Review* 8, n.º 4, 2003, pp. 359-378.

788. N. Chaiyakunapruk et al., «The Efficacy of Ginger for the Prevention of Postoperative Nausea and Vomiting: A Meta-analysis», *American Journal of Obstetrics and Gynecology* 194, 2006): 95-99.

789. S. Prapaitrakool, A. Itharat, y L. Morinda, «Citrifolia for Prevention of Postoperative Nausea and Vomiting», *Journal of the Medical Association of Thailand* 93, n.º 7, 2010, pp. S204-S209.

790. J. Webster y S. Osborne, «Preoperative Bathing or Showering with Skin Antiseptics to Prevent Surgical Site Infection», *Cochrane Database of Systematic Reviews* 2, 2007.

ta que la paciente se sienta mejor. En último lugar, una serie de cremas y de láminas adhesivas a base de silicona aplicadas directamente en las incisiones que están cicatrizando previenen la formación de cicatrices abultadas o queloides. Hay que aplicarse estos remedios una semana después de la cirugía, dos veces al día, durante doce semanas.

Leyendas urbanas que no ayudan para nada

Existen una serie de afirmaciones quirúrgicas relacionadas con el cáncer de mama que destruyen el ambiente zen preoperatorio que intento crear. Las dos siguientes son las que más desmiento.

Mis pacientes me suelen decir que temen que las células cancerosas se diseminen al exponerlas al aire libre en la mesa de operaciones. Pero en realidad los tumores prosperan en un ambiente *mal* oxigenado. Este hecho ha impulsado todo un movimiento que consiste en suministrar oxígeno a las células tumorales para destruirlas.[791] Sin embargo, en una encuesta realizada a 626 pacientes con cáncer, un 38% afirmó creer que el tumor se propagaba al exponerlo al aire libre durante una cirugía.[792] Las pacientes que están convencidas de ello pueden acabar mal al negarse a someterse a una intervención quirúrgica que podría salvarles la vida.[793] Las células cancerosas se metastatizan más allá del seno a través de los vasos sanguíneos y del sistema linfático, y exponer las células cancerosas al aire libre no las transporta de repente a esos lugares, al contrario, una bocanada de O_2 las fulminaría en el acto.

Otra cosa que me piden mis pacientes es que las opere durante el ciclo menstrual; sostienen que hacerlo en ese momento aumenta los índices de supervivencia. Esta idea apareció en 1988, cuando en los experimentos con ratones de laboratorio se advirtió una relación entre los ratones y el cáncer de mama.[794] En los años noventa, el cuento que yo llamo «De ratones y

---

791. S. M. Hatfield y M. Sitkovsky, «Oxygenation to Improve Cancer Vaccines, Adoptive Cell Transfer and Blockade of Immunological Negative Regulators», *Oncoimmunology* 4, n.º 12, 2015, e1052934.

792. M. L. Margolis et al., «Racial Differences Pertaining to a Belief About Lung Cancer Surgery: Results of a Multicenter Survey», *Annals of Internal Medicine* 139, n.º 7, 2003, pp. 558-563.

793. A. James, C. M. Daley y K. A. Greiner, «"Cutting" on Cancer: Attitudes About Cancer Spread and Surgery Among Primary Care Patients in the USA», *Social Science and Medicine* 73, n.º 11, 2011, pp. 1669-1673.

794. H. V. Ratajczak, R. B. Sothern y W. J. M. Hrushesky, «Estrous Influence on Surgical Cure of a Mouse Breast Cancer», *Journal of Experimental Medicine* 168, 1988, pp. 73-83.

mujeres» llevó a docenas de investigadores a estudiar la hipótesis de la cirugía y la menstruación. Es un caso muy curioso. Los estudios sobre «La campaña de la fase folicular del ciclo ovárico» afirmaban que los índices de recurrencia local eran más bajos y los de supervivencia más elevados cuando las intervenciones quirúrgicas se realizaban a partir del inicio del ciclo menstrual hasta catorce días después.[795] «¡Alto ahí!», exclamó «La campaña de la fase lútea», y confirmó que las cirugías llevadas a cabo del día quince al treinta y dos favorecían una vida más larga.[796] «¡Eh, no tan deprisa!» gritó «La campaña de cualquier fase», y concluyó que no existía ninguna relación entre la cirugía y la menstruación.[797] Y para complicar aún más las cosas, esos estudios suponían que cada mujer ovulaba como un reloj suizo el día quince. (¿De verdad? ¿Y después de diagnosticarle un cáncer?)

---

795. R. A. Badwe et al., «Timing of Surgery During Menstrual Cycle and Survival of Premenopausal Women with Operable Breast Cancer», *Lancet* 337, 1991, pp. 1261-1264; R. Sainsbury et al., «Timing of Surgery for Breast Cancer and Menstrual Cycle», *Lancet* 338, 1991, pp. 391-392.

796. U. Veronesi et al., «Effect of Menstrual Phase on Surgical Treatment of Breast Cancer», *Lancet* 343, 1994, pp. 1544-1546; R. A. Badwe, I. Mittra y R. Havaldar, «Timing of Surgery During the Menstrual Cycle and Prognosis of Breast Cancer», *Journal of Biosciences* 25, n.º 1, 2000, pp. 113-120; I. S. Fentiman, «Timing of Surgery for Breast Cancer», *International Journal of Clinical Practice* 56, n.º 3, 2002, pp. 188-190; D. Coradini et al., «Fluctuation of Intratumor Biological Variables as a Function of Menstrual Timing of Surgery for Breast Cancer in Premenopausal Patients», *Annals of Oncology* 14, n.º 6, 2003, pp. 962-964; Z. Saad et al., «Timing of Surgery Influences Survival in Receptor-Negative as Well as Receptor-Positive Breast Cancer», *European Journal of Cancer* 30A, n.º 9, 1994, pp. 1348-1352; R. T. Senie et al., «Timing of Breast Cancer Excision During the Menstrual Cycle Influences Duration of Disease-Free Survival», *Annals of Internal Medicine* 115, n.º 5, 1991, pp. 337-342.

797. A. Goldhirsch et al., «Timing Breast Cancer Surgery», *Lancet* 338, 1991, pp. 691-692; B. Nathan et al., «Timing of Surgery for Breast Cancer in Relation to the Menstrual Cycle and Survival of Premenopausal Women», *British Journal of Surgery* 80, 1993, p. 43; P. Pujol et al., «A Prospective Prognostic Study of the Hormonal Milieu at the Time of Surgery in Premenopausal Breast Carcinoma», *Cancer* 91, n.º 10, 2001, pp. 1854-1861; Y. Nomura et al., «Lack of Correlation Between Timing of Surgery in Relation to the Menstrual Cycle and Prognosis of Premenopausal Patients with Early Breast Cancer», *European Journal of Cancer* 35, n.º 9, 1999, pp. 1326-1330; Y. Takeda et al., «Does the Timing of Surgery for Breast Cancer in Relation to the Menstrual Cycle or Geomagnetic Activity Affect Prognoses of Premenopausal Patients?» *Biomedicine and Pharmacotherapy* 57, n.º 1, 2003, pp. 96s-103s; A. Mangia et al., «Timing of Breast Cancer Surgery Within the Menstrual Cycle: Tumor Proliferative Activity, Receptor Status and Short-Term Clinical Outcome», *Journal of Experimental and Clinical Cancer Research* 17, n.º 3, 1998, pp. 317-323; G. Mondini et al., «Timing of Surgery Related to Menstrual Cycle and Prognosis of Premenopausal Women with Breast Cancer», *Anticancer Research* 17, n.º 1B, 1997, pp. 787-790; K. Holli, J. Isola y M. Hakama, «Prognostic Effect of Timing of Operation in Relation to Menstrual Phase of Breast Cancer Patient—Fact or Fallacy», *British Journal of Cancer* 71, n.º 1, 1995, pp. 124-127; N. Kroman et al., «Timing of Surgery in Relation to Menstrual Cycle Does Not Predict the Prognosis in Primary Breast Cancer», *European Journal of Surgical Oncology* 20, n.º 4, 1994, pp. 430-435; M. F. Gnant et al., «Breast Cancer and Timing of Surgery During Menstrual Cycle: A 5-Year Analysis of 385 Premenopausal Women», *International Journal of Cancer* 52, n.º 4, 1992, pp. 707-712.

Cuando en esos estudios se cambió la duración del ciclo natural quitándole o añadiéndole varios días, de pronto muchas pacientes pasaron de «La campaña lútea» a la «folicular» y viceversa.[798]

Para demostrar la teoría del momento quirúrgico, tres estudios prospectivos definieron la fase menstrual según los niveles hormonales en la sangre, en lugar de pedirles a las extenuadas pacientes oncológicas que recordaran cuándo había sido su último periodo menstrual.[799] Y ocurrió que todas se pusieron del lado de «La campaña de cualquier fase». Cuando las fases se definieron bioquímicamente, no apareció diferencia alguna en cuanto a los índices de recurrencia local o de supervivencia entre «La campaña de la fase lútea» y la «folicular».

CUÁNDO ES EL MOMENTO PARA RECIBIR RADIOTERAPIA

¿En qué consiste exactamente la radioterapia y cómo funciona? La radioterapia emplea la energía de los rayos X (fotones) y los dirige a las mamas, a la pared torácica después de una mastectomía y/o a los ganglios linfáticos cercanos para intentar «esterilizar» cualquier célula tumoral rezagada que quiera reaparecer en el mismo lugar en el futuro.

Es innegable que la radioterapia ayuda a destruir las células malignas remanentes. En los años noventa, ensayos clínicos importantes revelaron que en una lumpectomía sin radioterapia los índices de recurrencia local aumentaban en un 35% de los casos al cabo de doce años, pero al tratar a la paciente con radioterapia se desplomaban a un 10%.[800] Como ya he se-

---

798. W. L. McGuire, «The Optimal Timing of Mastectomy: Low Tide or High Tide», *Annals of Internal Medicine* 115, 1991, pp. 401-403.

799. H. Thorpe et al., «Timing of Breast Cancer Surgery in Relation to Menstrual Cycle Phase: No Effect on 3-Year Prognosis: The ITS Study», *British Journal of Cancer* 98, n.º 1, 2008, pp. 39-44; C. S. Grant et al., «Menstrual Cycle and Surgical Treatment of Breast Cancer: Findings from the NCCTG N9431 Study», *Journal of Clinical Oncology* 27, n.º 22, 2009, pp. 3620-3626; P. Pujol et al., «A Prospective Prognostic Study of the Hormonal Milieu at the Time of Surgery in Premenopausal Breast Carcinoma», *Cancer* 91, 2001, pp. 1854-1861.

800. B. Fisher et al., «Reanalysis and Results After 12 Years of Follow-Up in a Randomized Clinical Trial Comparing Total Mastectomy with Lumpectomy with or Without Irradiation in the Treatment of Breast Cancer», *New England Journal of Medicine* 333, 1995, pp. 1456-1461.

ñalado, gracias a la radioterapia moderna, los índices de recurrencia local al cabo de diez años son de un 4 a un 6%. La recurrencia se da por seguir estando presente en el seno la enfermedad en forma microscópica residual, a pesar de la lumpectomía con márgenes limpios. Tras evaluar a trescientas mujeres con cánceres menores de 4 centímetros que se habían sometido a una mastectomía, se advirtió que los puntos cancerosos se encontraban a más de 2 centímetros de distancia del cáncer principal en un 43% de los casos, es decir, si hubieran optado por una lumpectomía, esas células nunca se habrían extirpado y todo el mundo habría creído que los márgenes estaban limpios.[801] Además, recibir radioterapia después de una lumpectomía tiene la ventaja adicional de que, a los quince años, el índice de supervivencia de un cáncer de mama (a diferencia de morir de un infarto o de cualquier otra enfermedad) aumenta un 5% (muchas mujeres optan por la *quimioterapia* por el aumento de un 5%).[802]

Incluso después de una mastectomía, a veces las pacientes necesitan recibir radioterapia debido a la presencia de tumores invasivos de más de 5 centímetros, de piel o músculos afectados, de cuatro o más ganglios positivos, de márgenes positivos, de ganglios positivos después de la quimioterapia o de una extensa invasión linfovascular.[803] En las pacientes que tienen de uno a tres ganglios positivos, o márgenes cercanos al tumor después de una mastectomía, los cirujanos consideran sus casos clínicos uno a uno, ya que la quimioterapia y las terapias endocrinas de los tiempos modernos apenas le dan la oportunidad a la radioterapia de mejorar los porcentajes.[804] Por cierto, cuando una paciente necesita recibir radioterapia después de una mastectomía con una reconstrucción de seno con implante, tiene que asegurarse de seguir este régimen para minimizar el endurecimiento de la piel y los músculos, trastorno que conduce a la contractura

801. R. Holland et al., «Histologic Multifocality of Tis, T1-2 Breast Carcinomas: Implications for Clinical Trials of Breast-Conserving Surgery», *Cancer* 56, 1985, pp. 979-990.

802. M. Clarke et al., «Effects of Radiotherapy and of Differences in the Extent of Surgery for Early Breast Cancer on Local Recurrence and 15-Year Survival: An Overview of the Randomised Trials», *Lancet* 366, 2005, pp. 2087-2106.

803. J. Hastings et al., «Risk Factors for Locoregional Recurrence After Mastectomy in Stage T1 N0 Breast Cancer», *American Journal of Clinical Oncology* 37, n.º 5, 2014, pp. 486-491.

804. A. McBride et al., «Locoregional Recurrence Risk for Patients with T1, 2 Breast Cancer with 1-3 Positive Lymph Nodes Treated with Mastectomy and Systemic Treatment», *International Journal of Radiation Oncology * Biology * Physics* 89, n.º 2, 2014, pp. 392-398.

capsular (una complicación que comprime la prótesis). Desde el primer día de la radioterapia, debe tomar Singulair 10 mg, una pastilla al día durante tres meses. Y una semana después de la radioterapia, Trental 400 mg, una pastilla tres veces al día durante seis meses. Y también vitamina E 1.200 UI, una pastilla al día, durante seis meses.[805]

Las fuentes de la radioterapia pueden ser externas, procedentes de una máquina enorme que envía rayos al seno, o internas, de un pequeño dispositivo colocado temporalmente en el interior del pecho, donde se alojaba el cáncer, que envía un anillo circunferencial de radiación de dentro a fuera. El oncólogo radiólogo le sugiere a la paciente una de las cuatro opciones tanto para los cánceres invasivos como los CDIS —dos externas, y dos internas: (1) irradiación mamaria total (IMT); (2) irradiación mamaria total acelerada (IMTA), (3) irradiación mamaria parcial acelerada (IMPA); o (4) radioterapia intraoperativa (RIO). La RIO se emplea durante la cirugía, pero las otras tres se reciben después de la intervención. En el caso de una quimioterapia planificada, la IMPA se realiza antes; en cambio, las IMT/IMTA se reciben después de la quimio.

La IMT lleva muchos años siendo la más habitual, y continúa siendo la única opción de radioterapia en los cánceres de mama que invaden la piel o la pared torácica, y, en el caso de ganglios linfáticos positivos, una posmastectomía, o un subtipo de cáncer inflamatorio. En el caso de tener cuatro o más ganglios positivos, y posiblemente también de uno a tres ganglios, la paciente recibe radioterapia en los ganglios cercanos al esternón y en los situados por encima y por debajo de la clavícula. La IMT se empieza a administrar de tres a seis semanas después de la cirugía, cada día, de lunes a viernes, durante un espacio de cinco a siete semanas. Lleva cerca de veinte minutos programar la máquina y enviar unos rayos indoloros e invisibles al seno, mientras la paciente permanece echada sobre la mesa, pero estas interrupciones diarias son agotadoras y molestas.

¿Realmente es necesario recibir treinta y tres sesiones de radioterapia? No siempre. La versión acelerada (IMTA) las reduce a quince o dieciséis

---

805. G. Jacobson, et al., «Randomized Trial of Pentoxifylline and Vitamin E vs. Standard Follow-Up After Breast Irradiation to Prevent Breast Fibrosis, Evaluated by Tissue Compliance Meter», *International Journal of Radiation Oncology* Biology* Physics* 85, n.º 3, 2013, pp. 604-608; T. B. Chiao y A. J. Lee, «Role of Pentoxifylline and Vitamin E in Attenuation of Radiation-Induced Fibrosis», *Annals of Pharmacotherapy* 39, n.º 3, 2005, pp. 516-522.

en un espacio de tres a cuatro semanas. La radioterapia se administra del mismo modo que la IMT, con el mismo grado de seguridad y de eficacia en cuanto a eliminar el cáncer.[806] Para poder recibir una IMTA, el cáncer no debe llegar a medir 5 centímetros, debe encontrarse solo en un cuadrante del pecho, tener márgenes limpios y ganglios negativos, y la mama de la paciente debe medir menos de 25 centímetros de anchura. Dos técnicas de administración —la radioterapia conformacional tridimensional (RT 3D), y la radioterapia de intensidad modulada (IMRT)— minimizan los daños colaterales que puedan sufrir los órganos sanos cercanos, como los pulmones y el corazón (sobre todo en cánceres alojados en la parte izquierda del cuerpo, ya que el corazón está en este lado). Las últimas pocas dosis de IMT/IMTA se dirigen solo al lugar donde reside el cáncer para propinarle un golpe más, conocido como el de refuerzo. La *terapia de protones,* un procedimiento incluso más preciso aún y con menos daños colaterales, se está usando cada vez más en el tratamiento del cáncer de mama, aunque solo hay un puñado de centros que la ofrezcan, y todavía no se ha realizado ningún ensayo clínico en el que se haya comparado los resultados de este procedimiento con los de la terapia probada de los fotones.

¿Son tres semanas de radioterapia demasiado tiempo aún? En este caso se le puede preguntar al médico sobre las siguientes modalidades de IMPA: (1) las técnicas basadas en catéteres (dispositivos SAVI, MammoSite y Contura) requieren la inserción percutánea del dispositivo en el espacio vacío donde se alojaba el cáncer. Se pueden realizar con anestesia local en la consulta médica (como una biopsia por punción). Parte del catéter asoma a través de la piel, y por él se implantan las semillas radioactivas de iridio. A la paciente se la conecta durante diez minutos, dos veces al día (dejando un espacio de seis horas entre una sesión y otra), a lo largo de dos a cinco días, y ya está. (2) La braquiterapia intersticial multicatéter consiste en colocar de quince a veinte catéteres alrededor del lugar de la lumpectomía (dentro y fuera de la piel, como imperdibles). Luego se implantan las semillas radioactivas como en el otro método. No soy una gran partidaria de este segundo procedimiento si se dispone del primero. He intentado al máximo que a mis pacientes les queden unos senos bonitos, y

806. T. J. Whelan et al., «Long-Term Results of Hypofractionated Radiation Therapy for Breast Cancer», *New England Journal of Medicine* 362, n.º 6, 2010, pp. 513-520.

para mí no tiene sentido hacerles un montón de agujeros de entrada y salida en la piel que les dejarán un rastro de treinta a cuarenta cicatrices en forma de vía férrea. Aunque el método funciona. (3) También se pueden usar las máquinas externas de CRT 3D y RIM, y dirigir los haces *solo* al lugar de la lumpectomía dos veces al día durante cinco días.

Siete ensayos clínicos randomizados revelan unos índices de recurrencia local casi idénticos en las tres formas de radioterapia mamaria parcial acelerada, comparadas con las de la IMT/IMTA, pero el criterio para la IMPA es administrarla a partir de los cuarenta años (algunos médicos radioterapeutas prefieren que la paciente tenga cincuenta), con un tumor menor de 3 centímetros, ganglios negativos, un subtipo de cáncer ductal (no lobular), con márgenes negativos y sin una invasión linfovascular.[807] La IMPA funciona porque el 85% de la recurrencia de cánceres se da en un espacio de 2 centímetros de donde se originó, por lo que, si se elige correctamente a las pacientes adecuadas, solo es necesario tratar esa área en lugar de todo el pecho.[808] En las mujeres que se hacen un aumento de pechos, la IMPA reduce la contractura capsular del implante mamario (comprime la prótesis). Psst…, ten presente esta información: la IMPA puede tratar la recurrencia local en el pecho incluso después de una IMT. De modo que, si una mujer no quiere someterse a una mastectomía a pesar de haber sufrido un rebrote de cáncer, puede repetir la radioterapia, es decir, recibir IMT una vez, e IMPA en otra ocasión.[809]

La RIO administra una sola dosis de radioterapia en el quirófano en el momento de la lumpectomía (no es aplicable a una mastectomía). En este procedimiento se coloca un dispositivo en el hueco donde se alojaba el cáncer, y la zona se trata con radioterapia durante un espacio de veinte a veinticinco minutos (durante toda la sesión la paciente no se entera de nada, está bajo los efectos de la anestesia). Como en el momento de la radioterapia todavía no se

---

807. T. D. Smile et al., «Accelerated Partial-Breast Irradiation: An Emerging Standard of Care», *Applied Radiation Oncology*, http://appliedradiationoncology.com/articles/accelerated-partial-breast-irradiation-an-emerging-standard-of-care.

808. U. Veronesi et al., «Radiotherapy After Breast-Conserving Surgery in Small Breast Carcinoma: Long-Term Results of a Randomized Trial», *Annals of Oncology* 12, 2001, pp. 997-1003.

809. F. Sedlmayer, F. Zehentmayr y G. Fastner, «Partial Breast Re-irradiation for Local Recurrence of Breast Carcinoma: Benefit and Long Term Side Effects», *Breast* 22, n.º 2, agosto del 2013, pp. S141-S146.

ha confirmado la patología definitiva, es posible que la paciente no sea apta para recibir una RIO. Sin embargo, puede seguir con la IMT y considerar la RIO como el golpe de refuerzo. Dos ensayos clínicos que comparaban la RIO frente a la irradiación mamaria total (IMT) concluyeron que la recurrencia local de RIO al cabo de cinco años era bastante baja, pero seguía siendo más elevada que la de la IMT,[810] de modo que este procedimiento aún no está listo para usarse extensamente, pero se puede recibir en ensayos clínicos.[811]

Durante el ciclo de radioterapia elegido, o después de él, la paciente no está radioactiva, por lo que puede abrazar sin ningún problema a sus hijos o a sus nietos con abandono. Mientras recibe la radiación se puede sentir aislada y deprimida, pero yo animo a mis pacientes a sentirse agradecidas por esta importante terapia; la Agencia Internacional de la Energía Atómica (IAEA) estima que en el mundo faltan aún como mínimo cinco mil máquinas de radioterapia en los países subdesarrollados. Por esta razón, un 70% de pacientes con cáncer que se beneficiarían de la radioterapia no pueden recibirla.[812]

La mayoría de efectos secundarios a corto plazo desaparecen al cabo de un mes de haber recibido la radioterapia de haz externo: fatiga (la mayor queja), piel con «quemaduras solares», enrojecida, más oscura de lo normal, con ampollas, caliente, con picores, deshidratada, dolorida o descamada (aplicar Aquaphor, aceite de argán o vitamina E en la zona), pesadez o hinchazón mamaria. Los posibles efectos secundarios a largo plazo son los siguientes: un pecho más pequeño y firme, lesión neural (sentir durante varios segundos unas punzantes «descargas eléctricas» como cuchilladas, pueden aparecen dos veces a la semana, durante toda la vida); linfedema (hinchazón) del seno, pecho o brazo, y costillas fracturadas.[813] Los cánce-

---

810. J. S. Vaidya et al., «Targeted Intraoperative Radiotherapy (TARGIT): An Innovative Approach to Partial-Breast Irradiation», *Seminars in Radiation Oncology* 15, n.º 2, abril del 2005, pp. 84-91; U. Veronesi et al., «Intraoperative Radiotherapy Versus External Beam Radiotherapy for Early Breast Cancer (ELIOT): A Randomised Controlled Equivalence Trial», *Lancet Oncology* 14, n.º 13, diciembre del 2013, pp. 1269-1277.

811. C. Shah, J. Wobb y A. Khan, «Intraoperative Radiation Therapy in Breast Cancer: Still Not Ready for Prime Time», *Annals of Surgical Oncology* 23, n.º 6, 2016, pp. 1796-1798.

812. American Cancer Society, Global Cancer Facts & Figures, 3.ª ed., American Cancer Society, Atlanta, Georgia, 2015) https://www.cancer.org/content/dam/cancer-org/research/cancer-facts-and-statistics/global-cancer-facts-and-figures/global-cancer-facts-and-figures-3rd-edition.pdf.

813. M. Clarke et al., «Effects of Radiotherapy and of Differences in the Extent of Surgery for Early Breast Cancer on Local Recurrence and 15-Year Survival: An Overview of the Randomised Trials», *Lancet* 366, n.º 9503, diciembre del 2005, pp. 2087-2106.

res de pulmón, esófago, tiroides y tejido conjuntivo, o de los vasos sanguíneos, inducidos por la radioterapia son poco comunes (por ej., el índice de riesgo de contraer un linfangiosarcoma es menor de un 0,5%),[814] pero el riesgo de desarrollarlo es un 23% más elevado que el de las mujeres de la población general, y llega a su punto más álgido de los diez a los quince años siguientes al tratamiento.[815] Los senos irradiados no producen leche. Entre las complicaciones de la IMPA se incluyen telangiectasias (pequeñas arañas vasculares en el lugar tratado), infecciones, fluidos atrapados en los tejidos y la formación de una bola dura de necrosis adiposa palpable o blanda.[816] En cuanto la piel y los músculos reciben la irradiación, sobre todo en la IMT/IMTA, nunca olvidan ese insulto y pierden la elasticidad y la vascularidad, un problema que puede complicar una reconstrucción mamaria en el caso de necesitar someterse a una mastectomía por un rebrote de cáncer.

¿Pueden ciertas mujeres evitar de manera segura la radioterapia? Sí. A decir verdad, las directrices sobre tratamientos de la Red Nacional Integral del Cáncer (NCCN) aconseja a las mujeres de más de setenta años evitar por completo la radioterapia para los tumores de menos de 2 centímetros con receptores de estrógeno positivos, y para los ganglios negativos que se estén tratando con terapia endocrina.[817] En este grupo de mujeres, la IMT solo reduce la recurrencia al cabo de cinco años de un 4,1 a un 1,3% con los mismos índices de supervivencia, por lo que muchas pacientes deciden ahorrarse las seis semanas de sofocos y evitar todos esos efectos secundarios.[818] En el caso de las mujeres mayores de veintiséis con un CDIS, la

---

814. E. Styring et al., «Radiation-Associated Angiosarcoma After Breast Cancer: Improved Survival by Excision of All Irradiated Skin and Soft Tissue of the Thoracic Wall? A Report of Six Patients», *Acta Oncologica* 54, n.º 7, 2015, pp. 1078-1080.

815. T. Grantzau y J. Overgaard, «Risk of Second Non-Breast Cancer Among Patients Treated with and Without Postoperative Radiotherapy for Primary Breast Cancer: A Systematic Review and Meta-analysis of Population-Based Studies Including 522,739 Patients», *Radiotherapy and Oncology* 121, n.º 3, 2016, pp. 402-413.

816. C. Shah et al., «Brachytherapy-Based Partial Breast Irradiation Is Associated with Low Rates of Complications and Excellent Cosmesis», *Brachytherapy* 12, n.º 4, 2013, pp. 278-284.

817. National Comprehensive Cancer Network (NCCN), «NCCN Clinical Practice Guidelines in Oncology: Breast Cancer», https://www.nccn.org/professionals/physician_gls/default.aspx.

818. I. H. Kunkler et al., «Breast-Conserving Surgery with or Without Irradiation in Women Aged 65 Years or Older with Early Breast Cancer (PRIME II): A Randomised Controlled Trial», *Lancet Oncology* 16, n.º 3, 2015, pp. 266-273.

recurrencia de cáncer de mama al cabo de ocho años será de un 6,7% sin radioterapia y de un 0,9% con ella, pero el CDIS tiene que ser menor de 2,5 centímetros, de grado 1 o 2 y, como mínimo, con 3 milímetros de márgenes limpios.[819] Si se les permitiera recibirla también a las mujeres con un CDIS de cualquier grado de hasta 5 centímetros y con cualquier clase de margen, a los quince años la radioterapia habrá reducido el 31% de la recurrencia a un 18%.[820] Los ensayos genómicos (Oncotype DX, PreludeDx) prevén la recurrencia local de un CDIS según una base individualizada, y son útiles a la hora de debatir los beneficios de la radioterapia.[821] El ingrediente esencial para evitar con éxito la radioterapia en las candidatas razonables es obtener de 5 a 10 milímetros de márgenes limpios.

TERAPIA ENDOCRINA/HORMONAL

A pesar de que la hormonoterapia pueda causar la misma sensación que la menopausia o la de «estar ardiendo por dentro», la mayoría de las mujeres se sienten más bien aliviadas cuando pueden tomarse una pequeña dosis de algo que combate el cáncer a diario. Reciben una buena dosis de paz interior en forma de píldora.

Los receptores de estrógeno RE(+) y de progesterona RP(+) están presentes en cerca del 80% de cánceres de mama, y cuando las hormonas que circulan por el cuerpo de manera natural los activan, las células cancerosas se multiplican y dividen.[822] Las terapias (hormonales) endocrinas bloquean los estrógenos en los propios receptores, o eliminan la producción estrogénica en el cuerpo. Si el cáncer tiene RE(+) o RP(+), el oncólogo o el ciru-

---

819. B. McCormick et al., «RTOG 9804: A Prospective Randomized Trial for Good-Risk Ductal Carcinoma In Situ Comparing Radiotherapy with Observation», *Journal of Clinical Oncology* 33, n.º 7, marzo del 2015, pp. 709-715.

820. M. Donker et al., «Breast-Conserving Treatment with or Without Radiotherapy in Ductal Carcinoma In Situ: 15-Year Recurrence Rates and Outcome After a Recurrence, from the EORTC 10853 Randomized Phase III Trial», *Journal of Clinical Oncology* 31, n.º 32, 2013, pp. 4054-4059.

821. L. J. Solin et al., «A Multi-Gene Expression Assay to Predict Local Recurrence Risk for Ductal Carcinoma In Situ of the Breast», *Journal of the National Cancer Institute* 105, n.º 10, mayo del 2013, pp. 701-710.

822. C. E. DeSantis et al., «Breast Cancer Statistics, 2015: Convergence of Incidence Rates Between Black and White Women», *CA: A Cancer Journal for Clinicians* 66, n.º 1, 2016, pp. 31-42.

jano le propondrán a la paciente recurrir a la terapia endocrina. Las siguientes modalidades que describiré son las más comunes, de este modo conocerás su nombre y su forma de actuar.

La terapia endocrina se administra en general en forma de píldoras, aunque también la hay en forma líquida. Se toma a diario durante un espacio de cinco a diez años, e incluye tamoxifeno e inhibidores de la aromatasa (IA). El tamoxifeno actúa desactivando los receptores estrogénicos, como si bloqueara una cerradura taponándola con chicle para que las células cancerosas se queden sin alimento. Sin embargo, en el caso del cáncer uterino y óseo, bloquea el proestrógeno. Es decir, es un modulador *selectivo* de los receptores estrogénicos (MSRE). El toremifeno (Fareston), otro MSRE, solo se usa para el cáncer de mama metastásico. Los IA —amastrozol (Arimidex), exemestano (Aromasin) y letrozol (Femara)— impiden la conversión de los andrógenos en estrógenos al bloquear la aromatasa, la enzima que los transforma, en las glándulas suprarrenales, los ovarios, el cerebro, el hígado, la piel y la grasa. El fulvestrant (Faslodex) localiza los receptores estrogénicos para destruirlos, y es el único inhibidor de RE (IRE) recetado para tratar el cáncer de mama posmenopáusico. En las mujeres con un cáncer localmente avanzado o con cánceres metastásicos con RE(+) y HER2(–), el Faslodex les permite gozar de un 20% más de tiempo sin la enfermedad (meses sin ningún signo de cáncer en el cuerpo) que el Arimidex (16,6 meses frente a 13,8).[823] Se administra mensualmente por medio de una inyección intramuscular. La hormonoterapia se suele iniciar después de una cirugía, y de la radioterapia y la quimioterapia. El principal objetivo es prevenir la reaparición de un cáncer, pero a veces estos medicamentos se administran de forma neoadyuvante (antes de la cirugía) para encoger un cáncer, y en ocasiones mantiene el cáncer a raya en las pacientes con otras enfermedades que nos impiden a los oncólogos tratar el cáncer de mama con los medios habituales.

En el caso de los cánceres invasivos, al margen de si se combaten con quimioterapia, de la edad del paciente y del estado de los ganglios o de los RP, el tamoxifeno reduce la reaparición del cáncer de mama un 47%, y la

823. J. F. R. Robertson et al., «Fulvestrant 500 mg Versus Anastrozole 1 mg for Hormone Receptor-Positive Advanced Breast Cancer (FALCON): An International, Randomised, Double-Blind, Phase 3 Trial», *Lancet* 388, n.º 10063, 2016, pp. 2997-3005.

de otros cánceres en el seno opuesto un 50%, y además aumenta los índices de supervivencia un 29%.[824] (Curiosamente, estos porcentajes son casi idénticos a los de los estudios de la soja que describo en el capítulo 3, corroborando más si cabe hasta qué punto la acción de esta pequeña alubia se parece a la del tamoxifeno.) Los IA son más efectivos que el tamoxifeno en las mujeres posmenopáusicas y debe ser la opción preferente para este grupo.[825] Si a una paciente le siguen funcionando los ovarios, como tomar IA no evitará que sigan produciendo estradiol, tendrá que tomar tamoxifeno o desactivar los ovarios y tomar luego IA. ¿Por qué? En las mujeres premenopáusicas con alto riesgo de recurrencia, la supresión de la función ovárica combinada con los IA les da de un 1 a un 15% más de probabilidades que el tamoxifeno de que el cáncer de mama no les reaparezca.[826] Los ovarios se pueden desactivar *reversiblemente* por medio de inyecciones subcutáneas mensuales de goserelina (Zoladex), leuprolide (Lupron) o triptorelina (Trelstar), o *permanentemente* con quimioterapia (a veces) o con una ooforectomía (extirpación quirúrgica). Prolongar la terapia endocrina cinco años más reduce la recurrencia al cabo del hito de diez años de un 25,1% a un 21,4%, y la muerte de un 15% a un 12,2%.[827] Existen una serie de combinaciones en las que se usa tamoxifeno seguido de IA (en las mujeres posmenopáusicas), o viceversa, o tamoxifeno durante diez años.[828] La prueba genómica Breast Cancer Index (BCI) analiza las células cancerosas de la paciente y personaliza el beneficio de los cinco años adicionales de terapia endocrina. Los efectos secundarios puede que sean superiores a los

---

824. Early Breast Cancer Trialists' Collaborative Group, «Relevance of Breast Cancer Hormone Receptors and Other Factors to the Efficacy of Adjuvant Tamoxifen: Patient-Level Meta-analysis of Randomised Trials», *Lancet* 378, n.º 9793, 2011, pp. 771-784.

825. A. Howell et al., «Results of the ATAC (Arimidex, Tamoxifen, Alone or in Combination) Trial after Completion of 5 Years' Adjuvant Treatment for Breast Cancer», *Lancet* 365, n.º 9453, 2005, pp. 60-62.

826. O. Pagani, M. M. Regan y P. A. Francis, «TEXT and SOFT Investigators; International Breast Cancer Study Group. Exemestane with Ovarian Suppression in Premenopausal Breast Cancer», *New England Journal of Medicine* 371, 2014, pp. 1358-1359.

827. C. Davies et al., «Adjuvant Tamoxifen: Longer Against Shorter (ATLAS) Collaborative Group. Long-Term Effects of Continuing Adjuvant Tamoxifen to 10 Years Versus Stopping at 5 Years After Diagnosis of Oestrogen Receptor-Positive Breast Cancer: ATLAS, a Randomised Trial», *Lancet* 381, 2013, pp. 805-816.

828. P. E. Goss et al., «A Randomized Trial of Letrozole in Postmenopausal Women After Five Years of Tamoxifen Therapy for Early-Stage Breast Cancer», *New England Journal of Medicine* 349, 2003, pp. 1793-1802.

beneficios, depende de la constitución genética única del cáncer de la paciente. Como la terapia endocrina aumenta el índice de supervivencia al reducir las metástasis, se ha de considerar seguirla recibiendo incluso después de haberse sometido a una mastectomía doble por un cáncer invasivo (que podía no haber llegado al pecho), aunque esto no es posible en el caso de los CDIS. Después de una lumpectomía con radioterapia para tratar un CDIS, el tamoxifeno reduce la recurrencia de un cáncer de mama un 42% y los cánceres contralaterales un 50%, pero no le añade ningún beneficio a una mastectomía doble para un CDIS.[829] Los IA no se han estudiado formalmente en los CDIS.

Los efectos secundarios de la terapia endocrina son tan molestos como los de la menopausia, produce sofocos (en el 30% de las mujeres), insomnio (20%), aumento de peso (20%), disminución de la libido (16%) y fatiga (20%).[830] Las mujeres también pueden experimentar sudoración nocturna, sequedad vaginal, flujo vaginal, calambres en las piernas, cambios de humor, piel reseca y debilitamiento del cabello. Las complicaciones del tamoxifeno se dan en menos de un 1% de las pacientes que lo toman, como cataratas, trombos en las venas importantes (trombosis venosa profunda, TVP) o en los pulmones (embolismo pulmonar, EP), derrames cerebrales y cáncer uterino. En especial, el cáncer uterino antes de los cincuenta inducido por el tamoxifeno es tan inusual, que el Colegio Americano de Obstetras y Ginecólogos ni siquiera recomienda hacer un seguimiento por si acaso. El dolor articular y la osteoporosis son unos efectos secundarios frecuentes de los IA. Los fármacos Zoladex, Lupron y Trelstar, cuando se inyectan, pueden causar dolor óseo, aumento de peso, sofocos, náuseas y dolor. Las mujeres que se medican con Faslodex notan que les produce dolor articular, sofocos, fatiga y náuseas. Me siento fatal al acabar el párrafo con esta lista de síntomas desagradables, pero no te preocupes, en el capítulo 10 comparto algunos remedios para mitigarlos.

---

829. D. C. Allred et al., «Adjuvant Tamoxifen Reduces Subsequent Breast Cancer in Women with Estrogen Receptor-Positive Ductal Carcinoma In Situ: A Study Based on NSABP Protocol B-24», *Journal of Clinical Oncology* 30, n.º 12, abril del 2012, pp. 1268-1273.

830. L. Fallowfield et al., «Quality of Life of Postmenopausal Women in the Arimidex, Tamoxifen, Alone or in Combination (ATAC) Adjuvant Breast Cancer Trial», *Journal of Clinical Oncology* 22, n.º 21, noviembre del 2004, pp. 4261-4271.

TERAPIAS FARMACOLÓGICAS DIRIGIDAS

Las terapias farmacológicas dirigidas actúan a modo de flechas medicinales lanzadas a los blancos de determinados receptores o proteínas que son vitales para que el cáncer sobreviva. Se pueden usar antes o después de la cirugía, o emplearse contra una recurrencia local o una metástasis lejana. La mayoría de sus efectos secundarios se toleran bien.

Empezaré hablando de las terapias HER2, que van dirigidas a los receptores HER2 con tanta precisión que transforman lo que era un subtipo de cáncer de lo más letal en un subtipo sumamente *favorable.* La vacuna contra la gripe sirve para que el organismo cree los anticuerpos que le permiten reconocer y destruir a un antígeno, ¿verdad? De la misma manera, el trastuzumab (Herceptin) es un anticuerpo sintético que destruye la proteína de los HER2, la que estimula un 15% de los cánceres. El Herceptin se administra por vía intravenosa, al principio con quimio, y al finalizar esta terapia se sigue recibiendo una vez cada tres semanas durante un año. En un cáncer metastásico, se recibe indefinidamente. Cuando el trastuzumab se combina con la doxorubicina o con la epirubicina (medicamentos de quimioterapia) puede causar toxicidad cardíaca en un 3% de los casos, por lo que el corazón de la paciente se monitoriza con ecocardiogramas o con escáneres MUGA cada 3-6 meses.[831] También se puede usar en su lugar trastuzumab-dkst (Ogivri), un medicamento similar biológicamente al Herceptin aprobado por la FDA.[832]

El pertuzumab (Perjeta) ataca a los HER2 en un punto distinto que el Herceptin. Se administra por vía intravenosa antes de una cirugía, combinado con Herceptin por sus efectos sinérgicos, y a veces se administra después de una cirugía o en un cáncer en estadio avanzado. El adotrastuzumab emtansine (Kadcyla, es decir, T-DM1) es un tercer fármaco molecularmente dirigido, un anticuerpo sintético contra los HER2 administrado por vía intravenosa, y se usa para tratar los cánceres en estadios avanzados. Otras flechas anti-HER2 son la píldora diaria inhibidora de la

---

831. D. Slamon et al., «Adjuvant Trastuzumab in HER2-Positive Breast Cancer», *New England Journal of Medicine* 365, 2011, pp. 1273-1283.

832. H. S. Rugo et al., «Heritage: A Phase III Safety and Efficacy Trial of the Proposed Trastuzumab Biosimilar Myl-1401O Versus Herceptin», *Journal of Clinical Oncology* 34, n.º 18, LBA503.

quinasa, el lapatinib (Tykerb), y el neratinib (Nerlynx). El Tykerb trata los cánceres avanzados cuando el Herceptin no funciona, y el Nerlynx ayuda en los estadios tempranos después de haber estado recibiendo Herceptin durante un año.

También existen los inhibidores de quinasas dependientes de ciclinas (CDK). Son unas flechas lanzadas a dos proteínas, CDK4 y CDK6, para aminorar o detener la división celular. El palbociclib (Ibrance) o el ribociclib (Kisqali) actúan junto con los inhibidores de la aromatasa para impedir que las células cancerosas con RE(+), HER2(–) sigan creciendo, tanto en las mujeres premenopáusicas como en las posmenopáusicas, y se ha demostrado que *dobla* la cantidad de tiempo que la enfermedad tarda en progresar.[833] Hay que tener en cuenta que, cuando se usa palbociclib combinado con los IA, algunos estrógenos naturales que se encuentran en los alimentos pueden interferir con estos medicamentos. Hay que evitar consumir soja (genisteína), productos a base de leche de vacas criadas en granjas industriales y maíz (zearalenona), ya que desactivan esta poderosa combinación de fármacos en los tejidos tisulares.[834] Estas pastillas se toman a diario durante tres semanas, luego se dejan de tomar una semana y a la otra se reanuda la toma.

El médico también puede recomendar inhibidores de mTOR, como el everolimus (Afinitor), que lanza flechas a las proteínas mTOR, implicadas en la división celular y la angiogénesis. Cuando las células cancerosas con RE(+) HER2(–) en estadio avanzado siguen creciendo a pesar del letrozol o el anastrozol, las mujeres posmenopáusicas pueden tomar a diario en su lugar Aromasin y Afinitor para bloquear la proteína del mTOR.

En último lugar, los inhibidores de PARP lanzan flechas a la poli (ADP-ribosa) polimerasa (PARP), una enzima implicada en la reparación del ADN. El comprimido contiene olaparib (Lynparza) y reduce la progresión de un cáncer de estadio IV en las portadoras del BRCA-1 y del

---

833. R. S. Finn et al., «The Cyclin-Dependent Kinase 4/6 Inhibitor Palbociclib in Combination with Letrozole Versus Letrozole Alone as First-Line Treatment of Oestrogen Receptor-Positive, HER2-Negative, Advanced Breast Cancer (PALOMA-1/TRIO-18): A Randomised Phase 2 Study», *Lancet Oncology* 16, n.º 1, 2015, pp. 25-35; «Ribociclib Effective in Younger Breast Cancer Patients Too», *Medscape,* 8 diciembre del 2017, https://www.medscape.com/viewarticle/889777?nlid=119488_2202.

834. B. Warth et al., «Metabolomics Reveals That Dietary Xenoestrogens Alter Cellular Metabolism Induced by Palbociclib/Letrozole Combination Cancer Therapy», *Cell Chemical Biology,* enero del 2018), consultado el 30 de enero del 2018, https://doi.org/10.1016/j.chembiol.2017.12.010.

BRCA-2 con un CMTN metastásico, o con RE(+) HER2(–), probablemente al prevenir que las células cancerosas dañadas por la quimioterapia vuelvan a recuperarse.

¡Diana! El blanco ha sido alcanzado y destruido, o al menos se ha inutilizado eficazmente.

¿ES LA INMUNOTERAPIA LA SOLUCIÓN?

Los cánceres son unos enemigos muy ingeniosos, combaten los venenos que les mandamos manipulando el propio sistema inmunológico diseñado para buscarlos y destruirlos. Un sistema inmune en buen estado activa la alarma cuando intrusos como las bacterias, los virus, los parásitos y las células cancerosas intentan apoderarse de lo que nos pertenece para prosperar a nuestra costa y dejarnos tirados por el camino. La meta de la inmunoterapia es estimular las defensas del organismo hasta tal punto que identifique y neutralice las micrometástasis sin dañar al mismo tiempo las células sanas. El herceptin es un agente *pasivo* de la inmunoterapia, solo es útil cuando se inyecta en el cuerpo en repetidas ocasiones. En cambio, la inmunoterapia *activa* y las vacunas contra el cáncer de mama inician una activación inmune sostenida para que el cuerpo esté combatiendo constantemente el cáncer mucho tiempo después de que los tratamientos tradicionales hayan finalizado. Los ensayos actuales sobre la inmunoterapia y las vacunas investigan el modo de prevenir el inicio, la reaparición y/o la metastatización del cáncer de mama.[835] Para ver si existe un ensayo para ti, visita breastcancertrials.org.

La inmunoterapia es sumamente prometedora tanto en cuanto a un tratamiento para el cáncer de mama que les prolongue la vida a las pacientes con metástasis como a una vacuna preventiva contra el cáncer, tal como se evidencia en los éxitos de la inmunoterapia: una vacuna preventiva para el cáncer cervical y la primera terapia que ha demostrado alargarles la vida a pacientes con un melanoma metastásico.

---

835. H. L. McArthur y D. B. Page, «Immunotherapy for the Treatment of Breast Cancer: Checkpoint Blockade, Cancer Vaccines, and Future Directions in Combination Immunotherapy», *Clinical Advances in Hematology and Oncology* 14, n.º 11, 2016, pp. 922-933.

MEDICINA COMPLEMENTARIA Y ALTERNATIVA (MCA)

La medicina complementaria y alternativa (MCA) integra una variedad de terapias y plantas medicinales con las ofertas típicas occidentales. La MCA ayuda a prevenir, tratar y recuperarse mejor de una enfermedad, en algunas ocasiones con una certeza basada en las evidencias y en otras con una actitud colaboradora de «no puede ser dañina». La MCA no debe confundirse con las «terapias alternativas», que rechazan los tratamientos convencionales a favor de algo que no se ha demostrado, una actitud especialmente peligrosa y poco sensata en los casos de diagnósticos de cáncer invasivo no terminal, en los que se desechan terapias que han demostrado repetidamente curar a los pacientes. Pero es la paciente la que tiene la última palabra sobre su enfermedad, su pecho y su vida, y los demás deben apoyarla lo mejor posible.

En mi práctica quirúrgica, integro de manera rutinaria la medicina complementaria y la alternativa (MCA). Recuerdo el caso de una paciente oncológica que tomaba tamoxifeno. Cuando iba a verme siempre se estaba quejando, abatida, de los sofocos. Durante cuatro años estuvo ignorando mis sugerencias de que probara la acupuntura. Pero un día, de pronto, pasó por mi consulta solo para decirme, entusiasmada: «Doctora Kristi, al fin fui a ver al doctor Mao hace dos meses —una sola vez—, ¡y desde entonces no he vuelto a tener más sofocos!». Un ensayo clínico randomizado comparó estar tomando durante doce semanas venlafaxina (Effexor) con el tratamiento de acupuntura para los sofocos de las mujeres que seguían una terapia antiestrogénica.[836] Ambos grupos afirmaron por igual tener menos sofocos y sentirse menos deprimidas, pero no te pierdas lo siguiente: el grupo de la venlafaxina experimentó efectos secundarios como náuseas y mareos, y a las dos semanas de haber terminado el tratamiento les volvieron los sofocos. En cambio, las mujeres del grupo de la acupuntura no solo dejaron de tener sofocos sin sufrir ningún efecto secundario, sino que además la práctica de la medicina tradicional china les produjo los *beneficios adicionales* de aumentar-

836. E. M. Walker et al., «Acupuncture Versus Venlafaxine for the Management of Vasomotor Symptoms in Patients with Hormone Receptor-Positive Breast Cancer: A Randomized Controlled Trial», *Journal of Clinical Oncology* 28, n.º 4, 2009, pp. 634-640.

les la libido, tener más energía y una mayor claridad mental y una sensación de bienestar.

Una encuesta realizada a más de cuatro mil supervivientes de cáncer reveló que habían recurrido a los siguientes métodos de la MCA: oración / práctica espiritual (61,4%), relajación (44,3%), curación basada en la fe / espiritual (42,4%), suplementos nutricionales / vitaminas (40,1%), meditación (15%), orientación religiosa (11,3%), masaje (11,2) y grupos de apoyo (9,7%).[837] Las intervenciones menos frecuentes fueron la hipnosis (0,4%), la terapia del *biofeedback* (1,0%) y la acupuntura / digitopuntura (1,2%). Las personas que recurrían a estas prácticas complementarias solían ser mujeres, más bien jóvenes, de raza blanca, con unos ingresos más elevados y una educación universitaria. En un estudio realizado por el Centro Oncológico MD Anderson, el 83,3% de participantes habían recurrido como mínimo a un método de la MCA.[838] Un 82% afirmaron haberlo hecho en Canadá,[839] y en catorce países europeos el porcentaje de personas que habían utilizado la MCA era de un 15 a un 73%.[840] Los centros oncológicos tienen la gran oportunidad de llenar el vacío que existe en cuanto a la MCA, ofreciendo servicios, aportando una información fidedigna e iniciando investigaciones.

Además de las prácticas de la MCA que acabo de enumerar, la medicina tradicional china (MTC), la medicina ayurvédica, la disciplina del cuerpo-mente (qigong, taichí), la aromaterapia, los aceites esenciales, las setas medicinales (reishi, cola de pavo, shiitake, maitake), el cardo mariano, el muérdago (iscador), la risoterapia, las técnicas de relajación, el yoga, las terapias basadas en el arte / la danza / la música, las plantas medicinales, los tés, la quiropraxia, la quinesología, la osteopatía, el reiki, las visualizaciones / imágenes dirigidas, el tetrahidrocannabinol psicoactivo (THC) y

837. T. Gansler et al., «A Population-Based Study of Prevalence of Complementary Methods Use by Cancer Survivors», *Cancer* 113, n.º 5, 2008, pp. 1048-1057.

838. M. A. Richardson et al., «Complementary/Alternative Medicine Use in a Comprehensive Cancer Center and the Implications for Oncology», *Journal of Clinical Oncology* 18, n.º 13, 2000, pp. 2505-2514.

839. H. S. Boon, F. Olatunde y S. M. Zick, «Trends in Complementary/Alternative Medicine Use by Breast Cancer Survivors: Comparing Survey Data from 1998 and 2005», *BMC Women's Health* 7, n.º 1, 2007, p. 4.

840. A. Molassiotis et al., «Use of Complementary and Alternative Medicine in Cancer Patients: A European Survey», *Annals of Oncology* 16, n.º 4, 2005, pp. 655-663.

el cannabidiol no psicoactivo (CBN) se han probado con un éxito variable para aumentar la capacidad del cuerpo de luchar contra el cáncer y/o mejorar el bienestar físico y emocional.

UN VIAJE TERMINA, OTRO EMPIEZA

Suponiendo que has reflexionado sobre las complejidades de un diagnóstico de cáncer y que has meditado sobre las decisiones acerca de los tratamientos, te mereces una titulación médica honorífica ahora mismo. Pero leerlo es una cosa y *soportarlo* es otra muy distinta. Ojalá pudiera decir que en cuanto terminan todos los tratamientos activos contra el cáncer una se cura como si nada, como si te arrancaras un trozo de cristal del pie y ya está. Por desgracia, la mayoría de guerreras deben ahora centrarse en intentar mitigar los efectos secundarios del tratamiento y en evitar que el cáncer reaparezca. Todavía nos quedan muchas experiencias por vivir, así que vamos a pasar al capítulo 10 y a seguir con el viaje.

10

¿Y ahora qué? La vida después del diagnóstico y el tratamiento

Para la mayoría de mujeres que se han sometido a un tratamiento contra el cáncer de mama, lo peor de la tormenta llega a su fin y la vida vuelve a la normalidad. Las incesantes visitas médicas desaparecen y, aunque se sientan agradecidas por ello, la situación también se les hace un poco extraña. Mientras se quedan a un lado recuperando el aliento, se preguntan cómo seguirán ahora con su vida. Hace varios meses, las normas parecían muy claras: aceptar que un bisturí les cortaría la carne, que soportarían las sustancias que les inyectarían en las venas para matar el cáncer y los rayos X dirigidos al pecho. Quizá abandonaron el hospital sintiéndose débiles y vulnerables, o enfermas, pero al menos tenían un plan, sabían lo que harían y el siguiente paso que darían. Pero ahora la inactividad, el silencio, *la ausencia de una enfermedad activa,* les pueden parecer inquietantes, incluso aterradores. Esta situación les da el espacio a su mente para preguntarse: ¿se aprovecharán las células malignas de este momento para prosperar?

Esta transición a menudo agitada se da en cualquier viaje. Ya nada es como antes de haber tomado el desvío del cáncer, ni lo será nunca. Yo lo llamo el inevitable AC/DC. Antes del Cáncer / Después del Cáncer. ¿Cómo superar el trauma y encontrarle un sentido al sufrimiento? Puesto que no se han muerto, ¿cómo planean vivir? Mi más profundo deseo es que las mujeres salgan de la etapa del tratamiento victoriosas, reconociendo su valía, redefiniendo su belleza, celebrando su resiliencia y teniendo el coraje de perseverar..., porque el viaje sigue y está lleno de decisiones. No podemos controlar el resultado de nada, pero podemos elegir cómo responderemos a la vivencia del cáncer. ¿Qué actitud adoptaremos: agradecida, dichosa, esperanzadora y guerrera, o enojada, asustada, triste y victimizada? ¿Qué decisiones tomaremos sobre los medicamentos, los controles médicos, el ámbito psicosocial, las relaciones, la alimentación, la forma física y la espiritualidad? En este último capítulo analizaré cómo es la vida después de un tratamiento para el cáncer: seguir una rutina de chequeos médicos por si se diera un rebrote, afrontar las complicaciones y profundizar la relación que mantienes con Dios, con los demás y contigo misma.

CONTROLES MÉDICOS CONTINUOS

Después de sufrir un cáncer, es sumamente importante estar en contacto con tu cuerpo y comunicarle al médico cualquier cosa que te parezca anormal. Problemas o reacciones extrañas relacionadas con la salud que antes de sufrir el cáncer ignorabas o posponías esperando que se fueran por sí solas, ahora debes por seguridad examinarlas enseguida con un control médico.

Los trastornos que tenemos que comunicarle al médico pueden ser desde en apariencia triviales hasta evidentemente peligrosos. No cada nueva molestia o dolor es un cáncer llamando a nuestra puerta: si nos depilamos puede que nos hagamos un corte, si empezamos a hacer pilates puede que los músculos pectorales nos duelan un poco, pero tenemos que contarle a la doctora cualquier molestia que persista. Tenemos que asegurarnos de preguntarle: «¿Podría esto venirme del cáncer de mama?». Tal vez haya olvidado que sufrimos un cáncer hace una década y no se percate de la señal real de que ha rebrotado. También tenemos que seguir haciéndonos autoexploraciones en el pecho cada mes para buscar algo que antes no estuviera ahí, como un bulto, un cambio en la piel o un flujo del pezón, como indico en el capítulo 1. Los nuevos síntomas que deberían hacerte alzar una ceja son los siguientes:

- dolor óseo
- fracturas
- estreñimiento
- falta de atención
- fatiga extrema
- dificultad para respirar en actividades que antes no te hacían jadear (como subir un tramo de escaleras)
- tos sin estar resfriada
- mareos
- visión borrosa
- debilidad en un costado
- cefaleas
- confusión
- pérdida de memoria
- dificultad para hablar o moverte
- convulsiones
- náuseas
- un mayor perímetro abdominal (el pantalón te aprieta en la cintura)
- piel amarillenta con picazón
- manos/pies hinchados
- falta de apetito
- pérdida de peso no intencionada

La Sociedad Americana de Oncología Clínica (ASCO) ha puesto al día unas directrices demostradas sobre el control médico y el manejo de un cáncer de mama en pacientes asintomáticos después de una terapia curativa.[841] Para tumores inferiores a 5 centímetros y con menos de cuatro ganglios positivos, se recomienda hacer exámenes médicos cada 3-6 meses durante los primeros tres años, cada 6-12 meses del cuarto al quinto año y anuales a partir del sexto. Habitualmente, el oncólogo, el oncólogo radiólogo y el oncólogo cirujano fijarán sus propios chequeos médicos rutinarios que serán incluso más frecuentes todavía, pero las

---

841. J. L. Khatcheressian et al., «Breast Cancer Follow-Up and Management After Primary Treatment: American Society of Clinical Oncology Clinical Practice Guideline Update», *Journal of Clinical Oncology* 31, n.º 7, 2012, pp. 961-965.

evidencias no corroboran este proceder. Para los cánceres del estadio III o IV, el equipo de médicos que los trata personalizará su plan de control y la paciente siempre estará recibiendo alguna clase de tratamiento, en especial si tiene un cáncer del estadio IV. Según la Sociedad Americana de Oncología Clínica, el control médico adecuado que cualquier especialista experimentado debe realizar a las pacientes con cáncer de mama, incluidas las que han recibido radioterapia en los senos, equivale a cuando les hacen el seguimiento y las pacientes se sienten satisfechas. Tienes que autoexaminarte los pechos (en easybreastexam.com encontrarás un vídeo con instrucciones) y asegurarte de comunicarle al médico cualquier bulto, dolor óseo, dolor en el pecho, dificultad para recuperar el aliento, dolor abdominal o dolor de cabeza persistentes nuevos.

Las mujeres que conservan los pechos tienen que hacerse una mamografía un año después de la última o seis meses después de terminar la radioterapia, sea lo que sea lo que llegue primero. Hay que seguir haciéndose mamografías en el lado del cáncer cada seis meses, hasta que la situación vuelva a la normalidad, y luego anualmente. En el caso de las pacientes asintomáticas a las que no les han encontrado nada anormal después de una exploración médica, no es necesario que se preocupen por hacerse los análisis de rutina, como análisis sistemáticos de sangre, pruebas de los marcadores tumorales (CEA, CA 15-3 y CA 27.29), escáneres óseos, radiografías torácicas, ecografías hepáticas y pélvicas, y escáneres TEP/TAC e IRM. Por extraño que parezca, la detección temprana de una enfermedad metastásica no supone una ventaja en cuanto a la supervivencia si se compara con esperar a que aparezcan los síntomas, se detecte la metástasis y se sigan los tratamientos.[842] Por lo que no es aconsejable seguir una rutina para detectar una enfermedad metastásica si la paciente no ha acusado todavía ningún síntoma, como dolor de espalda, una señal que requeriría hacer enseguida un escáner óseo.

---

842. The GIVIO Investigators, «Impact of Follow-Up Testing on Survival and Health-Related Quality of Life in Breast Cancer Patients. A Multicenter Randomized Controlled Trial», *Journal of the American Medical Association* 271, n.º 20, mayo de 1994, pp. 1587-1592; S. De Placido et al., «Imaging Tests in Staging and Surveillance of Non-metastatic Breast Cancer: Changes in Routine Clinical Practice and Cost Implications», *British Journal of Cancer* 116, n.º 6, 2017, p. 821.

Aun así, sugiero personalizar con el oncólogo un plan de controles médicos. Por ejemplo, si las mamografías no detectaron el cáncer lobular de la paciente, pero la IRM sí lo descubrió, el médico debe elegir incluir una IRM anual en el control médico. En el caso de mujeres con senos densos o de portadoras de mutaciones genéticas, el médico también deberá incluir ecografías en los controles de rutina. A un nivel más sofisticado, un estudio prospectivo descubrió que un 24% de mujeres con cánceres en estadios tempranos tenían células tumorales circulantes (CTC) en el torrente sanguíneo antes de someterse a la quimioterapia.[843] El control médico rutinario reveló que las CTC pronosticaban una recurrencia temprana y un menor índice de supervivencia. Por esta razón, en el caso de padecer un cáncer de mama sin metástasis, hay que preguntarle al oncólogo si es posible ir controlando las CTC para realizar una intervención precoz si fuera necesario y gozar de una vida más larga. Cuando las células cancerosas se rompen y mueren, liberan ADN libre (ADNlc), unos fragmentos genómicos que flotan libremente por el torrente sanguíneo. Un estudio reveló que el ADNlc predecía mejor la recurrencia metastásica que el marcador tumoral CA 15-3.[844] Encontrar CTC y ADNlc en una muestra de sangre se conoce como *biopsia líquida.* Los usos de esta clase de análisis de sangre están evolucionando. Es cierto que los métodos actuales para identificar un cáncer con metástasis (como TEP/TAC o CA 15-3) no superan el índice de supervivencia de reaccionar simplemente a los síntomas, pero la biopsia líquida podría cambiar esta realidad. En el caso de tener cáncer, le puedes preguntar al oncólogo si deberías hacerte una biopsia líquida.

A medida que se retoma la vida cotidiana no se debe descuidar tampoco la salud en general, ya que se sigue siendo proclive a las cardiopatías, la diabetes, el colesterol alto y otras enfermedades igual como si no hubiera tenido cáncer. El equipo de oncólogos no se centra en el bienestar general de la paciente, o sea que de ti depende hacer que esta bola siga rodando hacia la buena dirección.

---

843. A. Lucci et al., «Circulating Tumour Cells in Non-metastatic Breast Cancer: A Prospective Study», *Lancet Oncology* 13, n.º 7, julio del 2012, pp. 688-695.

844. S. J. Dawson et al., «Analysis of Circulating Tumor DNA to Monitor Metastatic Breast Cancer», *New England Journal of Medicine* 368, n.º 13, 2013, pp. 1199-1209.

ORGANÍZATE

Después de un tratamiento para el cáncer, puedes sentirte un poco perdida al dejar de recibir activamente el tratamiento y pasar a ser un objeto de seguimiento médico pasivo. En cuanto el cáncer forma parte del pasado, tienes que seguir, sin embargo, teniendo en cuenta lo que se ha hecho, lo que se hará en el futuro y quién lo llevará a cabo.

En pinklotus.com/thrivership puedes descargar si lo deseas el «Thrivership Care Plan», una herramienta gratuita que te ofrece una lista completa de los documentos que debes reunir y las preguntas que les harás a tu oncólogo y a tu médico de atención primaria para establecer un plan personalizado. De esta manera, los factores más importantes para tu continuo bienestar no quedarán en el olvido, algo que podría ocurrir. Por ejemplo, cuando se identificó a 11.219 pacientes canadienses de cáncer de mama a través del Registro del Cáncer de Ontario y se les hizo un seguimiento durante los cinco años siguientes al tratamiento, los investigadores descubrieron que la mayoría de mujeres habían ido a ver al oncólogo y al médico de atención primaria cada año. ¿Son estas unas buenas noticias? Pues no lo son si la mano derecha no trabaja coordinada con la izquierda. Una tercera parte de esas mujeres se habían hecho *demasiado pocas* mamografías, y la mitad se habían sometido a *demasiadas* pruebas para un cáncer metastásico.[845] Si no nos organizamos, la comunicación se va al garete y nuestra salud se resiente.

NO ME ANDARÉ CON TAPUJOS: LOS REGALOS DE DESPEDIDA DEL CÁNCER NO SON AGRADABLES

Las mujeres con cáncer se someten a diversos tratamientos para intentar derrotar al cáncer y mantenerlo a raya, y aunque lucir cicatrices de antiguas batallas es mejor que perder la contienda, resulta decepcionante y frustrante lidiar con muchos de estos recordatorios. En una encuesta realizada por la Fundación Livestrong a las supervivientes de cáncer, a una asombrosa

845. E. Grunfeld et al., «Population-Based Longitudinal Study of Follow-Up Care for Breast Cancer Survivors», *Journal of Oncology Practice* 6, n.º 4, julio del 2010, pp. 174-181.

cantidad de las encuestadas les preocupaba una o más de las siguientes áreas después del tratamiento: al 96% la emocional, al 91% la física y al 75% la práctica.[846] Solo en el frente emocional, la ansiedad, la depresión y la angustia pueden afectar a las relaciones, la imagen corporal y la autoestima. Afrontemos pues estas complicaciones comunes del pasado, o los tratamientos actuales, y descubramos los aspectos de nuestra vida que podemos mejorar.

Linfedema

El pecho y el brazo del mismo lado comparten los mismos ganglios linfáticos axilares, y entretenerse con los ganglios durante la cirugía mientras se extirpan algunos y/o se tratan con radioterapia los que quedan puede obstruir la circulación linfática en el brazo, el pecho, el cuello o el torso, por lo que se produce un linfedema (retención del fluido linfático) en esas zonas. Dependiendo de la gravedad de la complicación, los síntomas pueden ser desde imperceptibles hasta dolorosos, pesadez en el área afectada (habitualmente en el brazo) e incluso impedir realizar las actividades cotidianas y afectar las habilidades motoras finas. Entre los factores que doblan, triplican o cuadriplican las posibilidades de sufrir un linfedema se incluyen la cantidad de ganglios linfáticos extirpados, la radioterapia axilar, la falta de movilidad durante el proceso curativo, la obesidad, las infecciones postoperatorias y la acumulación de líquido o linfedema cordonal (síndrome de red axilar).[847]

En especial en las pacientes con alto riesgo de desarrollar un linfedema, se puede usar un sencillo aparato en las visitas médicas rutinarias —llamado L-Dex— para identificar la retención temprana de fluido linfático en el brazo antes de notarlo siquiera. El aparato emite una señal eléctrica inocua a través de ambos brazos y se sirve de la bioimpedancia espectroscópica para comparar la rapidez con la que la señal viaja (la acumulación de líquido hace que se desplace con mayor rapidez). Cuan-

---

846. LIVESTRONG, *How Cancer Has Affected Post-treatment Survivors: A LIVESTRONG Report*, https://d1un1nybq8gi3x.cloudfront.net/sites/default/files/what-we-do/reports/LSSurvivorSurveyReport.pdf.

847. Z. Koak y J. Overgaard, «Risk Factors of Arm Lymphedema in Breast Cancer Patients», *Acta Oncologica* 39, 2000, pp. 389-392.

do se detecta una diferencia, si se realiza una intervención rápida con un mango de compresión y una terapia física, se obtienen unos índices bajísimos de la progresión del linfedema o del estado permanente del mismo.[848] Hemos evitado que el brazo se nos hinche una barbaridad.

Debido a las incoherentes definiciones de linfedema, la incidencia de esta dolencia es de un 0 a un 94% en la literatura médica, pero una estimación procedente de treinta estudios prospectivos concluye que se da de promedio un 21,4%, normalmente a los dos años de la cirugía.[849] El linfedema también aumenta el riesgo de sufrir una infección en el brazo y, en contadas ocasiones, un linfangiosarcoma (una masa cancerosa en los vasos sanguíneos del brazo).[850] La prevención y el manejo del linfedema consisten en el drenaje linfático manual por medio del masaje, los vendajes y las mangas de compresión, el ejercicio activo, el cuidado de la piel y la educación.[851] En el caso de tener un alto riesgo de sufrir un linfedema según el criterio que he citado, o si adviertes algún cambio en el cuerpo, pide al médico que te recomiende a un fisioterapeuta especializado en linfedema. Lo ideal es que empieces las sesiones con él a las pocas semanas de la cirugía o de la radioterapia. En los casos debilitantes, transferir a la axila ganglios de otras partes del cuerpo mediante la microcirugía —un proceso conocido como *transferencia vascularizada de ganglios*— puede ser curativo.[852]

---

848. P. W. Whitworth y A. Cooper, «Reducing Chronic Breast Cancer-Related Lymphedema Utilizing a Program of Prospective Surveillance with Bioimpedance Spectroscopy», *Breast Journal* 24, n.º 1, 2017, pp. 1-4, https://doi.org/10.1111/tbj.12939; A. Soran, et al., «The Importance of Detection of Subclinical Lymphedema for the Prevention of Breast Cancer-Related Clinical Lymphedema After Axillary Lymph Node Dissection: A Prospective Observational Study», *Lymphatic Research and Biology* 12, n.º 4, 2014, pp. 289-294; A. Laidley and B. Anglin, «The Impact of L-Dex Measurements in Assessing Breast Cancer-Related Lymphedema as Part of Routine Clinical Practice», *Frontiers in Oncology* 6, 2016; M. T. Lacomba et al., «Effectiveness of Early Physiotherapy to Prevent Lymphoedema After Surgery for Breast Cancer: Randomised, Single Blinded, Clinical Trial», *BMJ* 340, 2010, p. b5396.

849. T. DiSipio et al., «Incidence of Unilateral Arm Lymphoedema After Breast Cancer: A Systematic Review and Meta-analysis», *Lancet Oncology* 14, n.º 6, 2013, pp. 500-515.

850. M. T. Lacomba et al., «Effectiveness of Early Physiotherapy to Prevent Lymphoedema After Surgery for Breast Cancer: Randomised, Single Blinded, Clinical Trial», *British Medical Journal* 340, enero del 2010, p. b5396.

851. International Society of Lymphology, «The Diagnosis and Treatment of Peripheral Lymphedema. 2009 Concensus Document of the International Society of Lymphology», *Lymphology* 42, n.º 2, 2009, pp. 51-60.

852. R. Ito y H. Suami, «Overview of Lymph Node Transfer for Lymphedema Treatment», *Plastic and Reconstructive Surgery* 134, n.º 3, 2014, pp. 548-556.

A propósito, después de una cirugía axilar, no es necesario que te mantengas superatenta en cuanto a tomar precauciones, a no ser que te lo indique el médico. En el ensayo clínico «Actividad física y linfedema» (PAL) *no se evidenció un aumento del riesgo de esta dolencia* al tomar muestras de sangre en el lado del linfedema, medir la presión arterial, dormir sobre el lado del linfedema, recibir un tratamiento de acupuntura, sufrir quemaduras, picaduras de insectos, uñeros o cortes, viajar en avión, levantar pesas, sufrir quemaduras solares o hacer una actividad física vigorosa llevando mangas de compresión.[853] Y en otro estudio que realizó un seguimiento a 632 pacientes durante veinticuatro meses se concluyó que, aunque las participantes no llevaran mangas de compresión por precaución, los análisis de sangre, las inyecciones, la toma de la presión arterial y los vuelos en avión no afectaban al linfedema.[854] ¡Uf, qué alivio! No hace falta tomar precauciones, salvo en el caso de las saunas, la única actividad que se relacionó con el linfedema.

Osteoporosis

Los huesos se pueden debilitar tanto por el tratamiento para el cáncer, desde la quimioterapia hasta los IA, que incluso se pueden romper con un simple estornudo. Pero hay unas precauciones que puedes tomar. En el caso de tener un déficit natural de estrógenos debido a la quimioterapia o a la menopausia inducida por la terapia endocrina, pregúntale al médico si para monitorizar este problema te aconseja hacerte escáneres DXA anuales en los que se comprueba la densidad mineral ósea. Para proteger los huesos, puedes tomar suplementos de 1.200 UI de calcio y de 2.000 UI de vitamina D al día. También se recomienda hacer un entrenamiento de fuerza, como andar a paso ligero, subir escaleras, hacer taichí y levantar pesas como mínimo dos veces a la semana durante veinte minutos. En el caso de que sea necesario, se pueden tomar medicamentos bisfosfonatos como Fosamax (alendronato sódico), Actonel (risedronato) y Boniva (ibandronato) que reducen las metástasis malignas en la recurrencia ósea y mejoran el índice de

853. S. L. Showalter et al., «Lifestyle Risk Factors Associated with Arm Swelling Among Women with Breast Cancer», *Annals of Surgical Oncology* 20, n.º 3, marzo del 2013, pp. 842-849.

854. C. M. Ferguson et al., «Impact of Ipsilateral Blood Draws, Injections, Blood Pressure Measurements, and Air Travel on the Risk of Lymphedema for Patients Treated for Breast Cancer», *Journal of Clinical Oncology* 34, n.º 7, 2015, pp. 691-698.

supervivencia en las pacientes posmenopáusicas con un cáncer de mama sin metástasis.[855] Una delgadez extrema, el tabaquismo y el alcoholismo aumentan los riesgos de osteoporosis.

Dolor óseo y articular

La quimioterapia (en especial un tipo de fármacos llamados *taxanas*), la hormonoterapia y las terapias dirigidas pueden también causar dolor óseo o articular.[856] Incluso los bisfosfonatos pueden provocar dolor en los huesos. Un dolor constante se ha de analizar para comprobar que no se trate de un rebrote de cáncer, pero la mayor parte del tiempo viene de los efectos secundarios de los medicamentos. Sin embargo, un montón de pacientes sin cáncer se quejan de lo mismo —como por ejemplo una mala postura, trastornos autoinmunes o artritis— y, como las mujeres que han sufrido un cáncer siguen siendo personas, siempre es posible que el dolor no tenga que ver con la enfermedad ni con los tratamientos oncológicos. Para mitigar este problema se puede tomar vitamina D y calcio, alternar compresas calientes y frías, recurrir a los medicamentos NSAID —como el ibuprofeno—, aplicar crema de capsaicina y/o visitar a profesionales de la medicina complementaria para recurrir a la acupuntura, el masaje, la fisioterapia, la quiropraxia, el taichí y el reiki. Si aparece cualquier síntoma nuevo, hay que decírselo siempre al médico.

Neuropatía

La quimioterapia a veces daña los nervios periféricos, lo cual puede generar entumecimiento, hormigueo y debilidad en manos y pies. La neuropatía mejora con el tiempo, pero un 30% de pacientes afirman sufrir efectos duraderos.[857] Si es este tu caso, pídele al doctor que te recomiende un médico especializado en rehabilitación y un fisioterapeuta para que evalúen y traten tu neuropatía, así como especialistas en dolor para que te receten un

855. S. Dhesy-Thind et al., «Use of Adjuvant Bisphosphonates and Other Bone-Modifying Agents in Breast Cancer», *Journal of Clinical Oncology* 35, n.º 18, junio del 2017, pp. 2062-2081.

856. K. D. Crew, «Prevalence of Joint Symptoms in Postmenopausal Women Taking Aromatase Inhibitors for Early-Stage Breast Cancer», *Journal of Clinical Oncology* 25, n.º 25, septiembre del 2007, pp. 3877-3883.

857. M. Seretny et al., «Incidence, Prevalence, and Predictors of Chemotherapy-Induced Peripheral Neuropathy: A Systematic Review and Meta-analysis», *PAIN* 155, n.º 12, 2014, pp. 2461-2470.

medicamento. También puedes recurrir a profesionales de la medicina integrativa para recibir acupuntura y masaje. Los terapeutas ocupacionales te enseñarán una serie de cambios y precauciones que podrás aplicar en tu hogar y en el trabajo para aliviar el dolor.

Fatiga

La fatiga relacionada con el tratamiento oncológico no desaparece después de un buen descanso nocturno. La fatiga nos invade la mente y los huesos y hace que nos cueste una barbaridad poner interés en las conversaciones y las actividades de la vida cotidiana. La fatiga puede ser una pendiente resbaladiza, agravada por la depresión y el aislamiento. Entre los pacientes que reciben activamente quimioterapia y radioterapia, un 99% sufren fatiga moderada o grave en más de un 60% de los casos.[858] ¿Y al cabo de los años? El estudio más importante sobre este tema reveló que el 33% de mujeres seguían experimentando fatiga de uno a cinco años después del tratamiento. La depresión y el dolor aparecieron como los factores predictivos de una fatiga duradera.[859] Para mitigarla hay que esforzarse en moverse y andar, tomarse en serio lo de una alimentación saludable, unirse a un grupo de apoyo, probar la medicina complementaria y hablar de ello con el médico, que comprobará en las exploraciones médicas que su paciente no sufra anemia o disfunción tiroidea. En estos casos hay que dar pequeños pasos para ir teniendo más energía poco a poco, y ser buena y paciente con una misma. Prioriza las actividades físicas cuando sientas un subidón de energía, como procurar hacer algo nuevo (¿yoga?) o visitar a la familia.

Síntomas menopáusicos

Es lógico que al eliminar del organismo hasta la última molécula de estrógeno lleguen los calores con la menopausia, sea cual sea la edad que tengamos. Los síntomas son depresión, ansiedad, insomnio, quimiocerebro, sequedad vaginal, libido baja, aumento de peso, osteoporosis, fatiga, dolor

858. D. Irvine et al., «The Prevalence and Correlates of Fatigue in Patients Receiving Treatment with Chemotherapy and Radiotherapy», *Cancer Nursing* 17, n.º 5, octubre de 1994, pp. 367-378.

859. J. E. Bower et al., «Fatigue in Breast Cancer Survivors: Occurrence, Correlates, and Impact on Quality of Life», *Journal of Clinical Oncology* 18, n.º 4, febrero del 2000, pp. 743-753.

óseo y articular, sofocos, enrojecimiento del rostro, sudoración, piel reseca y con picor y adelgazamiento del cabello. Anímate, el capitulo 5 está repleto de métodos eficaces no estrogénicos para los síntomas menopáusicos que podrás probar.

Aumento de peso

Como si no bastara con poner en peligro tu vida, el cáncer y sus efectos en la psique te pueden hacer ganar peso. La menor actividad realizada, la retención de líquidos, ciertas medicaciones recetadas, el mayor consumo de comida y un metabolismo que le da la bienvenida a la menopausia pueden inclinar la aguja de la báscula hacia varios kilos de más. Si este es tu caso, limita el consumo de comida basura hipercalórica, el azúcar refinado, la sal, las grasas saturadas y el alcohol, y además haz ejercicio. Ve a ver a un dietista. Échale un vistazo al tema de la obesidad en el capítulo 5 para recordar cómo los índices de mortalidad se doblan con el sobrepeso. Sea como sea que haya aparecido toda esa grasa, la misma regla también la hace siempre desaparecer: come menos, muévete más.

Inquietudes sobre sexo, disfunción sexual, fertilidad y gestación

A muchas pacientes les preocupa que el cáncer haya afectado a su vida sexual y reproductiva, pero raras veces lo mencionan. No es un tema tabú. Si te ha ocurrido a ti, habla de ello.

Cuando se trata de volver a disfrutar de un buen revolcón después del cáncer, surgen una serie de problemas procedentes tanto de catalizadores físicos como emocionales. Como, por ejemplo, dificultades para sentir deseo sexual, coitos dolorosos, incapacidad de alcanzar el orgasmo y una menor libido (menos interés en el sexo).[860] En la etapa de la vuelta a la vida cotidiana del postratamiento, la disfunción sexual puede estar causada por una vagina poco lubricada o atrofiada (debido sobre todo a la menopausia química y a los IA en lugar de al tamoxifeno). Algunas de las consecuencias son la depresión, la preocupación por los resultados estéticos, sentirse poco atractiva o sexi, ser traicionada por el cuerpo o alejarse emocionalmente de la pareja. Pero muchos de estos problemas tienen solución.

---

860. D. S. Dizon, «Quality of Life After Breast Cancer: Survivorship and Sexuality», *Breast Journal* 15, n.º 5, septiembre-octubre del 2009, pp. 500-504.

El coito doloroso por falta de lubricación o por el vaginismo son muy habituales en estos casos. Una alternativa es adquirir una serie de dilatadores que van ensanchando paulatinamente los músculos contraídos de la vagina. También se pueden usar a diario hidratantes a base de agua o de silicona y lubricantes, y aplicar generosamente durante el coito. Existen además tratamientos vaginales con láser —como MonaLisa Touch y ThermiVa— que estimulan la formación de colágeno y mejoran la lubricación en tan solo unas pocas sesiones. Si este es tu caso, pregúntale a la ginecóloga cuál es el más indicado para ti. Un estudio analizó el uso tópico de estrógeno vaginal en sesenta y nueve mujeres con un historial de cáncer de mama y no descubrió un aumento en la reaparición de la enfermedad,[861] aunque este hecho no significa que cualquier mujer pueda usarlo, sobre todo si se está tratando con IA.[862] El oncólogo es el que tiene que aprobar cualquier uso de hormonas, y para una paciente con un cáncer con RE(+) debería ser la última opción. Una alternativa son los compuestos orales a base de plantas, como Menopause Miracle; el 53% de mujeres afirmó haber experimentado una mayor lubricación vaginal después de haberlo estado tomando durante doce semanas.[863]

Si el bloqueo sexual es más bien emocional, hay que recurrir al asesoramiento de un experto. Ir a ver a un psicólogo, un sexólogo o un orientador, con o sin la pareja, ayuda a ver la situación con más claridad y a solucionarla. Al hacer en casa las tareas recomendadas por los profesionales, irles informando de las necesidades y sentir que es un experto quien supervisa la incómoda tarea de volver a gozar de una vida íntima, las mujeres con bloqueos sexuales se sienten más aliviadas. También es una buena idea anticipar y planear los encuentros sexuales, como crear un ambiente romántico con una luz tenue y llevar lencería si no nos sentimos a gusto con nuestro cuerpo, preparar la cama con más almohadas para protegernos las

---

861. J. E. Dew, B. G. Wren y J. A. Eden, «A Cohort Study of Topical Vaginal Estrogen Therapy in Women Previously Treated for Breast Cancer», *Climacteric* 6, n.º 1, marzo del 2003, pp. 45-52.

862. A. Kendall et al., «Caution: Vaginal Estradiol Appears to Be Contraindicated in Postmenopausal Women on Adjuvant Aromatase Inhibitors», *Annals of Oncology* 17, n.º 4, abril del 2006, pp. 584-587.

863. A. Chang et al., «The Effect of Herbal Extract (EstroG-100) on Pre-, Peri- and PostMenopausal Women: A Randomized Double-Blind, Placebo-Controlled Study», *Phytotherapy Research* 26, n.º 4, 2012, pp. 510-516.

zonas dolorosas y propiciar una atmósfera íntima con velas, aromaterapia, música o películas. Como es normal que después de un cáncer el deseo y el sexo cambien, vale la pena procurar volver a disfrutar del contacto físico y de hacer el amor.

Si lo que te preocupa es la fertilidad, es importante saber que cuanto más cerca estés de la menopausia, la quimioterapia afectará más permanentemente los ovarios. Dado que el 5% de cánceres aparecen antes de los cuarenta, la mayoría de las mujeres interesadas en tener un hijo a esa edad puede que necesiten recurrir a la reproducción asistida (como la FIV) y que, cuando el cáncer aparezca, se vean obligadas a hacerlo. Antes de recibir el tratamiento, siempre hay que hablar de los deseos de ser madre en el futuro y considerar congelar los óvulos o los embriones por precaución. Además, hay que tener en cuenta que si se toman fármacos como el leuprolide (Lupron), que afectan los ovarios durante la quimioterapia, hay la posibilidad de que este tratamiento no les cause ningún daño a los ovarios y que al cabo de varios meses se «despierten». El tamoxifeno altera el estrógeno que circula en el cuerpo, pero los ovarios siguen liberando hormonas como si nada, de modo que, en cuanto las pacientes dejan el tamoxifeno, vuelven a ser tan fértiles como antes.

En el caso de las mujeres que desean quedarse embarazadas en el futuro, deben tener en cuenta que los estudios retrospectivos confirman que tras sufrir un cáncer de mama es seguro quedarse embarazada, incluso en el caso de una mujer con un cáncer con receptores de estrógenos positivos.[864] Un embarazo después de un cáncer de mama no aumenta las posibilidades de que la enfermedad rebrote.[865] La lactancia tampoco aumenta los riesgos de recurrencia, ni supone un peligro para la salud del recién nacido.[866] Recomiendo a las mujeres tratadas por un cáncer de mama a las que no les ha reaparecido la enfermedad que cumplan su sueño de ser madres y de amamantar a su bebé. Si es este tu caso, habla con el médico sobre el momento idóneo para concebir un hijo.

---

864. V. D. E. Simone y O. Pagani, «Pregnancy After Breast Cancer: Hope After the Storm», *Minerva Ginecologica* 69, n.º 6, diciembre del 2017, pp. 597-607.

865. H. A. Azim et al., «Safety of Pregnancy Following Breast Cancer Diagnosis: A Meta-analysis of 14 Studies», *European Journal of Cancer* 47, n.º 1, 2011, pp. 74-83.

866. P. Fani, «Breastfeeding and Breast Cancer», *Health Science Journal* 6, n.º 4, octubre-diciembre del 2012, pp. 610.

Insomnio

Muchas mujeres después de un tratamiento oncológico se descubren a las dos de la madrugada revolviéndose en la cama sin poder pegar ojo. Cerca de un 70% de pacientes con cáncer de mama metastásico descubren que no pueden conciliar el sueño o dormir de un tirón en algún momento de su viaje relacionado con la enfermedad.[867] En estos casos hay que procurar como sea dormir de siete a ocho horas por la noche, de lo contrario las hormonas del cortisol y la melatonina se descontrolarán. Necesitamos la melatonina para que les cante su nana anticancerígena a las células de nuestro cuerpo. ¿Consejos? Lo mejor es despertarse y acostarse a la misma hora cada día, los siete días de la semana. Mantén la habitación a oscuras. Apaga las pantallas (televisor, ordenador, móvil) una hora antes de irte a la cama. Haz ejercicio durante el día. Prueba actividades meditativas de mindfulness para sosegar la mente. También resulta de ayuda tomar suplementos naturopáticos con magnesio, coQ-10, ginseng u hongos cordyceps. Si todo esto te falla, plantéate recurrir a los medicamentos recetados para combatir el insomnio.

Dolor mamario, pectoral, axilar, de hombros y cicatricial

Durante los tres primeros meses después de la cirugía o la radioterapia es probable sentir la desagradable molestia de un dolor punzante e intenso y/o una sensación de quemazón, incomodidad, hormigueo, presión o entumecimiento, que suele ocurrir cuando los nervios se «despiertan» del trauma y la hinchazón baja. Algunas pacientes tienen un dolor más duradero procedente de los nervios dañados o expandidos que no pueden recuperarse con normalidad, o que ya no se recuperarán, combinado con la sensación fantasma de un seno o un pezón extirpados. En un estudio mamario, un 23% de pacientes afirmaron sentir un dolor duradero, y entre los factores predictivos se encontraban tener menos de cincuenta años, haberse sometido a una cirugía más invasiva, sentir un temprano dolor postoperatorio y un consumo más reducido de analgésicos.[868] Las mujeres que se

---

867. O. G. Palesh et al., «A Longitudinal Study of Depression, Pain, and Stress as Predictors of Sleep Disturbance Among Women with Metastatic Breast Cancer», *Biological Psychology* 75, n.º 1, abril del 2007, pp. 37-44.

868. F. N. Bokhari et al., «Pilot Study of a Survey to Identify the Prevalence of and Risk Factors for Chronic Neuropathic Pain Following Breast Cancer Surgery», *Oncology Nursing Forum* 39, n.º 2, marzo del 2012, pp. E141-E149.

han sometido a una disección nodular (DNLA) o a radioterapia en la axila deben recurrir a la fisioterapia para reducir las posibilidades de sufrir la dolencia del hombro congelado y el síndrome de red axilar (SRA), un trastorno en el que se forma como un cordón tenso a modo de cuerda de guitarra desde la axila hasta la parte interior del codo.[869] El SRA lo sufren un 48% de mujeres después de una DNLA, y normalmente desaparece a las doce semanas.[870] El dolor en la zona operada causado por el tejido cicatricial o la fibrosis inducida por la radioterapia y el dolor muscular mejoran con la fisioterapia, las técnicas de masaje de liberación miofascial, los parches de lidocaína o la acupuntura. Los ejercicios aeróbicos y de resistencia, la terapia acuática y las técnicas complementarias también alivian el dolor.[871] La combinación de pentoxifilina, vitamina E y clodronato reduce las neuropatías provocadas por la radioterapia.[872] Para aliviar el dolor punzante también se puede probar la crema de capsaicina;[873] en cambio, el dolor ardiente responde mejor a medicamentos como la gabapentina, la venlafaxina y la amitriptilina.[874] Las cicatrices dolorosas o queloides se tratan con inyecciones de esteroides, láminas de gel de silicona, crioterapia (nitrógeno líquido), láser o crema de capsaicina.[875] Cuando todos estos métodos no surten efecto, una rectificación quirúrgica para extirpar las zonas dolorosas o para modificar la reconstrucción acostumbra a reducir el dolor.

---

869. M. C. Lauridsen, P. Christiansen e I. B. Hessov, «The Effect of Physiotherapy on Shoulder Function in Patients Surgically Treated for Breast Cancer: A Randomized Study», *Acta Oncologica* 44, n.º 5, 2005, pp. 449-457.

870. M. T. Lacomba et al., «Axillary Web Syndrome After Axillary Dissection in Breast Cancer: A Prospective Study», *Breast Cancer Research and Treatment* 117, n.º 3, 2009, pp. 625-630.

871. K. M. Mustian et al., «A 4-Week Home-Based Aerobic and Resistance Exercise Program During Radiation Therapy: A Pilot Randomized Clinical Trial», *Journal of Supportive Oncology* 7, n.º 5, septiembre-octubre del 2009, pp. 158-167; I. Cantarero-Villanueva et al., «Effectiveness of Water Physical Therapy on Pain, Pressure Pain Sensitivity, and Myofascial Trigger Points in Breast Cancer Survivors: A Randomized, Controlled Clinical Trial», *Pain Medicine* 13, n.º 11, noviembre del 2012, pp. 1509-1519.

872. P. F. Pradat et al., «Radiation-Induced Neuropathies: Collateral Damage of Improved Cancer Prognosis», *Revue Neurologique* 168, 2012, pp. 939-950.

873. C. P. Watson y R. J. Evans, «The Postmastectomy Pain Syndrome and Topical Capsaicin: A Randomized Trial», *Pain* 51, n.º 3, diciembre de 1992, pp. 375-379.

874. H. S. Smith y S. X. Wu, «Persistent Pain After Breast Cancer Treatment», *Annals of Palliative Medicine* 1, n.º 3, 2013, pp. 182-194.

875. T. S. Alster y E. L. Tanzi, «Hypertrophic Scars and Keloids», *American Journal of Clinical Dermatology* 4, n.º 4, 2003, pp. 235-243.

Cardiotoxicidad

Las terapias oncológicas, en especial las de las antraciclinas (epirubicina), los anticuerpos monoclonales dirigidos a células tumorales inducidas por el HER2, el tamoxifeno/IA y la radioterapia en el lado izquierdo del cuerpo pueden contribuir a una disfunción reversible o irreversible del músculo cardíaco, y/o incluso a la muerte cardiovascular. Los problemas cardíacos importantes aparecen en menos de un 5% de los casos.[876] El equipo de médicos empleará estrategias para monitorizar, prevenir o mitigar los efectos del daño cardiovascular.

Quimiocerebro

Los estudios sobre «ya no siento que tengo la misma agilidad mental que antes» muestran que la quimioneblina afecta de un 16 a un 50% de pacientes con cáncer de mama,[877] pero la agudeza mental mejora con el tiempo. En un estudio prospectivo, un 8,1% de las pacientes con cáncer de mama encajaban en los criterios de deterioro cognitivo al cabo de un año.[878] El declive cognitivo puede afectar distintos aspectos, como la memoria visual y verbal, el tiempo de reacción, la atención, la concentración y la velocidad de procesamiento. A veces, las mujeres que lo padecen no notan que están un poco ausentes hasta sentirse estresadas o cansadas, o estar haciendo distintas cosas a la vez. (O hasta advertir que sus hijos se están aprovechando de ellas: «Mama, ayer me dijiste que hoy podía coger el coche, ¿te acuerdas?».)

Aunque las IRM, los TEP y los EEG cerebrales confirmen unos evidentes cambios estructurales y funcionales después de la quimioterapia,[879] la dolencia del quimiocerebro no viene solo de las altas dosis de fármacos recetados y de una mayor duración de la quimioterapia, a pesar de su nombre.[880] En la cocina cognitiva hay muchos cocineros. La propia menopau-

---

876. M. G. Khouri et al., «Cancer Therapy-Induced Cardiac Toxicity in Early Breast Cancer», *Circulation* 126, n.º 23, 2012, pp. 2749-2763.

877. I. F. Tannock et al., «Cognitive Impairment Associated with Chemotherapy for Cancer: Report of a Workshop», *Journal of Clinical Oncology* 22, n.º 11, 2004, pp. 2233-2239.

878. M. Ramalho et al., «Cognitive Impairment in the First Year After Breast Cancer Diagnosis: A Prospective Cohort Study», *Breast* 32, 2017, pp. 173-178.

879. D. H. Silverman et al. «Abnormal Regional Brain Metabolism in Breast Cancer Survivors After Adjuvant Chemotherapy Is Associated with Cognitive Changes», *Proceedings of the American Society of Clinical Oncology* 22, 2003.

880. S. B. Schagen et al., «Change in Cognitive Function After Chemotherapy: A Prospective Longitudinal Study in Breast Cancer Patients», *Journal of the National Cancer Institute* 98, n.º 23, 2006, pp. 1742-1745.

sia puede reducir la agudeza mental, y si le añadimos el torbellino emocional del cáncer, los impactos de la anestesia general, unos toques de quimioterapia y una década de terapia endocrina, ya nos podemos imaginar los resultados de la mezcla.[881] Curiosamente, los factores de riesgo relacionados con el declive cognitivo son los mismos que los asociados con el desarrollo del cáncer, como nuestros viejos amigos del estrés oxidativo y de las citoquinas, cuya actividad daña al ADN y produce inflamación de células y tejidos.[882] La acupuntura y el ejercicio físico aumentan la circulación en el cerebro. Otra opción es la rehabilitación cognitiva, que incluye trabajar con un terapeuta para ejercitar la memoria y la atención, recurrir a estrategias compensatorias (por ej., hacer listas, no realizar muchas tareas simultáneamente), reducir el estrés y aprender técnicas de relajación y de resolución de problemas.[883]

Un segundo tumor maligno

Aparte del tumor de mama, puede aparecer un segundo tumor de otro tipo por una serie de razones, en particular como una complicación del tratamiento inicial para el cáncer de mama. Por ejemplo, las mujeres posmenopáusicas que conservan el útero y que toman tamoxifeno tienen más posibilidades de contraer un cáncer endometrial (la incidencia aumenta de 1 de cada 1.000 mujeres a 2,6 de cada 1.000), por lo que si aparece cualquier tipo de sangrado vaginal hay que comunicárselo enseguida al médico.[884] Como he señalado en el capítulo 6, las mutaciones genéticas heredadas, como las del Li-Fraumeni y el síndrome de Lynch, aumentan considerablemente el riesgo de contraer un cáncer en otros órganos del cuerpo. En estos casos, los oncólogos siguen el control médico adecuado fijado por las directrices de la Red Integral Nacional del Cáncer. Y si la paciente no se ha hecho una prueba genética ni ha hablado con el oncólogo sobre los

881. X. Chen et al., «Decision-Making Impairments in Breast Cancer Patients Treated with Tamoxifen», *Hormones and Behavior* 66, n.º 2, 2014, pp. 449-456.

882. T. A. Ahles y A. J. Saykin, «Candidate Mechanisms for Chemotherapy-Induced Cognitive Changes», *Nature Reviews: Cancer* 7, n.º 3, marzo del 2007, pp. 192-201.

883. R. J. Ferguson et al., «Cognitive-Behavioral Management of Chemotherapy-Related Cognitive Change», *Psycho-Oncology* 16, n.º 8, 2007, pp., 772-777.

884. Early Breast Cancer Trialists' Collaborative Group, «Tamoxifen for Early Breast Cancer: An Overview of the Randomised Trials», *Lancet* 351, n.º 9114, mayo de 1998, pp. 1451-1467.

controles, debe pedir que le hagan una. Un estudio holandés que llevó a cabo un seguimiento a más de 58.000 pacientes con cáncer de mama a lo largo de un promedio de 5,4 años descubrió que una de cada veinte mujeres desarrollaban alguno de los siguientes cánceres a los diez años de haberles diagnosticado un cáncer de mama: de esófago, estómago, colon, recto, pulmón, útero, ovarios, riñones, vejiga, sarcoma en tejidos blandos, melanoma, linfoma no Hodgkin o leucemia mieloide aguda (LMA).[885] La LMA es conocida por derivarse de la quimioterapia en las pacientes que reciben agentes alquilantes (ciclofosfamida) y fármacos dirigidos a las topoisomerasas (antraciclinas). Las que reciben estos agentes pueden esperar sufrir una LMA en un índice de un 0,5% sin radioterapia, y de un 2,5% con radioterapia.[886] Si experimentan síntomas como infección, fatiga, hematomas o sangrados, deben hacerse un control médico para descartar la aparición de una leucemia. En el caso de las pacientes tratadas con radioterapia, las posibilidades de contraer un segundo cáncer, como de pulmón, esófago, tiroides y sarcomas, aumentan al cabo de 10-15 años después del tratamiento.[887] Aunque la genética y los tratamientos adyuvantes propicien esta clase de tumores malignos, los mismos factores relacionados con el estilo de vida que influyen en el desarrollo de un cáncer de mama también tienen que ver con esos otros cánceres. La buena noticia es que llevar un estilo de vida sano, como controlar el peso corporal y eliminar el consumo de tabaco y alcohol, reduce el riesgo de desarrollar un segundo cáncer.

Ramificaciones emocionales

La depresión, la ansiedad y un malestar generalizado son muy comunes después de un tratamiento de cáncer y vienen de una serie de causas. Cual-

---

885. M. Schaapveld et al., «Risk of New Primary Nonbreast Cancers After Breast Cancer Treatment: A Dutch Population-Based Study», *Journal of Clinical Oncology* 26, n.º 8, marzo del 2008, pp. 1239-1246.

886. E. Diamandidou et al., «Treatment-Related Leukemia in Breast Cancer Patients Treated with Fluorouracil-doxorubicin-cyclophosphamide Combination Adjuvant Chemotherapy: The University of Texas M.D. Anderson Cancer Center Experience», *Journal of Clinical Oncology* 14, n.º 10, octubre de 1996, pp. 2722-2730.

887. T. Grantzau y J. Overgaard, «Risk of Second Non-breast Cancer Among Patients Treated with and Without Postoperative Radiotherapy for Primary Breast Cancer: A Systematic Review and Meta-analysis of Population-Based Studies Including 522,739 Patients», *Radiotherapy and Oncology* 121, n.º 3, 2016, pp. 402-413.

quier razón por la que pueda una sentirse deprimida no solo es válida y comprensible, sino que además vale la pena analizarla más a fondo con la ayuda de un profesional para que el proceso curativo sea lo más profundo y completo posible.

Las cifras no mienten. Aproximadamente del 20 al 30% de supervivientes de cáncer de mama muestran signos visibles de ansiedad y/o depresión un año más tarde del diagnóstico, y como máximo un 15% tiene síntomas depresivos al cabo de cinco.[888] La política de «no preguntes ni digas nada» en el lugar de trabajo y en cualquier otra parte no les suele funcionar a las mujeres que necesitan resolver problemas emocionales y existenciales durante su vivencia con el cáncer, hasta el punto de que esta situación acaba afectándoles negativamente en su trabajo y en su relación de pareja. Recuerdo que al acabar de examinar a Marlene, una paciente que había sufrido un cáncer, advertí, cuando se disponía a irse, lo abatida que se veía. «¿Te pasa algo?», le pregunté. «Pareces deprimida», añadí. Ella rompió a llorar y me confesó que se acababa de separar de su marido. «¡Oh!, no te preocupes, conozco el mejor terapeuta matrimonial de la ciudad», repuse, y años más tarde volvían a estar juntos. No esperes a que tu doctora se percate de tus necesidades psicológicas: si sientes que estás baja de ánimos, pide a la gente de tu alrededor que te recomiende un buen psicólogo, un grupo de apoyo o un método para gestionar el estrés.

Una de las causas más habituales de la depresión es que las mujeres se sienten descontentas con los resultados quirúrgicos. Las cicatrices antiestéticas o los senos deformes o desiguales pueden impactar más que el aspecto físico en general. Sentirse a disgusto en la propia piel empeora la depresión, el aislamiento, la disfunción sexual y los problemas de pareja, y esas cuestiones no se pueden esconder debajo de una camiseta que nos vaya grande. Una encuesta de gran envergadura realizada a supervivientes de cáncer reveló que de un 66 a un 80% de mujeres estaban satisfechas con los resultados estéticos, independientemente de si habían decidido conservar

888. H. G. Björneklett et al., «A Randomised Controlled Trial of Support Group Intervention After Breast Cancer Treatment: Results on Anxiety and Depression», *Acta Oncologica* 51, n.º 2, febrero del 2012, pp. 198-207; H. G. Björneklett et al., «Long Term Follow-Up of a Randomized Study of Support Group Intervention in Women with Primary Breast Cancer», *Journal of Psychosomatic Research* 74, n.º 4, abril del 2013, pp. 346-353.

los senos o extirpárselos.[889] La localización y el tamaño del tumor, el volumen de lo que queda del seno, la radioterapia, las implicaciones y las expectativas, todo esto constituye retos estéticos, y lo que importa es lo que pensamos cuando nos miramos al espejo. Si estás descontenta con los resultados de la cirugía, habla del tema con el equipo quirúrgico que la realizó. En su saco de trucos disponen de una serie de instrumentos eficaces para solucionarlo.

Otro factor importante es el miedo a que el cáncer rebrote. «Si me ha pasado una vez, me puede volver a pasar», se dicen las pacientes. Hasta un 70% de sobrevivientes de cáncer afirman temer que reaparezca el tumor, incluso años más tarde del diagnóstico.[890] Los desencadenantes pueden ser enterarse de que a una famosa o a un contacto en Facebook les ha rebrotado un cáncer, oír una noticia sobre un avance relacionado con el cáncer o, simplemente, ir a una visita médica. Todas las pacientes a las que examino con regularidad que se hacen mamografías en mi centro y acto seguido van a verme a la consulta para que les haga una exploración saben que antes repaso las imágenes con el radiólogo para que, cuando entren a la sala de exploración, yo pueda gritarles (si es así): «¡La mamografía ha salido perfecta!». Y entonces suspiran aliviadas.

Volver a la normalidad suele significar retomar el trabajo, pero la situación no siempre es tan fácil o acogedora como parece. La Ley para los Estadounidenses con Discapacidad les protege de la discriminación relacionada con las contrataciones y los despidos y en la obtención de un seguro médico asequible. Sin duda, la mayoría de oncólogos no dominan demasiado este tema, pero la ayuda legal y la asistencia económica existen en el caso de necesitarla. Los jefes juegan un papel esencial en cuanto a una buena vuelta al trabajo.[891] No temas hablar con tu jefe para que acomode el trabajo que ejecutabas a tu nueva situación, y pídeles a los compañeros de trabajo que te echen una mano para que puedas rendir al máximo. A una

889. R. Jagsi et al., «Patient-Reported Quality of Life and Satisfaction with Cosmetic Outcomes After Breast Conservation and Mastectomy with and Without Reconstruction: Results of a Survey of Breast Cancer Survivors», *Annals of Surgery* 261, n.º 6, 2015, p. 1198.

890. M. E. Mast, «Survivors of Breast Cancer: Illness Uncertainty, Positive Reappraisal, and Emotional Distress», *Oncology Nursing Forum* 25, n.º 3, abril de 1998, pp. 555-562.

891. R. R. Bouknight, C. J. Bradley y Z. Luo, «Correlates of Return to Work for Breast Cancer Survivors», *Journal of Clinical Oncology* 24, n.º 3, 2006, pp. 345-353.

de mis pacientes cada uno de sus compañeros de trabajo le regaló un día libre remunerado, un detalle que cambió de manera espectacular su situación económica.

LA REAPARICIÓN DE UN CÁNCER

En uno de los capítulos anteriores he hablado de dos clases de cáncer de mama que pueden reaparecer después del diagnóstico inicial. El cáncer de mama contralateral (CMC) se presenta en el otro pecho como un segundo cáncer totalmente nuevo. En cuanto se contrae un cáncer, hay un 7% de probabilidades de desarrollar un CMC a lo largo de la vida, pero el porcentaje puede ser mucho más elevado en las mujeres más jóvenes o en las que tienen una biología desfavorable. Es más probable contraer un CMC que cualquier otro nuevo cáncer. Si te ocurriera a ti, recuerda que, si ya lo venciste una vez, por más que detestes que haya vuelto, puedes volver a vencerlo.

La recurrencia locorregional, en cambio, significa que el cáncer vuelve a aparecer en el mismo lugar de antes, en los tejidos mamarios, la piel, los músculos o los ganglios linfáticos de la axila, o por encima de la clavícula. La propia paciente o el oncólogo pueden advertir un bulto nuevo, el engrosamiento de la piel o una erupción cutánea. O bien las pruebas por imágenes pueden revelar un cambio en ese espacio de tiempo. El cáncer incluso puede rebrotar en las pacientes que se han sometido a una mastectomía, ya que las recurrencias afectan a los ganglios que se encuentran en la piel o debajo de ella, o los ganglios reconstruidos o sin reconstruir.[892] El 75% de recurrencias locorregionales aparecen durante los cinco primeros años después del primer tratamiento (de ahí que las pacientes celebren la importante fecha de la llegada del quinto año limpias de cáncer).

Tanto si la paciente se medio esperaba la llegada de ese día como si se creía inmune a la enfermedad, cuando recibe la noticia es un momento terri-

892. J. H. Lee et al., «US Screening for Detection of Nonpalpable Locoregional Recurrence After Mastectomy», *European Journal of Radiology* 82, n.º 3, 2013, pp. 485-489; Early Breast Cancer Trialists' Collaborative Group, «Effects of Radiotherapy and of Differences in the Extent of Surgery for Early Breast Cancer on Local Recurrence and 15-Year Survival: An Overview of the Randomised Trials», *Lancet* 366, n.º 9503, 2006, pp. 2087-2106.

ble. Se pregunta: «¿Habré elegido bien al equipo de médicos? ¿Habré hecho/pensado/comido algo inadecuado? ¿Es que los tratamientos no han sido lo bastante buenos?». Pues quizá sea así, y si alguna de estas cosas es cierta, ¡fabuloso!, se ha identificado algo importante que hay que cambiar, o algo que añadir que podría ser vital para acabar con el problema. Cuando la paciente ha hecho todo lo correcto y a pesar de ello el cáncer rebrota, es la biología del tumor la culpable, y por lo visto a esta biología le gusta reaparecer, a pesar de todos los medios con los que se la combata. El segundo cáncer que reaparece cerca del área donde se originó el primero se conoce como recurrencia ipsilateral del cáncer de mama (RICM). Cuando el cáncer reaparece a una distancia mayor de 2 a 3 centímetros de la zona del primer cáncer, o si afecta a los ganglios adyacentes, se conoce como fallo locorregional (FLR). Después de estarse tratando durante diez años los ganglios negativos afectados, la RICM y el FLR se dan en un 6,4% y un 1,9% de las ocasiones respectivamente. En el caso de los ganglios linfáticos positivos, la RICM y el FLR aumentan un 8,7 % y un 6,0%.[893] En general, estos porcentajes son bastante bajos, pero cuando el cáncer reaparece en *nuestro* seno las posibilidades se convierten en un 100 por 100, y el golpe emocional nos corta la respiración. El FLR tiene un índice de supervivencia más bajo que el de la RICM (un 34,9% frente a un 76,7% de probabilidades de seguir con vida a los cinco años). Y cuando cualquiera de las dos reapariciones se da antes de los dos años de la aparición del primer cáncer, el índice de supervivencia se reduce todavía más.[894]

En estos casos la estrategia es intentar curarse a toda costa. Si te ha ocurrido a ti, asegúrate de que tu oncólogo planee dar estos cuatro pasos esenciales: (1) realizar una IRM del seno; (2) escáneres del cuerpo (TEP/TAC, huesos y cerebro) para descartar un estadio IV de la enfermedad; una (3) prueba de marcadores tumorales en sangre; y otra (4) de perfil tumoral (RE, RP, HER2, Ki-67) en el tejido biopsiado para diagnosticar la reaparición del cáncer. Si la quimioterapia no es recomendable, el tumor se

---

893. I. L. Wapnir et al., «Prognosis After Ipsilateral Breast Tumor Recurrence and Locoregional Recurrences in Five National Surgical Adjuvant Breast and Bowel Project Node-Positive Adjuvant Breast Cancer Trials», *Journal of Clinical Oncology* 24, n.º 13, mayo del 2006, pp. 2028-2037.

894. S. J. Anderson et al., «Prognosis After Ipsilateral Breast Tumor Recurrence and Locoregional Recurrences in Patients Treated by Breast-Conserving Therapy in Five National Surgical Adjuvant Breast and Bowel Project Protocols of Node-Negative Breast Cancer», *Journal of Clinical Oncology* 27, n.º 15, 2009, pp. 2466-2473.

puede extirpar. Aunque normalmente se trata cualquiera de estas dos clases de reaparición con una mastectomía, las pacientes con una pequeña RICM que conserven los tejidos adecuados pueden hablar con el médico sobre someterse de nuevo a una lumpectomía, seguida de un tratamiento de radioterapia parcial o total (es posible recibir la radioterapia opuesta por primera vez).[895] De lo contrario, en el caso de tener senos pequeños o de decirse «Ha llegado el momento de una mastectomía», se puede optar por este procedimiento. Si una paciente ya se ha sometido a una mastectomía, puede hablar con su médico de la posibilidad de escindir los tejidos cancerosos y suturar la piel, o la de recurrir a los tejidos de otra parte del cuerpo y tratarse con radioterapia si aún no lo ha hecho. Tanto si se somete a una mastectomía como si no, cualquier recurrencia en un ganglio axilar o supraclavicular requiere la escisión del ganglio, y si es posible un tratamiento de radioterapia dirigida —en el caso de no haberla recibido con anterioridad—, y una terapia sistémica (quimioterapia y/o terapia endocrina).

LO MÁS TEMIDO DE TODO

Las mutaciones heredadas y adquiridas, las conductas relacionadas con la salud, las circunstancias socioeconómicas, la atención médica y la exposición ambiental contribuyen y chocan de distinta manera en cada cuerpo, y aumentan o reducen el riesgo personal de sufrir la reaparición de un cáncer de mama. No hay un factor aislado que determine nuestro destino, ni tampoco se conoce por completo la complejidad de las interacciones.

A pesar de que los oncólogos hagamos todo lo posible por impedirlo, el cáncer en estadio temprano (es decir, que no ha llegado al estadio IV) de un 28% de mujeres diagnosticadas con un cáncer de mama acaba metastatizándose en un órgano, como el pulmón, el hígado, el cerebro o los huesos. Pero hay que tener en cuenta que las terapias cada vez más eficaces y la detección

895. M. Trombetta et al., «Breast Conservation Surgery and Interstitial Brachytherapy in the Management of Locally Recurrent Carcinoma of the Breast: The Allegheny General Hospital Experience», *Brachytherapy* 7, n.º 1, enero-marzo del 2008, pp. 29-36; T. E. Alpert et al., «Ipsilateral Breast Tumor Recurrence After Breast Conservation Therapy: Outcomes of Salvage Mastectomy vs. Salvage Breast-Conserving Surgery and Prognostic Factors for Salvage Breast Preservation», *International Journal of Radiation Oncology * Biology * Physics* 63, 2005, pp. 845-851.

precoz del cáncer siguen mejorando este porcentaje.[896] Aproximadamente 155.000 mujeres en Estados Unidos viven en la actualidad con un cáncer de mama metastásico (CMM). El cáncer del 75% de esas mujeres se encuentra en la fase I-III, y más de un 11% de ellas sobrevivirán más de diez años.[897] Las pacientes a veces confunden un rebrote metastásico con un cáncer distinto, creen que ahora su nuevo problema es un cáncer de hígado. Pero un CMM es más bien como si viajáramos a París. Aunque visitemos esta ciudad, no nos volvemos franceses, seguimos teniendo el aspecto de una persona de nuestro país y hablando nuestra lengua, aunque estemos plantados a los pies de la Torre Eiffel. De la misma manera, el cáncer de mama que se metastatiza en el hígado sigue teniendo el aspecto de un cáncer de mama y actuando como un tumor mamario, y no como uno de hígado.

Lo cierto es que algunos cánceres cuestan más de erradicar que otros, y los tratamientos no siempre les funcionan a todas las pacientes, o a veces funcionan por un cierto tiempo y más tarde dejan de hacerlo. El riesgo de sufrir una recaída sigue estando presente décadas más tarde del primer diagnóstico. ¿Sabemos los oncólogos cuáles son los cánceres que tienden a reaparecer? Pues sí, los estudios revelan que los detalles tumorales, los perfiles genómicos y los tratamientos juegan un papel en la reaparición de un cáncer. Por ejemplo, en un análisis sobre más de 110.000 mujeres tratadas de 1985 al 2000, la quimioterapia redujo la mortalidad un 38% (en mujeres menores de cincuenta años) y un 20% (en las de cincuenta a sesenta y nueve años), y el tratamiento posterior a base de tamoxifeno la redujo a un 31%. El descenso final de la mortalidad fue de un 57% y de un 45% respectivamente (y se habría reducido incluso aún más con unas terapias más actuales).[898] Es decir, el tratamiento mejora la supervivencia, y esta protección dura a lo largo de los quince años de observación.

---

896. J. O'Shaughnessy, «Extending Survival with Chemotherapy in Metastatic Breast Cancer», *Oncologist* 10, n.º 3, 2005, pp. 20-29; S. Saadatmand et al., «Influence of Tumour Stage at Breast Cancer Detection on Survival in Modern Times: Population-Based Study in 173,797 Patients» *BMJ* 351, 2015, p. h4901; B. Gerber, M. Freund y T. Reimer, «Recurrent Breast Cancer: Treatment Strategies for Maintaining and Prolonging Good Quality of Life», *Deutsches Arzteblatt International* 107, n.º 6, 2010, pp. 85-91; Nick Mulcahy, «The Mystery of a Common Breast Cancer Statistic», *Medscape,* 18 de agosto del 2015, https://www.medscape.com/viewarticle/849644#vp_1.

897. A. B. Mariotto et al., «Estimation of the Number of Women Living with Metastatic Breast Cancer in the United States», *Cancer Epidemiology and Prevention Biomarkers* 26, n.º 6, 2017, pp. 809-815.

898. Early Breast Cancer Trialists' Collaborative Group, «Effects of Chemotherapy and Hormonal Therapy for Early Breast Cancer on Recurrence and 15-Year Survival: An Overview of the Randomised Trials», *Lancet* 365, n.º 9472, 2005, pp. 1687-1717.

Aparte del tratamiento, ¿qué más predice la reaparición de un cáncer? El índice de reaparición aumenta en el caso de los tumores más grandes, los ganglios más positivos, los mayores grados y los cánceres con RE/RP.[899] Curiosamente, tener un cáncer con RE(+) le protege a la afectada hasta cuatro años después del diagnóstico, pero es perjudicial al cabo de 7,7 años; es decir, a las pacientes con un cáncer con RE(–) les va peor en los primeros años —tienen un 6,5% de probabilidades de que les reaparezca el cáncer cada año a lo largo de tres, frente al 2% en los cánceres con RE(+)—, pero en cuanto una paciente con RE(–) logra sobrevivir esos tres años tan críticos, el índice de recurrencia es como el de un cáncer con RE(+), con un entrecruzamiento, entre el séptimo y el octavo año, en el que el riesgo de recurrencia de los tumores con RE(–) se reduce a la mitad comparado con el de los tumores con RE(+). También se da el mismo patrón —en lo que respecta al descenso del índice de recurrencia y al entrecruzamiento entre el séptimo y el octavo año— en los cánceres grandes frente a los pequeños, en los ganglios linfáticos positivos frente a los negativos,[900] en los tumores de grado alto frente a los de grado bajo,[901] en los subtipos buenos frente a los malos (luminal A/B/HER2/CMTN)[902] y en los perfiles genómicos altos frente a los bajos (Oncotype DX[903] y MammaPrint).[904] Es decir, las características negativas influyen en los primeros cinco años, el tratamiento suele destruir el cáncer (y si no es así, reaparece), pero al cabo de ese tiempo es el cáncer más favorable el que gana impulso.

Tal vez conozcas a alguien que tuvo un cáncer veinte años atrás y un día te enteras de pronto que le ha vuelto a aparecer en el hígado. ¿Cómo es

---

899. F. J. Esteva et al., «Molecular Prognostic Factors for Breast Cancer Metastasis and Survival», *Seminars in Radiation Oncology* 12, n.º 4, W. B. Saunders, Filadelfia, 2002.

900. L. Natarajan et al., «Time-Varying Effects of Prognostic Factors Associated with Disease-Free Survival in Breast Cancer», *American Journal of Epidemiology* 169, n.º 12, 2009, pp. 1463-1470.

901. W. F. Anderson, I. Jatoi y S. S. Devesa, «Distinct Breast Cancer Incidence and Prognostic Patterns in the NCI's SEER Program: Suggesting a Possible Link Between Etiology and Outcome», *Breast Cancer Research and Treatment* 90, n.º 2, 2005, pp. 127-137.

902. C. Fan et al., «Concordance Among Gene-Expression-Based Predictors for Breast Cancer», *New England Journal of Medicine* 355, n.º 6, 2006, pp. 560-569.

903. S. Paik et al., «A Multigene Assay to Predict Recurrence of Tamoxifen-Treated, Node-Negative Breast Cancer», *New England Journal of Medicine* 351, n.º 27, 2004, pp. 2817-2826.

904. C. Desmedt et al., «Strong Time Dependence of the 76-Gene Prognostic Signature for Node-Negative Breast Cancer Patients in the TRANSBIG Multicenter Independent Validation Series», *Clinical Cancer Research* 13, n.º 11, junio del 2007, pp. 3207-3214.

posible? El secreto está en el año en el que el tumor se creó. Al margen del ritmo al que crezca, los cánceres se originan de una sola célula, y siguen creciendo a un ritmo constante durante largos espacios de tiempo (desde años hasta décadas) sin ser detectados por ningún escáner o por ninguna mano, y además se empiezan a metastatizar incluso antes de que los detecten. Además —y aquí está la clave—, cuando la metástasis no es eliminada por el sistema inmunológico, *crece aproximadamente al mismo ritmo que el tumor del que procede.*[905] ¡Vaya! Son como la liebre y la tortuga. Cuando la metástasis «liebre» se divide con rapidez, o tiene objetivos como los receptores HER2, los agentes de los tratamientos las destruyen con bastante facilidad. Pero si la terapia falla, la liebre levanta de golpe su horrible cabeza de la reaparición, habitualmente a los pocos años del diagnóstico. ¿Por qué? Al igual que la célula de la que proceden, esas células metastásicas son resistentes al tratamiento y se dividen rápidamente. En cambio, la quimioterapia no reconoce las células de los cánceres «tortuga» lentos y perezosos, solo intenta destruir las células que se dividen rápidamente. Las terapias endocrinas son las que reducen el progreso de los cánceres «tortuga». Aun así, algunas de esas tortugas siguen avanzando implacablemente, decididas a encontrar un lugar de descanso en una tierra distinta a la del seno, con unos índices de recurrencia a los 0-5 años de un 9,9%, a los 5-10 años de un 5,4%, a los 10-15 años de un 2,9%, a los 15-20 de un 2,8%, y a los 20-25 años de un 1,3%.[906]

El cáncer de mama metastásico puede manifestarse en solitario o en innumerables lesiones metastásicas que aparecen en uno o en múltiples órganos, sobre todo en los huesos, el pulmón, el hígado y el cerebro (en orden descendente de frecuencia). En general, los índices de supervivencia de los CMM aumentan de un 1 a un 2% cada año,[907] principalmente gracias a los mejores agentes quimioterapéuticos y hormonales que existen en la actualidad.[908] El

---

905. S. Friberg y S. Mattson, «On the Growth Rates of Human Malignant Tumors: Implications for Medical Decision Making», *Journal of Surgical Oncology* 65, n.º 4, 1997, pp. 284-297.

906. M. Colleoni et al., «Annual Hazard Rates of Recurrence for Breast Cancer During 24 Years of Follow-Up: Results from the International Breast Cancer Study Group Trials I to V», *Journal of Clinical Oncology* 34, n.º 9, 2016, pp. 927-935.

907. S. H. Giordano et al., «Is Breast Cancer Survival Improving?» *Cancer* 100, n.º 1, 2004, pp. 44-52.

908. S. K. Chia et al., «The Impact of New Chemotherapeutic and Hormone Agents on Survival in a Population-Based Cohort of Women with Metastatic Breast Cancer», *Cancer* 110, n.º 5, 2007, pp. 973-979.

lugar más común de metástasis son los huesos en todos los subtipos, salvo en el caso de los triple negativos, que prefieren el cerebro, el pulmón y los ganglios distantes.[909] Los cánceres con HER(+) también invaden el cerebro. La mayoría de CMM responden de manera transitoria a los tratamientos convencionales, una buena parte progresan al cabo de uno o dos años después del tratamiento inicial.[910] Sin embargo, algunos cánceres desaparecen por completo después de la quimioterapia y ya no vuelven a aparecer nunca más, ni siquiera al cabo de veinte años. He heredado a pacientes con un cáncer de mama metastásico que han vivido más que sus propios oncólogos. Un subgrupo característico de pacientes con CMM tienen un cáncer oligometastásico; significa que solo pueden reaparecer una o varias lesiones metastásicas en un órgano del cuerpo. Esos cánceres del estadio IV que son *curables* solo se dan de un 1 a un 10% de pacientes con CMM.[911] Pongamos que una paciente tiene una lesión oligometastásica en un punto de la columna. La radioterapia estereotáctica corporal (SBRT) dirige un haz de radiación al punto afectado en cinco tratamientos cortos, apenas produce daños colaterales, alivia el dolor y cura el cáncer (en la zona) en un 100% de los casos.[912]

Lo siguiente es lo que una paciente puede esperar cuando le acaban de diagnosticar un CMM. En primer lugar, le harán escáneres estadificadores para descubrir la extensión del cáncer. Después, siempre que sea posible, le realizarán una biopsia del cáncer metastásico para ver si la biología del tumor coincide con el primer cáncer de mama de hace años. Ya que, si el 70% de su tumor fuera con RE(+), tal vez son las células del 30% de RE(–) las que han rebrotado. A medida que los científicos recurren cada vez más al ADN tumoral, la amplitud de la diversidad genética que descubren *en un solo tumor* es impresionante.[913] Para este fin, algunos centros utilizan las

---

909. H. Kennecke et al., «Metastatic Behavior of Breast Cancer Subtypes», *Journal of Clinical Oncology* 28, n.º 20, julio del 2010, pp. 3271-3277.

910. G. N. Hortobagyi, «Can We Cure Limited Metastatic Breast Cancer?» *Journal of Clinical Oncology* 20, n.º 3, febrero del 2002, pp. 620-623.

911. E. O. Hanrahan et al., «Combined-Modality Treatment for Isolated Recurrences of Breast Carcinoma», *Cancer* 104, n.º 6, 2005, pp. 1158-1171.

912. M. T. Milano et al., «Oligometastases Treated with Stereotactic Body Radiotherapy: Long-Term Follow-Up of Prospective Study», *International Journal of Radiation Oncology * Biology * Physics* 83, n.º 3, 2012, pp. 878-886.

913. M. Gerlinger et al., «Intratumor Heterogeneity and Branched Evolution Revealed by Multiregion Sequencing», *New England Journal of Medicine* 366, n.º 10, 2012, pp. 883-892.

biopsias líquidas de las que he hablado antes para analizar el ADNlc del tumor reproducido del cáncer anterior. Buscan mutaciones genéticas y otros marcadores del crecimiento tumoral. En la era de la medicina personalizada, las biopsias líquidas nos permiten a los oncólogos elegir las terapias que mejor funcionarán en la reaparición de un cáncer en particular y, como no es más que una muestra de sangre, podemos monitorizar la respuesta al tratamiento y detectar los cambios en el ADNlc que nos indican que es necesario cambiar de estrategia.[914] Este procedimiento nos permite usar los medicamentos dirigidos, la quimioterapia sistémica, la inmunoterapia y las terapias endocrinas más adecuadas para el cáncer que la paciente tiene ahora, y no para el que tuvo en el pasado. Tal vez no sea necesario recurrir a la cirugía y la radioterapia para controlar síntomas locales, como el dolor, o para eliminar un tumor solitario, pero en el caso de un CMM es de esperar que las células micrometastásicas no estén demasiado alejadas del tumor, o de los tumores, reaparecidos, y por lo tanto habrá que eliminarlas con tratamientos sistémicos. Te sugiero que vuelvas a consultar el capítulo 9 para refrescarte la memoria en lo que se refiere al distinto arsenal químico que se puede usar en esta nueva guerra. Los oncólogos aplicamos un tratamiento hasta que la enfermedad progresa o los marcadores suben, y entonces probamos otro nuevo. En nuestro arsenal de tratamientos hay medios muy ingeniosos a los que podemos recurrir, de modo que, si tienes un cáncer, no te rindas. Pregúntale a tu equipo de médicos si hay algún ensayo clínico abierto al que te puedas unir. También lo puedes averiguar por ti misma entrando en breastcancertrials.org. La Red Nacional Integral del Cáncer (NCCN.org) tiene un pequeño libro gratuito dirigido a las pacientes con cáncer de mama. Se titula *Guidelines for Patients: Breast Cancer. Metastatic (Stage IV)*, y contiene todas las estrategias relacionadas con los medicamentos para eliminar esta clase de tumores.

Además de atacar las células cancerosas, hay que proteger las sanas, y ocuparse también del daño físico y emocional, que son los aspectos de lidiar con un cáncer de mama metastásico. Cuesta mantener una actitud positiva ante las circunstancias desalentadoras, pero como las intervenciones psicosociales reducen la depresión, lo cual alarga a su vez la superviven-

914. L. A. Diaz Jr. y A. Bardelli, «Liquid Biopsies: Genotyping Circulating Tumor DNA», *Journal of Clinical Oncology* 32, n.º 6, 2014, pp. 579-586.

cia, una paciente puede plantearse buscar un grupo religioso o de apoyo, y una terapia. En un ensayo clínico randomizado sobre la terapia de apoyo, la puntuación relacionada con la depresión de 125 pacientes con un cáncer de mama metastásico mejoró a lo largo de un año, comparada con la de las que no lo hicieron. Vivieron un promedio de 53,6 meses, frente a los 25,1 meses de vida de las otras participantes.[915]

Los cuidados personales tienen que ver con muchos aspectos. Como los huesos son el lugar más habitual donde el cáncer se metastatiza, es lógico que el dolor óseo sea el síntoma más común en un cáncer de mama metastásico, y en este caso se corre el riesgo de sufrir fracturas, compresión de la médula espinal y un nivel alto de calcio en la sangre. Los bisfosfonatos son los medicamentos recetados en este tipo de dolencia para frenar la descomposición ósea, reducir el dolor y prevenir las fracturas. Se componen de ácido zoledrónico (Zometa, inyectado por vía intravenosa durante más de quince minutos cada tres o cuatro semanas) y pamidronato (Aredia, inyectado por vía intravenosa durante más de dos horas cada tres o cuatro semanas). También es posible que la paciente necesite tomar un suplemento con vitamina D y calcio. El denosumab (Xgeva o Prolia, en una inyección subcutánea cada cuatro semanas) también detiene la absorción ósea.[916] Estos medicamentos pueden llegar a deshacer el hueso de la mandíbula (osteonecrosis mandibular), lo cual nos recuerda que los intentos para prolongar la vida pueden afectar negativamente la calidad de la misma. En este caso, hay que hablar con el médico sobre equilibrar las terapias oncológicas con el control de los síntomas, y también sobre el propio deseo de la paciente de soportar los daños colaterales. Hay que asegurarse de darle al cuerpo el apoyo que necesita durante ese tiempo por medio de la medicina complementaria, la nutrición y la atención psicológica y, si es necesario, recurriendo también a medicamentos para la anemia, la ansiedad, el estreñimiento, la depresión, el riesgo de infecciones, el insomnio, la pérdida de apetito, las náuseas/vómitos, la neuropatía y el control del dolor.

---

915. J. Giese-Davis et al., «Decrease in Depression Symptoms Is Associated with Longer Survival in Patients with Metastatic Breast Cancer: A Secondary Analysis», *Journal of Clinical Oncology* 29, n.º 4, 2010, pp. 413-420.

916. C. S. Cleeland et al., «Pain Outcomes in Patients with Advanced Breast Cancer and Bone Metastases», *Cancer* 119, n.º 4, 2013, pp. 832-838.

Como recordarás, algunos cánceres oligometastásicos se curan, y algunas mujeres llegan a vivir veinte años y pico. Estos casos se dan de un 1 a un 3% en los cánceres de mama metastásicos.[917] Muchos informes de ensayos clínicos prospectivos analizan los efectos de las terapias dirigidas estratégicamente a los cánceres de mama metastásicos. Pero, a pesar de la respuesta inicial, la mayoría de pacientes empeoran al cabo de 12-24 meses. Después de la resistencia a los anticancerígenos, el promedio de supervivencia es (más o menos) de dieciocho a veinticuatro meses, y en cuanto desarrollan la resistencia a la terapia (no me refiero al diagnóstico inicial del CMM), menos de un 5% de pacientes llegan a vivir cinco años.[918] Dado los conocimientos que tenemos, es imprescindible que la paciente siga un método razonable con la supervisión de su equipo de médicos, y que siempre sea consciente de lo que desea si como máximo sabe que vivirá de dos a cuatro años. No quiero que me malinterpretes, no soy una optimista eterna por naturaleza, y no es fácil ponerle un límite a lo que Dios puede hacer. Por más que desee encontrar una prueba de que mi paciente no forma parte del 1 al 3% de casos antes de creer lo contrario, fingir que la mayoría de mujeres con un cáncer de mama metastásico vivirán durante décadas es robarle los sueños a las que habrían vivido de otra manera de haber sabido que solo les quedaban tres años y no treinta de vida. Hay que elegir los tratamientos que coincidan con los propios deseos de la paciente en cuanto a más frente a menos terapia intensiva. Al fin y al cabo, no es una estadística, un promedio ni un subtipo de tumor, sino una *persona*, la que tomará las decisiones.

ENCONTRAR EL APOYO Y EL CONSUELO CUANDO SEA NECESARIO

El poder de la intimidad conyugal, o de las amistades y el apoyo social, y de la conexión con el Creador del universo es curativo. ¿Cómo es que

917. O. Pagani et al., «International Guidelines for Management of Metastatic Breast Cancer: Can Metastatic Breast Cancer Be Cured?», *Journal of the National Cancer Institute* 102, n.º 7, 2010, pp. 456-463.

918. O. Pagani et al., «International Guidelines for Management of Metastatic Breast Cancer: Can Metastatic Breast Cancer Be Cured?», *Journal of the National Cancer Institute* 102, n.º 7, 2010, pp. 456-463.

sana corazones y relaciones, el dolor y las pérdidas y, sí, incluso los senos y el cuerpo? En la vulnerable temporada que le sigue a un tratamiento para el cáncer, tanto si la enfermedad se ha diseminado como si ha reaparecido o, por suerte, forma ya parte del pasado, lo que más importa de todo... es el amor.

La fe

Hay una diferencia entre espiritualidad y religión, aunque sus propósitos se solapen entre las pacientes. La espiritualidad se refiere en general a la conexión con una fuerza superior o una sensación de transcendencia; en cambio, la religión usa un sistema de creencias organizado para alcanzar esa sensación de transcendencia, e incluye participar en los oficios religiosos como parte de la comunidad. Los estudios revelan que la espiritualidad y la religión influyen en la recuperación de una enfermedad al darle un significado y un propósito a la vida y aumentar así el deseo de vivir.[919] El 69% de pacientes oncológicos rezan por su salud, frente al 45% por ciento de la población general.[920] Una investigación sobre las necesidades espirituales y existenciales en las pacientes con cánceres de mama reveló que un 51% desean recibir ayuda para superar sus miedos, un 42% para tener esperanzas, un 40% para encontrarle sentido a la vida, un 39% quieren disponer de recursos espirituales, un 43% desean encontrar la paz interior y un 25% quieren aprender a afrontar la muerte y el morir.[921]

Visto desde el contexto espiritual, el viaje del cáncer fortalece la decisión de una mujer para salir de la experiencia sintiendo que ahora es mejor persona, con una mayor empatía o con una renovada pasión por la vida. La interconexión entre mente, cuerpo y espíritu existe. Los estudios muestran que ese *sentido* de la vida expresado a través de la espiritualidad de las pacientes con cáncer mejora la *calidad de su vida* en general. La espiritualidad está re-

---

919. L. Ross, «The Spiritual Dimension: Its Importance to Patients' Health, Well-Being and Quality of Life and Its Implications for Nursing Practice», *International Journal of Nursing Studies* 32, n.º 5, octubre de 1995, pp. 457-468.

920. L. E. Ross et al., «Prayer and Self-Reported Health Among Cancer Survivors in the United States, National Health Interview Survey, 2002», *Journal of Alternative and Complementary Medicine* 14, n.º 8, 2008, pp. 931-938.

921. W. Breitbart, «Balancing Life and Death: Hope and Despair», *Palliative and Supportive Care* 3, n.º 1, 2005, pp. 57-58.

lacionada con el bienestar psicológico y mitiga el efecto del estrés en la salud física.[922] En realidad, al medir las células que combaten el cáncer en el torrente sanguíneo (los leucocitos y linfocitos «buenos») de las pacientes que afirman ser espirituales, se ha descubierto que cuanto más espiritual es una persona, más fuerte es su sistema inmunológico.[923] Ser una persona religiosa también crea sentimientos de optimismo,[924] mitiga los miedos existenciales,[925] aumenta la autoestima, genera la sensación interior de tener la situación bajo control y reduce la ansiedad.[926] Las supervivientes de cáncer de mama enfatizan los beneficios de la oración y de la relación que mantienen con Dios.[927] Por otro lado, entre las pacientes con cáncer, el desasosiego espiritual y sentirse abandonadas por Dios o por la comunidad religiosa causa depresión y un menor cumplimiento de los consejos de los médicos.[928]

Es cierto que los feligreses *sanos* que van a los oficios religiosos tienen un índice de mortalidad un 25% menor que el de las personas que no son religiosas (probablemente debido a llevar un estilo de vida más sano, con un menor abuso del alcohol y las drogas, una mayor conexión comunal y social y un mayor sentido de tener un propósito en la vida), pero no hay ningún estudio que revele una mayor supervivencia o una progresión más lenta del cáncer en las mujeres religiosas con cáncer de mama.[929] Sean

---

922. G. T. Reker, E. J. Peacock y P. T. Wong, «Meaning and Purpose in Life and Well-Being: A Life-Span Perspective», *Journal of Gerontology* 42, n.º 1, enero de 1987, pp. 44-49.

923. S. E. Sephton et al., «Spiritual Expression and Immune Status in Women with Metastatic Breast Cancer: An Exploratory Study», *Breast Journal* 7, n.º 5, 2001, pp. 345-353.

924. S. C. Thompson y J. Pitts, «Factors Relating to a Person's Ability to Find Meaning After a Diagnosis of Cancer», *Journal of Psychosocial Oncology* 11, n.º 3, 1993, pp. 1-21.

925. M. Preau, A. D. Bouhnik y A. G. Le Coroller Soriano, «Two Years After Cancer Diagnosis, What Is the Relationship Between Health-Related Quality of Life, Coping Strategies and Spirituality?» *Psychology, Health and Medicine* 18, 2013, pp. 375-386.

926. B. Skinn, «The Relationship of Belief in Control and Purpose in Life to Adult Lung Cancer Patients' Information to Use Unproven Cancer Therapies», *Canadian Oncology Nursing Journal* 4, 1994, pp. 66-71; E. J. Taylor, «Factors Associated with Meaning in Life Among Women with Recurrent Cancer», *Oncology Nursing Forum* 9, 1993, pp. 1399-1405.

927. T. L. Gall y M. W. Cornblat, «Breast Cancer Survivors Give Voice: A Qualitative Analysis of Spiritual Factors in Long-Term Adjustment», *Psycho-Oncology* 11, n.º 6, noviembre-diciembre del 2002, pp. 524-535.

928. H. S. L. Jim et al., «Religion, Spirituality, and Physical Health in Cancer Patients: A Meta-analysis», *Cancer* 121, n.º 21, 2015, pp. 3760-3768.

929. L. H. Powell, L. Shahabi y C. E. Thoresen, «Religion and Spirituality: Linkages to Physical Health», *American Psychologist* 58, 2003, pp. 36-52.

cuantos sean los años que le queden en la Tierra a una mujer con cáncer, la cualidad de su vida mejora cuando tiene fe y esperanza, en lugar de miedo y desesperación. Si es este tu caso, pide que te recomienden un pastor, un sacerdote, un rabino o cualquier otro consejero espiritual para hacer este intercambio: cambia la confianza en *tu* propia capacidad y recursos por la fe en la bondad y en la grandeza de Dios. Recientemente, mientras estaba en la iglesia, el pastor dijo algo que me hizo pensar en mis pacientes y ahora en ti, querida lectora: «El futuro es lo que más ansiedad nos genera», afirmó. «Pero el futuro no nos pertenece, le pertenece a Dios… y ¡quizá sea mejor de lo que creemos!» Dios nos guía gradualmente por la vida, paso a paso. La Biblia afirma en el salmo 119:105: «Tu palabra es para mí una lámpara, la luz de mi sendero», y no una luminaria en la autopista de la vida durante los diez años siguientes. Todo lo que puedes hacer es dar el siguiente paso que Dios te indica, sabedora de que cuando vuelvas a poner el pie en el suelo te espera la tierra firme.

La pareja en la salud y la enfermedad

La pareja de una mujer con cáncer de mama se queda tan destrozada por el diagnóstico como la propia afectada. Uno de los estudios más importantes sobre las relaciones conyugales reveló que el apoyo de la pareja no aliviaba el sufrimiento físico ni mental de una paciente con cáncer de mama durante los diez meses posteriores al diagnóstico. Por supuesto, cada relación es única, pero concluyeron que la efectividad de una relación íntima en momentos de gran estrés es limitada.[930] Este hecho destaca la importancia de disponer de una red asistencial fuera del hogar nuclear para ambos cónyuges.

En este caso, la pareja no se ve obligada a adivinar cómo puede apoyar a su mujer, porque existen unos recursos para ello. No es fácil manejar el torrente de sentimientos que le vienen de golpe a una mujer con cáncer, a veces a una velocidad vertiginosa. Por ejemplo, en un momento puede estar hablando con su marido de las ventajas y las desventajas de una mastectomía y, una hora más tarde, su pareja no sabe si debe hacer el amor con ella. *¿Se lo tomará como una falta de sensibilidad si lo hago? Y si no, ¿lo interpretará*

930. N. Bolger et al., «Close Relationships and Adjustment to a Life Crisis: The Case of Breast Cancer», *Journal of Personality and Social Psychology* 70, n.º 2, 1996, pp. 283-294.

como un rechazo? Como sucede con cualquier relación, la comunicación es fundamental en estos casos, como por ejemplo una gran empatía, una actitud de apertura y una buena escucha.[931] Vuelve tal vez a leer estas tres habilidades para asegurarte de incluirlas en tu «repertorio comunicativo». Busca un ambiente que incite a conversar, como el de un parque, un restaurante o el sofá. Si no te ves con fuerzas para mantener una conversación, puedes escribir tus sentimientos y deseos y compartirlos con tu ser querido. Recurrir a un experto tal vez te ayude a afrontar mejor la situación.

Durante el viaje del cáncer, la persona enferma goza habitualmente del apoyo de su pareja. Un estudio hizo un inventario de las tareas que el marido realizaba a diario en estos casos: ayudaba a su pareja a vestirse (37%), a comer (31%), a bañarse (21%), a ir al supermercado (66%), a desplazarse fuera de casa (42%), a tomarse los medicamentos (46%), a ocuparse de la economía (49%) y a organizar las citas médicas (41%).[932] En este estudio, los maridos afirmaban que la mayor carga era para ellos la incomodidad social que la situación generaba, seguida del sexo, la intimidad, el trabajo, las tareas domésticas y las relaciones en el clan familiar.

Lo he visto en mi consulta y los estudios lo corroboran una y otra vez: el cáncer de mama hace que una pareja ya no vuelva a ser la misma nunca más. Los miembros de una pareja se unen o se distancian más que antes tras la enfermedad.[933] Sin embargo, no se divorcian con mayor frecuencia que las otras parejas.[934] Recurrir a la terapia matrimonial es una forma excelente de aprender unas buenas estrategias para afrontar la situación y para explorar técnicas de comunicación útiles (incluso saber recurrir a unas sencillas frases evita una serie de malentendidos). El siguiente hecho comprobado no le sorprenderá a nadie: los niños en edad escolar funcionan mejor si se relacionan más con el progenitor que no está enfermo y cuando su familia

---

931. N. Pistrang y C. Barker, «The Partner Relationship in Psychological Response to Breast Cancer», *Social Science and Medicine* 40, n.º 6, 1995, pp. 789-797.

932. S. M. Bigatti et al., «Breast Cancer in a Wife: How Husbands Cope and How Well It Works», *Cancer Nursing* 34, n.º 3, mayo-junio del 2011, pp. 193-201; C. D. Wagner, S. M. Bigatti y A. M. Storniolo, «Quality of Life of Husbands of Women with Breast Cancer», *Psycho-Oncology* 15, n.º 2, 2006, pp. 109-120.

933. E. H. Zahlis y F. M. Lewis, «Coming to Grips with Breast Cancer: The Spouse's Experience with His Wife's First Six Months», *Journal of Psychosocial Oncology* 28, n.º 1, 2010, pp. 79-97.

934. M. Dorval et al., «Marital Stability After Breast Cancer», *Journal of the National Cancer Institute* 91, n.º 1, 1999, pp. 54-59.

maneja con naturalidad los problemas.[935] En cuanto la tormenta escampa, muchas supervivientes de cáncer y sus parejas afirman que ahora su vida ha cambiado para mejor y que la vivencia de la enfermedad les ha hecho madurar como personas.[936] Los matrimonios suelen superar la situación sin romperse (1) cuando la pareja expresa su satisfacción con la relación antes de contraer el cáncer, (2) cuando la afectada se somete a una cirugía menos agresiva (lumpectomía) y (3) cuando el marido apoya a su mujer.[937]

Relaciones positivas

Las relaciones entre los miembros de la familia, los amigos y la comunidad desempeñan un papel fundamental y vital —me atrevería a decir que *nos salva o nos destruye*— en la historia de la vida. A decir verdad, las supervivientes de cáncer de mama que disponen de un «menor apoyo social» antes de contraer la enfermedad, a los seis meses de haber recibido el tratamiento sufren más, están más deprimidas y tienen unos mayores niveles de marcadores inflamatorios en la sangre (IL-6), comparadas con las que gozan de un mayor apoyo social.[938] Entre las supervivientes de un cáncer de mama de sesenta y cinco o más años, tener un escaso apoyo social predecía por sí solo un *declive acelerado* en la función emocional, física y cognitiva a lo largo de los siete años del seguimiento.[939] En el «Estudio epidemiológico sobre la vida después de un cáncer», se hizo un seguimiento a más de 2.200 mujeres en una fase temprana del cáncer a lo largo de 10,8 años. Las que apenas disponían de apoyo social de los amigos y la familia y no participaban en eventos religiosos ni sociales tenían un 58% más de posibilidades de morir durante el tiempo del estudio que las que gozaban de un gran

---

935. F. M. Lewis, M. A. Hammond y N. F. Woods, «The Family's Functioning with Newly Diagnosed Breast Cancer in the Mother: The Development of an Explanatory Model», *Journal of Behavioral Medicine* 16, n.º 4, 1993, pp. 351-370.

936. T. Weiss, «Correlates of Posttraumatic Growth in Husbands of Breast Cancer Survivors», *Psycho-Oncology* 13, n.º 4, 2004, pp. 260-268.

937. R. R. Lichtman, S. E. Taylor y J. V. Wood, «Social Support and Marital Adjustment After Breast Cancer», *Journal of Psychosocial Oncology* 5, n.º 3, 1988, pp. 47-74.

938. S. Hughes et al., «Social Support Predicts Inflammation, Pain, and Depressive Symptoms: Longitudinal Relationships Among Breast Cancer Survivors», *Psychoneuroendocrinology* 42, abril del 2014, pp. 38-44.

939. E. Durá-Ferrandis et al., «Personality, Coping, and Social Support as Predictors of Long-Term Quality-of-Life Trajectories in Older Breast Cancer Survivors: CALGB Protocol 369901 (Alliance)», *Psycho-Oncology* 26, n.º 11, noviembre del 2017, pp. 1914-1921.

apoyo social. La cuestión es que las redes sociales eran más importantes para las pacientes oncológicas que cuidaban de alguien que las que no tenían a nadie a su cargo. Es decir, el apoyo social les ayudaba a liberarse de la carga física y emocional de las responsabilidades familiares.[940]

Las relaciones influyen en la conducta, el grado de estrés y las creencias, por lo que hay que elegir a las personas con las que nos rodeamos con sensatez, la salud y el resultado de la enfermedad dependen de ello. Nos merecemos tener amistades auténticas que nos llenen de optimismo, nos animen y nos quieran, que deseen vernos sanas y alegres. Si tienes, por ejemplo, exceso de peso y tu amiga sabe que te has propuesto adelgazar para combatir el cáncer, no debería decirte: «¡Vaya!, te ves estupenda. Ahora puedes darte un capricho y comerte un helado de vainilla cubierto con más dulce de leche de lo habitual».[941]

Lo más curioso es que son las propias supervivientes de un cáncer las que les ofrecen a las recién diagnosticadas con la enfermedad el apoyo y la información que están deseando recibir, por lo que les mejoran la calidad de vida y las sacan del pozo de la depresión en el que habían caído. Las participantes de una encuesta realizada por la Fundación Livestrong afirman que el cáncer les ha cambiado positivamente la vida de las siguientes formas: un 71% han ayudado a otras supervivientes de cáncer; a un 85% les gustaría hacer más cosas aún para ayudar a otras supervivientes; un 86% aconseja a las otras mujeres hacerse pruebas imagenológicas para detectar un cáncer; y un 94% está deseando compartir su historia personal. Las supervivientes que participaron en un foro de Twitter expresaron de un 43 a un 85% que ahora conocían mucho más lo que significaba ser una superviviente de cáncer, lo que era un cáncer de mama metastásico, las clases de cáncer que existen y la biología tumoral, los ensayos clínicos y las investigaciones que se llevan a cabo, los distintos tratamientos, las exploraciones mamarias imagenológicas, las pruebas genéticas, la evaluación del riesgo y la radioterapia. Un 67% de mujeres que afirmaban tener un grado «alto o

---

940. C. H. Kroenke et al., «Social Networks, Social Support, and Burden in Relationships, and Mortality After Breast Cancer Diagnosis in the Life After Breast Cancer Epidemiology (LACE) Study», *Breast Cancer Research and Treatment* 137, n.º 1, 2013, pp. 261-271.

941. D. M. Crookes et al., «Social Networks and Social Support for Healthy Eating Among Latina Breast Cancer Survivors: Implications for Social and Behavioral Interventions», *Journal of Cancer Survivorship* 10, n.º 2, 2016, pp. 291-301.

extremo» de ansiedad, después de participar en el foro dijeron que ahora apenas sentían ansiedad o que les había desaparecido por completo (por cierto, ninguna participante pasó de sentir un poco de ansiedad a mucha).[942]

Un diagnóstico de cáncer de mama es una noticia perturbadora. Las mujeres mejor equipadas para disipar la agitación mental que genera lo saben muy bien. Tengo un plan. El mundo te necesita. Y lo más absurdo es que, en el caso de contraer un cáncer, la experiencia te cambiará de una forma tan positiva que creerás haber estado destinada a vivir la enfermedad. Tanto si te acaban de diagnosticar un cáncer de mama como si ya lo has dejado atrás, te invito a unirte a Breast Buddies (pinklotus.com/breastbuddies). Esta página de Internet les ofrece un refugio gratuito y seguro a las mujeres de *todas las partes del mundo* que tienen, o que han tenido, un cáncer de mama para que gocen de apoyo emocional y social. A nadie le importa si fuiste la reina de la fiesta de graduación o la empollona de la clase. Si tienes unos dientes horrendos o si te gastas un dineral cada mes para llevar el pelo impecable. Si eres propietaria de una carraca o de una mansión de un millón de dólares. Pero todas las mujeres de esta web quieren estar conectadas a una comunidad y/o a una compañera que entiende los miedos que les acosan. En Breast Buddies cada mujer puede elegir algo que tenga en común con las otras: el estadio del cáncer, el perfil tumoral, los tratamientos recibidos, la edad, el estado en una relación, los hijos, la lengua natal, la religión y más aspectos. Sin política, sin juicios, sin miedo... Simplemente, es Breast Buddies. Bienvenida a una comunidad sagrada de supervivientes, encuentra a tu compañera de Breast Buddy, queda con ella para tomaros un café; o, simplemente, cuelga tus escritos y charla *online*, recibe todas las respuestas que desees conocer mientras unas desconocidas se convierten en tus amigas.

NO LE DES AL CÁNCER UN HOGAR ACOGEDOR

Las células cancerosas malignas ruedan como semillas por el torrente sanguíneo esperando encontrar un terreno abonado. Tienes que hacerles es-

942. D. J. Attai et al., «Twitter Social Media Is an Effective Tool for Breast Cancer Patient Education and Support: Patient-Reported Outcomes by Survey», *Journal of Medical Internet Research* 17, n.º 7, julio del 2015, p. e188.

perar indefinidamente hasta que se queden sin energía, o hasta que las defensas naturales del organismo las identifiquen y las destruyan. ¿Cómo? Hay que eliminarlas ofreciéndoles un terreno inhóspito en el que les sea imposible crecer. El factor de la «semilla» que les da a los tumores la fuerza para crecer se basa en la biología: las células malignas circulan, se extravasan, proliferan y crean su propio aporte sanguíneo (angiogénesis).[943] El factor del «terreno» existe dondequiera que las semillas del cáncer intenten arraigar, ya sea en el seno, el hígado, el pulmón, el cerebro o los huesos.[944]

¿Recuerdas el estudio sobre los ratones de laboratorio del que he hablado en el que un cáncer de mama del tamaño de un terrón de azúcar liberaba 3,2 millones de células en el torrente sanguíneo cada día?[945] Considera las semillas y el terreno como los espermatozoides y los óvulos. De 200 a 500 millones de espermatozoides compiten para fecundar a un óvulo, pero solo el más rápido ganará la carrera y el resto perecerá por el camino. Y, sin embargo, pese a ser 1 entre 500 millones, el 50% de espermatozoides no llegan a fertilizar al óvulo. El cuerpo requiere un terreno perfecto para engendrar una vida, implantar un embrión y mantener luego ese ser diminuto hasta que aspire la primera bocanada de aire. Del mismo modo, los millones de células tumorales derramadas por el torrente sanguíneo, o las que intentan progresar en alguna parte del organismo, necesitan un terreno perfecto donde arraigar, crecer y dañarte. Considera también la sabiduría infinita de Dios como el abono que te alimenta y te permite *inhibir* las enfermedades que más vidas se llevan: las cardiopatías, la diabetes, los derrames cerebrales, el alzhéimer, la obesidad y, sí, también el cáncer de mama.

¿Cómo podemos transformar ese microambiente en un terreno donde las semillas del cáncer se asfixien y perezcan?

¡Oh!, qué maravilloso es cuando el círculo se cierra. Las estrellas se alinean, las piezas del puzle encajan de pronto a la perfección, tenemos esa idea brillante… y tú, amiga mía, volverás a devorar los capítulos 3, 4 y 5.

---

943. L. Norton y J. Massagué, «Is Cancer a Disease of Self-Seeding?» *Nature Medicine* 12, n.º 8, agosto del 2006, pp. 875-878.

944. S. Paget, «The Distribution of Secondary Growths in Cancer of the Breast», *Cancer and Metastasis Reviews* 8, n.º 2, 1989, pp. 98-101.

945. T. P. Butler y P. M. Gullino, «Quantitation of Cell Shedding into Efferent Blood of Mammary Adenocarcinoma», *Cancer Research* 35, n.º 3, 1975, pp. 512-516.

Las mismas verdades nutricionales y conductas saludables que nos ayudan a mantener el cáncer *a raya* son las que también nos ayudan a *prevenir* su reaparición. Aquí tienes algunos recordatorios basados en datos científicos sobre el poder de las plantas para impedir que el cáncer se reproduzca. Un estudio de doble ciego randomizado y controlado, realizado con pacientes que consumieron *muffins* con semillas de lino frente a las que tomaron un placebo, durante solo cinco semanas antes de someterse a una cirugía de cáncer de mama, mostraron una reducción importante en el índice de división tumoral y en la expresión del HER2, y una apoptosis (muerte celular) elevada, simplemente debido a los lignanos (fitoestrógenos) de las semillas de lino.[946] Unos niveles más elevados de lignanos aumentan la endostatina —un potente inhibidor de la angiogénesis tumoral— en el torrente sanguíneo.[947] Las semillas de lino reducen la reaparición del cáncer y la muerte por esta enfermedad de un 42 a un 71% tanto en las pacientes con tumores con RE(+) como con RE(–).[948] Y la soja también mantiene el cáncer a raya. La soja procedente de alimentos, y no de suplementos alimenticios, redujo la reaparición del cáncer de mama un 60%, y la muerte por esta dolencia un 29%.[949] ¿Recuerdas los sulforafanos del brócoli y de los germinados del brócoli? Pueden eliminar por completo las *células madre* cancerosas (las «células planeadoras» de donde se cree que surgen las metástasis) de los tumores mamarios implantados en ratas de laboratorio.[950] Las crucíferas son las reinas en este sentido. Los investigadores encontra-

946. L. U. Thompson et al., «Dietary Flaxseed Alters Tumor Biological Markers in Postmenopausal Breast Cancer», *Clinical Cancer Research* 11, n.º 10, mayo del 2005, pp. 3828-3835.

947. U. W. Nilsson Åberg et al., «Tamoxifen and Flaxseed Alter Angiogenesis Regulators in Normal Human Breast Tissue In Vivo», *PLoS One* 6, n.º 9, 2011, p. e25720.

948. K. Buck et al., «Serum Enterolactone and Prognosis of Postmenopausal Breast Cancer», *Journal of Clinical Oncology* 29, n.º 28, 2011, pp. 3730-3738; S. E. McCann et al., «Dietary Lignan Intakes in Relation to Survival Among Women with Breast Cancer: The Western New York Exposures and Breast Cancer (WEB) Study», *Breast Cancer Research and Treatment* 122, n.º 1, 2010, pp. 229-235; P. Guglielmini, A. Rubagotti y F. Boccardo, «Serum Enterolactone Levels and Mortality Outcome in Women with Early Breast Cancer: A Retrospective Cohort Study», *Breast Cancer Research and Treatment* 132, n.º 2, 2012, pp. 661-668.

949. N. Guha et al., «Soy Isoflavones and Risk of Cancer Recurrence in a Cohort of Breast Cancer Survivors: The Life After Cancer Epidemiology Study», *Breast Cancer Research and Treatment* 118, n.º 2, 2009, pp. 395-405; X. O. Shu et al., «Soy Food Intake and Breast Cancer Survival», *Journal of the American Medical Association* 302, n.º 22, diciembre del 2009, pp. 2437-2443.

950. Y. Li et al., «Sulforaphane, a Dietary Component of Broccoli / Broccoli Sprouts, Inhibits Breast Cancer Stem Cells», *Clinical Cancer Research* 16, n.º 9, 2010, pp. 2580-2590.

ron sulforafanos en las muestras de tejidos de mujeres que se tomaron un zumo de germinados de brócoli una hora antes de someterse a una cirugía de reducción de mamas (equivale a un cuarto de taza de germinados). Por lo visto, estos destructores de las células madre saben perfectamente adónde ir.[951] También hay que tener en cuenta que más de un 75% de mujeres que están lidiando con un cáncer no reciben suficiente vitamina D, de modo que en estos casos es necesario consumir alimentos enriquecidos con esta vitamina, suplementos y tomar, además, el sol.[952] Las grasas trans y las grasas saturadas (queso, pizza, dónuts, helado, pollo, carne roja) aumentan la reaparición de un cáncer un 70% y un 41% respectivamente.[953] De modo que reduce el consumo de grasas.

LISTA DE LA DRA. FUNK PARA «DERROTAR AL CÁNCER DE MAMA»

- ☐ Dieta a base de alimentos enteros en la que predominen las hortalizas, fruta, cereales integrales, legumbres (alubias, garbanzos, lentejas), alimentos a base de soja integral y semillas de lino molidas. Elimina de tu dieta la carne, el pollo, el pescado, los lácteos y los huevos. Reduce al máximo el consumo de grasas saturadas, azúcares simples, alimentos procesados y cereales refinados.
- ☐ Haz 5 horas de ejercicio moderado, o 2 horas y media de actividad vigorosa que te haga sudar, a la semana.
- ☐ Reduce al máximo, o elimina por completo, el alcohol: toma 7 copas o una cantidad menor a la semana. Lo mejor sería elegir tomar de 115 a 230 mililitros de vino tinto.
- ☐ No fumes.
- ☐ Usa técnicas de relajación: 20 minutos al día como mínimo (oración, meditación, taichí, yoga, imágenes dirigidas, respiración consciente).
- ☐ Conecta con la gente: como mínimo, 30 minutos al día (cuando estés con otras personas, olvídate del ordenador, el móvil o la pantalla). Por ejem-

---

951. B. S. Cornblatt et al., «Preclinical and Clinical Evaluation of Sulforaphane for Chemoprevention in the Breast», *Carcinogenesis* 28, n.º 7, 2007, pp. 1485-1490.

952. M. L. Neuhouser et al., «Vitamin D Insufficiency in a Multiethnic Cohort of Breast Cancer Survivors», *American Journal of Clinical Nutrition* 88, n.º 1, 2008, pp. 133-139.

953. J. M. Beasley et al., «Post-diagnosis Dietary Factors and Survival After Invasive Breast Cancer», *Breast Cancer Research and Treatment* 128, n.º 1, 2011, pp. 229-236.

plo: sal por la noche con una cita, ve a tomar un café con una amiga, únete a un grupo religioso, juega en un equipo de tenis, forma parte de una comunidad inspiradora en Internet, apúntate a un club de bridge.

- ☐ Hazte una autoexploración de los senos cada mes y un examen clínico mamario y mamográfico cada año, así como las pruebas imagenológicas adicionales (ecografías, IRM y exploraciones clínicas) que los médicos te indiquen.
- ☐ Contribuye con tu granito de arena para mejorar el mundo. Sonríe. Ríe.

Un estudio comparó los factores del estilo de vida con la reaparición del cáncer y la mortalidad por esta enfermedad a lo largo de cinco años entre 6.295 mujeres que habían sobrevivido a un cáncer de mama en los estadios I-III con RE(+).[954] Aquí tienes los abonos anticancerígenos para el terreno de tu organismo: (1) no *ganes* peso, más de un 10% de aumento de peso = un incremento de un 24% en el índice de reaparición de un cáncer al cabo de cinco años; (2) mantén un IMC saludable, la obesidad (un IMC de 30 o superior) = un aumento de un 40% en el índice de reaparición; (3) reduce al máximo el consumo de alcohol, varias copas al día = un aumento de un 28% en el índice de reaparición; (4) haz ejercicio, la inactividad física = un aumento de un 29% en el índice de reaparición; (5) no fumes, el tabaquismo = un aumento de un 30% en el índice de reaparición de un cáncer al cabo de cinco años. También le puedes preguntar al médico si es adecuado tomar aspirina con regularidad. En el «Estudio sobre la salud de las enfermeras» se analizó la relación entre el consumo de aspirina y la supervivencia a un cáncer. Entre las 4.164 mujeres con cáncer de mama que tomaban aspirina de dos a cinco días a la semana se dio un 71% menos de muertes comparadas con las que nunca la tomaban, al margen del estadio del cáncer, el IMC, la menopausia o el estado de los RE.[955] Asimismo, un estudio realizado con 2.292 mujeres que tomaban ibuprofeno tres o más días a la semana reveló una reducción de un 44% en el índice de recu-

954. S. Nechuta et al., «A Pooled Analysis of Post-diagnosis Lifestyle Factors in Association with Late Estrogen-Receptor-Positive Breast Cancer Prognosis», *International Journal of Cancer* 138, n.º 9, 2016, pp. 2088-2097.

955. M. D. Holmes et al., «Aspirin Intake and Survival After Breast Cancer», *Journal of Clinical Oncology* 28, n.º 9, 2010, pp. 1467-1472.

rrencia.[956] En este caso es aconsejable tomar 325 mg de aspirina y 200 mg de ibuprofeno cada dos o tres días, aunque siempre hay que consultarlo antes con el médico.

Procura controlar lo que es controlable en tu vida; ya hay bastantes cosas que escapan a nuestro control, desde los desastres naturales hasta la fecha en que a una mujer le diagnostican un cáncer, por eso debemos hacer todo lo posible por evitarlo. Por más que reflexiones sobre la situación, ya no podrás cambiarla. Céntrate en lo que tienes a tu alcance y asegúrate de prestar atención a todos los aspectos de tu vida: espiritual, físico, emocional y relacional. Tanto si es en forma de actividades, alimentos, pensamientos o personas tóxicas, las toxinas no son buenas para el terreno de tu cuerpo. En un ensayo clínico randomizado con una intervención psicológica llevado a cabo con 227 mujeres con un cáncer de mama en estadio temprano, les ofrecieron veintiséis sesiones basadas *simplemente* en una orientación psicológica rutinaria, o bien con unas intervenciones psicológicas adicionales, como las de enseñarles a relajar progresivamente la musculatura para reducir el estrés, y también otras estrategias para tonificar el ánimo y adoptar conductas saludables. Al cabo de once años, las mujeres que habían recibido las intervenciones psicológicas adicionales experimentaron una reducción de un 45% en el índice de recurrencia tumoral y de un 56% en el de mortalidad por cáncer, comparadas con las del grupo de control.[957] Si estás estresada, *desestrésate.* Plantéate cambiar algún aspecto relacionado con tus hábitos o con tus exposiciones que esté creando un terreno poco sano tanto dentro de ti como a tu alrededor. Corrige este aspecto, y luego añade otro saludable en tu vida.

Y quizá, sobre todo, encuéntrale un sentido más amplio y profundo a la vida. Los estudios revelan que la vida se vuelve más significativa cuando aportamos nuestro granito de arena por medio de actividades creativas para mejorar el mundo.[958] Colabora con tus talentos innatos, tus aficiones o tu vocación. He tenido pacientes con cáncer de mama que han puesto en

---

956. M. L. Kwan et al., «NSAIDs and Breast Cancer Recurrence in a Prospective Cohort Study», *Cancer Causes and Control* 18, n.º 6, agosto del 2007, pp. 613-620.

957. B. L. Andersen et al., «Psychologic Intervention Improves Survival for Breast Cancer Patients», *Cancer* 113, n.º 12, 2008, pp. 3450-3458.

958. V. E. Frankl, *The Will to Meaning: Foundations and Applications of Logotherapy*, Meridian Books, Nueva York, 1988.

práctica sus habilidades, trabajando a tiempo completo como fisioterapeutas, instructoras de yoga, psicólogas, oncólogas, esteticistas y escritoras con renovada pasión, centrándose en las supervivientes de cáncer. He conocido a mujeres del sector de la belleza que les han ofrecido un corte de pelo a las pacientes que iban a someterse a quimioterapia, y un cambio de *look* a las que ya la habían recibido, así como lecciones de maquillaje. Una paciente mía que se dedica a la música hace cedés de meditación para las supervivientes de cáncer, otra fabrica gafas de sol y las decora de color rosa. Todas ellas donan los beneficios que obtienen a la Fundación Pink Lotus (pinklotus.com/foundation). Tú también puedes encontrar una forma fácil de colaborar con tu oenegé preferida organizando un evento divertido. Incluso he visto a supervivientes de cáncer impulsar campeonatos de golf en la oficina, torneos de tenis, sesiones cinematográficas, venta de pasteles, firmas de libros, exposiciones de joyería y catas de vino para fines solidarios. Participa en una carrera. Si esta actividad te parece agotadora, ve a una caminata… o queda, simplemente, con una amiga de Breast Buddy y pasad un buen rato sonriendo y riendo. (Así gozarás de esa actividad especial que necesitabas en tu vida, ¿no te parece?)

Agradecimientos

Gracias, Andy, mi Auténtico Norte, mi amor verdadero, por ser mi oxígeno.

Os doy las gracias, Ethan, Sebastian y Justin. Para mí no hay mayor privilegio que el de ser vuestra madre. ¡Qué aburrida sería la vida sin excursiones épicas en bicicleta, sin partidas nocturnas, durmiendo con vosotros entre almohadas apiladas a modo de fortalezas y ventosidades!

Gracias, mamá y papá. Vuestro amor brilla con más fuerza que la de un millar de soles. De verdad, casi me habéis cegado con todo vuestro amor.

Os doy las gracias, Jacqueline Busse, Diana Franklin, Donna Rapson, Natalie Razavi y Fernanda Carvalho. Vuestras constantes oraciones y mensajes de texto mientras escribía este libro me mantuvieron al pie del cañón.

Os agradezco a todas mis pacientes que me hayáis pedido que os acompañara en uno de los momentos más oscuros de la vida, y que caminara a vuestro lado hasta que brillara el sol. ¡Qué honor! Sois maravillosas.

Doy las gracias a mis mentores en cirugía. Doctor John A. Ryan Jr., me enseñaste la excelencia quirúrgica y la agudeza clínica como ningún otro experto. Doctor Edward H. Phillips, pusiste en marcha mi carrera de mastóloga y me salvaste de una vida dedicada a los esófagos.

Os doy las gracias, investigadores médicos del mundo entero. Habéis dedicado años, y en ocasiones toda vuestra carrera, a descubrir la evidencia que he escrito en una sola frase. Os admiro por ayudar a desvelar los misterios de la vida y la muerte.

Gracias, doctor Mike Dow. Nos encontramos por casualidad, y un minuto más tarde habías conseguido que escribiera este libro. He seguido tu consejo de escribirlo queriendo a mis lectoras y lo sigo haciendo.

Gracias, Chrissy y J. D. Roth. Todo ocurre por una razón. Os lo agradezco.

Gracias Daisy Blackwell Hutton, Lori Cloud, Meaghan Porter y Mark Schoenwald, mi entusiasta familia de la editorial. También quiero expresar mi agradecimiento a Kristina Grish, la encargada de la limpieza, y a Celeste Fine y John Maas, mis fantásticos agentes literarios. ¡Salvemos vidas!

Apéndice

Acrónimos y siglas

AAF	Punción aspirativa con aguja fina
AAL	Ácido *alfa* linolénico
AAS	Ácido acetilsalicílico
AASECT	Asociación Americana de Sexólogos, Orientadores y Terapeutas
ABUS	Ecografía automática de mama
ACOG	Colegio Americano de Obstetras y Ginecólogos
ACS	Sociedad Oncológica Americana
ADNlc	ADN libre circulante
AEM	Autoexploración de mamas
AEP	Atipia epitelial plana
AGMI	Ácidos grasos monoinsaturados
AGPI	Ácidos grasos poliinsaturados
AHA	Sociedad Americana del Corazón
AHC	Aminas heterocíclicas
AICR	Instituto Americano para la Investigación del Cáncer
AOVE	Aceite de oliva virgen extra
ASBS	Sociedad Americana de Cirujanos Mastólogos
ASCO	Sociedad Americana de Oncología Clínica
ATRA	Ácido transretinoico total
BCI	Breast Cancer Index
BFA	Bisfenol A

BGLC	Biopsia del ganglio linfático centinela
BI-RADS	Sistema de Informes y Registro de Datos de Imagen
BRCA1; BRCA2	Cáncer de mama 1 y 2
CBD	Cannabidiol
CDE	Compuestos disruptores endocrinos
CDI	Carcinoma ductal invasivo
CDIS	Carcinoma ductal *in situ*
CDK	Quinasa dependiente de ciclina
CEE	Comunidad Económica Europea
CEM	Campo electromagnético
CESM	Mamografía espectral con realce de contraste
CFQ	Cambio fibroquístico
5 AÑOS	Cinco años de supervivencia
CLI	Carcinoma lobular invasivo
CLIS	Carcinoma lobular *in situ*
CLISP	Carcinoma lobular *in situ* pleomórfico
CMC	Cáncer de mama contralateral
CMM	Cáncer de mama metastásico
CMTN	Cáncer de mama triple negativo
CNB	Biopsia por punción con aguja gruesa
CTC	Células tumorales circulantes
DDR	Dosis diaria recomendada
DDT	Diclorodifeniltricloroetano
DES	Dietilestilbestrol
DEXA	Absorciometría dual de rayos X
DGLA	Disección de ganglios linfáticos axilares
DGP	Diagnóstico genético preimplantacional
DHEA	Dehidroepiandrosterona
10 AÑOS	Diez años de supervivencia
DMO	Densidad mineral ósea

DNLA	Disección de los nódulos linfáticos axilares
DXA	Absorciometría dual de rayos X
ECM	Examen clínico de mamas
EGCG	Galato de epigalocatequina
EP	Embolismo pulmonar
EPA	Agencia de Protección Ambiental
EPIC	«Estudio de la investigación prospectiva europea sobre cáncer y nutrición»
EWG	Environmental Working Group
FA	Fibroadenomas
FAO	Organización de Alimentos y Agricultura de las Naciones Unidas
FCEV	Factor de crecimiento endotelial vascular
FDA	Administración de Alimentos y Medicamentos de Estados Unidos
FISH	Fluorescencia de hibridación *in situ*
FIV	Fecundación *in vitro*
FLR	Fallo locorregional
FNT alfa	Factor de necrosis tumoral alfa
GCH	Gonadotropina coriónica humana
GINA	Ley de no discriminación por información genética
GLC	Ganglio linfático centinela
HAP	Hidrocarburos aromáticos policíclicos
HDA	Hiperplasia ductal atípica
HEF	Hormona estimulante del folículo
HDU	Hiperplasia ductal usual
HEPA	Filtro de aire de alta eficiencia
HEPA	Hiperplasia estromal pseudoangiomatosa
HER2	Receptor 2 del factor de crecimiento epidérmico humano
HER2(–)	HER2 negativo
HER2(+)	HER2 positivo
HGF	Factor de crecimiento de hepatocitos
HIPAA	Ley de portabilidad y responsabilidad de seguros médicos

HL	Hormona luteinizante
HLA	Hiperplasia lobular atípica
HPT	Hormona paratiroidea
IA	Inhibidor de la aromatasa
IAEA	Agencia Internacional de la Energía Atómica
IARC	Agencia Internacional para la Investigación del Cáncer
IGFBP-3	Proteína 3 de unión al factor de crecimiento similar a la insulina
IGF-1	Factor de crecimiento insulínico tipo 1
IHC	Inmunohistoquímica
IL-1	Interleucina 1
IL-6	Interleucina 6
IMC	Índice de masa corporal
IMPA	Irradiación mamaria parcial acelerada
IMRT	Radioterapia de intensidad modulada
IMT	Irradiación mamaria total
IMTA	Irradiación mamaria total acelerada
IRE	Inhibidores de receptores estrogénicos
IRM	Imagen por resonancia magnética
LACE	«Estudio epidemiológico sobre la vida después de un Cáncer»
LACG	Linfoma anaplástico de células grandes
LCC	Lesiones de células columnares
LMA	Leucemia mieloide aguda
MBP	Mastectomía bilateral profiláctica
MCA	Medicina complementaria y alternativa
MCP	Mastectomía conservadora de pezón
MCP	Mastectomía contralateral profiláctica
MGA	Acetato de melengestrol
MGI	Mastitis granulomatosa idiopática
MINDACT	En el caso de ganglios negativos y de 1 a 3 ganglios positivos es posible evitar la quimioterapia
MSRE	Modulador selectivo de los receptores estrogénicos

MTC	Medicina tradicional china
MTHFR	Metilentetrahidrofolato reductasa
NCCN	Red Nacional Integral del Cáncer
NCI	Instituto Oncológico Nacional
NHANES	Encuesta Nacional de Salud y Nutrición
NIH	Institutos Nacionales de la Salud
NIH-AARP	Institutos Nacionales de la Salud-Asociación Americana de Jubilados
NK	Células naturales agresoras
NRDC	Consejo para la Defensa de los Recursos Naturales
NSAID	Fármacos antiinflamatorios no esteroidales
NSE	Nivel socioeconómico
NTP	Programa Nacional de Toxicología
OGM	Organismo genéticamente modificado
OMS	Organización Mundial de la Salud
PAC	Píldora anticonceptiva
PAL	«Actividad física y linfedema»
PAO	Píldora anticonceptiva oral
PARP	Poli (ADP-ribosa) polimerasa
PBDE	Éteres de polibromodifenilos
PBDI	Inyección mamaria profiláctica con tinte
PCB	Bifenilos policlorados
PCRM	Comité de Médicos por una Medicina Responsable
PhIP	Fenometil imidazopiridina
PTEN	Síndrome de Crowden
PTH	Hormona paratiroidea
PVC	Cloruro de polivinilo
15 AÑOS	Quince años de supervivencia
rBGH	Hormona recombinante para el Crecimiento Bovino
RE	Receptor de estrógeno
RE (–)	Receptor de estrógeno negativo

RE (+)	Receptor de estrógeno positivo
RF	Radiofrecuencia
rGBH	Hormona recombinante para el crecimiento bovino
RH–	Receptores hormonales negativos
RH+	Receptores hormonales positivos
RICM	Recurrencia ipsilateral del cáncer de mama
RIM	Radioterapia de intensidad modulada
RIO	Radioterapia intraoperativa
RP(–)	Receptor de progesterona negativa
RP(+)	Receptor de progesterona positivo
RPC	Respuesta patológica completa
RU	Rayos ultravioletas
RT 3D	Terapia conformacional tridimensional
SAD	Dieta americana estándar
SBR	Somatropina bovina recombinante
SBRR	Salpingooforectomía bilateral de reducción de riesgo
SBRT	Radioterapia estereotáctica corporal
SEER	Control, Epidemiología y Resultados Finales
SNP	Polimorfismos de un solo nucleótido
SRA	Síndrome de red axilar
STAR	«Estudio sobre el tamoxifeno y el raloxifeno»
STK11	Síndrome de Peutz-Jeghers
TAC	Tomografía axial computarizada
TBBPA	Tetrabromobisfenol-a
TEP	Tomografía por emisión de positrones
THC	Tetrahidrocannabinol
TMAO	N-óxido de trimetilamina
TNFα	Factor de necrosis tumoral alfa
TNM	Tamaño del tumor, ganglios, metástasis
TP5	Síndrome de Li-Fraumeni

TRH	Terapia de reemplazo hormonal
TRHB	Terapia de reemplazo hormonal bioidéntica
TVP	Trombosis venosa profunda
UE	Unión Europea
UK	Reino Unido
USA	Estados Unidos
USDA	Departamento de Agricultura de Estados Unidos
UV	Rayos ultravioleta
VEGF	Factor de crecimiento endotelial vascular
VLB	Virus de la leucemia bovina
WCRF	Fundación para la Investigación del Cáncer Mundial
WHI	Iniciativa para la salud de la mujer

UNIDADES MÉTRICAS

cm	centímetro(s)	mcg	microgramo(s)
g	gramo(s)	mg	miligramo(s)
k	kilogramo(s)	ml	mililitro(s)
kcal	caloría(s)	mm	milímetro(s)
UI	Unidades Internacionales	ng	nanogramo(s)
m	metro(s)		

Índice temático

La *f* se refiere a «figura», la *t* a «tabla».

A

B

C

D

E

F

G

H

I

K

L

M

N

O

P

Q

R

S

T

V

Z

Sobre la autora

La Dra. Kristi Funk, cirujana de cáncer de mama colegiada y cofundadora del Pink Lotus Breast Center, es una experta en los métodos de diagnóstico y tratamientos mínimamente invasivos para todo tipo de enfermedades de los senos. Ha ayudado a miles de mujeres durante el tratamiento para el cáncer de mama, incluidas famosas celebridades como Angelina Jolie y Sheryl Crow, que recurrieron a ella por su experiencia quirúrgica.

Después de graduarse con honores por la Universidad de Stanford en 1991, la Dra. Funk recibió su titulación en Medicina por la Facultad de Medicina UC Davis. Tras finalizar la residencia quirúrgica en el Centro Médico Virginia Mason en Seattle (Washington), completó una beca de Cirugía Mamaria en el Centro Médico Cedars-Sinai en Los Ángeles, donde sobresalió como cirujana y directora del centro mamario durante siete años. En el 2009, la Dra. Funk fundó junto con Andy Funk, su marido de espíritu emprendedor, el Pink Lotus Breast Center en Beverly Hills. El Pink Lotus Breast Center fusiona las exploraciones imagenológicas, las pruebas genéticas y los diagnósticos y tratamientos más modernos, con las estrategias preventivas y unos cuidados holísticos y compasivos.

La Dra. Funk también es embajadora fundadora de la Fundación Pink Lotus, cuya misión es ofrecer a las mujeres con bajos ingresos y sin seguro médico, o con uno insuficiente, pruebas por imágenes y atención médica gratuitas.

Cuando no está apareciendo como mastóloga y estrella de la televisión en cientos de secuencias televisivas, documentales, artículos nuevos e historias, la Dra. Funk disfruta de la competitiva triatlón del Half Ironman, de sus platos vegetarianos y de los juegos de cartas. Reside con Andy y sus tres hijos en Santa Monica, un tranquilo suburbio de Los Ángeles.